·供中医学、中西医临床医学、针灸推拿学等专业用·

中西医结合骨伤康复学

主　编　蔡迎峰　田天照

副主编　冯庆辉　周剑鹏　刘保新　魏秋实

人民卫生出版社

·北　京·

图书在版编目（CIP）数据

中西医结合骨伤康复学 / 蔡迎峰，田天照主编 . 北京 ：人民卫生出版社，2024. 7. -- ISBN 978-7-117-36475-1

Ⅰ. R683.09

中国国家版本馆 CIP 数据核字第 20248NJ829 号

人卫智网	www.ipmph.com	医学教育、学术、考试、健康，购书智慧智能综合服务平台
人卫官网	www.pmph.com	人卫官方资讯发布平台

中西医结合骨伤康复学

Zhongxiyi Jiehe Gushang Kangfuxue

主　　编：蔡迎峰　田天照

出版发行：人民卫生出版社（中继线 010-59780011）

地　　址：北京市朝阳区潘家园南里 19 号

邮　　编：100021

E - mail：pmph @ pmph.com

购书热线：010-59787592　010-59787584　010-65264830

印　　刷：北京建宏印刷有限公司

经　　销：新华书店

开　　本：787 × 1092　1/16　　印张：19

字　　数：462 千字

版　　次：2024 年 7 月第 1 版

印　　次：2024 年 9 月第 1 次印刷

标准书号：ISBN 978-7-117-36475-1

定　　价：89.00 元

打击盗版举报电话：010-59787491　E-mail：WQ @ pmph.com

质量问题联系电话：010-59787234　E-mail：zhiliang @ pmph.com

数字融合服务电话：4001118166　E-mail：zengzhi @ pmph.com

编委会

前　言

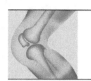

“中西医结合骨伤康复学”课程，作为广州医科大学中西医临床专业五年制本科人才培养方案的重要组成模块，旨在培养凸显责任担当、业务精湛、具有较强创新精神与实践能力、德智体美劳全面发展的社会主义接班人，并适应我国社会主义现代化建设和医疗卫生事业发展需要，致力于培养系统掌握中西医基础理论、基本知识和基础技能，具备良好的人文、科学和职业素养，以“勇于担当的家国情怀，实事求是的科学精神，追求卓越的人生态度”的“南山精神”为核心价值取向，具有较强的临床实践能力、创新精神和一定的国际视野的应用型高级专门医学人才。

本教材为整合教材，在康复学前辈的引领下，对现有教材进行整理、荟萃以及对目前临床长期行之有效的方案加以整合，包括中医康复学、临床康复学、肌肉骨骼康复学等相关内容。全书分总论、各论两大模块，总论强调中西医结合在骨伤科疾病康复学科方面的指导思想，并形成对相关常见疾病的诊断思路及应对策略。各论则对临床常见骨伤科疾病的康复制订详尽的中西医结合诊疗方案，尽可能做到与临床接轨，增强可操作性。全书重在实用，在课间见习、临床实习或者住院医师规范化培训阶段均可适用，亦可作为骨伤科康复治疗师的参考书。

由于时间仓促，编写水平有限，本教材中的错误和不足在所难免，我们真诚期待读者在使用本教材过程中不吝赐教，多提意见和建议，使我们不断修正错误，弥补不足，使本教材日臻完善，铸就精品。

蔡迎峰　田天照

2024 年 4 月

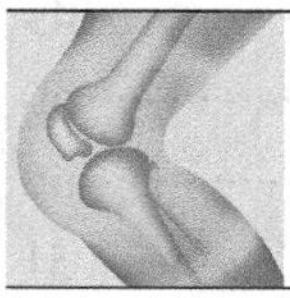

目 录

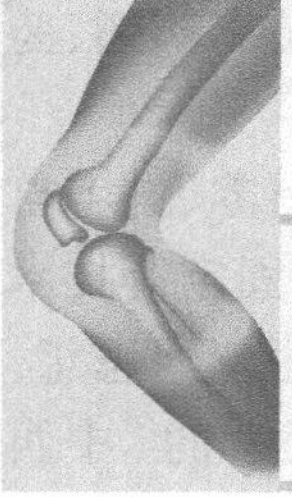

绪　论

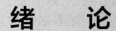

中西医结合骨伤康复学是一门交叉学科，包括中医康复学、骨科临床康复学、中西医结合骨伤学等多学科内容。随着康复医学的发展，康复作为一种治疗理念已渗透到临床医疗的全部过程以及养生保健领域。并且专科康复的开展，促进了相应临床专科的临床康复学的发展。中西医骨伤专科融汇中西，各尽其用，随着康复的引入，进一步完善了骨伤治疗链。

一、中西医结合骨伤康复学的历史

中医骨伤学源远流长，最早可追溯至周朝时期，那时我国医学分科已有“疡医”的记录，公元前476年至公元220年的战国、秦汉时期，骨伤科基础理论已基本形成。东汉名医华佗创立了“华佗五禽戏”，被认为是以体育康复为目的的代表性运动，是华佗结合古代导引法，模仿虎、鹿、猿、熊、鸟的动作及神态而创立的。五禽戏对肢体功能障碍、慢性病患者，以及老年病患者具有较好的康复和保健作用。

隋代医家巢元方的《诸病源候论》中记载了大量疾病，如风痹手足不遂等，书中对这些疾病采用了两百余种引导术式进行康复治疗，并提出了许多康复治疗中的适应证和禁忌证。该书是我国古代记载康复医学内容最多的书籍，所以有学者认为《诸病源候论》是我国第一部康复医学专著。

孙思邈的《备急千金要方》中，记载了许多中医康复治疗方法，例如针灸、推拿、熏洗、药熨、敷贴等外治法，还对“天竺国按摩婆罗门法”十八式、“老子按摩法”四十九式等进行了论述。同时期，官方还为残疾人建立了类似于现代康复医院的“养病坊”。唐代太医署还设有按摩专科，配备专人开展按摩、导引，以帮助患者康复。

唐代蔺道人的《仙授理伤续断秘方》(公元841—846年成书)，是我国现存最早的一部骨伤科专著。该书提出了骨折整复固定方法和康复方法，形成了麻醉、整复、固定、练功、按摩及内外用药等一系列治疗方法。

元代危亦林所撰《世医得效方》对骨折、脱臼有关麻醉法、悬吊复位法做了详细记载，对骨伤疾病的康复治疗具有一定指导性。此外，元代出现了安济坊、养济院等收治老弱病残者较为正式的康复疗养机构。

明清以来，针灸、食疗、药膳方面均得到了较快发展，《景岳全书》《本草纲目》等书记载了许多康复方药。《针灸大成》对经络、穴位、针刺手法，以及其适应证进行详细论述，记载了应用针灸与药物综合治疗的经验以及对于骨伤科疾病的复位方法、功能锻炼等相关内容。胡廷光的《伤科汇纂》汇集清以前有关伤科文献资料编成，并进行了详细论述。曹庭栋在《老老恒言》中，对老年人饮食、导引、按摩等内容进行了论述，其中，大量记载了药粥、药膳的制作与食用方法，对老年病的康复治疗具有重要意义。

到了近代，鸦片战争后（1840—1949年），中医骨伤科面临危机，处于花叶凋零、自生自灭的境地。在此期间，骨伤科著作甚少，以前处于萌芽状态的骨折切开复位、内固定等技术不仅没有得到发展，甚至几近失传。随着东西方文化的不断交流，产生了中西医汇通思想，在19世纪末、20世纪初形成了以唐容川为代表的，主张“中体西用”“衷中参西”的“中西医汇通派”，继而到20世纪20年代兴起了中西医结合研究。19世纪末一些开明的中医骨伤科医师也开始注重吸收西医相关知识，尤其是关于骨骼、肌肉、韧带的知识，并将其运用到中医治疗手法中。

进入20世纪，诸如X射线（X-ray）等物理诊断技术传入中国，这极大提高了骨伤疾病诊断的准确性。从20世纪50年代开始，我国学者对中医骨伤科和西医骨科的临床应用进行了深入探讨，取长补短，融会贯通，在骨折治疗方面取得了突破性的成就。1958年，我国著名骨伤科专家方先之、尚天裕等虚心学习著名中医苏绍三的正骨经验，博采各地中医伤科之长，运用现代科学知识和方法，开创了动与静的治疗观，总结出新的正骨八大手法，研制出新的夹板外固定器材，同时配合中药内服、外治及传统的练功方法，形成了一套中西医结合治疗骨折及康复的新疗法，并编著《中西医结合治疗骨折》一书，根据对立统一的辩证关系提出了以内因为主导的动静结合（固定与活动相结合）、筋骨并重（骨折愈合与功能恢复同时并进）、内外兼治（局部治疗与整体治疗兼顾）、医患配合（医疗措施与患者的主观能动性密切配合）的骨折治疗新理念。促使骨折的治疗范围不断扩大，疗效进一步提高，使骨折治疗效果提高到一个新水平，被国际骨科界称为“CO（即Chinese Osteosynthesis）学派”。20世纪70年代以后，中西医结合骨伤科学逐步形成了一套有着中国传统特色的治疗骨折、骨病与软组织损伤的新疗法。

21世纪以来，随着科技的发展与经验的积累，中西医结合骨伤学微创诊断与治疗技术取得了长足进步，微创技术作为一种新兴技术，已成为骨伤科领域治疗的重要技术之一。微创技术作为有创手术和无创手术之间的桥梁，促进骨科技术跃上一个新的台阶，并朝着利用先进的微创工具或操纵机器人向极微创或无创治疗的目标不断前进。3D打印技术在骨伤科的临床应用，使患者康复得更快、更好，后遗症更少。快速康复理念的提出，康复技术的不断进步，以及学科间的紧密合作，大大加速了骨伤患者的康复进程。

二、中西医结合骨伤康复学的研究范畴及主要内容

（一）研究范畴

中西医结合骨伤康复学是以人体运动系统疾病的防治及康复为研究范畴的学科。运动系统疾病根据致病因素的不同，分为损伤和筋骨关节疾病两大类。损伤是指因外力所致的运动系统损伤性疾患；筋骨关节疾病则包括非外力因素引发的运动系统其他相关病证。

按照西医学人体组织系统分类，运动系统包括骨骼与软组织两大部分。传统中医对骨骼虽有较全面的描述，但是对骨骼的命名不如西医完整、准确。至于软组织，西医分为皮肤、皮下组织、筋膜、肌肉、韧带、肌腱、关节囊、关节软骨和神经、血管等；中医骨伤科则统称其为“筋”。随着中西医理论的相互交叉渗透，特别是现代中西医结合骨伤科学的发展，中医、西

医对运动系统组织及疾病的认识渐趋一致。

由于专科的特点，中西医结合骨伤康复学糅合了中医骨伤康复及西医骨科康复的内容。中医骨伤科学与西医骨科学在临床上有着较大的共同性，尤其对创伤疾患的认识有许多共同或相近之处。如对骨折的发生因素、机制、处理步骤及原理，中西医之间有许多共识，只是所采用的方法有所不同。对于骨折后的肢体功能恢复，中、西医均认为必须通过患者的自主锻炼才能取得，只是在认识功能锻炼的时间上有所差异，中医强调应在骨折早期进行功能锻炼，西医则认为应待骨折愈合后再进行功能锻炼。通过对大量临床病例的观察和实验研究，西医逐步认识到长期而广泛的固定、不及时进行功能锻炼会给骨折愈合和肢体功能恢复带来不良后果，也越来越重视骨折患肢早期功能锻炼的必要性。现在更多的西医学者主张采用操作简单、痛苦小、并发症少、可早期活动的骨折治疗方法，甚至提出将“生命在于运动，运动即是生命”作为骨折治疗的指导思想，从而形成完整的中西医结合骨伤科学理论体系。

（二）主要内容

中西医结合骨伤康复学是一门实践性强的学科，其主要内容包括专业基础理论、诊疗技术及临床常见病症的康复治疗三部分。

1. 专业基础理论 中西医结合骨伤康复学专业基础理论主要阐述中医基本理论和基本特点，同时结合现代康复相关理论。中医康复学是中医学的重要组成部分，其专业基础理论仍以整体观念和辨证论治等为基本指导，由阴阳五行学说、藏象学说、经络学说、病因病机学说等构成。中医康复医疗的对象主要是具有身心功能障碍者，包括病残者、伤残者及各种慢性病患者，所以中医康复学的理论基础还包括伤病致残的机理研究、功能障碍评价和分类研究、功能恢复和代偿研究等。

中医康复学作为中医学的重要内容之一，其理论也具有明显的中医学特点，受到“天人一体”“辨证论治”等思想的影响，其主要特点包括整体康复、辨证康复、综合康复、康复预防等。

2. 诊疗技术 中西医结合骨伤康复学的评定是在中西医结合骨伤康复学理论指导下，运用四诊评定方法和现代康复医学评定方法，对伤、病、残者进行全面、系统的综合评定：主要内容包括整体评价、躯体功能评价、精神心理功能评价和社会功能评价四方面。

中西医结合康复治疗技术是以中医学理论和现代医学为依据，采用中西医结合治疗方法改善功能，提高生活自理能力和生存质量的诊疗技术，包括针灸疗法、推拿疗法、拔罐疗法、刮痧疗法、中药疗法、情志疗法、饮食疗法、传统运动疗法、现代肌骨康复疗法等。

3. 常见病症的中西医结合康复 中西医结合康复主要对临床常见病症的中医康复进行阐述，包括脊髓损伤、骨折术后、人工关节置换术后、颈椎病、肩周炎、腰椎间盘突出症、膝骨关节炎、踝关节损伤等；在内容中主要对病症的病因病机与临床表现、中医辨证与康复医学评定方法，以及中西医结合康复治疗方法、并发症预防等进行全面阐述。

三、中西医结合骨伤康复学的特点

中西医结合骨伤康复学的指导思想是以中医学与现代医学理论为基础，具有鲜明的整体观、辨证康复、康复预防及综合治疗等特色的学科。

（一）整体康复

整体观念是中国古代唯物论和辩证思想在中医学的集中体现，也是现代医学所注重的。其贯穿于中医学病理、生理、辨证和治疗等各个方面。中医学认为，人体由脏腑、经络、肢体等组织器官构成，任何一个器官或组织都不能孤立存在，脏腑经络之间、经络肢体之间，以及脏腑肢体之间等都存在着生理功能或结构上的多种联系，这才使人体成为一个完整统一的有机体，发挥正常的生理功能。现代康复学也注重肌肉骨骼的整体协调性，提出软组织链、肌肉骨骼一体化治疗等理念。中西医骨伤康复理念及整体观的认识总体一致。

（二）辨证康复

辨证论治是中医学正确认识疾病、选择和应用治疗方法的前提，也是中西医结合骨伤康复学的特点之一。在中西医结合骨伤康复学中，针对不同的功能障碍选择适当的康复方法和技术要以准确的辨证为依据。辨证是认识机体功能障碍生理与病理之间相互关系及状态的过程，包括对生理、病理因素的辨识，导致机体功能障碍因素与生理因素之间相互关系的分析，从而充分认识导致功能障碍的本质，对证施术，以达到“治病求本”的目的。

中西医结合骨伤康复学治疗是从临床辨证开始，由于其康复对象以功能障碍为主，在临床辨证中，须围绕功能障碍的病因、性质、程度等的不同，根据中医学八纲辨证、脏腑经络气血辨证方法，辨别功能障碍病位和寒热虚实的性质等内容。

（三）综合康复

中医学历史悠久，经过历代医家的传承和发展，积累了大量中医康复理论与方法，这些方法分别具有不同的适应范围与优势，在针对具体功能障碍时往往多法综合应用，扬长避短，发挥各种方法的优势以提高康复效果，多种康复方法综合应用的规律也是中西医结合骨伤康复学的特点之一。“标本兼治”“急则治其标，缓则治其本”是中医学治疗疾病的原则之一，即对于急性病症，以缓解患者病痛、保全生命为目的；病情相对稳定的病症，以消除病因、逆转病理状态、恢复患者身心功能为目的。

在中西医结合骨伤康复学的治疗方法中，有许多外治方法，例如熏、洗、熨、敷等，同时可通过食疗、服药等进行治疗和康复的内治方法，内外结合各得所宜。治疗与调养过程中强调“养”“治”结合的康复原则，许多传统康复方法中也都具有“养”和“治”两方面的作用，通过恢复机体正气，正气来复，则形盛神旺，机体康复。

现代康复学提倡运动疗法，通过学科发展，进一步揭示了运动训练适应性改变的分子生物学基础。基因治疗将为运动训练方法的选择、组织的再生和再造提供重要手段。运动生物化学和运动生理学的发展将为运动训练的科学化和合理化提供理论基础，神经网络的概念和应用将阐明中枢神经系统与运动控制之间的内在联系，为运动控制和运动技能发展提供新的途径和手段。材料学、生物力学、电子学、遥感技术、仿生学等高科技领域的发展都将极大地丰富康复生物工程的内容，促进运动疗法的发展，开拓运动疗法的应用范围。

运动疗法主要通过神经传导、生物力学和内分泌等途径，对人体的局部和全身功能产生相应的影响并改善失调的机体状态。其基本作用是改善运动组织（肌肉、骨骼、关节、韧带等）的血液循环、代谢和神经控制，提高肌力、耐力、心肺功能和平衡功能，改善关节活动度，放松肌肉，纠正躯体畸形和功能障碍等。

（四）康复预防

康复预防是中西医结合骨伤康复学的另一特点，与“未病先防，既病防变”的中医学观点一致。它是在中医学理论指导下，通过总结研究人体的健康和病残发生、发展及预后规律，采取综合措施以预防病残发生，或尽可能降低病残程度的理论。康复预防不同于疾病预防，其目的是预防可导致伤残病变的发生，以及最大限度预防伤残的进展与恶化。

康复预防不仅能有效预防某些病残、伤残的发生，还能通过早期康复诊断和康复治疗防止伤残恶化和再次致残。人体的功能障碍可以是现存的或者潜在的，也可以是部分的或者完全的，可以与致残的疾病同时存在，也可以在病后出现。因此，康复治疗介入的时机不能简单限定于功能障碍出现之后，对于一些可致残的疾病，在发病之前或发病过程中就应当采取一定措施，以防止伤残的发生，把可能出现的功能障碍降到最低。

第一章

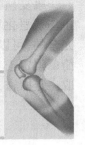

骨伤康复学的理论基础

第一节　中医理论基础

阴阳五行是中国古代用以解释物质世界发生、发展和变化规律的哲学思想。中医学充分借助了当时的哲学思想解释人体的生理现象和病理变化，归纳健康与疾病规律，并用以指导临床诊断和治疗。在中医学的形成和发展过程中，影响最大的哲学思想是阴阳学说和五行学说。

一、阴阳学说

（一）概述

阴阳学说是对自然界相互关联的某些事物或现象对立双方的属性概括，体现了事物对立统一的法则。阴和阳，既可以标识自然界相互关联而又阐述相互对立事物或现象的属性，也可以标识同一事物内部相互对立的两个方面。中医学则借助其解释人体内部密切相关的相互对应的两类（种）物质及其功能的属性。中医学将人体内具有温煦、推动、兴奋作用的物质及其功能规定为阳，而将人体内具有滋润、凝聚、抑制作用的物质及其功能规定为阴。阴阳的相互关系是阴阳学说的核心内容，包括对立制约、互根互用、消长转化关系。

中医骨伤研究的重点对象在于筋与骨。中医的“筋”主要指人体皮肤、皮下浅深筋膜、肌肉、肌腱、腱鞘、韧带、周围神经及血管等软组织。“骨”主要指骨架，全身的骨骼。筋骨也具有阴阳的相互关系。

1. 对立制约　筋在外属阳，骨在内属阴。然而，当筋与骨构成关节时，骨包绕在外为阳，筋之软骨在内则为阴。体表属阳，皮肉在外属阳中之阳，筋骨在内为阳中之阴。细而分之，皮肤为阳中之阳，肌肉为阳中之阴；筋为阴中之阳，骨为阴中之阴。又如，在外为阳的骨骼与在内为阴的骨髓，骨骼又分在外的皮质骨和包裹在内的松质骨，而骨髓又可分为代谢活跃的红骨髓和相对稳定的黄骨髓。

2. 互根互用　“阳气根于阴，阴气根于阳，无阴则阳无以生，无阳则阴无以化。”《素问·痿论》：“宗筋主束骨而利机关也。”筋与骨，由表及里、由外及内，表皮、筋膜、肌肉、韧带、关节、骨髓等逐层深入，阴阳之中复有阴阳。周围软组织附着于骨突起并包绕骨结构起固定作用，骨滋养孔及血管与软组织相连进行营养代谢；骨骼中有骨髓，骨质对其起保护作用，而骨髓则滋养骨质，维持其强度。

3. 消长转化　人体在生长衰老的生理过程中，筋骨由弱增强再减弱，体现了筋骨之间此长彼亦长、此消彼亦消的阴阳变化。在骨骼系统内，周期性的骨重建使骨组织维持着骨稳态，而成骨细胞主导的骨生成和破骨细胞主导的骨吸收之间的关系，体现的就是此消彼长、此长彼消的变化。生、化、极、变是事物发生发展的规律。任何事物都处于不断地运动变化之中，阴阳消长是一个量变的过程，而阴阳转化则是量变基础上的质变。阴阳转化的形式既可以是渐变的，又可以是突变的。

（二）阴阳学说在中医骨伤康复中的应用

阴阳学说是中医学理论的根基，渗透于中医理论体系的各个层面，指导了历代医家的医学思维和诊疗实践，中医骨伤康复学自然也离不开阴阳学说的指导。

1. 说明人体的组织结构　人是一个有机的整体，中医学根据阴阳对立统一的观点，把人体组织结构划分为相互对立又相互依存的若干部分，由于结构层次的不同，脏腑组织的阴阳属性也有区别。就大体部位而言，上部为阳，下部为阴；体表为阳，体内为阴。就腹背而言，背部为阳，胸腹部为阴。就肢体的内外侧而言，四肢外侧面为阳，内侧面为阴。就筋骨与皮肤而言，筋骨在深层为阴，皮肤居表面为阳。就内脏而言，六腑为阳，五脏为阴。具体到每一脏腑，又有心阴、心阳，胃阴、胃阳，肾阴、肾阳等。可见人体结构中的上下、内外、表里、前后各部分之间，以及体内的脏腑之间，都存在着对立、互根等关系，可以用阴阳学说加以分析和认识。

2. 解释人体的生理活动　人体的生理活动，无论是生命活动的各个部分还是整体，都可以广泛地运用阴阳学说加以说明。体内物质的代谢过程，主要以阴阳互根互用的消长平衡方式进行。人体生命活动所需的各种精微物质（属阴）的补充，是在不断消耗内脏能量（属阳）的情况下完成的；但属阴的精微物质产生以后，又在相关内脏器官中转换为不同的能量，在能量产生的同时，精微物质随之消耗。前者属于阴长阳消的过程，后者是阳长阴消的过程。生命活动就在这种阴阳彼此不断的消长过程中维持着动态平衡。

3. 解释人体的病理变化　疾病是致病因素作用于人体而引起体内阴阳平衡失调、脏腑组织损伤，以及功能障碍的过程。阴阳学说不但可以对病理过程进行分析，还可以对引起病理过程的邪正双方加以说明。在邪正斗争的过程中，机体阴阳失调会产生偏盛、偏衰、互损、转化、格拒、亡失等种种病理变化。这是中医学认识和分析疾病病机的理论依据。

4. 指导疾病的诊断　阴阳失调是疾病发生、发展、变化的根本原因，由此所产生的各种错综复杂的疾病临床表现都可以用阴阳加以说明。所以在诊察疾病时，用阴阳两分法归纳其临床表现，有助于对病变的总体属性作出判断，从而把握疾病的关键。因此《素问·阴阳应象大论》云："善诊者，察色按脉，先别阴阳。"在疾病的诊察过程中，对症状和体征的阴阳属性划分，大体可以概括其疾病的基本属性。大凡表证、热证、实证者属阳证；而里证、寒证、虚证者属阴证。

5. 指导疾病的防治　调理阴阳，使之保持或恢复相对平衡，是防病治病和促使疾病康复的根本原则，也是阴阳理论用于疾病防治与康复的基本思路。养生康复就要遵循自然界的阴阳变化规律来调理人体的阴阳，使人体阴阳与自然界的阴阳变化协调一致。由于阴阳失调是疾病的基本病机，因而调理阴阳，补其不足，泻其有余，恢复阴阳的平衡协调，是康复治疗疾病的基本法则。

6. 归纳药物的性能 中医学对药物的性能，主要从气、味和升降浮沉等方面加以分辨，而气、味、升降浮沉都可以用阴阳学说加以归纳和认识。药性是指药物的寒、热、温、凉四种性质，又称为“四气”。其中寒、凉属阴，温、热属阳。凡能减轻或消除热证的药物，其性质属于凉性或寒性；凡能减轻或消除寒证的药物，其性质属于温性或热性。药味是指药物的酸、苦、甘、辛、咸五味。有些药物还具有涩味、淡味，但习惯上称为“五味”。其中辛、甘、淡味属阳，酸、苦、咸、涩味属阴。药物的升降浮沉是指药物进入人体后的作用趋向，凡具有升、浮作用的药物属阳，凡具有降、沉作用的药物属阴。

二、五行学说

（一）概述

五行是指对木、火、土、金、水五类事物及其变化规律属性的概括，并用以解释自然界万物的发生、发展、变化及相互联系。五行之间的生克制化，维系着系统内部和系统之间的相对稳定。因此，五行学说是研究事物内部和事物之间功能及结构关系的理论。五行学说一方面认为，世界万物是由木、火、土、金、水这五种最基本物质构成；另一方面认为，任何事物之间都不是孤立的、静止的，而是在不断资生、制约的运动变化之中，维持着协调、平衡状态。

1. 五行的特性 《尚书·洪范》将五行的特性概括为“水曰润下，火曰炎上，木曰曲直，金曰从革，土爰稼穑”。五行的特性虽然源于人们对木、火、土、金、水五种物质特性的具体观察，但经归纳和抽象以后的五行特性，已经不再是原来所指的事物原型，而是具有更广泛、更抽象的含义，成为表示事物五行属性的标志性符号。古人根据五行的特性来演绎各种事物的属性，分析各类事物之间的相互联系。

2. 五行的生克乘侮 五行学说运用相生、相克理论，解释事物之间的广泛联系，其中相生、相克、生克制化理论，用于分析事物一般状态下的调节机制；而母子相及、相乘、相侮理论，用于解释事物特殊状态时的相互关系。

（1）相生相克：五行相生是指这一事物对另一事物的促进、资助、协同作用。五行之间相生次序是：木生火，火生土，土生金，金生水，水生木。五行相克是指这一事物对另一事物的抑制、约束、拮抗作用。五行之间相克次序是：木克土，土克水，水克火，火克金，金克木。五行的相生和相克关系是维持五行之间动态平衡不可缺少的两种方式。没有相生，就没有事物的发生和成长；没有相克，事物就会产生过度的亢奋而失去协调。

（2）相乘相侮：相乘是指相克太过，即超过正常限度的制约，其顺序和方向与相克一致。相侮是指反向的相克，又叫“反克”，或者“反侮”，其顺序和方向与相克相反。

（二）五行学说在中医骨伤康复中的应用

在中医学领域中，五行学说主要用来分析和归纳人的形体结构和功能特征，以及人体与外界环境各要素间的联系，阐释人体五脏之间的相互联系，解释疾病的发生、发展、变化规律，指导临床诊断与康复治疗。

1. 说明脏腑的生理功能及相互关系 根据脏腑组织的性能特点，以比类的方法，以五脏配五行，将人体的组织结构五脏（肝、心、脾、肺、肾）、六腑（胆、小肠、胃、大肠、膀胱、三焦）及五脏所支配的五体（筋、脉、肉、皮毛、骨）、所主的五官（目、舌、口、鼻、耳），以及外荣于体表的特定组织，即五华（爪、面、唇、毛、发）等分属于木、火、土、金、水。用五行学说解释五脏的生理功能，如木性曲直，畅顺条达，有升发的特征，故用以类比肝脏喜条达而恶抑郁、疏泄气机的特性和功能，故规定肝的五行属性为木；金性清肃、收敛、清洁，以此类比肺及大肠、皮毛，代表对人体具有的清除废料、保持人体洁净的功能，故规定肺及大肠、皮毛的五行属性为金。中医学运用五行相生、相克，以及生克制化的理论，说明五脏间相互协同、互相制约的关系，进一步阐释人体的整体联系。如用木生火的关系，可以解释肝脏贮藏血液、调节血流量、参与生血、辅助心完成推动血液循环运行的功能；用水生木的关系，解释肾精化生阴血，滋养于肝的功能等；肝气条达舒畅，可疏通脾胃之壅滞，即可体现木克土的关系；脾运化水液，防止肾所主的水液泛滥为患，即可体现土克水的关系等。

2. 解释五脏系统疾病的传变规律 五行不仅可以说明五脏之间在生理上的联系，也可以说明五脏在病理情况下的互相影响。一脏有病可以通过不同的途径影响到其他四脏；任何一脏均可感受来自于其他四脏的病理影响而发病。临床实践中应当从患者的实际情况出发，结合病证的具体特点和患者自身体质因素进行全面分析，把握不同疾病的具体传变规律，才能有效地防治疾病和促进机体康复。如肝病患者，在有胁肋疼痛、口苦、黄疸等症的基础上，又出现了脘腹胀闷不适或疼痛、恶心呕吐、食欲减退等脾胃失健的症状，此即为肝木乘脾土；如咳嗽、气喘、咳痰的肺病患者，日久常伴有心悸、怔忡、面舌色青紫之心病症状，此即为肺（金）反侮心（火）的病传过程。五行学说认为，五脏之间的疾病是可以相互传变的。

3. 指导五脏系统疾病的诊断 人体是一个有机的整体，内脏有病，功能紊乱时，可以通过诸多途径反映于体表的相应形体官窍，在色泽、声息、形态、脉象等诸多方面显现出异常的变化。医生可通过望、闻、问、切四诊搜集来的资料，运用五行学说的相关理论加以分析，作为诊断内脏病变的主要依据之一。临床根据五行归类的理论，对患者临证中所表现的五色、五脉、口中所感觉的五味等，进行五脏定位诊断。如面见青色、喜食酸味或口泛酸水、脉见弦象，就可诊为肝病；若口苦、心烦、面赤、脉洪数，即为心火亢盛等。

4. 指导五脏系统疾病的治疗 运用五行学说指导防治，主要体现于控制疾病的传变、确定治疗原则、制订具体治法、指导脏腑用药，以及针刺取穴等方面。控制五脏疾病的传变是指在治疗时，除对所病之脏进行治疗外，还应考虑到其他相关的四脏，应根据五行生克乘侮理论，采取相应的阻断病传的措施，以控制疾病的传变，防止因病传导致病情加重。如“见肝之病，则知肝当传之于脾，故先实其脾气”（《难经·七十七难》）之论。运用五行相生理论指导治疗，如“虚则补其母，实则泻其子”；运用五行相克理论指导治疗，如抑木扶土法，适用于肝旺脾虚证，肝气（木）太旺乘脾土，治疗时就当用疏肝之法，以泻肝木之强，同时用健脾补脾之法，扶助脾土之弱，方可使肝脾复归到正常。运用五行归类的理论，将五脏、六腑、五体、五官和药物的五色、五味归属于五行。

三、藏象学说

“藏象”一词，始见于《素问·六节藏象论》。“藏”是指藏于体内的脏腑；“象”是指可以从外部察知的现象、征象。所谓“藏象”，是指藏于体内的脏腑与表现于外的生理、病理现象，以及与之相通应的自然界事物和现象。体现了中医学从外知内，以象测脏的思维方法。中医学根据脏腑的生理功能特点及其形态结构，将人体内脏分为五脏、六腑和奇恒之腑三类。

(一) 五脏

五脏即心、肺、脾、肝、肾，主藏精气。五脏各司其职，分别与形体、官窍、五液、情志等有着特定的联系，其中心脏发挥着主宰作用。

1. 心 心居胸中，两肺之间，横膈之上，形如倒垂未开之莲蕊，内有孔窍相通，外有心包护卫。心在脏腑中居统领之位，起主宰作用，被喻为"君主之官"，称为"五脏六腑之大主"。心的主要生理功能，一是主血脉，二是主藏神。心在体合脉，其华在面，开窍于舌，在液为汗，在志为喜。心与小肠构成表里关系。心在五行中属火，为阳中之太阳，通于夏气。

（1）心主血脉：是指心气推动血液在脉管内运行以营养全身的功能。脉是血液运行的通路，血液运行于脉道之中，有赖于心和脉的相互合作，但心起主导作用。心气推动血液运行，保证血液运行功能正常，则血脉通利，血行周身，表现为面色红润光泽、舌色淡红荣润、脉象和缓有力、心胸畅达而无不适之感。若心气不足，行血无力，脉道不利，血行不畅，则血脉瘀阻，表现为面色晦暗、唇舌青紫、脉象涩滞或节律不齐、心胸憋闷或刺痛，轻者少顷即止，重者可痛至面青、唇舌俱紫、大汗淋漓，甚至可致暴亡。

（2）心主藏神：心藏神是指心脏具有主宰生命活动和主宰意识、思维、情志等精神活动的功能，又称"心主神志"。心主神志与心主血脉的功能密切相关，血是神志活动的物质基础。心主神志功能正常，则精神饱满、意识清楚、思维敏捷、反应灵敏、七情调和、寤寐正常。若心血不足，则心神失养，导致神志不宁，可见心悸失眠、多梦健忘及精神萎靡、反应迟钝等；若血热扰心，则神失所主，导致神志失常，可见神昏、谵语、狂躁不安等。

2. 肺 肺位居胸腔，分居左右，上连气道，喉为门户。通过鼻直接与外界相通，外合皮毛，与自然环境息息相通，易被外邪侵害，又不耐寒热，故又称为"娇脏"。肺的主要生理功能是主气、司呼吸，主宣发肃降，主通调水道。肺在体合皮，其华在毛，开窍于鼻，在液为涕，在志为忧（悲）。肺与大肠构成表里关系，其在五行中属金，为清肃之脏，喜润而恶燥，为阳中之少阴，通于秋气。

（1）肺主气、司呼吸：是指肺脏主管呼吸运动，是体内外清浊之气的交换场所。肺主气、司呼吸，主要表现为肺吸入自然界的清气，呼出体内的浊气，以实现体内外清浊之气的交换。若肺主管呼吸的功能减弱，影响宗气生成和全身之气的升降出入运动，则表现为少气不足以息、声低气弱、疲倦乏力等症；若病邪犯肺，宣降失常，则表现为胸闷、咳嗽、喘促等症状。一旦发展到肺的呼吸功能丧失，则清气不能吸入，浊气不能排出，人的生命活动就会终止。

（2）肺主宣发肃降：肺主宣发是指肺气具有向上升宣和向外周布散的作用。具体表现是：一是呼出体内代谢后产生的浊气，吸入自然界内的新鲜空气，完成气体交换；二是将脾转输至肺的津液和水谷精微布散到全身，外达于皮毛肌腠；三是宣发卫气于体表，以防御外邪，温养肌表，调节汗孔开阖，控制汗液排泄，维持体温恒定；四是通过肺气的向外运动，将会聚于肺的血液经清浊之气交换后布散至全身。

（3）肺主通调水道：是指肺气具有促进水液输布和排泄的功能，是肺通过宣发肃降，对体内水液的输布和排泄具有疏通和调节作用，以维持体内水液代谢平衡。肺气宣发可将津液输布于全身各脏腑器官与皮毛，以发挥其滋润濡养作用，部分津液经代谢后可依靠卫气"司开阖"的作用，从汗孔排出体外。肺气肃降可使津液随气下行，将上焦及全身代谢后的水液下输于肾和膀胱，气化为尿，排出体外。如果肺失宣降，行水无力，水道不通，水液输布排泄障碍，汗、尿不能正常排泄，使多余的水液不能排出而停聚于体内，则可见咳喘、咳痰、浮肿、尿少等症。

3. 脾　脾位居于膈下中焦的左上腹。脾主运化、主升、主统血。人体出生后所需要的营养物质，均赖脾化生的水谷精微供养，故称脾为"后天之本"。脾化生的水谷精微是生成气血的主要物质，故脾又称为"气血生化之源"。脾在体合肉、主四肢，其华在唇，开窍于口，在液为涎，在志为思。脾与胃构成表里关系。脾在五行属土，为阴中之至阴，通于长夏之气。

（1）脾主运化：是指脾具有消化饮食，吸收水谷精微并将其转输至全身的功能。脾主运化，体现在运化水谷和运化水液两个方面。①运化水谷：脾吸收精微物质后，一方面上输于心肺，化生气血，通过心肺以营养全身；另一方面通过脾的直接散精，将精微物质布散至脏腑形体官窍而发挥其营养作用。脾主运化的功能强健，则运化水谷的功能旺盛，气、血、津液生化有源，常表现为精力充沛、肢体强壮有力、面容红润等生机旺盛状态。故脾为"后天之本，气血生化之源"。②运化水液：是指脾一方面吸收水谷精微中的水液，气化为津液，输布至全身，以滋润脏腑组织器官；另一方面又将胃肠输送来的水分上输至肺，再通过肺的宣降和肾的气化作用，分别气化为汗和尿排出体外。因此脾气健运，既能使体内各脏腑组织得到水液的充分滋润，又能防止多余水液在体内停滞，从而维持体内水液代谢的平衡。

（2）脾主升：脾主升包括升清和升举两个方面。"升清"是指脾气将消化吸收的水谷精微从中焦上输于心肺及头面五官，通过心肺作用化生为气血，营养全身。"升举"是指脾气升托内脏，使之维持相对恒定位置而不游移或下垂。脾升散水谷精微，称为脾主升清；胃将初步消化的食糜向下传送，故胃主降浊。

（3）脾主统血：是指脾气具有统摄血液在脉管内运行而不溢出脉外的功能。脾统血的机制，主要是脾气的固摄作用。脾气健运，水谷精微充足，气血生化有源，则气血充盈，阳气旺盛而统摄血液有力，能够控制血液在脉内的正常循行。脾气或脾阳亏虚，则统摄血液失职，血液循行失控而溢出脉外，可见各种出血病证，常称为"脾不统血"。

4. 肝　肝位居横膈下、腹腔之右胁内。肝主疏泄，主藏血。肝在体合筋，其华在爪，开窍于目，在液为泪，在志为怒。肝与胆构成表里关系。肝在五行中属木，为阴中之少阳，与春季相应。

（1）肝主疏泄：是指肝具有疏通调畅全身气机的功能。肝疏泄功能正常，则使全身气机及气血运行、情志反应、津液输布、脏腑组织功能活动处于协调状态。肝通过疏泄气机调节全身功能活动。①调畅精神情志：肝主疏泄功能正常则气机调畅，脏腑功能活动协调，表现为精神愉快、情志舒畅；肝失疏泄，精神情志即可出现异常变化。②维持气血运行：肝主疏泄功能正常，则气机调畅，气血通达，经脉通利，脏腑功能和谐。③促进脾胃消化吸收与输布：肝主疏泄，调畅气机，对脾胃运化功能的促进作用主要有两种，一是协助脾升胃降，二是调节分泌及排泄胆汁。若肝失疏泄，气机失调，累及脾胃，则引起消化吸收障碍。

（2）肝主藏血：是指肝具有贮藏血液，调节血量和防止出血的功能。肝藏血以濡养自身，防止肝气升发太过，维持肝脏正常疏泄功能。肝脏根据身体的不同生理状态，调节各部位所需血流量的多少。当机体处于安静休息状态时，外周对血液需要量相对减少，相对富余的血液就归藏于肝而蓄以备用；当机体处于活动状态时，血液的需求量相应增加，肝则将所贮存的血液输送到相应部位。

5. 肾 肾位居腰脊两旁，左右各一，肾的主要功能有主藏精，主水，主纳气。肾在体合骨，生髓，其华在发，开窍于耳及二阴，在液为唾，在志为恐。肾与膀胱构成表里关系。肾在五行中属水，为阴中之太阴（或阴中之阴），通于冬气。

（1）肾主藏精：是指肾具有封藏精气的功能。肾精包括"先天之精"和"后天之精"。先天之精，禀受于父母，与生俱来，是构成人体胚胎的原始物质，具有繁衍后代的功能。后天之精是指人体出生后，由脾胃从饮食物中摄取的营养成分和脏腑代谢化生的精微物质，具有培补先天之精和促进人体生长发育的功能。肾具有主管生长发育与生殖的功能。①主生长发育：机体生、长、壮、老的生命过程与肾中精气的盛衰密切相关。人体自幼年开始，肾中精气逐渐充盛，则形体和智力同步发育，表现为"齿更发长"；进入青壮年，肾中精气已达充盛状态，则形体智力发育健壮，表现为真牙生长、体壮结实、骨骼强健、机智敏捷等；待到老年期，肾精逐渐衰减，则形体智力亦渐衰老，表现为骨骼活动不灵、发白齿松、腰弯背驼、反应迟钝，甚或健忘呆滞等。②主生殖：人体进入青春期，随着肾中精气的不断充盛，便产生了一种具有促进和维持生殖功能的精微物质——天癸，于是生殖器官发育成熟，女子则月经按时来潮，男子则产生并排泄精液，从而具备了生殖能力；青壮年期，肾中精气旺盛，不断产生天癸，故能维持正常的生殖功能；此后由中年进入老年，肾中精气渐衰，天癸的生成随之减少，甚至耗竭，生殖功能也随之下降直至消失。③肾阴、肾阳：凡是对人体脏腑组织具有滋润和濡养作用者称为肾阴；凡是对人体脏腑组织具有温煦和推动作用者称为肾阳。肾阴为全身诸阴之本，肾阳为全身诸阳之根。五脏六腑之阴精，非肾阴而不能滋生；五脏六腑之阳气，非肾阳而不能温养，故肾阴、肾阳为五脏六腑阴阳之根本。

（2）肾主水：是指肾具有主持和调节人体水液代谢平衡的作用。人体的水液代谢，包括水液的生成、输布和排泄，是由多个脏腑参与的复杂过程，其中肾阳的功能最为重要。在此过程之中肾阳的作用：一是能温煦和推动参与水液代谢的肺、脾、三焦、膀胱等脏腑，使其发挥各自的生理功能；二是将被脏腑组织利用后归于肾的水液，经肾阳蒸腾气化、升清降浊，化为尿液，下输膀胱；三是控制膀胱的开阖，排出尿液，维持机体水液代谢的平衡。若肾阳不足，则气化、推动和固摄作用失常，引起水液代谢障碍。

（3）肾主纳气：是指肾具有摄纳肺所吸入的清气以防止呼吸表浅，协助肺完成呼吸的功能。人体的呼吸运动虽为肺所主管，但必须依赖肾对清气的摄纳，才能使呼吸保持一定的深度，维持体内外气体正常的交换。

（二）六腑

六腑是胆、胃、小肠、大肠、膀胱、三焦的合称，具有受盛和腐熟水谷，传化和排泄糟粕的功能，即所谓"传化物"。六腑的特点是"泻而不藏""实而不能满"。故有"六腑以降为顺""以通为用"之说。

1. 胆 胆附于肝之短叶间，位居右胁，为一囊状脏器，有管道与小肠相通，胆内盛有胆汁。胆的主要功能是贮藏和排泄胆汁，参与精神情志活动。胆与肝相表里，五行为木。

（1）贮藏和排泄胆汁：胆汁由肝分泌而贮藏于胆，经浓缩再由胆排泄于小肠，有助于饮食的消化，是脾胃消化吸收功能得以正常运行的重要条件。胆汁的生成和排泄受肝主疏泄功能的控制和调节，是肝疏泄功能的具体表现之一。肝的疏泄功能正常，则化生胆汁，贮藏于胆，泄于小肠，协助消化。肝的疏泄功能障碍，导致胆汁的化生和排泄障碍，脾胃纳运失调，可表现为厌食、腹胀、泄泻等。

（2）参与精神情志活动：人对事物的决定和判断能力与胆的功能有关。胆气充足，决断正常，则表现为遇事判断准确，临危不惧，勇敢果断。若胆气虚弱，决断失常，则可出现遇事胆小怯懦，犹豫不决，优柔寡断等。

2. 胃　胃居膈下，上接食管，下通小肠，喜润恶燥，以降为顺。其主要生理功能是受纳和腐熟水谷。胃与脾相表里，五行为土。

（1）受纳和腐熟水谷：胃具有接受、容纳和消化饮食的功能。水谷（饮食和水分）进入胃后，依赖胃的腐熟作用，将水谷消磨变成食糜，在脾的运化功能下化为精微，以生气血津液，供养全身。若胃的受纳腐熟功能减退，则可表现为纳呆、厌食、胃脘胀满等症；胃的受纳腐熟功能亢进，则可表现为多食善饥等症。

（2）主通降：只有胃腑通，胃气降，才能不断受纳饮食物。饮食物经过胃的腐熟，下行小肠，其食物残渣下移大肠，变成粪便排出体外。胃失通降，一是饮食物停滞于胃，可见胃脘胀痛、纳呆厌食或嗳腐吞酸等症；二是胃气上逆，则可出现恶心、嗳气、呕吐、呃逆、口臭等症。

3. 小肠　小肠位于腹中，为管状，包括十二指肠、空肠和回肠，上接幽门，与胃相通，下连阑门，与大肠相接。其主要功能是受盛化物和泌别清浊。小肠与心相表里，五行为火。

（1）受盛化物：是指小肠具有接受胃下降的食糜，并将食糜进一步消化，吸收精微的功能。若小肠的受盛和化物功能失常，消化吸收障碍，可见腹胀、腹痛、泄泻等病证。

（2）泌别清浊：是指小肠将胃下降的食糜在进一步消化的同时，分为水谷精微和食物残渣两个部分。一方面将水谷精微（清）吸收，经脾的升清散精作用输送到全身；另一方面将剩余的食物残渣（浊）经阑门传入大肠。小肠功能失常，清浊不分，水谷精微和食物残渣俱下于大肠，可见肠鸣泄泻。

4. 大肠　大肠位居腹中，也为管状，其上口在阑门处与小肠相接，其下端为魄门（肛门）。大肠的主要功能是吸收饮食残渣中的水分和排泄糟粕。大肠与肺相表里，五行为金。

大肠传化糟粕功能失常，主要表现为排便的异常。若大肠虚寒，无力吸收多余水分，则水粪俱下，可见肠鸣、泄泻等症；大肠实热则消灼水津而肠道失润，可见腹痛、便秘等症；大肠湿热，则阻滞肠道而传导失司，可见下痢脓血、里急后重，或暴注下泻、肛门灼热等症。

5. 膀胱　膀胱，又称净腑，位居小腹，为囊性器官，上有输尿管与肾相通，下与尿道相连，开口于前阴。膀胱的主要功能是贮尿、排尿。膀胱与肾相表里，五行为水。

尿液为津液所化，即津液之浊在肾的气化作用下生成尿液，下输膀胱，尿液在膀胱内贮留到一定容量时即从尿道排出体外。膀胱的贮尿、排尿功能主要依赖肾的气化和固摄功能的控制。贮藏尿液赖肾气的固摄，排泄尿液赖肾阳的气化及推动。肾气旺盛，固摄有权，气化正常，推动有力，则膀胱开阖有度，表现为贮尿、排尿正常。若肾气不固，则膀胱失约，可见遗尿、尿频，或尿失禁，或小便余沥不禁等症；若气化失司，推动无力，则膀胱不利，可见尿少、水肿，或尿闭等病证。

6. 三焦　三焦是上焦、中焦、下焦的合称。有人认为三焦为六腑之一，和其他脏腑一样，是一个具有综合功能的、分布于胸腹腔的大腑。也有人认为三焦为划分内脏的区域部位，即膈以上为上焦，膈至脐为中焦，脐以下为下焦。三焦的主要功能是通行元气，运行水液。三焦与心包相表里，五行为水。

（1）通行元气：元气是人体生命活动的原动力，根源于肾，由肾的先天之精所化生，通过三焦布达五脏六腑，运行于全身，从而激发和推动各脏腑组织的功能活动，故《难经·六十六难》说："三焦者，原气之别使也。"故三焦有主持诸气，总司全身气机和气化的功能。

（2）运行水液：人体的水液代谢虽由多个脏腑共同协调完成，但必须以三焦为通道，以三焦通行元气为动力，才能正常地升降出入。若三焦气化功能障碍，水道不利，就会出现尿少、水肿、小便不利等症。

（三）奇恒之腑

奇恒之腑是脑、髓、骨、脉、胆、女子胞的合称。其在形态上多中空有腔而似腑，在功能上贮藏精气而似脏，又不与饮食物直接接触，除胆以外都与五脏没有表里配合，均有别于六腑传化水谷，故称为奇恒之腑。

1. 脑 脑居颅内与脊髓相通，由髓汇集而成，具有主宰生命活动、主司精神活动和主司感觉运动的功能。

（1）主宰生命活动：脑系生命活动的中枢，统帅人体的一切生命活动。若大脑有病，则脏腑组织失其所主，功能紊乱，生命活动障碍而诸病蜂起，甚则生命活动终止。

（2）主司精神活动：明代李时珍《本草纲目》提出"脑为元神之府"，脑具有主管人体精神思维活动的功能。若精髓亏虚，脑海不足，可见精神萎靡、意识模糊、思维迟钝、健忘呆滞、情志异常、失眠多梦等症；若痰火上扰于脑，可见精神错乱、意识昏愦或狂躁、骂詈等症。

（3）主司感觉运动：《灵枢·海论》中提到"脑为髓之海""髓海不足，则脑转耳鸣，胫酸眩冒，目无所见，懈怠安卧"。脑主感觉和肢体运动的功能正常，则视物明晰、听觉聪灵、嗅觉灵敏、感觉敏锐、语言流畅、肢体运动自如等。脑主管感觉及肢体运动的功能失常，则出现视物不明、听觉失聪、嗅觉不灵、感觉呆滞、步履维艰、语言艰涩、运动障碍等症。

2. 髓、骨、脉 髓的生成与先天之精、后天之精相关，其功能有养脑、充骨和化血三个方面。骨有贮藏骨髓和支持形体的作用。

脉的生理功能：一是气血运行的通道，即脉对血的运行有一定的约束力，使之循着一定方向、一定路径而循环贯注，流行不止；二是运载水谷精微，以布散周身，滋养脏腑组织器官。

3. 胆 胆既属六腑，又属奇恒之腑。这是由于胆在形态上中空有腔，排泄胆汁协助饮食物消化，并与肝有表里关系，形态特征均同于六腑，故属六腑之一。又因为胆贮藏胆汁功同五脏，不直接传化饮食物，并主决断，与精神情志活动有关，功能均异于六腑，故又属奇恒之腑之一。

4. 女子胞 女子胞，又称胞宫，位居小腹，是女性的生殖器官。其主要功能是主持月经和孕育胎儿。

（1）主持月经：女子胞为女子月经发生的器官。中医学认为当女子 14 岁左右，肾中精气旺盛，产生天癸，胞宫等生殖器官发育成熟，冲、任二脉气血通盛，月经按时来潮，并具备了生殖能力。更年期后肾气渐衰，天癸竭绝，冲、任二脉气血衰少，则出现月经紊乱，直至绝经。

（2）孕育胎儿：女子在受孕后，女子胞即成为孕育胎儿的场所。此时月经停止，大量气血输送到胞宫以养育胎儿，促进胎儿发育直至分娩。

附：精室

精室又称精宫，是男性独有的生殖器官。精室的主要功能是贮藏精液，生育繁衍。精室包括解剖学所说的睾丸、附睾、精囊腺和前列腺等。精室的功能属肾所主，与督脉相关。肾精充足，肾气旺盛，督脉通盛，则精室功能调和，表现为生殖功能正常。肾精亏虚，肾气不足，督脉虚损，则精室功能失常，表现为遗精、早泄、不育等症。

（四）脏腑与中医骨伤之间的关系

藏象学说是以脏腑为基础，研究人体各个脏腑的生理功能、病理变化、脏腑之间的关系，以及脏腑与自然环境相通应的理论。在人体五大功能系统中骨科疾病与肾、肝、脾的关系最为密切。

1. 肾主骨学说　《素问·六节藏象论》曰："肾者，主蛰，封藏之本，精之处也，其华在发，其充在骨"。《素问·上古天真论》也突出阐述了肾的精气在人体生长、发育和生殖功能方面的作用。《素问·宣明五气篇》明确指出："肾主骨"。肾主骨，是通过肾藏精，精化生髓，髓居于骨中，滋养骨骼；肾调节水液滋养骨髓生长，骨髓滋养骨骼。骨的生长、发育、修复和退化与肾的功能息息相关，骨的生理、病理直接受肾的主宰。如果肾精充足，则骨髓充盈，骨骼充实健壮，肢体活动轻劲有力；反之，肾精不足，骨髓空虚，则会引起骨骼发育不良，如小儿囟门迟闭，骨软无力，老年人肾气渐衰，骨失滋养，故骨质脆弱，易于骨折，骨折后也不易愈合。

2. 肝主筋学说　中医学中的筋，包括现代医学所称的肌腱、韧带和筋膜。筋有连接和约束骨节、主持运动、保护内脏等功能。在五脏当中筋与肝的关系最为密切。《素问·宣明五气篇》曰："肝主筋。"《素问·平人气象论》说："脏真散于肝，肝藏筋膜之气也。"肝所获得的精气，布散到筋，使肢体的筋膜得到充分的濡养，从而维持正常的运动。若肝之气血不足，筋得不到充足的滋养，就会发生病变，可出现手足震颤，肢体麻木，甚则关节屈伸不利等症，正如《素问·上古天真论》所说："丈夫……七八，肝气衰，筋不能动。"

3. 脾主肌肉学说　中医学所说的肌肉包括现代医学所称的肌肉组织、脂肪和皮下组织，现代医学所称的肌肉在中医古籍中称为"分肉"。肌肉具有保护内脏、抵御外邪和进行运动的功能，与脾的关系最为密切。脾主运化水谷之精气，以生养肌肉。中医提到机体运动时，既强调筋骨，亦不忽视肌肉的作用。如《灵枢·天年》说："二十岁，血气始盛，肌肉方长，故好趋；三十岁，五脏大定，肌肉坚固，血脉盛满，故好步……"这说明随着年龄增大，肌肉渐趋壮实强盛，运动能力亦逐渐增强。反之，若气血不足，筋骨与肌肉失养，则运动无力，甚至肌肉萎软，四肢不用。如《素问·太阴阳明论》说："今脾病不能为胃行其津液，四肢不得禀水谷气，气日以衰，脉道不利，筋骨肌肉皆无气以生，故不用焉。"

四、气血津液学说

气、血、津液是构成人体和维持人体生命活动的基本物质。气、血、津液的生成及其在体内的代谢，有赖于脏腑经络等组织器官的生理活动，脏腑经络等组织器官功能的正常行使，也离不开气、血、津液的营养。气、血、津液在生理上与脏腑经络等组织器官之间存在着密切联系，因而在病理上亦存在着互为因果的关系，故对临床辨证论治起着十分重要的指导作用。

（一）气

1. 气的概念　中医学中气的概念来源于中国古代哲学，古代哲学家认为"气"是构成世界的最基本物质，宇宙间的一切事物都是由气的运动变化而产生。中医学认为人是"天地之气"的产物，如《素问·宝命全形论》曰："天地合气，命之曰人。"《医门法律·一明胸中大气之法》也指出："气聚则形存，气散则形亡"，人体诸多生命活动的正常进行均以气为物质基础，诸如肺所吸入的自然界清气，脾胃运化的水谷精微都是对生命活动至关重要的基本物质。

2. 气的生成 人体之气来源于禀受父母的先天之精气、水谷之精气和存在于自然界的清气，通过肺、脾、胃和肾等脏腑的综合作用，将三者结合而生成人体之气。因此，气的生成与先天禀赋、后天饮食营养，以及自然环境等因素有关，是肾、脾、胃、肺等脏腑综合作用的结果。

3. 气的功能

（1）推动作用：气是活力很强的精微物质，能够促进人体的生长、发育，激发和推动各脏腑、经络等组织器官的生理活动；推动血液的生成、运行，以及津液的生成、输布和排泄等。当气的推动作用减弱时，人体的生长、发育、脏腑、经络等组织器官的生理活动，以及血和津液的生成、运行等均会受到影响。

（2）温煦作用：气的温煦作用是指气通过运动变化产生热量，温煦人体即气是人体热量的来源，依靠气的温煦维持相应的体温；各脏腑、经络等组织器官，也要在气的温煦下才能进行正常的生理活动；血和津液等液态物质，需要有相应的体温，才能确保正常的循环运行。如果气的温煦作用失常，则血和津液运行及脏腑经络生理功能会受到相应影响。

（3）防御作用：气的防御作用是指气具有护卫机体、抗御邪气的功能。气的防御功能正常时，邪气不易侵入，或虽有邪气侵入，但不易发病，即使发病，也易于治愈。《素问·评热病论》说："邪之所凑，其气必虚"，即是指气的防御作用减弱时，外邪才得以侵入机体而致病，气的防御作用还体现在病后脏腑组织的自我修复，所以气的防御功能与疾病的发生、发展、转归都有着密切的关系。

（4）固摄作用：气的固摄作用主要是指气对人体的精、血、津液等物质具有固护和统摄作用，防止其无故流失。

（5）气化作用：气化是指通过气的运动而产生的各种变化，即指气具有促进气、血、津液的新陈代谢及其相互转化的功能。

4. 气的运动 人体气的运动称为"气机"，可以概括为升、降、出、入四种基本形式。气的升、降、出、入不仅推动人体的各种生理功能活动，而且只有在脏腑、经络等组织器官的生理活动中，才能得到具体的体现，如肺的功能，呼气是出，吸气是入，宣发是升，肃降是降；脾主升清、胃主降浊等都是升、降、出、入的具体体现。

5. 气的分类 人体的气是多种多样的，由于其生成来源、分布部位和功能特点的不同，而有许多不同的名称，主要有元气、宗气、营气和卫气四种。

（1）元气：又称"原气""真气"，是人体最基本、最重要的气，是人体生命活动的原动力。元气是由肾所藏的先天精气化生，依赖于脾胃运化水谷精气的充养和培育。所以元气的盛衰，既取决于先天禀赋，又与后天脾胃运化水谷精气的功能密切相关。元气主要是促进人体的生长发育，激发和推动脏腑、经络等组织器官的生理功能活动；元气充沛，则各脏腑、经络等组织器官的功能旺盛，机体强健而少病。

（2）宗气：宗气是积于胸中之气。宗气是肺吸入自然界清气和饮食物中水谷精气在脾的气化作用下生成的。因此，肺和脾胃的功能正常与否，直接影响着宗气的盛衰。宗气的功能主要有三个方面：一是走息道以司呼吸，呼吸的强弱与宗气盛衰有关；二是贯心脉以行气血，凡气血的运行、心搏的强弱及其节律等，皆与宗气的盛衰有关；三是与人的视、听、言、动等相关，如《读医随笔·气血精神论》说："宗气者，动气也。凡呼吸、言语、声音，以及肢体运动，筋力强弱者，宗气之功用也。”

（3）营气：又称“荣气”，是与血共行于脉中的富有营养作用的气。营气主要来自脾胃运化的水谷精气，水谷精微中的精华部分是营气的主要成分，是脏腑、经络等生理活动所必需的营养物质，同时又是血液的组成部分。营气分布于血脉之中，作为血液的组成部分而循脉上下，贯五脏，络六腑，营运于全身。营气的主要生理功能是营养全身和化生血液。

（4）卫气：卫气是运行于脉外具有护卫机体作用的气。卫气同营气都来自于脾胃化生的水谷精气，卫气产生于中焦，借助肺气的宣发作用而行于脉外，布散于全身。卫气的主要生理功能：一是护卫肌表，防御外邪入侵；二是温养脏腑、肌肉、皮毛等；三是开阖汗孔，调节体温；营气与卫气均来源水谷之精气，其区别为营气主内守而属阴，卫气主外卫而属阳，二者之间协调，才能维持腠理的开阖、体温的恒定及正常的防御外邪能力。若营卫不和，可出现恶寒发热、无汗或多汗，以及抗御外邪能力低下等症。

（二）血

1. 血的概念　血是运行于脉中、循环流注全身、富有营养和滋润作用的红色液体，是构成和维持人体生命活动的基本物质之一。脉是血运行的管道，又称“血府”，有约束血液运行的作用。血在脉中循环于全身，内至脏腑，外达肢节，为生命活动提供营养，发挥濡养和滋润作用。在某些因素的作用下，血不能在脉内循行而溢出脉外则形成出血，即离经之血。

2. 血的生成　营气和津液是生成血的最基本物质。营气和津液来源于所摄入的饮食水谷，经脾胃消化吸收而生成的水谷精微，所以说脾胃是气血生化之源。脾胃运化功能的强健与否，饮食水谷营养的充足与否，均直接影响着血液的化生。

3. 血的功能

（1）濡养作用：血具有营养和濡润全身的生理功能。血的营养和滋润作用正常时，表现为面色红润，肌肉丰满、壮实，皮肤、毛发、孔窍润泽，感觉和肢体运动灵活自如，关节滑利等。如果血的生成不足或持久地过度耗损，或血的营养和滋润作用减弱，均可引起全身或局部产生血虚的病理变化，可见头昏目花、面色不华或萎黄、毛发干枯、肌肤干燥、孔窍干涩、肢体关节屈伸不利或肢端麻木、尿少便干等临床表现。

（2）运载作用：血的运载作用包括两方面内容：一是吸入体内的清气与脾转输至肺的水谷精微，在肺的气化作用下渗注于肺脉之中，由血液将两者运载于全身，以发挥其营养作用。二是脏腑组织代谢后所产生的浊气，必须通过血液的运载才能到达于肺，在肺中进行清浊交换，呼出体外。

（3）血是精神活动的主要物质基础。神是人体生命活动外在表现的总称。神不仅是脏腑生理功能的综合反映，而且对脏腑生理活动起着主宰和调节作用，神之功能的正常发挥离不开血液对脏腑的充分濡养。《素问·五藏生成》说：“肝受血而能视，足受血而能步，掌受血而能握，指受血而能摄。”血是神的主要物质基础，人的精力充沛、神志清晰、思维敏捷、情志活动等，均赖于血气的充盛及血脉的调和与畅利。

4. 血的运行　血的运行依赖气的推动，血在脉中运行而不外逸则依赖气的固摄，血的运行与心、肺、脾、肝四脏功能密切相关，心主血，心气的推动正常与否，在血液循环中起着十分重要的作用；肺主气，朝百脉，血的运行有赖于肺的输布与调节；脾主统血，是固摄血液的关键；肝主疏泄，主藏血，保障气机畅通，调节血量，血行通畅。此外脉道是否通利，血的寒与热等因素，亦直接影响着血液的运行。

（三）津液

1. 津液的概念 津液是机体内一切正常水液的总称，包括各脏腑组织的内在体液及其正常分泌物，如胃液、肠液和涕、泪等。在机体内除血液外的其他所有正常液体都属于津液，津液广泛存在于脏腑、形体、官窍等器官的组织之内和组织之间。津液不但是组成人体的基本物质，也是维持人体生命活动的重要物质。津与液同属水液，质地清稀，流动性大，主要布散于体表皮肤、肌肉和孔窍等部位，并渗入血脉，有滋润作用者称为津；质地较为稠厚，流动性较小，灌注于骨节、脏腑、脑、髓等组织，有濡养作用者称为液。

2. 津液的代谢

（1）津液的生成：津液来源于饮食水谷，主要通过脾胃、大肠、小肠等脏腑的消化吸收功能而生成。

（2）津液的输布：津液生成之后，凭借脾、肺、肾、肝和三焦等脏腑的协调作用，完成在体内的输布。脾对津液的输布：一是将胃、小肠、大肠生成的津液凭借其升清之力，上归于肺；二是“脾气散精”，直接将津液布散于全身，濡养脏腑组织。肺主“宣发肃降、通调水道”，在肺气的宣发作用下，将脾转输而来的津液布散至人体上部及体表，部分水液经卫气的作用，化为汗液排出体外；另有部分津液化为水气，从口鼻呼出。在肺气的肃降作用下，将津液经水道下输于肾和膀胱。肾对津液的输布：一是直接作用，即升清降浊，清者复归于肺，散布全身，浊者化为尿液，下注于膀胱；二是间接作用，即肾阳通过对脾、肺、肝、胃、小肠、大肠等脏腑发挥推动和温煦作用，促进人体对津液的吸收和输布。可见，肾在津液的输布过程中发挥着关键作用。肝主疏泄，津液的输布依赖气机的升降出入运动，气行则津布。若肝失疏泄，气机郁滞日久，就会形成气滞津停的病理变化。三焦是津液在体内输布、运行的通道，具有运行津液的功能。三焦气化正常，水道通利，津液就能畅通协调地在体内布散。

（3）津液的排泄：津液的排泄主要依赖于肺、脾、肾等脏腑的综合作用。肺气宣发，将津液输布体表皮毛，津液经阳气蒸腾气化而形成汗液，由汗孔排出体外，在呼气时带走部分津液（水分）；尿液为津液代谢的最终产物，其形成虽与肺、脾、肾、大肠、小肠等脏腑密切相关，但以肾为关键。在肾的气化作用下，将人体多余的水分化为尿液，流注于膀胱，排出体外；大肠接受来自小肠的食物残渣，吸收其中的水液，残余的水液和食物残渣由大肠以粪便的形式排出体外。

3. 津液的功能

（1）滋润营养作用：人体各脏腑组织的活动均离不开津液的滋润和濡养作用。津液布散于肌表，则滋养肌肤毛发；流注于孔窍，则滋养和保护眼、鼻、口等；灌注于内，则滋养脏腑经络；渗入骨腔，则充养骨髓，补充脑髓和脊髓；流注关节，则对关节屈伸起着润滑作用等。

（2）化生血液：津液是血的主要组成部分，是血液的物质基础。脉外津液从经络渗入血脉之中，即成为血液的基本成分。

（四）气血津液与中医骨伤之间的关系

筋和骨，是靠气血滋养的。《灵枢·本脏》说：“经脉者，所以行血气而营阴阳，濡筋骨，利关节者也……是故血和则经脉流行，营复阴阳，筋骨劲强，关节清利矣。”筋骨的正常生理功能，是依靠气血滋养的。气血一旦衰弱，或因局部郁滞，气血运行不到其所，筋骨都会产生病变。筋和骨损伤后，需要气血供养才能再生，“便生血气，以接骨耳”（《理伤续断方》）。在筋骨的再生修复过程中，不仅需要全身的气血旺盛，局部血脉也必须通畅，以保证气血损伤的局部能够修复。因此，在治疗上必须使局部的血脉流通，以祛除瘀血。所以有“瘀不去则骨不能接，瘀去新骨生”（《疡医大全》）之论。筋和骨生理上依靠气血濡养，病理上的改变也往往是气血的紊乱。因而，对筋和骨的创伤疾病的治疗，应以调治气血为核心。

津液是人体吸收水谷营养中的液体部分。其精微部分，能随气血运行全身的称为津，不运行而注于骨髓、关节、脏腑、孔窍之中的为液，如《灵枢·五癃津液别》说：“故上焦出气，以温肌肉，充皮肤，为津；其留而不行者，为液。”液的多余部分通过二阴排出体外。津随卫气运行于体表，主润泽肌肉、腠理、皮肤；液注于关节间、脑髓和脏器，起营养、润泽、补益作用。津和液的输布也是靠气的推动。津在气化作用下，为防御外邪或适应天时环境而调节体温可化生为汗。液在气化作用下，可转化为骨髓、脑髓、关节液以及脏腑、五官之液。前已述及，津液通过气化作用也可变成血液，液的废用部分也是通过气化作用而排出体外。因此，津液对人体的滋养功能，依赖气的调节。如果气机紊乱，津液的调节也紊乱，故而血液失于化生，肌肤、骨髓、脑髓及脏腑失于濡养。津液失于输布，气的化生不足，因而产生一系列病理变化。

五、经络学说

经络，是经脉和络脉的总称，是运行全身气血，联络脏腑肢节，沟通内外，贯穿上下的通路。经脉是经络系统中的主干线，深而在里，数量较少，多呈纵行。络脉是经脉的分支，浅而在表，纵横交错，遍布全身。经络学说是研究人体经络的相关概念、组成、循行分布、生理功能、病理变化及其与脏腑形体官窍、气血津液相互关系的理论。经络学说贯穿于人体生理、病理、诊断和防治等方面，是中医基础理论的重要组成部分。

（一）经络的组成

经络系统包括十二经脉、奇经八脉、十二经别、十五络脉、十二经筋和十二皮部。其中，十二经脉“内属于腑脏，外络于肢节”，联系人体内外，是经络系统中的主体。奇经八脉是具有特殊循行和功能的经脉。十二经别是从十二经脉别行分出，深入躯干深部，循行于胸、腹、头部的支脉。十五络脉是十二经脉、任脉、督脉在四肢部及躯干前、后、侧三部的支脉，是络脉的主体。十二经筋是附属于十二经脉的筋肉骨节系统。十二皮部是十二经脉在体表的分布范围。

（二）经络的生理功能与应用

1. 经络的生理功能

（1）联系脏腑肢节，沟通表里上下：《灵枢·海论》中有“夫十二经脉者，内属于腑脏，外络于肢节”的说法。十二经脉、十二经别、奇经八脉和十五络脉通上达下，入里出表，纵横交错，联系机体五脏六腑、四肢百骸、五官九窍等组织器官；十二经筋、十二皮部联系人体筋肉骨节及皮肤，由于经络的联系沟通作用，将人体联系成一个有机的整体，各组织器官协调统一，完成正常的生理功能。

（2）运行气血，濡养脏腑：《灵枢·本脏》中有“经脉者，所以行血气而营阴阳，濡筋骨，利关节者也”的说法。《灵枢·脉度》中也说道：“其流溢之气，内溉脏腑，外濡腠理。”指出经络是人体气血运行的通道，具有布散和渗灌气血到脏腑组织器官及经络自身的作用。气血是人体生命活动的物质基础，各脏腑、形体官窍、皮肉筋骨和经络自身得到气血的濡养，方能正常发挥其各自的生理功能。

（3）抗御外邪:《素问·缪刺论》曰:“夫邪之客于形也,必先舍于皮毛,留而不去,入舍于孙脉,留而不去,入舍于络脉,留而不去,入舍于经脉,内连五脏,散于肠胃。”外邪侵犯人体,先从皮毛开始,由表及里,孙络散布全身,居于浅表,卫气充于络脉,当病邪侵犯机体时,卫气发挥其抗御外邪,保卫机体的作用,防止病邪进一步向里传变。

（4）感应传导:感应传导是指运行于经络之中的经气具有感受、负载和传递信息的作用,“得气”即是经络感应传导作用的体现。“得气”是指针灸刺激作用于经穴,经穴局部有酸、麻、胀、沉重等感觉,并可沿经脉走向传导。《灵枢·九针十二原》强调“刺之要,气至而有效”,由于经气对信息的感受和负载作用,刺激及信息可以随经气到达病所,起到调节气血阴阳的作用。

2. 经络的临床应用 经络是人体经脉和络脉的总称。经脉是纵行的主干线,络脉是经脉的分支,纵横交错,罗网维络,无处不至。如此,将人体所有的脏腑器官、筋、骨、皮肉等组织密切联系成一个相互关联的统一整体。经络主要组成有十二经脉、奇经八脉、十五络脉、十二经别、十二经筋和十二皮部等。十二经脉又称正经。奇经八脉中以任脉和督脉较重要,合十二经为十四经脉。经络在生理上通过经气的运行,联系内外上下,输布气血津液,调节机体的内外平衡,传递信息,抗御外邪。在病理上亦是脏腑器官病变反应、相互传变的途径。因此,通过经络的变化,可以诊察相关脏腑器官的病变,通过调整经络气机,也可以调整相应脏腑器官的平衡协调,而达调和气血、抗邪治病的目的。

经络与筋、骨、肌肉和血脉是相互联系的。全身的筋、骨、肌肉和血脉都有经络相通,通过经络的经气运行,一方面传输气血津液,一方面相互协调平衡以维持正常的生理功能。如果某一部位筋、骨、肌肉和血脉发生病变,通过调整与其相关联的经络穴位、就能调节内在的不平衡达到协调一致。

（三）经络学说与中医骨伤之间的关系

经络学说指导骨伤科疾病的诊断与治疗,由于骨伤科疾病多由急性损伤与慢性劳损等原因造成,其损伤可分为内伤、外伤。在外,多伤及皮肉筋骨,在内则伤及脏腑气血。而损伤所造成的病理变化则以经络系统的损伤为主,特别是十二经筋、十二皮部以及奇经八脉等经络的损伤更为常见。经络学说也是骨伤科基本理论的内容之一。《杂病源流犀烛·跌仆闪挫源流》指出“损伤之患,必由外侵内,而经络脏腑并与俱伤”“亦必于脏腑经络间求之”。东汉张仲景指出,凡欲和汤合药,针灸之法,宜应精思。必通十二经脉,知三百六十孔穴,荣卫气行。知病所在,宜治之法,不可不通。

因此,在治疗骨伤科疾病时应根据经络脏腑学说灵活运用,达到调整其内在的活动机能,以及体表组织、器官的生理功能。《伤科真传秘抄》云:“若为伤科而不知此十二经四脉之统系者,则虽有良药,安能见效,而用药用手法,亦非遵循于此不可也。”《证治准绳》云:“察其所伤,有上下轻重浅深之异,经络气血多少之殊。”《圣济总录·折伤门》中提到的“若因伤折,内动经络,血行之道不得宣通,瘀积不散,则为肿为痛,治宜除去恶瘀,使气血流通则可复原也”,进一步说明损伤疾病,必由外及内,而使经络脏腑俱伤,治疗方法亦必于经络脏腑间求之。因此,它对创伤性疾病,特别是筋骨痹痛、颈肩腰腿痛、骨痈疽和骨肿瘤的诊断与治疗起到指导作用。

六、病因病机学说

病因即致病因素，泛指能破坏人体相对平衡状态而导致疾病的原因。导致疾病发生的原因多种多样，包括六淫、疫气、七情内伤、饮食失宜、劳逸过度、痰饮、瘀血、结石、外伤、寄生虫及先天因素、医源性因素、药源因素等，中医病因学说是研究致病因素的性质、致病特点及其临床表现的系统理论。

1. 六淫 六淫，即风、寒、暑、湿、燥、火（热）六种外感病邪的统称。在正常情况下，风、寒、暑、湿、燥、火是自然界六种不同的气候变化，但在自然界气候出现异常变化，超过了人体的适应能力而发病时，六气则成为六淫病因。

（1）风邪：风气淫胜，伤人致病，则为风邪。六淫之中，风邪是外感病邪中的主要致病因素，风邪常为外邪致病的先导，寒、湿、燥、热等邪气，多依附于风而侵袭人体。例如风寒、风热、风湿、风燥、风火等，故又有“风为百病之长”“风为百病之始”之称，其致病特点：①风为阳邪，其性开泄，易袭阳位。风邪具有升发、向上、向外的特性，属于阳邪，易使腠理宣泄开张而有汗出。②风邪善行而数变。“善行”意指风邪致病具有病位游移、行无定处的特点；“数变”指风邪致病发病迅速，变幻无常。

（2）寒邪：寒气太过，伤人致病，则为寒邪。其致病特点有：①寒为阴邪，易伤阳气。感受寒邪，阳气受损，失于温煦。故全身或局部可出现明显的寒象，寒邪侵袭肌表，郁遏卫阳，则恶寒；寒邪直中于里，损伤脾阳，则运化升降失常，以致脘腹冷痛、吐泻清稀；若心肾阳虚，寒邪直中少阴，则可见恶寒倦卧、手足厥冷、下利清谷、精神萎靡、脉微细等。②寒主收引凝滞。“收引”意指寒邪伤人，可使气机收敛，腠理、经络、筋脉收缩，“凝滞”即指寒邪侵入，易使气血津液凝结，经脉阻滞。寒邪侵入人体，阳气受损，经脉气血失于阳气温煦，则凝结阻滞，涩滞不通，不通则痛，故寒邪伤人多见疼痛症状，感受寒邪所致疼痛的特点多为局部冷痛，得温则减，遇寒加重。

（3）暑邪：暑气太过，伤人致病，则为暑邪。暑邪致病，有伤暑、中暑及暑厥之别。其中，起病缓慢，病情较轻者为伤暑；发病急骤，病情较重者为中暑；伴有神昏、肢冷、抽搐者为暑厥。暑厥是暑病中的危证：其致病特点有：①暑性升散，易扰神伤津耗气。暑气升发，易上扰心神，暑气升散，易致腠理开泄而多汗，汗出过多则伤津耗气。②暑多夹湿，暑邪致病，多夹湿邪为患。临床表现除发热、烦渴等暑热表现外，常兼见四肢困倦、胸闷呕恶、大便溏泄不爽等湿阻症状。

（4）湿邪：湿气淫胜，伤人致病，则为湿邪。其致病特点有：①湿为阴邪，阻遏气机，易伤阳气。湿邪侵袭人体，常先困脾，使脾阳不振，运化无权，水湿停聚，湿阻胸膈，气机不畅则胸闷；湿困脾胃，脾胃纳运失职，升降失常，则食少纳呆、脘痞腹胀、便溏不爽、小便短涩。②湿性重浊黏腻。“重浊”意指湿邪致病，常出现沉重感、分泌物和排泄物秽浊不清的临床表现；“黏腻”一是症状表现为黏滞而不爽，二是病程缠绵反复。

（5）燥邪：燥气太过，侵入致病，则为燥邪。燥邪多从口鼻而入侵犯人体。其致病特点有：①燥易伤津，燥性干涩。侵犯人体，最易耗伤人体津液，出现干燥、涩滞的症状。②燥易犯肺。肺为娇脏，喜润恶燥，燥邪犯肺，易伤肺津，从而影响肺气之宣降，甚则燥伤肺络，从而出现干咳少痰，或痰黏难咳，或痰中带血，甚则喘息胸痛等症状。

（6）火（热）邪：火（热）之气太过，伤人致病，则为火（热）之邪。其致病特点：①易伤津耗气。火热之邪伤人，一方面直接煎熬消灼津液，耗伤阴气；另一方面迫津外泄，气随津泄。②易生风动血。火热之邪侵犯人体，耗竭津液，筋脉失于濡润，引发热极生风之证；火热之邪，灼伤脉络，迫血妄行，引发各种出血证。③易致疮痈。火热之邪结聚局部，腐蚀血肉，发为疮疡痈肿。

2. 疫气 疫气泛指具有强烈传染性和致病性的外感病邪。在中医文献中，疫气又称为“疠气”“疫疠之气”等。疫气通过空气和接触传染，多从口鼻、皮肤侵入人体，也可随饮食、蚊虫叮咬、血液或性传播等途径侵入人体致病，疫气引起的疾病称为“疫病”“瘟病”“瘟疫病”。

疫气的性质及致病特点：①传染性强，易于流行。疫气具有强烈的传染性和流行性，这是疫气有别于其他病邪的最显著特征。处在疫气流行地区的人群，无论男女老少、体质强弱，只要接触疫气，都可能发生疫病。疫气发病，既可大面积流行，也可散在发生。②特异性强，症状相似。疫气具有很强的特异性，一种疫气只能导致一种疫病发生，所谓“一气一病”；疫气对机体作用部位具有一种特异的亲和力，即具有特异的定位特点，因此每一种疫气所致之疫病，均有较为相似的临床特征和传变规律。③发病急骤，病情危笃。疫气多属热毒之邪，其性疾速迅猛，故其致病具有发病急骤、来势凶猛、变化多端、病情险恶的特点，发病过程中常出现热盛、伤津、扰神、动血、生风等病变。

疫气发生和疫病流行的原因：①气候反常：如久旱、酷热、水灾、湿雾瘴气等，均可滋生疫气而导致疫病发生。②环境污染和饮食不洁：如水源、空气污染可能滋生疫气。食物污染、饮食不洁也可引起疫病发生。③预防隔离工作不严格：由于疫气具有强烈的传染性，故预防隔离工作不严格也会使疫病发生或流行。④社会因素：若战乱不停，社会动荡不安，百姓生活极度贫困，工作环境恶劣，则疫病就会不断地发生和流行。

3. 七情内伤《素问·举痛论》曰：“余知百病生于气也。怒则气上，喜则气缓，悲则气消，恐则气下……惊则气乱……思则气结”意指强烈持久的情志刺激(喜、怒、忧、思、悲、恐、惊)，超越人体生理和心理的调节适应能力，损伤脏腑精气，导致疾病发生。七情内伤的致病因素：一是影响脏腑气机，七情是人体对内外环境变化产生的心理反应，情志活动的产生，有赖于脏腑之气的运动变化产生的心理反应，可导致脏腑气机升降失常而出现相应的临床症状；二是影响疾病的发展与康复，积极乐观的情绪或适当的情志反应有利于疾病的康复乃至痊愈，消极悲观的情绪或异常的情志波动可使病情加重或恶化。

4. 饮食失宜 饮食是人体生命活动所需精微物质的重要来源。若饮食失宜，则可致脏腑功能失调，而发展为疾病。饮食失宜主要可分为两类：一是饮食不节，过饥过饱或饥饱无常，易损伤脾胃；二是饮食不洁，食用腐败变质或被寄生虫、疫毒等污染的食物，轻则出现胃肠功能紊乱，重则食物中毒，甚至死亡。

七、筋骨平衡理论

“筋骨平衡”理论的主要观点认为，筋骨是指人体复杂运动系统的总称，生理上“筋”与“骨”相互为用，保持机体脊柱、关节的协调稳定，称为“筋骨平衡”；病理上“筋”与“骨”相互影响，筋的失衡可导致骨的失衡，骨的失衡也可导致筋的失衡，称为“筋骨平衡”破坏。

中医“筋骨平衡”理论来源已久，《说文解字》注：“筋，肉之力也”。人体四肢、躯干部肌肉大致以纵向排列，借助于肌腱附着于骨骼上，人体周围神经干和神经末梢循行分布于肌肉之中,因此人体的运动主要依靠高度发达、具有神经支配的肌肉系统。骨主要指除人体一切软组织以外的骨骼和关节,具有支撑人体、参与运动和保护内脏的作用。《灵枢·经脉》载:“骨为干,脉为营,筋为刚,肉为墙”,阐述了筋附着于骨上,发挥束缚骨骼、运动关节的作用;骨为支架,为筋提供支撑,体现了筋骨之间具有相互统一、相互为用的关系。

筋束骨,骨张筋,筋与骨的关系颇为密切。在人体中,肌肉收缩产生的力通过肌腱和韧带作用于骨,不同部位的筋通过骨将力进行有效整合,从而产生协调统一的运动模式。因此,筋与骨之间的协调是保持关节运动动态平衡的基础。筋与骨在结构上密不可分,在功能上相互协调,共同完成人体的运动功能。筋与骨的动态平衡关系体现在伤科疾病诊疗的各个阶段。

1. 筋与骨的内涵　“筋”的内涵相当宽泛,它概括了除骨以外的皮肉、筋、脉等组织,相当于现代医学中的肌肉、肌腱、筋膜、韧带、周围神经、血管、软骨等的统称,故“筋”实质上是人体筋膜系统之总称。“筋膜系统”的概念不仅反映了筋是不同部位筋膜组织的总和,更反映了筋在结构和功能上的统一。筋遍布人体,通行气血,沟通上下内外,护脏腑,联属关节,主司运动,是机体的重要组成部分。

中医学认为筋的生理功能主要包括以下几个方面:①连接和约束关节。筋连接骨而成关节,是保持关节静力与动力平衡的基础,是骨之气血运行的辅助通道。②利机关而主司运动。《素问·痿论》曰:“宗筋主束骨而利机关也。”筋能联属关节,主司运动,为机体活动之动力、联络之纽带。《杂病源流犀烛》云:“所以屈伸行动,皆筋为之。”说明筋对于人体的协调运动起到至关重要的作用。③通行气血,沟通内外,保护脏腑。筋为五体之一,为肝之外合。肝藏血,血养筋。筋是构成人身形体的重要组成部分,具有保护人体内脏的功能。“骨”为全身之支架,既可以支持形体,又能保护内脏。筋束骨,骨张筋,骨为筋起止之所,筋作用于骨而产生关节运动,并保护脏腑。肾主骨,骨为肾之外合。肾藏精,精生髓,髓养骨,骨的生长、发育、修复均有赖于肾之精气的濡养。六淫羁留、房事不节、久病失养等因素皆可导致肾精亏虚,骨骼因不荣而疼痛,因失养而脆弱,因失衡易骨折,甚至肢体瘫痪,痿痹不用。故肾精足则骨坚强有力,肾精衰则骨骼痿软

2. 筋与骨相互依存的动态平衡关系　筋联络四肢百骸,通行血脉,骨正筋柔,气血以流,腠理以密,如是则骨气以精,谨道如法,长有天命。筋与骨相互依存、相互为用。骨是人体的支架,依靠筋的连接成为一体,发挥其支撑形体、保护内脏的作用。骨为筋提供了附着点和着力点,筋则为骨提供了连接与动力。筋有了骨的支撑才能固定与收缩,而骨正是有了筋的附着才能显示其作用。《素问·五脏生成》云:“诸筋者,皆属于节”,说明人体之筋都附着于骨上,大筋联络关节,小筋附于骨外,筋骨互相协作,共同维持机体的动态平衡。筋骨相互依存而保持有机平衡,筋失衡可引起骨结构的失衡;反之亦然。筋络骨,骨连筋,筋弛、筋萎、筋挛均可影响骨的功能,骨伤、骨萎也必导致筋无所依而造成筋弛、筋萎甚至筋废。筋病可影响至骨,骨病必伴有不同程度的筋病。

中医学认为,肝肾同源,肝藏血,肾藏精,精血同源,互生互化。肝藏血,血化精,充养筋骨、脏腑、四肢百骸;肝血充盈,则精得以充,筋骨得以养而强健有力。肾藏精,精生髓,髓化血,充养筋骨、脏腑、四肢百骸;肾精足,则肝血旺,筋骨得以养。肝主筋,肝血充盈,则筋力强健而能束骨;肾主骨,肾精之盛衰直接影响骨的生长、发育及损伤后的再生修复,肾精足则能壮骨,骨强方能连筋、张筋。从这个角度来讲,精血同源表现为精充骨壮则筋强,精亏骨弱则

致筋弛、筋萎、筋挛、筋伤。筋骨相互依存，共同组成一套处于动态平衡的支架结构和杠杆系统，实现人体负重和运动两大力学功能。肝肾强则精血充，精血充则筋柔骨正，气血自流，人体乃健。年老体衰、房事不节、久病失养等因素可致肝肾渐亏、精血不足、筋骨失养而出现骨慢性劳损及各种退行性骨病；跌仆闪挫导致骨损筋伤，内动于肝肾，精血亏虚，筋骨不荣，则筋伤不复、断骨不续、新骨不生。故肢体的运动有赖于肝肾所藏之精血，精血充足则筋骨得养，方能维持协调平衡，从而共同完成肢体活动。

3. 筋骨失衡是骨伤科疾病之重要病机 筋与骨在生理上相互依存，在病理上相互影响。骨病必及筋，筋损则束骨无力，亦影响骨之功能。筋与骨的动态平衡关系犹如桅杆和缆绳，其中任何一方遭到破坏，均可引起筋骨平衡状态的丧失，从而导致骨伤科疾病的发生。当暴力损伤机体时，轻则伤筋，为肿、为痛；重则过筋中骨，致骨折、脱位发生；甚则连及脏腑，危及生命。同时，筋伤往往伴随骨伤，伤筋必然影响筋骨的平衡。筋为机体活动的动力、联络之纽带；骨为全身之支架，为筋起止之所。外感六淫、七情内伤、饮食失宜、久病失养、劳逸失度、年老体衰以及跌仆闪挫等因素导致筋伤或骨损，均可使筋骨平衡关系遭到破坏。筋伤导致关节失稳、无力、失养、活动异常，进而出现创伤性、劳损性、退行性、失用性骨关节病；骨伤则导致筋无所张、失依、失用，进而出现筋弛、筋萎、筋挛、筋伤。肝肾失调亦会导致筋骨失衡，反之，筋骨失衡又会内动肝肾。首先，肝肾同源，母子相生；精血同源，肝血与肾精互相滋生，相互转化。肾精充足，则肝有所养，血有所充；肝血充盛，则肾有所藏，精有所滋。反之，肾精不足，则肝血生化无源；肝之阴血不足，无以滋养肾精，则肾精亏虚。故肝与肾任何一方受损，皆可致肝肾不足，造成肝所主之筋和肾所主之骨皆失养，出现筋骨同病。可见，肾精肝血一荣俱荣，一损俱损，休戚与共。同时，肝主筋，肝血不足，筋则失养，导致手足拘挛、肢体麻木、屈伸不利、筋肉萎缩，而筋病必致无力束骨，筋骨失衡，骨病遂生；肾主骨，肾精不足骨骼失养，可致小儿骨软无力、囟门迟闭、骨骼发育不良、肢体畸形，成人出现足痿无力、骨质疏松、骨折。肝主筋，肾主腰脚、主骨，肝肾虚则易出现腰椎、膝关节、跟骨等部位的退行性病变，还易患腰部扭伤、闪挫伤，出现腰背酸痛、腰脊活动受限等症状。

4. 筋骨并重、协调平衡是骨伤科疾病的重要治则 运用筋骨整体观，对各部位筋骨的平衡关系予以充分重视。任何过分强调骨的作用，忽视筋的客观存在，或过分强调筋伤，而忽视骨的作用，均是片面的。筋骨互用平衡论在骨伤科辨证论治中具有重要的指导意义，应将筋骨互用平衡论贯彻于骨伤科疾病诊治的每一个阶段。重视筋骨并重，认为骨强则筋健，筋健则骨强。筋骨并重是治疗骨伤科疾病的重要原则，也是科学处理人体骨与软组织这一动态平衡关系的原则性要求。其本质是提示医者要全面理解筋骨平衡的内涵，在伤科诸疾的诊治中要重视筋与骨的相互依存、动态平衡关系，做到二者兼顾，避免顾此失彼，从而达到优化治疗、减轻损伤、促进康复之目的。对于慢性劳损、退行性病变，应多做有利于恢复筋骨平衡的功能性锻炼，同时在用药基础上强调筋骨并重、肝肾同治，通过益肝填肾并举，达到养筋壮骨、恢复筋骨平衡之目的。对于急性损伤一定要把筋伤和骨伤放在同等重要的位置，充分保护软组织；即使是单纯性筋伤或骨折，在开始治疗时也要遵守筋骨并重、平衡的原则，全面兼顾骨的支撑和筋的约束作用，才能收到事半功倍之效，加速伤科疾病的痊愈。

5. 恢复筋骨协调平衡是骨伤科治疗的宗旨

治骨须护筋，正骨复位重视理筋。在治疗损伤诸症时，应强调功能活动，重视筋骨并重，正骨必须理筋，筋柔才能骨正，骨正才能筋柔，筋骨协调平衡，功能自然恢复。筋骨并重对促进骨折早期愈合及恢复患肢功能具有十分重要的意义。《医宗金鉴·正骨心法要旨》云:“夫手法者,谓以两手安置所伤之筋骨,使仍复于旧也。”这说明用手法治疗骨折时,不仅要使断骨复位,骨折后所伤之筋也要复旧。正骨复位要做到筋骨并重,应注意以下三个环节:第一,手法整复前,医者应根据患者病史、受伤机制、出血量、肿胀程度、疼痛特点、X线检查等情况,判断筋骨失衡的程度,特别强调医者在阅读X线片时,不能只局限于X线片所显示的骨折图像,还要充分考虑到伤筋在X线片上无法显示这个因素。尽量做到对骨折移位可能造成的筋肉损伤状况、筋肉的生理走向、附着点、着力点与方向、伤后筋肉的走向与用力方向等病理变化了然于心,从而选择正确的拔伸部位、用力方向与力量和有效的整复手法。第二,手法整复时,着力部位要准确,医者须分工明确,精力高度集中,注意手下感觉及患者反应,拔伸牵引须恰到好处,手法操作要巧借筋力,干脆利落,做到“快”和“准”,力争一次复位成功,以避免骨折周围软组织发生二次损伤。第三,手法整复后,重视经筋的自我调节,适时地进行按摩理筋,以舒筋活络、消肿止痛、理筋健骨。在使用理筋手法时,动作要轻柔,以不增加患者痛苦为原则。反对采用粗暴手法进行被动活动,粗暴的被动牵引及手法按揉将加重筋肉损伤,影响患者康复。使用点、按、推、揉、旋等松筋、活筋、理筋手法促使跌仆闪挫所致“筋出槽、骨错缝”得到整复、归位。同时,对于慢性劳损性疾病,理筋手法可以解除筋肉痉挛,疏通经络,促进气血运行;强调灵活运用揉药法、理筋法、活筋法、通经活络法等理筋手法疏通气血,通经活络,气血通则筋骨得养,伤损自复。

固定骨折注意护筋、用筋与调筋。①护筋:在骨折固定时要注意筋骨并重,既要固定好骨折处,又要注意对筋的保护,避免再次损伤筋肉,以保持骨的营血供给,维护血液循环,保证筋骨的连接与康复。在骨折固定过程中,需从以下几个方面注意护筋:第一,松紧适当,动静适度。固定不宜过紧或过松,过松不利于骨折稳定,易导致骨折移位,造成筋肉组织二次伤害;过紧则易导致筋肉组织血液循环不畅,甚至造成挤压性损伤,对筋的修复、骨的愈合均不利。第二,开放性骨折复位固定时,应选择生物相容性好的内固定器材,尽量保护筋骨的互联关系,兼顾筋肉的完整性及血液循环,减少创面暴露时间,将医源性损伤降至最低程度,从而利于患者早期康复。第三,在矫正骨折对位、对线时要注意护筋,避免伤筋,最大限度地维护筋对骨的顾护作用。②用筋:在固定骨折处时,还需从以下几个方面注意用筋。第一,要巧借筋力,达到固定力的平衡,维持骨折对位与稳定;第二,巧用筋力和筋肉适时慢速等长生理舒缩所产生的“肉夹板”效应,维持骨折对位与稳定;第三,巧用筋肉的舒缩活动所产生的自体按摩活筋效应,活血通络,去瘀生新,促进骨折愈合;第四,巧用筋肉的舒缩活动,促进关节功能的康复。③调筋:在骨折固定期间,要适时运用“远取点穴法”以疏通经络,调理经筋,或手法活筋、理筋,调整筋肉张力,充分发挥“筋束骨”的作用,维持筋骨平衡与骨折部的动静力平衡,以利于骨折固定与康复。

治筋须治骨,筋病应重视护骨、补肾。手法理筋注意护骨。《难经》云:“四伤于筋,五伤于骨”,说明筋骨相近,伤筋必及骨,伤骨必损筋。筋附着、连属于骨骼,结聚于关节,对骨骼进行约束和联缀,使躯体得以保持相对平衡。筋附着于骨,伴脉而行,生理情况下筋骨互用、动态平衡,一旦因外伤暴力、劳损退变、邪气浸淫,使气血运行不畅、筋骨失养,筋之运行位置、解剖结构就会发生变化,致筋弛、筋纵、筋卷、筋挛、筋翻、筋转、筋离、筋合、筋歪、筋走甚至筋脱,从而造成筋骨失衡,筋之约束骨骼和稳定关节的功能减弱甚至丧失,产生骨错缝、骨折、脱位、骨萎等病变。平乐正骨基础理论强调,运用理筋手法治疗筋病时,医者要运用中医

“手摸心会”的要领，静心凝神体会手下的感觉，对骨关节组织所发生的微细位置变化及时察觉和整复，尤其是对青少年、老年患者。前者骨长而未充，充而未强；后者肝肾气血渐亏，骨萎不坚。治筋时若不注意护骨，易造成骨伤，骨失张筋之职，致使筋失所依，影响筋患恢复，甚至加重筋伤。

治筋的技巧和功力，要求一准、二巧、三果断，治筋必须护骨。药物治筋应注意补肾壮骨，治疗筋病须内调外治结合、标本兼治，一方面手法理筋能修复受损筋膜、化瘀通络、解除筋肉痉挛；另一方面，筋病的产生，外与风寒湿邪、外伤暴力相关，内源于肝肾亏损、筋骨失养。肝主筋，治疗筋病固然要补肝养筋，但同时要注意筋骨相关、肝肾同源之依存关系，在补肝同时注意填肾壮骨，肾精足则肝血充，筋肉得养；肾精足则骨骼健，骨方能张筋。治筋注意补肾壮骨，方能筋骨同治，恢复筋骨之平衡。

气血为纲，肝肾同治，重视筋骨互用的整体观，还体现在以气血为纲、肝肾同治的辨证施治思想上。《素问·刺要论篇》云：“筋伤则内动肝”“骨伤则内动肾”，肝肾同源，肝与肾任何一方受损，皆可致肝肾不足，造成筋骨同病。肝主筋，肾主骨。一身之筋有赖于肝血的滋养，筋之用系于肝血的盛衰，只有肝血充盈，才能“淫气于筋”，使筋有所养，筋壮方能束骨。肝血旺可以充肾精，生髓壮骨以张筋，肾精足可充骨、养骨，同时，可以化肝血以养筋护骨；精血互生，筋骨并健，肢体关节才能正常活动。治筋在调肝、养肝的同时应补肾壮骨，治骨在补肾的同时亦需调肝舒筋；如此，则筋骨并重，肝肾同治，使筋得肝血所养而修复，骨得肾精所助而生长。

骨伤科疾病早期以治肝调肝为主，兼顾调肾，用药首当调肝活血，使肝得条达，气行血畅，筋骨得养，瘀去骨接筋续；后期则以补肾壮骨为先，调肝舒筋壮筋并重。筋骨相关、肝肾同治是辨证施治遵循的重要原则。

创伤后瘀阻经脉，血瘀气滞为标；损伤日久气亏血虚，或禀赋不足、或年老体衰，致肝肾不足、筋骨失濡为本。故骨伤科疾病辨证施治必以气血为纲、筋骨并重、肝肾同治、协调平衡。在三期辨证中应灵活运用筋骨并重、肝肾同治原则，强调根据损伤的不同时期病理特点调养筋骨与肝肾。损伤初期为祛瘀生新期，治宜调肝活血，意在以“通”为补，使肝得条达，筋骨疏通，方用活血疏肝汤、加味柴胡疏肝散、加味活血疏肝汤、加味复元活血汤等；损伤中期为活血接骨期，治宜调和气血，濡养筋骨，方用调中活血汤、活血灵汤、接骨丹、土元接骨丸等；损伤后期为补肾壮骨期，治宜滋补肝肾，坚骨壮筋，方用加味益气汤、补肾益气壮骨丸、养血止痛丸等。

动静结合，促进功能恢复的功能疗法是筋骨互用平衡论的重要组成部分。功能疗法可活血化瘀、祛瘀生新，加速骨折愈合，防止筋骨萎缩失用。因而，筋骨并重、科学的功能疗法是促进肢体功能恢复的关键。功能疗法应从整复固定后开始，贯穿于骨伤治疗与康复的全过程。在制订功能疗法计划时，应注意筋骨并重、动静结合。骨位于内，张筋附肉为干，治宜静；筋肉附于外，束骨运关节为形，治宜动，骨静肉动才有利于骨折愈合。治骨宜静，治筋宜动。动是绝对的，静是相对的，动静结合，维持筋骨动静平衡，方能真正实现筋骨互用、同步恢复。一方面，医者要注意调动患者的主观能动性，指导患者及早进行关节邻近部位“筋”的自主活动，活动量和范围由小到大，循序渐进。另一方面，医者运用揉药法、理筋法、活筋法、通经活络法、远取点穴法等按摩理筋法加强患者肢体的被动功能锻炼，促进气血循行。运用上述理筋手法时应以不影响骨折处的稳定为前提，有计划、有节奏地对患者实施相应的手法，促进肢体功能恢复，以最大限度恢复肢体功能。实施功能疗法是以恢复筋骨平衡、实现肢体功能的康复为目标，功能疗法与手法整复、固定、药物治疗等疗法并驾齐驱，相辅相成，共同构成骨伤科疾病诊治的全过程。在整个过程中，筋骨并重与平衡应贯穿于每一个环节，如此方能事半功倍。

第二节 现代康复理论

一、临床康复学概述

随着康复医学的发展，康复作为一种理念，已经渗透到临床医疗的全部过程中，亦是养生保健领域的一种理念。专科康复的开展，促进了与临床专科相应的临床康复学的发展。近年来，一些国家出现了专科康复医师，如骨科康复医师、神经康复医师。专科康复和专科康复医师队伍的发展体现了临床康复学已深入临床工作中，体现了康复医学与临床医学的密切关系。临床医师既是临床专科医师，通过学习也可以成为该专科的康复医师，而且临床早期阶段也是康复的最佳时期。在临床实践工作中，临床康复医师不仅要掌握临床医学的基本知识，还应掌握康复医学的全面知识，特别是本专科疾病康复的相关知识，只有这样，才能正确地指导康复治疗。

（一）临床康复学的定义

临床康复学是一门研究因伤病导致的功能障碍，预防、治疗和促进伤残患者功能与能力最大程度恢复的医学学科。临床康复学研究的主要对象是临床相关疾病所引起的功能障碍患者。由于功能障碍可以是潜在的，也可以是现存的、可逆或不可逆的，可以在疾病之前出现、与疾病并存或成为疾病的后遗症，所以，临床康复学实际上涉及临床各个学科，它涵盖了临床各学科的知识，侧重康复医学的内容。临床康复学的基本领域主要包括以下几方面。

1. 神经康复（neurological rehabilitation） 主要研究中枢神经系统及外周神经系统病损所致的机体功能障碍及康复处理。

2. 骨科系统疾病康复（orthopaedic rehabilitation） 主要研究骨与关节、肌肉、软组织损伤，畸形，疾病所致的机体功能障碍及康复处理。

3. 心肺功能康复（cardiopulmonary rehabilitation） 主要研究冠心病、慢性阻塞性肺疾病、高血压等病损所致的机体功能障碍及康复处理。

4. 儿童康复（children rehabilitation） 主要研究脑性瘫痪、孤独症、智力低下等病损所致的机体功能障碍及康复处理。

5. 其他疾病康复 包括肿瘤康复、老年病康复等。

（二）临床康复的目标

在制订临床康复治疗计划时，每个患者的情况不同，具体的康复目标亦是不同的。针对功能障碍者的具体康复目标主要依据病、伤、残诊断和功能评定。临床康复学的目的是利用以医学为主的多种手段，设法使患者已经受限或丧失的功能和能力，通过康复手段恢复到可能达到的最大限度，帮助他们重返社会，从而达到接近正常或比较正常的生活。康复基本目标主要包括两个方面：一是增加患者的独立能力（independence），使患者回归社会并进行创造性生活（productive life）；二是提高生活质量，增加生活幸福感。

1. 重新获得独立能力 重新获得独立能力是康复的首要目标。长期以来，康复被认为是通过康复训练手段使患者获得尽可能高的身体独立水平的过程。日常生活活动或生活自理能力的明显提高往往被作为临床康复成功的标志。独立能力的概念被极大程度限制在身体的（肉体的）独立能力范围之内，即把生活自理能力作为独立能力的指标。然而，独立能力不能被单纯看作身体或生理功能上的独立能力，还应包括独立作出决定和解决问题的能力即自决能力（self-determination）。例如，如果只强调身体的独立能力，那么高位脊髓损伤患者可通过指导别人协助和应用某些辅助器械达到一种相对独立的生活方式，但该患者并不能真正获得独立能力。因此，在所有患者的临床康复过程中，在完成身体上（肉体上）康复的同时要注意培养患者的自决能力，从而尽可能达到身心的独立。独立功能评定包括身体的独立和自决能力两方面内容。

2. 回归社会提高生活质量 至今，很多康复医师仍把康复目标局限于恢复或提高生活自理能力或独立能力，康复治疗方法局限于物理疗法、作业疗法等体能方面的训练，恢复社会适应能力及潜在的就业能力往往被忽视，甚至被忽略。生活自理能力的恢复，为社会适应能力和就业能力的恢复奠定了基础，但是生活自理能力的恢复并不意味着社会适应能力和就业能力的恢复。患者在生活上有自理能力，可以在家庭环境中进行一定程度的独立活动，但仍难以回归社会。这样，他们事实上只是社会资源的消耗者，而不能通过自己潜在的就业劳动能力（包括体力和智力）为社会提供资源。他们既不能作为社会精神或物质财富的创造者而创造性地生活，也不能通过创造财富增加自信自立。只注重生活自理能力的恢复，实际上只是对人自然属性的康复。只有恢复社会适应能力和就业能力，才是对人的社会属性进行"康复"，否则，其对自然属性的康复就失去了重要价值。例如，脊髓损伤患者中，有一定文化水平和专业技术能力的患者通过必要的训练，应用部分科学技术（如计算机）也可从事一定的工作。同时，研究结果显示，脊髓损伤患者在生活自理活动以外的其他方面所消耗的平均时间实际上少于正常人所用的时间，因此可以有更多的时间从事更有意义的工作，这已经被一些事业上取得成功的患者所证实。对康复患者应进行力所能及的职业康复训练，使他们今后可以返回合适的工作岗位，从而真正地回归社会，达到全面康复的目标。

二、工作特点及工作方式

临床康复以功能康复、整体康复、重返社会为基本原则。与临床医学不同，临床康复有着自己的工作特点及工作方式。

（一）临床康复的工作特点

临床康复学与临床医学有较大的不同。从某种意义上讲，临床康复学是一种功能医学，它的主要任务之一是研究患者的功能障碍和残疾，以及如何去治疗（克服）残疾给患者带来的功能障碍。这样临床康复的工作内容也就有了它自己的特色，即康复评定、康复治疗、康复预防。

1. 康复评定 康复评定是康复治疗的基础。它类似于临床医学的诊断过程，但又不完全相同。对于康复评定的定义可以这样来理解：康复评定是客观、准确地检查，判断患者功能障碍的性质、部位、范围、程度，确定尚存的代偿能力情况，估计功能障碍的发展、转归和预后，确定康复目标，制订可行的康复治疗措施，判定康复治疗效果，决定康复治疗后患者回归及去向的过程。

（1）康复评定的内容

1）躯体功能评定：一般包括关节活动功能评定、肌力评定、肌张力评定、步态分析、神经电生理评定、感觉与知觉功能评定、协调与平衡功能评定、姿势反射与原始反射评定、日常生活活动能力评定、上下肢穿戴假肢或矫形器能力评定、穿戴脊柱矫形器能力评定等。

2）精神心理功能评定：一般包括情绪评定、残疾后心理状态评定、疼痛评定、失用症和失认症评定、痴呆评定、非痴呆性认知障碍（注意力、记忆、思维）评定、人格评定等。

3）语言功能评定：一般包括失语症评定、构音障碍评定、语言错乱评定、痴呆性言语评定、言语发育迟缓评定、听力测定和发音功能的仪器评定等。

4）社会功能评定：一般包括社会生活能力评定、生活质量评定、就业能力的医学评定等。

（2）康复评定的分期

1）初期评定，在患者入院初期完成。目的是全面了解患者功能状况和障碍程度、致残原因、康复潜力，据此确定康复目标和制订康复治疗计划。

2）中期评定，在康复治疗中期进行。目的是经过一段时间的康复治疗后，评定患者的功能情况，有无康复效果，分析原因，并据此调整康复治疗计划。中期评定可进行多次。

3）后期评定，在康复治疗结束时进行。目的是经过康复治疗，评定患者总的功能情况，评价康复治疗效果，提出重返家庭和社会或做进一步康复治疗的建议。

（3）康复评定会：康复评定会是康复评定工作的一种重要形式。一般由康复医师主持召开，康复治疗师、康复护士、康复工程师等相关人员参加的康复治疗组会议，在会上小组成员根据其本人的检查及分析，对患者功能障碍性质、部位、程度、发展、预后及康复目标充分发表意见，提出各自领域的康复对策、康复目标和治疗处理意见（包括近、中、远期），然后由康复医师归纳总结为一个完整的康复评定和治疗方案，拟定治疗计划，指派各专业人员分别实施。治疗中期再次召开评定会，对计划执行情况进行评定、修改和补充。治疗结束时再次召开评定会，对康复疗效进行总结并对下一阶段康复治疗或出院后去向提出意见。

（4）康复评定应当做出的判断

1）确定患者功能障碍的种类和主要原因。

2）确定患者功能障碍的程度：不仅应了解功能障碍种类，还应判断其严重程度。

3）判断患者的代偿能力：在康复医疗工作中，医者不仅应了解患者功能障碍的情况，知道其丧失了哪些功能，更应该了解其代偿能力，残存的功能，发挥的代偿能力，并研究怎样利用这些残存的功能去发挥代偿作用，提高患者的生活和社会适应能力。

4）确定康复治疗目标：对患者功能障碍的种类、严重程度和主要功能障碍有了正确全面的了解以后，明确康复治疗重点，通过康复治疗和训练，预期使患者的功能障碍恢复到何种水平，这种水平就是康复治疗需要达到的目标。最基本的指标是患者生活自理能力的恢复水平，其次是对家庭及社会适应能力的恢复程度等。

治疗目标又可分为：①近期目标，是康复治疗初步阶段应达到的目标。②中期目标，是康复治疗过程中，分阶段应达到的目标。③出院目标，是患者康复治疗结束后准备出院时应达到的目标。④远期目标，是患者出院后回归家庭和社会后所能达到的目标。

5）决定承担各种功能训练任务的专业成员，根据患者功能障碍的种类和严重程度，结合康复治疗小组各成员的专长，将功能训练的各方面任务恰如其分地分配给能胜任的成员，充分发挥康复治疗小组各专业的特长，分工协作，共同完成恢复患者功能的任务。

6）决定各种康复治疗措施：康复评定会议要综合各专业评定结果的意见，根据功能障碍的主次，制订康复治疗计划并对康复治疗的先后顺序做出合理安排。影响患者生活自理能力最严重的问题以及患者感到最痛苦、最迫切希望解决的问题，应优先考虑。

7）判定康复治疗效果、修改康复治疗计划中的工作，可根据需要随时对患者状况进行评定，修改康复治疗计划，变更康复治疗措施，以取得更好的康复治疗效果。

8）决定康复结局及康复治疗结束，应对患者做出全面的评定，指出康复治疗后患者的去向，例如：回归家庭、回归社会、回归工作岗位、转至其他康复机构（如康复中心、疗养院）、社区康复服务站继续康复治疗等。

2. 康复治疗　康复治疗技术的临床应用是康复医学不同于其他临床医学的又一特征之处。康复治疗以康复训练为主要手段，当然并不排斥应用临床行之有效的其他方法，比如药物、手术、石膏、夹板等。主要的康复训练疗法简介如下。

（1）物理疗法（physical therapy，PT）：包括运动疗法和物理因子疗法。

运动疗法是通过运动对身体的功能障碍和功能低下进行预防、改善和功能恢复的治疗方法。应用被动运动、主动运动、主动借助运动、抗阻运动、神经发育疗法等各种运动方法训练患者，如肢体瘫痪后如何设法使其运动，如何将不正常的运动模式转变为正常或接近正常的模式，改善关节活动，增强肌力，增进运动的协调性，提高调节平衡的能力等。总之，该疗法是有针对性地、循序渐进地恢复患者丧失或减弱的运动功能，同时能够预防和治疗肌肉萎缩、关节僵直、骨质疏松、肢体畸形等并发症的发生。

物理因子疗法主要是应用除力学因素以外的电、光、声、磁、水、冷、热等各种物理因素治疗疾病，促进患者康复的治疗方法。

（2）作业疗法（occupational therapy，OT）：是针对患者的功能障碍，从日常生活活动、手工操作劳动及文体活动中，选出针对性强，可以恢复患者减弱的功能和技巧的作业活动，让患者按照指定的要求进行训练，逐步恢复其功能，从而提高患者的日常生活能力，使其自理生活和学习。在日常生活活动方面，常选用进食、梳洗、穿衣、从床上转移到轮椅等活动；在手工操作方面，常选用木工、手工制作等；在文体活动方面，常选用套环、拼七巧板、绘画及各种有康复价值的游戏等。对于活动困难者，作业治疗师可为他们制作自助具，如患者握持困难，可为他们准备粗柄勺，以便握持；对装配上肢假肢矫形器以及配备特殊轮椅者，进行操纵和使用训练；对于认知功能障碍的患者，进行认知功能的训练；以及为某些需要辅助具的患者配制辅助具等（主要是上肢，为方便日常生活或训练用）。

（3）言语疗法（speech therapy，ST）：是采用各种科学的方法，对言语障碍的患者，如脑瘫、脑外伤等有交流障碍的患者，进行评定和针对性训练的方法，改善言语功能。

（4）心理疗法（psychotherapy）：心理是脑对客观现实的反映，患者心理往往存在不同程度的改变。心理疗法是通过观察、谈话、实验和心理测验（智力、人格、精神、心理等），对患者的心理异常进行诊断后，再采用精神支持疗法、暗示疗法、行为疗法、松弛疗法、音乐疗法等对患者进行训练、教育和治疗，从而减轻或消除症状，改善心理精神状态，使康复治疗顺利进行，最终实现全面康复。

（5）康复工程（rehabilitation engineering）：康复工程是应用现代工程学的原理和方法，恢复、代偿或重建患者缺失功能的科学。具体工作:①康复评定设备的设计和使用;②功能恢复训练器械的设计和使用;③功能代偿性用品的设计和使用(矫形器、辅助用品,如自助具、拐杖、助行器、轮椅、站立架和生活自助器具等);④功能重建性用品的设计和使用(人工喉、人工耳蜗等);⑤康复工程材料的设计和使用(人工骨关节、肌肉、血管等);⑥装饰性假器官的设计和使用(人工眼、耳、鼻、乳房等)。

(6)中医康复方法:中医外治法、推拿、传统功法及食疗药膳等对功能障碍的治疗有较好的疗效,临床应用广泛。尤其对运动功能障碍、语言功能障碍、疼痛、吞咽功能障碍等疗效显著。

(7)康复护理(rehabilitation nursing,RN):康复护士是康复治疗组的重要成员之一,主要任务是与其他康复专业人员共同协作,对患者施行符合康复要求的专业护理和必要的功能训练,预防并发症,防止继发性残疾,减轻残疾的影响,提高生活自理能力,使患者最大程度地康复并回归社会。具体康复护理内容包括:防治长期卧床导致的各种不良反应(例如,早期活动防止废用综合征,定时翻身防压疮,鼓励患者尽量主动做各种活动等);指导患者自主完成日常生活活动(如穿衣、吃饭、洗漱等);配合治疗师训练患者的肢体运动功能(如坐、站走等);做好患者的心理康复工作等。

3. 康复预防 临床康复学同临床医学一样,应以预防为主。早期采取康复预防措施,防止残疾及功能障碍的发生、发展。

(二)临床康复的工作方式

临床康复的工作方式需要多专业合作完成,掌握一定康复技能的人员共同组建康复治疗组。康复治疗组对功能障碍者进行康复评定、治疗、宣教及居家康复指导,提高康复对象的功能,使其融入社会,最大限度提高其生活质量。

1. 康复治疗组 康复治疗组成员包括:康复医师及物理治疗、作业治疗、言语治疗、心理治疗、文体治疗、假肢/矫形器、中医康复、康复护理、社会工作等方面的人员。

康复治疗组成员的任务如下。

(1)康复医师(physiatrist):负责患者的诊断,确定主要的功能障碍和出院目标,决定患者所使用的药物、手术和其他治疗方法。通常康复医师担任治疗组会议组织者的角色。当然这一角色也可以由其他专业人员担任。康复医师必须是合格的临床医师,还要经过系统的康复医学专业训练和考核才可胜任。

(2)物理治疗师(physical therapyist):主要职责是恢复患者躯体和四肢的运动能力,包括关节活动、肌力、肌肉耐力、全身耐力和心肺功能等,以及使用下肢矫形器、假肢和步行辅助器具,对患者进行步态训练,坐、站和转移训练,牵张训练,协调和平衡训练,皮肤整体感觉训练,各种理疗(冷、热、电、磁、光、超声、水疗等),轮椅技巧训练等。

(3)作业治疗师(occupational therapyist):主要职责是恢复患者日常生活、学习、娱乐和工作能力,包括患者的生活自理能力(衣、食、住、行、个人卫生等),职业能力,转移能力,使用上肢矫形器、假肢和辅助工具的能力等,必要时训练患者的感觉、感知和认知能力。吞咽功能训练有时也由作业治疗师进行。此外,还包括出院前向患者提供家庭和工作环境改造建议、就业建议等。患者家属和陪护者的训练也是作业治疗师的责任。

(4)言语治疗师(speech-language pathologyist):主要职责是评定和治疗神经源性言语障碍的患者,包括失语症(aphasia)、构音障碍(dysarthria)、失用症(apraxia)以及认知性交流障碍（cognitive-communication impairments）。吞咽障碍训练往往也属于言语治疗师的工作范畴。

（5）矫形器和假肢技师（prosthetist-orthotist）：主要职责是康复评定、矫形器和假肢的制作、穿戴矫形器和假肢前后的康复训练，指导患者和家属进行矫形器和假肢的日常维护等。

（6）心理治疗师（psychologist）：主要职责是对患者进行心理评定、心理咨询、心理疏导、应激处理、行为治疗等。

（7）社会工作者（social worker）：主要职责是与患者家庭和社区联络，评定患者的家居情况，家庭收入情况，就业情况，生活方式等，协调患者的治疗费用，为患者做出院安排，为患者家属排忧解难。

（8）文体治疗师（recreational and sports therapist）：主要职责是评定、训练患者进行娱乐和体育活动的能力，激发患者主动活动的热情和积极性，为患者确定合适的娱乐和体育活动。

（9）中医康复师（Chinese-rehabilitation therapyist）：主要职责是采用传统功法、中医外治法、推拿及食疗药膳等中医康复方法对患者的功能障碍进行康复。

（10）康复护士（rehabilitation nurse）：部分国家设有专职的康复护士，主要负责患者卧床期间的体位摆放、床上活动、皮肤护理、直肠和膀胱护理、个人卫生、病房环境控制、辅助器具使用辅导、治疗时间安排等。没有专职康复护士时，护理组将从整体上承担上述任务。

（11）其他治疗师：与康复治疗相关的其他治疗技术人员还包括运动治疗师（kinesiotherapist）、园艺治疗师（horticultural therapist）、音乐治疗师（music therapist）、舞蹈治疗师（dance-therapist）等。

所有成员不仅要致力于特定的专业目标，还要对康复治疗的所有结果承担共同责任，共同参与康复目标的确定，提供与目标相关的观察结果（不仅局限于自身的专业），与所有成员共享工作经验，互相学习，取长补短。因此，学科协作模式比学科组合模式更加注重参与康复过程各个成员的独立性和相互作用。

2. 临床康复的治疗模式 康复治疗组模式（team approach）是临床康复医疗的基本工作形式。康复医学是多专业和跨学科的学科，因此，多学科的康复治疗组的工作形式是所有临床康复医学工作者都应该了解和实践的重要内容。

（1）治疗组会议（team meeting）：是由康复医师、康复治疗师、康复护士、社会工作者、心理治疗师、矫形器和假肢技师等参加的康复评定和治疗方案讨论会。会议前确定患者的主要问题，然后由治疗组负责人确定会议日期、内容和地点。会议可以定期或不定期举行，在会议上各专业人员报告患者评定结果，确定或回顾治疗目标，设定治疗重点内容，并确定出院日期。会议的宗旨是为治疗组成员提供相互交流讨论的平台，弥补各个专业的缺点或“盲点”，对患者近期和远期的治疗目标以及最重要的治疗策略和方针达成共识。必要时患者及其家属也可以参加会议，这样可以有效地提高患者对医务人员的信任，也有助于提高疗效。10年前这些会议通常每两周进行一次，现在通常每周进行一次。会议需要耗费较多的时间和较多的人力资源，效率较低。因此，应根据实际情况进行。

（2）查房（ward round）：查房是临床医学传统的病房工作模式，特征是由上级医师指导下级医师进行医疗处置及观察，患者一般被动参与。康复医学科的查房与临床医学查房模式相类似，康复医师查房时相关治疗师和护士同时参加，查房地点通常在治疗室进行，这样既不影响患者的治疗，也有利于直接观察患者的康复治疗情况。这种方式的针对性强，效率高，是今后的发展趋势。

（3）会诊（consultation）：请相关学科专家对特殊问题共同进行诊疗讨论是医院工作的基本形式。康复医学的横向多学科合作大部分以会诊的形式进行，必要时也可邀请兄弟学科专家参加。

康复医学的核心是通过多层次、多学科、多渠道的集体合作方式，对患者和残疾者进行训练和再训练，使其功能障碍得到最大程度的恢复，尽可能恢复他们的社会角色和价值。这种方式可以使各康复医疗相关专业的作用得到充分发挥和扩大，因此已经成为康复医疗最典型的工作特征。

三、康复医师和康复治疗师的职责

康复医师和康复治疗师在临床工作中有明确的职责分工，康复医师的职责主要是针对患者的医学管理、功能评估及康复处方。康复医师应会使用各个治疗区和实验室常见的医疗设施，并熟知其安全性、校准和保养方法。这包括透热、超声波、辐射热和传导热源治疗仪器，其他热疗和水疗器具，紫外线，运动器具，手杖、拐杖、轮椅、步行器和其他行走辅助器，残疾司机特殊器具，电诊断和肌电图仪，尿动力实验仪器，简单的夹板装置以及听力测试器具。应充分利用心理、职业和社会能力评定器具和检查仪器，根据病情了解其使用方法及测定结果的分析。通过已登记注册的矫形-假肢设备，学习矫形学与假肢学的基本原理，包括装配和制造过程。

康复治疗师的主要职责是在综合的康复治疗中，为患者进行物理治疗和作业治疗，促进其康复。主要任务为使用身体运动和各种物理因子（电、光、热、冷、水、磁、力等）作为治疗手段，进行神经肌肉和骨关节运动功能的评估与治疗训练，以及减轻康复过程中的疼痛；使用日常生活活动训练、手工艺治疗、认知训练等作业治疗手段对患者进行细致功能、认知功能、家居及社会生活能力等的评估和治疗训练，促进其身心康复，使其重返社会，提高生活质量。康复治疗师属医学相关领域专业技术人才，不属医师范畴。康复治疗师需具有本专业的理论知识，具有物理治疗方面、作业治疗方面及其他康复治疗方面的技术能力，具有较好的语言沟通技巧、较好的社会工作能力以及一定的组织管理能力；懂得如何示范治疗操作和进行讲解，懂得康复治疗临床实用性研究的基本方法，能在指导下协助收集资料，进行试验性治疗等。

在专业培养方向上，部分地方还存在着康复医师和治疗师混为一体的培养情况，这不利于康复医学的发展。两者是不同的培养体系，康复医师的培养应该在掌握全面的临床医学知识和技能基础上，并具备临床工作经验后，再接受一定时间的康复医学专科培训。康复医师只有掌握了全面的康复知识，才能正确指导治疗师的工作。随着我国康复治疗学专业的发展，康复治疗师队伍逐渐扩大，人才培养体系也逐渐细化。目前，我国康复治疗专业教育出现了以PT（物理疗法）为主的康复物理治疗专业，以OT（作业疗法）为主的康复作业治疗专业，以ST（言语疗法）为主的言语与听力技术等专业。

四、中医康复学的概念

中医康复学是指在中医学理论指导下，采用各种中医康复治疗技术和方法，改善和预防伤病残者的身心功能障碍，增强自立能力，使其重返社会，提高生存质量的一门学科。

（一）中医康复学的内容

"康复"一词原意为"复原""重新获得能力""恢复原来尊严、权利和资格"等。中医学文献中"康复"一词，主要是对伤病的痊愈和健康恢复而言，如《尔雅·释言》曰："复，返也。"《旧唐书》中关于武则天疾病治愈的记载曰："五月癸丑，上以所疾康复，大赦天下，改元为久视。"这些可能是"康复"一词用于医学的最早记载。

传统中医学的习惯中，"康复"一词容易被简单理解为伤病的痊愈和健康的恢复，但在以伤病残者和功能障碍者为对象的中医康复医学中，"康复"的内涵已远超过这一范畴。痊愈和恢复指的是，伤病者经过治疗后病理逆转、症状消失、健康恢复到患病以前的状态，而"康复"则是指伤病残者功能障碍的残存功能和潜在能力在治疗和训练后获得最大限度的发挥。常用的中医康复技术和方法，包含针灸、推拿、食疗、药物，以及太极拳、五禽戏、八段锦等锻炼方法。在治疗具体临床疾病时，必须以"功能"为导向，在积极治疗病因、逆转病理、消除症状的同时，着重改善和恢复伤病残者的身心功能，促使潜在功能得到最大限度发挥，以保持最佳状态。

（二）中医康复学的发展史

中医康复学思维和理论一直贯穿于中医学的发展过程，虽然没有作为一个独立的学科被提出，但从《黄帝内经》（后简称"《内经》"）到《备急千金要方》《太平圣惠方》等历代专著中均有中医康复学理论的记载和论述。随着现代康复医学的引入和发展，中医康复学也逐渐成为独立学科，时至今日，中医康复学已经得到了长足的发展，在理论、评定、治疗等方面逐渐形成自己的特色。

（三）中医康复学的主要内容

中医康复学是一门实践性强的学科，其主要内容包括中医康复学的基础理论、诊疗技术及常见病症的中医康复三部分。

1. 基础理论 中医康复学专业基础理论主要阐述中医康复学的基本理论和基本特点。中医康复学是中医学的重要组成部分，所以其专业基础理论仍以整体观念和辨证论治等为指导，由阴阳五行学说、藏象学说、经络学说、病因病机学说等构成。中医康复医疗的对象主要是具有身心功能障碍者，包括病残者、伤残者及各种慢性病患者，所以中医康复学的理论基础还包括伤病致残的机理研究、功能障碍评价和分类研究、功能恢复和代偿研究等。

中医康复学作为中医学的重要内容之一，其理论也具有明显的中医学特点，受到"天人一体"、辨证论治等思想的影响，其主要特点包括整体康复、辨证康复、综合康复、康复预防等。

2. 诊疗技术 中医康复学的评定是在中医康复学理论指导下，运用四诊评定方法和现代康复医学评定法，对伤病残者进行全面、系统的评定。主要内容包括整体评价、躯体功能评价、精神心理功能评价和社会功能评价等。

中医康复治疗技术是以中医学理论为依据，采用中医治疗方法来改善功能，提高生活自理能力和生存质量。包括针灸疗法、推拿疗法、拔罐疗法、刮痧疗法、中药疗法、情志疗法、饮食疗法、传统运动疗法等。

3. 常见病症的中医康复 主要对临床常见病症的中医康复进行阐述，包括四肢骨折与脱位、软组织损伤、脊髓损伤、截肢术后、人工髋关节置换术后、颈椎病、肩周炎、腰椎间盘突出症、小关节功能紊乱、膝骨关节炎、股骨头缺血性坏死、类风湿关节炎、骨质疏松等常见病症。在内容中主要对病症的病因病机与临床表现、中医辨证与康复医学评定方法，以及中医康复治疗方法、并发症预防等进行全面阐述。

（四）中医康复学的特点

中医康复学的指导思想是中医学理论，具有鲜明的整体观、辨证论治观和综合治疗等特色。

1. 整体康复　整体观念是中国古代唯物论和辩证思想在中医学中的体现，贯穿于中医学病理、生理、辨证和治疗等各个方面。中医学认为，人体由脏腑、经络、肢体等组织器官构成，任何一个器官或组织都不能孤立存在，脏腑经络之间、经络肢体之间，以及脏腑肢体之间等都存在着生理功能或结构上的多种联系，这样才使人体成为完整统一的有机体，发挥正常的生理功能。

整体观念以五脏为中心，内应六腑，外合肢体官窍，五脏疾病可以在肢体官窍体现出来，反之也可以通过肢体官窍（经络穴位等）对五脏病理进行调理与治疗。此外，机体局部功能障碍等变化也与全身生理病理状态相关。所以，在疾病康复过程中要从整体出发，对心理障碍、生理障碍、局部功能障碍等采用各种康复措施，并最大限度发挥其潜在能力，体现中医康复学“天人一体”的整体康复思想。

2. 辨证康复　辨证论治是中医学正确认识疾病、选择和应用治疗方法的前提，也是中医康复学的特点之一。在中医康复学中，针对不同的功能障碍选择适当的康复方法与技术同样要以准确的辨证为依据。辨证是认识机体功能障碍生理与病理相互关系及状态的过程，包括对生理、病理因素的辨识，对导致机体功能障碍因素与生理因素相互关系的分析，从而充分认识导致功能障碍的本质，对证施术，以达到“治病求本”的目的。

中医康复学治疗是从临床辨证开始的。由于其康复对象以功能障碍为主，在其临床辨证中应围绕功能障碍的病因、性质、程度等，根据中医学八纲辨证、脏腑经络气血辨证的方法，辨别功能障碍病位和寒热虚实的性质等内容。

3. 综合康复　中医学历史悠久，经过历代医家的传承和发展，积累了大量中医康复理论与方法，这些方法分别具有不同的适应范围与优势，在针对具体功能障碍时往往多法综合应用，扬长避短，发挥各种方法的优势以提高康复效果，多种康复手段综合应用的方式也是中医康复学的特点之一。

标本兼治。“急则治其标，缓则治其本”是中医学治疗疾病的原则之一，即对于急性病证，以缓解患者病痛、保全生命为目的；病情相对稳定的病证，以消除病因、逆转病理状态、恢复患者身心功能为目的。

内治外治相结合。在中医康复学的治疗方法中，有许多外治方法例如熏、洗、熨、敷等，同时也可以通过食疗、服药等内治法进行治疗和康复，内外结合各得所宜。

治疗与调养相结合。中医康复学强调“养”“治”结合的康复原则，许多传统康复方法中都具有“养”和“治”两方面的作用，通过恢复机体正气，正气来复，则形盛神旺，机体康复。

4. 康复预防　康复预防是中医康复学的另一特点，与“未病先防，既病防变”的中医学观点一致。它是在中医学理论指导下，通过总结研究人体健康和病残发生、发展及预后规律，采取综合措施以预防病残发生，或尽可能减低病残程度的理论。康复预防不同于疾病预防,其目的是预防可导致伤残病变的发生,以及最大限度预防伤残的进展与恶化。

康复预防可以有效地预防某些病残、伤残的发生,还能通过早期康复诊断和康复治疗防止伤残的恶化和再次致残。人体的功能障碍可以是现存的或者潜在的,也可能是部分的或者完全的,可以与致残的疾病同时存在,也可以在病后出现。因此,康复治疗介入的时机不能简单限定于功能障碍出现之后,对于一些可致残的疾病,在发病前或发病过程中应采取一定的措施,以防止伤残的发生,把可能出现的功能障碍降到最低程度。

第二章

康复评定

第一节　中医诊法在康复评定中的应用

一、概述

在康复评定过程中，应结合患者身体各部分的联系与所处环境进行整体审察，通过望、闻、问、切四诊获取与疾病相关的症状和体征，相互参照，综合分析，评定辨别病伤残者的中医病名和证候。骨伤科辨证是在中医诊断学基本理论指导下，结合实验室和影像学等辅助检查结果，通过望、闻、问、切四诊，在收集临床资料的基础上，根据损伤的病因、部位、程度、病性等，进行分类，联系脏腑、气血、经络、皮肉筋骨等理论，探求其内在规律，加以综合分析，概括为某种病证。在临床上，应将这几种辨证方法互相补充，诊断才能臻于完善。在辨证时，既要求有整体观念，重视全面检查，又要结合骨伤科特点，进行细致的局部检查，才能做到全面了解病情，做出正确诊断。制订出合适的中医康复治疗方案，评估中医治疗效果和功能障碍的预后等。

二、四诊

(一) 望诊

对骨伤科患者进行诊治时，首先应通过望诊进行全面观察。包括患者的全身情况，如神色、形态、舌象以及分泌物、排泄物等，对损伤局部及其邻近部位应认真观察。望诊最好在自然光线下进行，采取适当的体位，暴露足够的范围，一般采用与健肢对比，进行功能活动的动态观察。通过望全身、望损伤局部、望舌质等方法，初步确定损伤的部位、性质和轻重。

1. 望全身

（1）望神色：主要是精神意识、面色眼神、呼吸、语言、形态和对外界的反应。《素问·移精变气论》中指出："得神者昌，失神者亡。"神的存亡关系着生死的根本。正常人神志清楚，面色滋润，语言清晰，反应灵敏，动作灵活，体态自然，这表明精力充沛，正气未伤。筋伤疾病，首先通过查看神色变化判断筋伤的轻重缓急。一般筋伤对神色的影响较小，但筋伤骨折较严重患者或筋伤日久体质虚弱者则会出现精神萎靡，面色无华，晦暗，表情痛苦，面容憔悴。如出现神志不清，呼吸微促，面色苍白或发绀则表明精气已衰，是病症的危象。

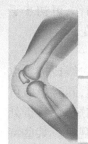

（2）望形态：主要是通过视觉观察患者形体的强弱、胖瘦、肢体的姿势和动作，可初步了解损伤的部位和病情轻重。因为骨折、脱位以及严重伤筋，常可出现形态的改变。

2. 望局部

（1）望畸形：畸形往往标志骨折或脱位的存在，因此可以通过观察肢体标志线或标志点的异常改变进行判断。关节脱位后，原关节处出现凹陷，而在其附近出现隆起，同时患肢可有长短粗细等变化。四肢完全性骨折因重叠移位而出现不同程度的增粗和缩短，在骨折处出现高凸或凹陷等。筋伤畸形往往没有骨折、脱位的畸形明显，因此需要仔细观察。某些特征性畸形可对诊断有决定性意义，例如，膝关节筋伤可引起屈曲畸形、髋部筋伤时下肢可以出现假长、桡神经损伤时可出现腕下垂畸形。

（2）望肿胀、瘀斑：损伤后因气滞血凝，瘀积不散，瘀血滞于肌表，多伴有肿胀、瘀斑，通过观察其肿胀、瘀斑的程度，色泽及范围的大小，判断损伤的性质。肿胀严重，瘀斑青紫明显者，可能存在骨折或伤筋；肿胀较轻，稍有青紫或无青紫者多属轻伤。早期损伤有明显的局限性肿胀，可能存在骨裂或撕脱性骨折；肿胀较重，肤色青紫者，为新鲜损伤；肿胀较轻，青紫带黄者，为陈旧损伤；大面积肿胀，青紫伴有黑色者，为严重挤压伤；肿胀紫黑者应考虑组织坏死。望肿胀多与健侧相对比。

（3）望创口：若局部有创口，需注意创口的大小、深浅，创缘是否整齐，创面污染程度，色泽鲜红还是紫暗，以及出血情况等。对感染的创口，应注意引流是否通畅，并注意肉芽组织和脓液的情况。

（4）望舌：是骨伤科辨证的重要部分，是一种观察患者舌质和舌苔的变化以诊察病情的方法。舌能反映人体气血的盛衰、津液的盈亏、病情的进退、病邪的性质、病位的深浅以及伤后机体的变化。反映在舌质上的，以气血变化为重点；反映在舌苔上的，以脾胃变化为重点。正常人一般舌体柔软、质淡红、苔薄白。若舌质白、苔少或光剥无苔，多提示气血虚弱、阳气不足，常见于大失血、老年人骨折等；若舌质红绛、苔黄，多提示里热实证，常见于感染发热、创伤及大手术后者等；若舌体青紫或有紫斑、苔色青黑，提示血瘀或者阴寒凝重，多见于创伤、骨病晚期等；若舌质绛紫、苔灰黑，提示病邪较盛，多见于严重创伤伴感染或恶性骨肿瘤患者。

（5）望耳：耳郭与人体有着密切的联系，人体有疾病时，在耳郭的相应部位及特定区域可出现不同程度的皮肤变色、变形、丘疹、脱屑等变化。如有些骨质增生的病例可见耳郭出现点状凹陷、条索状或结节状隆起等变形。

（二）闻诊

闻诊是通过听声音和嗅气味来诊察患者病情的方法。人体的各种声音和气味，都是在脏腑的生理活动和病理变化过程中产生的，所以通过鉴别声音和气味的变化可以为疾病的诊断提供依据。如：膝关节半月板损伤在活动膝关节时可闻及关节的弹响声；桡侧腕伸肌肌腱周围炎可触及捻发音。

1. 一般闻诊 从患者的语言、呻吟、呼吸、咳嗽、呕吐物，以及伤口、二便或其他气味等方面获得的临床资料，有助于了解疾病的轻重、虚实，有无并发症等。

2. 骨伤科闻诊

（1）听骨擦音：骨擦音是骨折的主要体征之一。无嵌插的完全性骨折，当摆动或触摸骨折处肢体时，两断端互相摩擦可发出音响或摩擦感，称骨擦音或骨擦感，这不仅可以辨明是否存在骨折，还可以进一步分析骨折的性质。

（2）听骨传导音：主要用于检查某些不易发现的长骨骨折，如股骨颈骨折、粗隆间骨折等。检查时将听诊器置于伤肢近端的适当部位，或置于耻骨联合部上，或放在伤肢近端的骨突起上，用手指或叩诊锤轻轻叩击远端骨突起部，可听到骨传导音。骨传导音减弱或消失，说明骨的连续性遭到破坏。但应注意与健侧对比，伤肢应不附有外固定物、与健侧位置对称、叩诊时用力大小相同等。

（3）听入臼声：关节脱位在整复成功时，常能听到“咔嗒”一声，关节入臼声。当复位时听到此响声，应立刻停止增加拔伸牵引力，以免肌肉、韧带、关节囊等软组织被拔牵太过而增加损伤。

（4）听筋或关节声：部分伤筋或关节病在检查时可有特殊的摩擦音或弹响声。常见的有以下几种。

1）关节摩擦音：医者一手放置在关节上，另一手移动关节远端肢体，可检查出关节摩擦音，或感到有摩擦感。柔和的关节摩擦音可发生在慢性或亚急性关节病患者的肢体；粗糙的关节摩擦音可发生在骨性关节炎患者的肢体。

2）肌腱弹响声与捻发音：屈踇与屈指肌腱狭窄性腱鞘炎患者，在做伸屈手指的检查时可听到弹响声，多系肌腱通过肥厚之腱鞘所产生，所以习惯上把这种狭窄性腱鞘炎称为弹响指或扳机指；腱周围炎或有炎性渗出液的腱鞘周围，在检查时常听到捻发音。

3）关节弹响声：当做膝关节屈伸旋转活动时，可发生较清脆的弹响声，提示膝关节半月板损伤或关节内有游离体。

（5）听啼哭声：辨别小儿患者伤患的部位。小儿不能准确诉说伤部病情，家属有时也不能提供可靠病史。检查患儿时，若摸到患肢某一部位，小儿啼哭或哭声加剧，往往提示该处可能有损伤。

（6）听创伤皮下气肿音：创伤后皮下组织有大小不相称的弥漫性肿，检查时把手指分开成扇形，轻轻揉按患部，当皮下组织中有气体存在时，会发出一种特殊的捻发音或捻发感。肋骨骨折后，若断端刺破肺脏，空气渗入皮下组织可形成皮下气肿；开放性损伤合并气性坏疽感染时，可出现皮下气肿，伤口常有奇臭的脓液；在手术创口周围，缝合裂伤时，如有空气残留在切口中，亦可发生皮下气肿。

（7）闻气味：除闻二便气味外，主要是闻局部分泌物的气味。如，伤口分泌物有恶臭，多为湿热或热毒；带有腥味，多属虚寒。

（三）问诊

问诊在四诊中占有重要地位，是骨伤科辨证的重要环节，问诊时应抓住主要症状，围绕主要症状和体征，详细分析有关的病情资料，找出主要矛盾，为判定病位、掌握病性及准确地辨证论治提供可靠依据，从而提高疗效，缩短疗程，减少损伤后遗症。

问诊除按诊断学的一般原则和注意事项外，还需要结合骨伤科特点，重点询问以下几个方面。

1. 一般情况　了解患者的一般情况，如详细询问患者的姓名、性别、年龄、职业、婚姻、民族、籍贯、住址、就诊日期及病历陈述者（患者本人、家属等），建立完整的病案记录，以利于查阅、联系和随访。特别是交通意外、涉及刑事纠纷的伤者，这些记录尤为重要。

2. 发病情况

（1）主诉：三要素即患者发病部位、主要临床表现及发生时间。主诉可以提示病变的部位、性质和促使患者前来就诊的主要原因，可以提示病变的性质。骨伤科患者的主诉有疼痛、肿胀、功能障碍、畸形及挛缩等。记录主诉应简明扼要。

（2）发病过程：应详细询问患者的发病时间、情况和变化的急缓，受伤的过程，有无昏厥，昏厥持续时间，以及醒后有无再次昏迷，经过何种方法治疗，效果如何，目前症状如何，是否减轻或加重。生活损伤一般较轻，工业损伤、农业损伤、交通事故或战伤往往比较严重，常为复合性创伤或严重挤压伤等。应尽可能问清受伤的原因，如跌仆、闪挫、扭捩、坠堕等，询问打击物的大小、重量和硬度，暴力的性质、方向和强度，以及损伤时患者所处的体位、情绪等。例如，伤者因高空作业坠落，足跟先着地，则损伤可能发生在足跟、脊柱或颅底；平地摔倒者，应问清着地的姿势，如肢体处于屈曲位还是伸直位，何处先着地；若伤时与人争论，情绪激昂或愤怒，则在遭受打击后不仅有外伤，还可兼有七情内伤。

（3）伤情：问损伤部位和各种症状，包括创口情况。

1）疼痛：详细询问疼痛的起始日期、部位、性质、程度。应问清患者是剧痛、酸痛、胀痛还是钝痛，是否伴有麻木及放射样疼痛；疼痛是持续性还是间歇性；随着时间的改变，疼痛的范围是扩大还是缩小；痛点固定不移或游走；服止痛药后能否减轻；不同的动作（负重、咳嗽、喷嚏等）对疼痛有无影响；劳累、休息、昼夜及气候变化对疼痛程度有无影响等。

2）肿胀：应询问肿胀出现的时间、部位、范围、程度。如为增生性肿物，应了解肿物与疼痛出现的先后顺序，以及肿物出现的时间和增长速度等。

3）功能障碍：如有功能障碍，应问清发生的日期、程度以及与损伤的关系。如问清是受伤后立即发生功能障碍，还是受伤一段时间后才发生，是长期存在还是间歇出现。一般骨折或脱位后，功能障碍或功能丧失大都立即出现，骨病则往往是得病一段时间后慢慢影响到肢体的功能。如果病情许可，应在询问的同时，由患者展示其肢体的功能。

4）畸形：应询问畸形发生的时间及演变过程。如外伤引起的肢体畸形，可在伤后立即出现，亦可经过若干年后才出现。与生俱来或无外伤者应考虑为先天性畸形或发育畸形。

5）创口：应询问创口的形成时间、污染情况、处理经过、出血情况，以及是否使用过破伤风抗毒血清等。

3. 全身情况

（1）问寒热：恶寒与发热是骨伤科临床的常见症状。除体温的高低外，还有患者的主观感觉。要询问寒热的程度、时间以及与损伤的关系，恶寒与发热是单独出现或并见感染性疾病。损伤初期发热多为血瘀化热，中后期发热可能为邪毒感染，或虚损发热；骨关节结核有午后潮热；恶性骨肿瘤晚期可有持续性发热。

（2）问汗：问汗液的排泄情况（部位、特点等），可了解脏腑气血津液的状况。

（3）问饮食：应询问饮食时间、食欲、食量、味觉、饮水情况等。

（4）问二便：伤后便秘或大便燥结，为瘀血内热。老年患者伤后可有津液不足，失于濡润而致便秘；大便稀溏为阳气不足，或伤后机体失调；对脊柱、骨盆、腹部损伤者尤应注意询问二便的次数、量及颜色。

（5）问睡眠：伤后不能入睡，多见于严重创伤，心烦内热；昏沉而嗜睡，呼之即醒，闭眼又睡，多属气衰神疲；昏睡不醒或醒后再度昏睡，不省人事，为颅内损伤。

4. 其他情况

（1）既往史：应自出生起详细追询，按发病的年月顺序记录。对患者过去的健康状况、曾患过的主要疾病，可能与目前损伤有关的内容，记录主要的病情经过，当时诊断、治疗的情况，以及有无并发症或后遗症。

（2）个人史：应询问患者有无药物、食物过敏史；患者从事的职业或工种的年限，劳动的性质、条件和常处体位，以及家务劳动、个人嗜好等。对妇女要询问月经、妊娠、哺乳史等。

（3）家族史：询问家族内成员（父母、兄弟、姊妹、配偶及子女）的健康状况。如已死亡，则应追询其死亡原因、年龄，以及有无可能影响后代的疾病。这对骨肿瘤、先天性畸形的诊断尤有参考价值。

（四）切诊

切诊是医者用手在患者体表的特定部位进行触、摸、按、压，以获取病情、诊察疾病的一种方法。切诊分为脉诊和按诊两个方面。脉诊主要掌握内部气血、虚实、寒热等变化；按诊是对患者的肌肤、四肢、胸腹及其他部位的触摸按压，主要是判断损伤部位的轻重深浅和性质。

1. 脉诊　也称切脉，指医者用手指切按患者的特定浅表动脉（桡动脉最常见），根据脉动应指的形象，以了解健康或病情，辨别病证的一种诊察方法。损伤常见的脉象有浮脉、沉脉、迟脉、数脉、滑脉、涩脉、弦脉、濡脉、洪脉、细脉、芤脉、结脉及代脉等。

（1）闭合性损伤瘀血停积或阻滞，脉洪大，坚强而实者为顺证。开放性损伤失血之证，难以摸到洪大脉象，或呈芤脉，或为缓小，亦属脉证相符的顺脉。反之，如蓄血之证脉见缓小，失血之证脉见洪大，是脉证不相符的逆脉，往往病情复杂比较难治。

（2）脉大而数或浮紧而弦者，往往伴有外邪。

（3）脉沉滑而紧者，为痰瘀凝滞。沉脉、伏脉为气滞或寒邪凝滞。

（4）乍疏乍数，时快时缓，脉律不齐者，重伤时应注意发生其他转变。

（5）六脉（左右手寸、关、尺）模糊不清者，预后难测，即使伤病较轻，亦应严密观察其变化；和缓有神者，伤症虽危重，但一般预后较佳。

（6）严重损伤，疼痛剧烈，偶尔出现结、代脉，为痛甚或情绪紧张所致，并非恶候。但频繁出现应注意。

2. 按诊　也称触诊，是对患者的肌肤、手足、脘腹及腧穴等部位施行触、摸、按、压、叩，了解损伤的部位、轻重、深浅、性质，判断有无骨折、脱位，以及骨折、脱位的移位方向等。在缺少影像设备的情况下，依靠长期临床实践积累的经验，运用按诊，亦能较正确地诊断许多损伤性疾病。

（1）意义

1）按压痛：即疼痛点和压痛部位。应分清主要痛点和次要痛点，根据压痛的部位、范围及程度鉴别损伤的性质与种类，压痛明显而尖锐者，多为骨折；压痛较轻，范围广泛者，多为伤筋；直接压痛可能是局部有骨折或伤筋，而间接压痛（如纵轴叩击痛）常提示存在骨折；压痛伴有放射痛则提示病变可能与神经有关。

2）按畸形：发现畸形时，触摸体表骨突位置和性质，可以判断骨折和脱位的性质、类型和移位方向，以及呈现重叠、成角或旋转畸形等变化。

3）触肤温：从局部皮肤的冷热程度，辨别寒热，了解患肢血运情况。肤温高，代表新伤或局部瘀血化热，热胜内痛；肤温低，表示寒性疾患，或血运障碍。摸肤温时一般与健侧进行对比，用手背测试。

4）按异常活动：在肢体无关节处出现了类似关节的活动，或关节原来不能活动的方向出现了活动，多见于骨折和韧带断裂。检查时，不要主动寻找异常活动，以免增加患者的痛苦和加重局部的损伤。

5）按弹性固定：脱位的关节被固定在特殊的畸形位置，在按诊时手中出现弹力感。这是关节脱位特征之一。

6）按肿块：首先，应区别肿块的解剖层次（骨骼、皮肤、肌腱、肌肉等）是骨性还是囊性，还需触摸了解其皮温、大小、形态、硬度、痛感，边界是否清楚，推之可否移动及其表面光滑度等。

（2）常用手法

1）触摸法：以拇、示、中三指置于伤处，稍加按压之力，细细触摸。范围先由远端开始，逐渐移向伤处，用力大小视部位而定。触摸时仔细感受指下感觉，古人有“手摸心会”的要领。通过触摸可了解损伤和病变的确切部位，病损处有无畸形、摩擦征，皮肤温度、软硬度有无改变，有无波动感等。触摸法常在检查时最先使用，然后在此基础上根据情况选用其他手法。

2）挤压法：用手掌或手指挤压患处上下、左右、前后，根据力的传导作用诊断骨骼是否断裂。多用于检查肋骨、骨盆。如，检查肋骨骨折时，常用手掌挤按胸骨及相应的脊骨，进行前后挤压；检查骨盆骨折时，常用两手挤压两侧髂骨翼；检查四肢骨折，常用手指挤捏骨干，有助于鉴别骨折与挫伤。但检查骨肿瘤或感染患者，不宜在局部过多或用力挤压。

3）叩击法：是以掌根或拳头对肢体远端的纵向叩击，利用所产生的冲击力，检查有无骨折的一种方法。多用于检查下肢长骨干骨折、脊椎损伤、四肢骨折是否愈合。

4）旋转法：用手握住伤肢下端，做轻轻的旋转动作，以观察伤处有无疼痛、活动障碍及特殊的响声。旋转法常与屈伸法配合应用。

5）屈伸法：一手握关节部，另一手握伤肢远端，做缓慢的屈伸活动。关节处出现疼痛，说明有骨关节或邻近部位损伤。关节内骨折者，可出现骨摩擦音。此外，对比患者主、被动的屈伸与旋转活动，以作为测量关节活动功能的依据。

6）摇晃法：一手握于伤处，另一手握伤肢远端，做轻轻摇晃，结合问诊与望诊，根据患部疼痛的性质、异常活动、摩擦音的有无，判断是否有骨与关节损伤。

（3）切诊的注意事项

1）切诊手法的选择使用：应针对损伤的程度、部位、性质等情况，在各种手法中选择其中一种或几种进行诊断，除要注意患者伤情外，还要注意患者的情绪，若能使用一种手法了解伤情，尽可能不采用多种手法反复检查。

2）避免医源性损伤：切诊中应特别注意，在摇晃、旋转等手法检查时，应尽量避免损伤周围神经、血管等重要组织，在初次检查伤者时，应首先维持受伤时姿势，采取触摸等方法了解基本情况，或行X线等检查后再决定是否行其他手法。

3）注意与健侧对比：注意“望、比、摸”的综合应用，不仅从患侧与健侧形态、长短、粗细、活动功能等方面进行对比，还可进行治疗前后的对比，功能恢复过程的对比，对全面了解患者情况有帮助。

三、辨证

骨伤科辨证方法主要有八纲、气血津液、经络和皮肉筋骨辨证。其中，八纲辨证是总纲，气血辨证是关键，皮肉筋骨辨证是骨伤科专科辨证。骨伤科诊断要求辨证与辨病相结合，辨证是诊断与治疗的重要组成部分。

（一）八纲辨证

八纲即指表、里、寒、热、虚、实、阴、阳八大纲领。

八纲辨证就是从这四对矛盾的八个方面概括疾病的不同特点。阴阳从总体上反映出疾病的类别，说明疾病的属性；表里指人体部位的内外深浅而言，乃辨别病变的部位和病势的趋向；寒热是阴阳偏盛偏衰的具体表现，阳盛则热，阴盛则寒，了解疾病的性质；虚实则掌握邪正的盛衰，八纲辨证是对机体损伤后总的生理、病理情况做出总的判断。

八纲辨证时，不能把某个证候孤立起来。因损伤的病因较复杂，所表现的证候往往不是单纯的里证或表证、寒证或热证、虚证或实证，而是几种症状同时并见，有时可出现相互转化，形成错综复杂的现象。

（二）气血津液辨证

气血津液运行于全身，周流不息，外而充养皮肉筋骨，内则灌溉五脏六腑，维持着人体正常的生命活动，三者关系十分密切。气血津液辨证是根据患者损伤的表现、体征等，对照气血津液的生理病理特点进行分析、判断疾病证候的辨证方法，是指导内伤诊治的关键。

1. 伤气 因用力过度、跌仆闪挫或撞击胸部等损伤，导致气机运行失常的病证。可分为气滞、气闭、气脱、气虚、气逆等，其中气闭、气脱是危象，必须积极抢救，以免气绝而亡。

2. 伤血 因跌打、挤压、挫撞及各种机械冲击等损伤血脉，致血行脉外或脉道不通，血液不能循环流注的病证。可分为瘀血、出血、血虚、血脱、血热等，这是损伤最常见且最重要的证候。

3. 气血两伤 由于气血在生理上相辅相成，相互依存，故损伤后伤气必及其血，伤血又常及其气，临床上多见气血两伤，兼有伤气与伤血的症状，但往往有所偏重。如偏于伤气则以气滞、气闭或气虚为主，兼见血证；若偏于伤血，则以瘀血、出血或血虚为主，兼见气机阻滞之证；伤气伤血同时并见，不分主次，则为气血两伤。

4. 津液失常 当津液的代谢过程出现异常，可导致津液生成、输布或排泄障碍，从而形成津液不足，或蓄积于体内，产生痰饮、水湿等病变。

（1）津液不足：是指津液亏少，导致脏腑、组织、官窍失于濡润、滋养，而产生一系列干燥枯涩的病理变化。多由外感燥热之邪，或五志化火消灼津液；或多汗、吐泻、多尿、失血、大面积的烧烫伤、过食辛燥之物及久病耗伤津液；或脏腑功能衰退，津液生成不足等所致。

（2）水湿停聚：是指津液在体内输布排泄障碍，导致水湿内生，酿痰成饮的病理变化。多由脾失健运，运化水液功能减退，水湿内生；或肺失宣降，津液不得正常布散；或肾阳不足，气化失职，水液内停；或肝失疏泄，气机不畅，气滞津停及三焦水道运行不利所致。

（三）经络辨证

经络辨证，是以经络学说为理论基础，对损伤的症状、体征进行综合分析，判断疾病属何经、何脏、何腑，进而辨别其病因、病机、诊断疾病的一种辨证方法。经是干线，络为分支，如罗网分布，外络四肢百骸，内连五脏，无处不至。经络是人体运行气血，沟通表里上下，联系脏腑器官的系统；经络把人体各部位的器官组织构成相互联系、不可分割的统一整体；同时，经络又是人体气血通达全身各部的通路。

骨伤科疾病的发生、传变与经络有着非常密切的关系，经络辨证在骨伤科疾病的诊断、预后以及治疗等方面亦有着重要的指导作用，伤病引起经络运行阻滞，使其循行所经过的组织器官功能失常，从而出现相应症状；反之，脏腑发生病变，同样也会循着经络通路反映到体表。

（四）筋骨辨证

皮肉筋骨辨证，是骨伤科的特色辨证，是指根据四诊所收集到的局部资料综合分析，初步判断损伤的性质及程度的一种辨证方法。皮肉为人之外壁；筋是筋络、筋膜、肌腱、韧带、肌肉、关节囊及关节软骨等组织的总称，其主要功能为连属关节，络缀形体，主司关节运动；骨属奇恒之腑，不但为立身之主干，还内藏精髓。

皮肉筋骨辨证，一般按"伤皮肉""伤筋""伤骨"辨证，但三者又互有联系，伤骨必有伤筋，而伤筋未必伤骨，若开放性骨折，则皮、肉及筋骨三者俱伤。

第二节　肌力评定

一、概述

肌力（muscle strength）是指肌肉收缩产生的最大力量。肌力评定是在肌力明显减弱或功能活动受限时检查相关肌肉或肌群的最大收缩力量，对骨骼系统病损及周围神经损伤患者的功能评定十分重要。通过肌力检查有助于了解患者肌肉和神经的损害程度和范围，康复治疗前的检查和治疗后的定期复查可作为评定康复疗效、评价康复治疗方案有效性和判断预后的指标。

二、评定目的

（一）物理疗法评定目的

1. 确定肌力减弱部位与程度。
2. 软组织损伤的鉴别诊断。
3. 协助某些神经肌肉疾病的损伤进行定位诊断。例如，大脑、脊髓损伤、外周神经损伤等。
4. 预防肌力失衡引起的损伤和畸形。
5. 评价肌力增强训练的效果。

（二）作业疗法评定目的

1. 判断肌力减弱是否限制日常生活活动及其他作业活动。
2. 从远期目标判定肌力减弱是否需要采用代偿措施或使用辅助器具与设备。
3. 判定主动肌和拮抗肌肌力是否失衡，制订肌力增强训练计划或使用矫形器具以预防畸形。
4. 工伤、运动损伤、事故所致的残疾鉴定和丧失劳动力程度鉴定标准。

三、评定方法

肌力测定的方法很多，有传统的徒手肌力测试，也有使用各种器械和仪器进行的等长肌力测试、等张肌力测试和等速肌力测试。

(一) 徒手肌力测试

1. 徒手肌力测试(manual muscle test,MMT) 此法于1916年由Lovett提出,后来具体操作及记录方法不断有修改。检查时,要求受试者在特定的体位下,分别在减重、抗重力和抗阻力条件下完成一定动作。测试者通过触摸肌腹、观察肌肉的运动情况和关节的活动范围以及克服阻力的能力,确定肌力的大小。如能完成运动并能克服的阻力与健肢相近,则为5级肌力;能克服中等阻力为4级肌力;能对抗肢体自重完成动作但不能克服外加阻力则为3级肌力;在去重力的情况下,能做全范围的关节运动则为2级肌力;如无明显运动可见,但能扪及肌收缩,则为1级肌力;如无可测知的肌收缩,则为0级肌力。更细的分级评定标准见表2-2-1。具体测试方法见附录1、附录2及附录3。徒手肌力测试分级较粗略,存在测试者主观评价的误差,但无须使用器械,操作方便,可分别测定各组或各个肌肉肌力,其测试幅度覆盖自0级至5级肌力的全范围,不似一般器械测试仅适用于3级以上肌力。故广泛应用于临床医学及康复医学实际工作。

表2-2-1 分级评定标准

测试结果	Lovett分级	MRC分级	Kendall分级
能抗重力及正常阻力运动至测试姿位或维持此姿位	正常,Nomal,N	5	100
	正常-,Nomal-,N-	5-	95
同上,但仅能抗中等阻力	良+,Good+,G+	4+	90
	良,Good,G	4	80
同上,但仅能抗小阻力	良-,Good-,G-	4-	70
	好+,Fair+,F+	3+	60
能抗肢体重力运动至测试姿位或能维持此姿位	好,Fair,F	3	50
抗肢体重力运动至接近测试姿位,消除重力时运动至测试姿位	好-,Fair-,F-	3-	40
在消除重力姿位后作中等幅度运动	差+,Poor+,P+	2+	30
在消除重力姿位后作小幅度运动	差,Poor,P	2	20
无关节活动,可扪及肌收缩	差-,Poor-,P-	2-	10
	微,Trace,T	1	5
无可测知的肌收缩	零,Zero,Z	0	0

2. 注意事项

(1)若为单侧肢体病变,应先检查健侧肢体同名肌的肌力,以便患侧与其比较。

(2)当主动肌肌力减弱时,协同肌可能取代主动肌而引起代偿运动。应采用触诊和观察的方法及时发现是否存在协同肌的收缩。检查中应避免代偿动作的出现,若存在代偿运动,应检查被检肌肉或肌群是否摆放在正确的位置,检查者的固定方法是否得当。

(3)不同的人甚至不同的肌肉,其疲劳特点存在差异。因此,重复检查同一块肌肉的最大收缩力时,前后检查以间隔2分钟为宜。

（4）正常肌力受年龄、性别、身体形态以及职业的影响，而存在个体差异。因此，在进行3级以上的肌力检查时，给予阻力的大小（轻、中、最大）要根据被检查者的个体情况来决定。此外，在对不同部位的肌肉施加阻力时，应分析肌肉解剖与生理特点以决定阻力的大小，施加在指屈肌上的阻力不可能与施加在肩关节屈肌的阻力相同。

（5）检查不同肌肉时需采取相应的检查体位。但是为了方便被检查者，检查者应在同一体位下完成所有肌力检查内容后，再令被检查者变换体位，即应根据体位来安排检查的顺序。

（6）检查者的位置，应尽量靠近被检查者，便于固定、实施手法，但不妨碍被检查者运动为宜。

（7）检查中施加阻力时，应对解剖部位、用力方向施加阻力的时间、阻力的大小等进行合理的设计，绝对禁止因手法粗暴造成被检查者肢体软组织损伤。

（8）避免在运动、饱餐及疲劳时进行肌力检查。

（二）器械肌力测试

1. 等长肌力测试（isometric muscle test，IMMT） 即在标准姿位下用特制测力器测定一个或一组肌肉的等长收缩所能产生的最大张力，适用于3级以上肌力的检查。肌肉收缩产生张力但不产生明显的关节运动，称为肌肉的等长收缩。常用的方法如下。

（1）握力测试：用大型握力计测定，测试时，将把手调至适当宽度，立位或坐位，上肢在体侧自然下垂，屈肘90°，前臂与腕处于中立位，用力2~3次，取最大值（图2-2-1）。正常值一般为体重的50%。

（2）捏力测试：用捏立踇趾与其他手指相对捏压握力计或捏力计可测定的捏力（图2-2-2），其正常值约为握力的30%。

（3）背拉力测试：用拉力计测定（图2-2-3），测试时两膝伸直，将把拉力计把手调至膝关节高度，然后作伸腰动作上拉把手。正常值男性为体重的1.5~2倍，女性为体重的1~1.5倍。此法易引起腰痛患者症状发作或加重，不宜用于腰痛患者或老年人，而用背肌等长耐力试验代之。

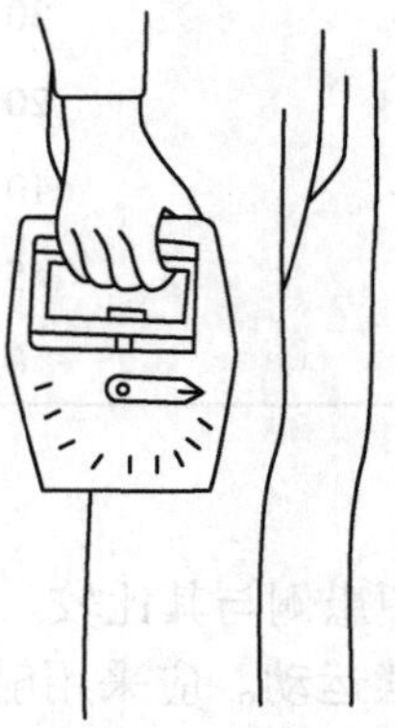

图2-2-1 握力测试

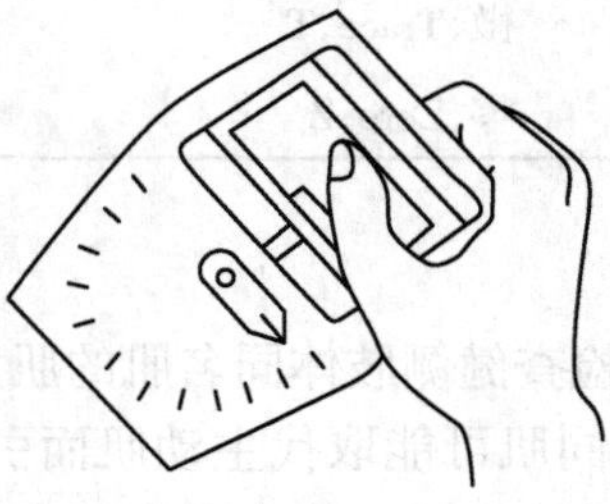

图2-2-2 捏力测试

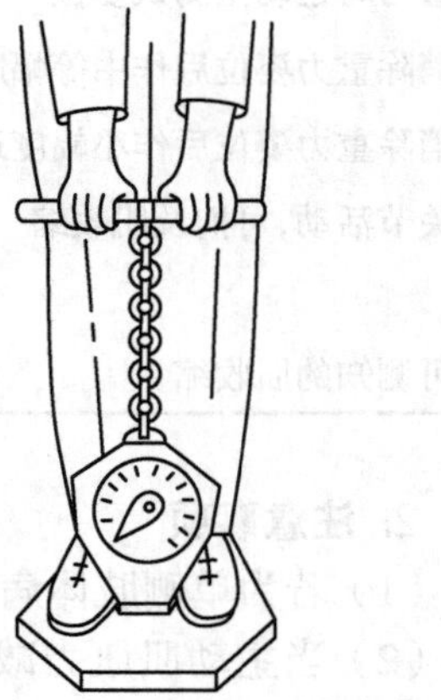

图2-2-3 背拉力测试

（4）腹、背肌等长耐力测试：俯卧位，两手抱头后，脐以上身在桌缘外，固定两下肢，伸直脊柱使上体凌空成水平位，计测其能维持此姿势位的最长时间（图2-2-4），一般以60秒为正常。其负荷约为最大负荷的 52%。同样可作腹肌等长耐力测验,即在仰卧位两下肢伸直并拢,抬高 45°(图 2-2-5),计测其能维持的最长时间,亦以 60 秒为正常值。

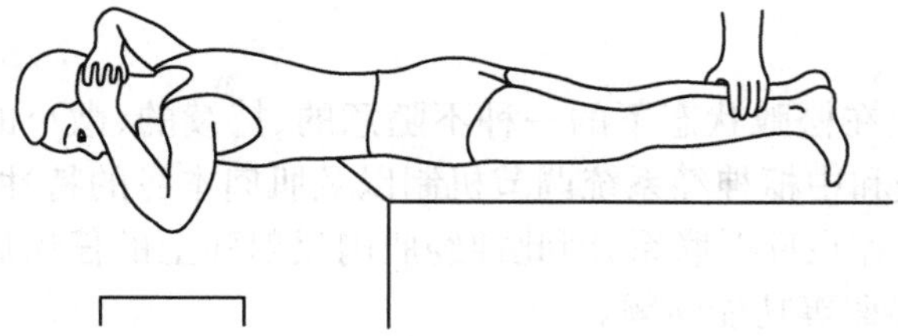

图 2-2-4 背肌等长耐力测试

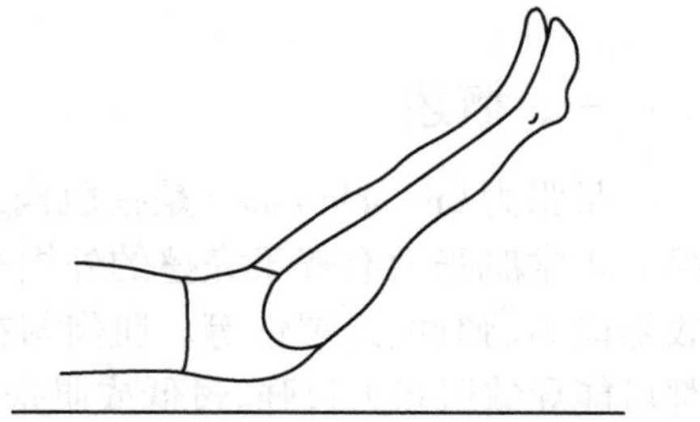

图 2-2-5 腹肌等长耐力测试

(5)四肢肌群肌力测试:四肢等长肌力测试台使用经钢丝绳和滑轮拉动固定的测力计(弹簧秤)组成的综合测力器,主要测试四肢关节各组肌肉的肌力(图 2-2-6)。将测力计固定,并使肢体在规范化的测试姿位下,通过钢丝绳及滑轮系统拉动测力计进行肌力测试。随着等速肌力测试与训练系统的问世,因其不仅能测试等速肌力,还能评价等长和等张肌力,等长肌力测试台有逐渐被取代的趋势,但在缺乏等速肌力测试设备的机构,等长肌力测试台不失为一种简便可行的肌力评价手段。

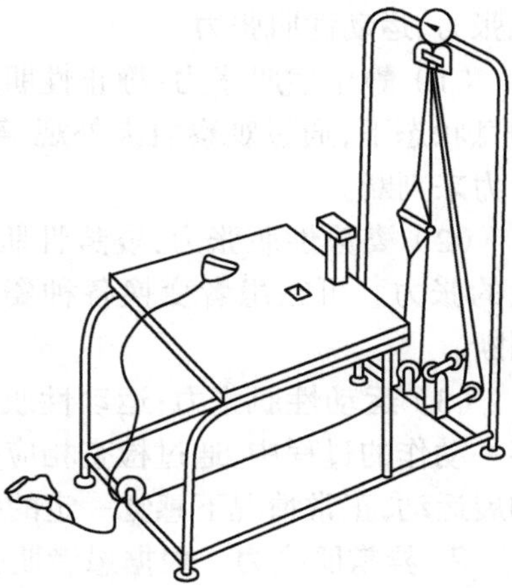

图 2-2-6 等长肌力测试台

2. 等张肌力测试(isotonic muscle test,ITMT) 即测定肌肉作等张收缩,肌肉克服阻力做功收缩。牵动相应关节做全范围运动时,所克服的阻力值基本不变。一般以试举重物来进行测试,测出 1 次全关节活动度运动过程中所抵抗的最大阻力称为该被测者该关节运动的最大负荷量(1 repetitive maximum,1RM),完成 10 次规范的全关节活动范围运动所能抵抗的最大阻力值称为 10 次最大阻力(10RM)。此法须对试用阻力作适当估计,如多次反复试举则肌肉疲劳,测试失准。此法只在举重训练中使用,临床较少使用。

3. 等速肌力测试(isokinetic muscle test,IKMT) 测试过程中,仪器将等速运动中肌肉收缩的各种参数记录下来,经计算机处理,得到力矩、做功、加速能、耐力比等多项反映肌肉功能的数据,作为评定肌肉运动功能的指标。运动过程中肌纤维收缩导致肌肉张力增加但运动速度(角速度)恒定的运动方式,称为等速运动。测试中,等速仪器所提供的阻力矩在任意时间点都与肌肉收缩的实际力矩输出大小相等,方向相反,为一种顺应性阻力。这种顺应性阻力使肌肉在整个关节活动中每一瞬间或每一角度都能承受相应的最大阻力,产生最大张力和力矩输出,有利于肌肉发挥最大收缩能力。但在等速肌力测试中,所测得的关节运动力量,如肩关节的内旋/外旋肌力,往往是一组肌群的肌力之和,而不是某一块肌肉的肌力。近年来,随着表面肌电图技术的不断发展和应用,肌电图仪在肌力测试的同时记录特定几块肌肉活动的肌电活动情况,综合分析肌肉的力学和电生理学参数,可以了解运动中某块肌肉的活动和功能情况。

第三节 肌张力评定

一、概述

肌张力（muscle tone）是指肌肉组织在松弛状态下的一种不随意的、持续的、微小的收缩。正常肌张力有赖于完整的外周神经和中枢神经系统调节机制以及肌肉本身的特性，如收缩能力、弹性、延展性等。肌肉与神经存在反射联系，因此神经肌肉反射弧上的任何病变都可能导致肌张力过强、过低或肌张力障碍等功能问题。

（一）肌张力的分类

1. 正常肌张力 根据身体所处的不同状态，正常肌张力可分为静止性肌张力、姿势性肌张力、运动性肌张力。

（1）静止性肌张力：静止性肌张力是指肌肉处于不活动状态下具有的张力。可在肢体静息状态下，通过观察肌肉外观、触摸肌肉硬度、被动牵伸运动时肢体活动受限的程度及其阻力来判断。

（2）姿势性肌张力：姿势性肌张力是指人体维持一定姿势（如站立或坐位）时，肌肉产生的张力。可在患者变换各种姿势的过程中，通过观察肌肉的阻力和肌肉的调整状态来判断。

（3）运动性肌张力：运动性肌张力是指肌肉在运动过程中产生的张力。可在患者完成某一动作的过程中，通过检查相应关节的被动运动阻力来判断。如做上肢前臂的被动屈曲、伸展运动，正常情况下感觉一定的弹性和轻度的抵抗感。

2. 异常肌张力 根据患者肌张力与正常肌张力水平的比较，可将异常肌张力分为三种情况：肌张力减低（迟缓）、肌张力增高、肌张力障碍。

（1）肌张力减低：肌张力表现为降低或缺乏、被动运动时的阻力降低或消失、牵张反射减弱、肢体处于关节频繁地过度伸展而易于移位等现象，称为肌张力减低。肌张力减低时，运动的整体功能受损，且伴有肢体肌力减弱、麻痹或瘫痪。

（2）肌张力增高：指肌张力高于正常静息水平。肌张力增高的状态有痉挛和强直。①痉挛：是一种牵张反射高兴奋性所致的、以速度依赖的紧张性牵张反射增强伴腱反射亢进为特征的运动障碍。在快速进行关节被动活动时能够明显感受到肌肉的抵抗。②强直：无论做哪个方向的关节被动活动，对同一肌肉，运动的起始和终末的抵抗是一样的，即主动肌和拮抗肌张力同时增加。

（3）肌张力障碍：肌张力障碍是一种以张力损害、持续同时伴有扭曲的不自主运动为特征的肌肉运动功能亢进性障碍。肌肉收缩可快或慢，且表现为重复、模式化（扭曲）；张力以不可预料的形式由低到高变动。

（二）影响肌张力的因素

1. 体位 不良的姿势和肢体放置位置可使肌张力增高，例如，在痉挛期的脑中风患者，仰卧位时患侧下肢伸肌肌张力可增加。

2. 精神因素 紧张和焦虑情绪以及不良的心理状态都可以使肌张力增高。

3. 并发症 有尿路结石、感染、膀胱充盈、便秘、压疮、静脉血栓、疼痛、关节挛缩等并发症时，肌张力可增高。

4. 神经状态　中枢抑制系统和中枢易化系统的失衡，可使肌张力发生变化。

5. 局部压力改变　局部肢体受压可使肌张力增高，如穿紧而挤的衣服和鞋子。

6. 疾病　如骨折、脱位、异位骨化等外伤或疾病可使肌张力增高。

7. 药物　如烟碱能明显增加脊髓损伤患者的痉挛程度，巴氯芬则有抑制脊髓损伤患者痉挛发生和降低频率、强度的作用。

8. 外界环境　当气温发生剧烈变化时，肌张力可增高。

9. 主观因素　患者对运动的主观控制作用，肌张力可发生变化。

二、评定目的

（一）依据评定结果确定病变部位、预测康复疗效

通过对肌张力的评定可鉴别中枢神经系统或周围神经系统的病变以及肌张力异常的分布，并依此预测康复疗效。

（二）根据肌张力的表现特点制订治疗计划

不同疾病或疾病的不同时期，其肌张力表现各异。治疗师可根据各自专业的特点选择适合的疗法，并对治疗前后进行对比。

（三）及时治疗，避免并发症的发生

脑梗死患者可有肌张力持续增高的表现，若未及时进行康复训练可造成关节僵硬，引起废用综合征和误用综合征等并发症。

三、肌张力的检查方法与评价标准

（一）肌张力迟缓

1. 检查方法

（1）检查者拉伸患者肌群时几乎感受不到阻力。

（2）患者不能自主抬起肢体，或当肢体运动时可感到柔软、沉重感。

（3）当肢体下落时，肢体立即向重力方向下落，无法保持原有的姿势。

（4）肌张力显著降低时，肌肉不能保持正常肌的外形与弹性，表现松弛软弱。

2. 评价标准（表 2-3-1）

表 2-3-1　肌张力迟缓的分级

级别	评定标准
轻度	肌张力降低；肌力下降；将肢体置于可下垂的位置上并放开时，肢体只能保持短暂的抗重力，旋即落下；仍存在一些功能活动
中到重度	肌张力显著降低或消失；肌力 0 级或 1 级（徒手肌力检查方法：把肢体放在抗重力肢位，肢体迅速落下，不能维持规定肢位，不能完成功能性动作）

（二）肌张力增高

1. 检查方法

（1）肌腹丰满、硬度增高。

（2）患者在肢体放松的状况下，在检查者以不同的速度对患者的关节做被动运动时，感觉明显阻力，甚至无法进行被动运动。

（3）检查者松开手，肢体被拉向肌张力增高一侧。

注意：长时间的肌张力增高可能会引起局部肌肉、肌腱的挛缩，影响肢体的运动。痉挛肢体的腱反射常表现为亢进。

2. 评价标准 手法检查是对关节进行被动运动时所感受的阻力来进行分级评定。目前对痉挛的评定多采用改良 Ashworth 分级法，分级标准见表 2-3-2。

表 2-3-2 改良 Ashworth 分级法痉挛评定分级标准

级别	评定标准
0 级	无肌张力的增加
Ⅰ级	肌张力轻微增加，受累部分被动屈伸时，在 ROM 之末时出现突然卡住然后呈现最小的阻力或释放
Ⅰ+级	肌张力轻度增加，表现为被动屈伸时，在 ROM 后 50% 范围内出现突然卡住，然后均呈现最小的阻力
Ⅱ级	肌张力较明显增加，通过 ROM 的大部分时肌张力均较明显增加，但受累部分仍能较容易被移动
Ⅲ级	肌张力严重增加，进行 ROM 检查有困难
Ⅳ级	僵直：受累部分被动屈伸时呈现僵直状态，不能活动

（三）正常肌张力的评价标准

1. 肌肉外观具有特定的形态。
2. 肌肉应具有中等硬度和一定弹性。
3. 近端关节可以进行有效的主动肌、拮抗肌同时收缩使关节固定。
4. 具有完成抗肢体重力及外界阻力的运动能力。
5. 将肢体被动地放在空间某一位置上，突然松手，肢体有保持肢位不变的能力。
6. 可以维持主动肌、拮抗肌的平衡。
7. 具有随意使肢体由固定姿势变为运动状态和由运动状态变为固定姿势的能力。
8. 在需要的情况下，具有可以完成某肌群的协同动作，也可以完成某块肌肉独立的运动功能的能力。

第四节 关节活动度评定

一、概述

关节活动度（range of motion，ROM）又称关节活动范围，是指关节从起始端至终末端的正常运动范围（即运动弧）。关节活动度评定是针对一些引起关节活动受限的身体功能障碍性疾病的首要评定过程，如关节炎、骨折、手外伤等。

（一）关节活动度的分类

1. 主动关节活动度（active range of motion，AROM）是人体自身的主动随意运动而产生的运动弧。因此,测量某一关节的 AROM 实际上是评定受检者肌肉收缩力量对关节活动度的影响。

2. 被动关节活动度(passive range of motion,PROM)是通过外力如检查者的帮助而产生的运动弧。正常情况下,被动运动至终末时会产生一种关节囊内的、不受随意运动控制的运动。因此,PROM 略大于 AROM。

(二) 影响关节活动度的各种因素

(1) 关节面的面积大小:两关节面积的大小相差愈大,关节活动的幅度就愈大。

(2) 关节囊的厚薄及松紧度:关节囊薄而松弛,则关节活动幅度大;反之,则小。

(3) 关节韧带的多少与强弱:关节韧带少而弱,则活动幅度大;关节韧带多而强,则活动幅度小。

(4) 关节周围肌肉或软组织的伸展性和弹性状况:一般来说,肌肉的伸展性和弹性良好者,活动幅度大;反之,活动幅度小。

(5) 关节及周围软组织的疼痛:由于疼痛导致主动和被动活动均减少。如骨折、关节炎症、手术后。

(6) 肌肉痉挛:中枢神经系统病变引起的痉挛,常为主动活动减少,被动活动基本正常,或被动活动大于主动活动。

(7) 软组织挛缩:关节周围的肌肉、韧带、关节囊等软组织挛缩时,主动和被动活动均减少。如烧伤、肌腱移植术后、长期制动等。

(8) 肌肉无力:不论是中枢神经系统病变引起的瘫痪,还是周围神经损伤,或肌肉、肌腱断裂,通常存在主动活动减少,被动活动正常,并且被动活动大于主动活动。

(9) 关节内异常:关节内渗出或有游离体时,主动活动和被动活动均减少。

(10) 关节僵硬:主动和被动活动均丧失。如关节骨性强直、关节融合术后。

(11) 其他因素的影响:年龄、性别、职业对关节的活动范围亦有影响。

二、评定的目的与注意事项

(一) 关节活动度评定的目的

1. 确定功能受限或引起不适的程度。
2. 确定恢复功能或减少不适所需的角度。
3. 记录功能的恢复情况。
4. 从客观上判断疗效。
5. 制定适当的康复目标。
6. 选择适当的治疗技术、摆放技术和其他减少受限的方法。
7. 确定是否需要夹板和其他辅助器具。

(二) 关节活动度评定注意事项

1. 确定 ROM 测量的起始位置。通常以解剖位作为零起始点。测量旋转度时,选取正常旋转范围的中点作为零起始点。

2. 同一患者应由专人测量,每次测量应取相同位置,两侧对比。

3. 关节的主动 ROM 与被动 ROM 不一致时,提示有关节外的肌肉瘫痪、肌腱挛缩或粘连等问题存在,应以关节被动活动的范围为准,或同时记录主动及被动时的 ROM。

4. 若对主、被动 ROM 进行比较，则二者的起始部位、量角器的类型、量角器的放置方法等均应相同。

5. 关节测量之后，检查者应对数据进行分析。确定引起 ROM 受限可能的原因。

6. 注意排除相邻关节的互相影响或互相补偿。另外，也应注意排除疼痛、瘢痕、衣服过紧等其他因素的影响。

三、关节活动度的测量方法

（一）测量工具

用于关节测量的工具有量角器、带刻度的尺子、电子量角器等多种。其中量角器为临床上最常采用测量 ROM 的工具。量角器（图 2-4-1）由金属或塑料制成，规格不等。量角器由一个带有半圆形（0°~180°）或圆形（0°~360°）角度计的固定臂（近端臂）及一个移动臂（远端臂）组成。两臂交点通过铆钉固定在角度计上并随着远端肢体的运动在角度计上读出关节活动度数。测量时，量角器的轴心（中心）应对准关节的运动轴中心；固定臂与构成关节的近端骨的长轴平行，移动臂与构成关节的远端骨的长轴平行。

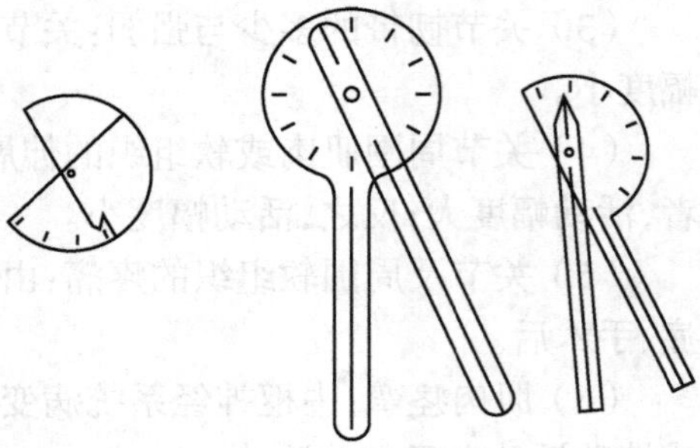

图 2-4-1 量角器

（二）测量步骤

1. 向被检查者简明扼要地解释ROM的测量目的与方法，消除其紧张和不安，取得合作。

2. 暴露被检查部位，确定测量体位。

3. 固定构成关节的近端部分，要求被检查者对受累关节进行各种主动运动（如屈、伸、收、展等）。检查者首先示范该关节应如何运动。

4. 主动运动过程中如出现 ROM 受限，检查者继续被动运动该关节。如果被动运动时较容易达到该关节正常运动范围终点，提示 AROM 受限，测量 AROM 并记录。如果患者能够完成全关节活动范围的运动且无疼痛等不适症状，一般来说，无须测量 PROM。

5. 在运动终末时，要体会运动终末感的性质。如被动运动不能达到该关节正常运动范围的终点，提示 PROM 受限，测量 PROM 受限程度并记录。此外，检查者还需判断 PROM 受限的原因（如疼痛、痉挛、粘连等）、运动质量（如关节运动不平滑、肌张力高、僵硬等）。

（三）主要关节活动度的测量方法

1. 上肢关节活动度测量 方法见附录 4。

2. 手部关节活动度测量 手部掌指关节及指间关节的关节活动度可用指关节量角器进行测量。测量方法及关节活动度正常值见附录 5。

3. 下肢关节活动度测量 方法见附录 6。

4. 脊柱关节活动度测量 方法见附录 7。

（四）结果分析

伴随年龄增大，人体老化，关节的形态也在发生变化，如退行性脊柱炎、退行性关节炎、骨质疏松等，这些退行性变化可使关节活动范围下降。

疼痛、关节骨性解剖结构异常；关节周围软组织病变，如关节囊粘连、韧带损伤、肌腱挛缩、异位骨化、主动肌无力、拮抗肌张力过高均可引起关节活动受限。检查者应注意分析判断活动受限是由于组织结构变化所致，还是肌力下降所致。

1. AROM<PROM 时提示关节活动受限是带动该关节运动的主动肌肌力减弱的结果。除了肌力大小对 AROM 的影响外，AROM 的大小也与被检查者的活动意愿、协调性以及意识水平有关。

2. PROM<正常 ROM 范围时提示关节活动受限是由于皮肤、关节或肌肉等组织的器质性病变所致。运动受限的原因可以是关节疾病（如类风湿关节炎）或关节损伤（如骨折）引起的水肿、疼痛、痉挛、皮肤紧张或瘢痕形成（如烧伤），也可以是因制动所引起的肌肉和肌腱短缩；肌力下降或脂肪组织过多等。因此，在确定存在 ROM 受限后，还应该进一步检查和分析关节活动受限是由于疾病本身的影响，还是继发于关节制动、废用所致。

第五节　神经电生理评定

一、概述

神经电生理检查可以直接判定脊髓前角细胞、神经根、神经丛、神经干、神经末梢、神经肌肉接头、肌纤维等部位的功能状态，间接判断上运动神经元情况。在骨科康复中常用于：①确定神经根、神经丛和神经干的损害部位和范围；②判定神经再生情况及估计预后；③观察运动中肌肉的用力程度、疲劳情况以及各组肌肉在动作中的协同、拮抗作用。从而协助估计预后、设立康复目标，选择康复疗法及判定康复疗效。

神经电生理检查法包括肌电图（electromyography，EMG）、神经传导测定（nerve conduction studies，NCS）、特殊检查、诱发电位（evoked potential，EP）检查，还包括低频电诊断（low frequency electrodiagnosis），即直流-感应电诊断（galvanic-faradic electrodiagnosis）和强度-时间曲线（intensity-time curve）检查、脑电图检查等。

二、肌电图检查

肌电图是记录肌肉静止和收缩时产生的电位图形，以诊断肌肉疾病的电生理学方法。通过观察肌肉的电活动了解下运动神经元，即脊髓前角细胞、周围神经（根、丛、干、支）、神经肌肉接头和肌肉本身的功能状态。肌肉放松时，针电极所记录到的电位叫自发电位（spontaneous potential）。插入或移动针极时所记录到的电位叫插入电位（insertional potential）。当肌肉随意收缩时所记录到的电位叫运动单位电位（motor unit action potentials，MUAP）。运动单位是由一个运动神经元与所支配的全部肌纤维共同组成，是肌肉随意收缩时的最小功能单位。正常肌肉放松时不能检测到电活动，但在随意收缩时可出现运动单位电位。在运动单位受累时，静息的肌肉可出现多种电活动，运动单位电位可出现异常波形和电活动模式，可根据这些肌电图的表现推测病变的性质、部位、程度。但肌电图检查是临床辅助检查，应将肌电图结果和神经传导速度以及病史和其他检查结果结合起来共同分析。

（一）肌电图检查的目的

肌电图可看作临床体格检查的延伸。通过肌电图可了解到以下几点。

1. 肌肉病变是神经源性损害还是肌源性损害。
2. 神经源性损害的部位(前角,根,丛,干,末梢)。
3. 病变是活动性还是静息性。
4. 神经的再生能力。
5. 提供肌强直及分类的诊断和鉴别诊断依据。

(二)正常肌电图

做针极肌电图检查时,通常分为四个步骤进行观察:①插入电活动,将记录针插入肌肉时所引起的电位变化;②放松时,观察肌肉在完全放松时是否有异常自发电活动;③轻收缩时,观察运动单位电位时限、波幅、位相和发放频率;④大力收缩时,观察运动单位募集类型。

1. 针极插入及肌肉放松时的肌电图

(1)插入电位:在针电极插入、挪动和受叩击时,因针的机械刺激,导致肌纤维去极化,瞬间激发的短促电活动,称为插入电位。持续时间为几百秒。正常插入活动的特征是其持续时间不超过针移动时间。失神经支配或在炎性过程中插入活动时间延长。

(2)终板噪声:针极插入肌肉运动终板附近时,可出现10~40μV不规则电位,发放频率为20~40Hz/s,并听到海啸样噪声,为终极噪声。患者诉说进针处疼痛,此时针稍退出疼痛可消失。

2. 电静息 肌肉完全放松时不出现肌电活动,示波屏上呈一条平线。

3. 轻收缩时肌电图 肌肉轻收缩时可记录到运动单位电位。由于运动单位本身的结构空间排列和兴奋程序不同,可记录到不同形状、不同时限、不同波幅的电位。运动单位电位的分析主要有3个参数:时限、波幅、位相(图2-5-1),此外还有稳定性和发放频率。

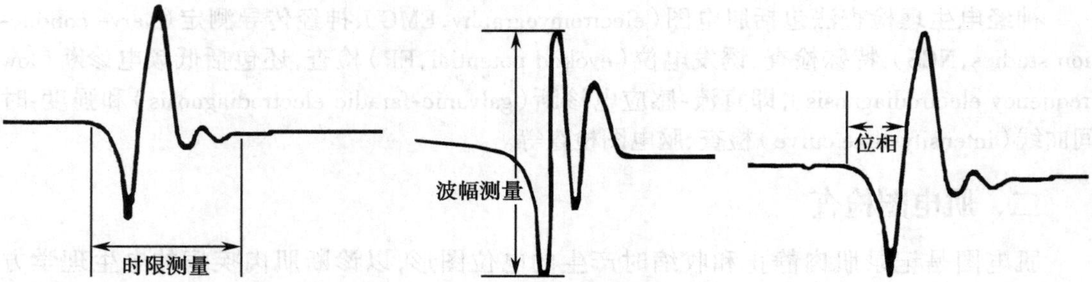

图 2-5-1 运动单位电位

(1)运动单位电位时限:指运动单位变化的总时间,即自第一个相偏离基线开始,至最后一个相回归基线止。它反映了一个运动单位里不同肌纤维同步兴奋的程度。不同部位的肌肉和不同年龄的运动单位时限存在较大差别,一般为4~13ms,不超过15ms。

(2)波幅:波幅代表肌纤维兴奋时所产生动作电位幅度的总和。一般取峰-峰电压值计算波幅,即最大负峰和最大正峰之间的电位差,单位为mV。运动单位电位的波幅变异甚大,主要取决于电极与运动单位的距离及活动纤维的密度。正常情况下,一般不超过4mV。

(3)位相:是检测运动单位不同肌纤维放电的同步性,测量运动单位的位相时,一般由电位跨越基线次数再加1而得。正常的运动单位电位为双相或三相,四相及以上称多相电位,这是同步化欠佳或肌纤维脱失的表现。正常多相电位占5%~10%,但不同的肌肉差异较大。

4. **运动单位电位募集(图 2-5-2)和发放类型**

(1)单纯相:轻度用力时,只有几个运动单位参与收缩,肌电图表现为孤立的单个电位。

(2)混合相:中度用力收缩时,募集的运动单位增多,有些运动单位电位互相密集不可区分,有些区域仍可见到单个运动单位电位。

(3)干扰相:最大用力收缩时,肌纤维募集更多,放电频率增高,致使运动单位电位重叠无法分辨单个电位。

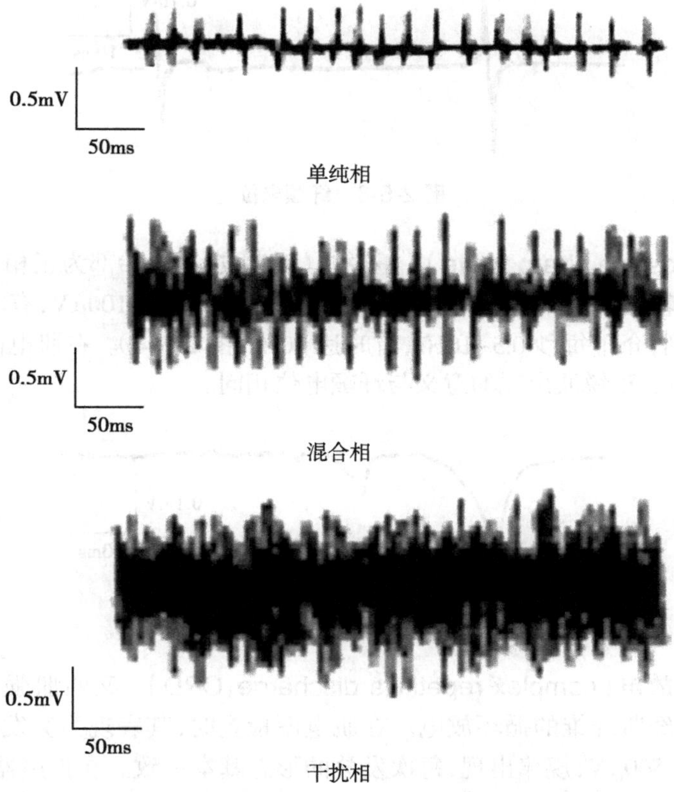

图 2-5-2 正常人肌肉不同程度用力时运动单位电位募集现象

(三)异常肌电图

1. 插入电位改变 常见的有插入电位延长,即针电极插入时电活动持续时间超过300ms,则为插入延长。插入电位延长多见于神经源性疾病,在多发性肌炎也可见到。但肌肉纤维化后,插入电位可减少或消失。

2. 肌强直放电 肌强直是在自主收缩后或者在受到电或机械刺激后肌肉不自主地强直性收缩。这种现象可出现在先天性肌强直、萎缩性肌强直、副肌强直以及高血钾型周期性麻痹。肌电图上出现一组在插入或者动针时所激发的节律性电位发放并持续相当长的一段时间。肌强直放电不一定伴有临床上的肌强直,也可以在多发性肌炎、Ⅱ型糖原贮积症时出现。目前,对肌强直的病理生理虽然还没有完全清楚,但多数认为与安静时肌膜的氯离子电导性减小有关。

3. 纤颤电位(fibrillation potential) 为肌肉放松时肌纤维自发收缩产生的电位,是一种起始为正相波而后为负相波的双相波，时程为 1~5s，波幅为 20~200μV，发放频率较规则，多为每秒 0.5~10Hz，有时高达 30Hz（图 2-5-3）。在肌电图检查时，除了在显示器上可以看到起始为正相而后负相的双相波外，还可以同时听到像雨点落到屋顶瓦片上的声音。一块肌肉上出现两处以上的纤颤电位，应考虑病理性。出现纤颤电位多代表神经源性损害，但也可见于肌炎、肌纤维破坏，低钾或高钾血症等。

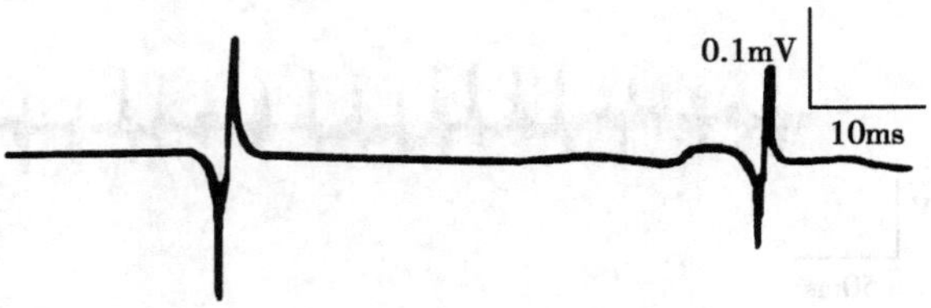

图 2-5-3　纤颤电位

4. 正锐波（positive sharp wave）　正锐波（正尖波）是起始部为正相，继之伴随出现一个时限较宽、波幅较低的负相波。其波幅变化范围较大，从 10~100μV，有时可达 3mV，它的发放频率比较规则，介于每秒 0.5~10Hz，有时达 30Hz（图 2-5-4）。在肌电图检查时，可发出比较钝的爆米花声。正锐波出现的意义与纤颤电位相同。

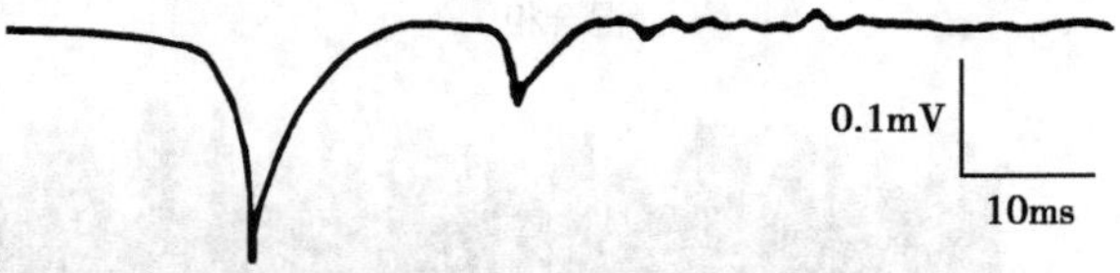

图 2-5-4　正锐波

5. 复杂重复放电（complex repetitive discharge，CRD）　又叫肌强直样放电或怪样电位，是一组失神经肌纤维的循环放电。在肌电图检查时，其表现为突发突止，频率为 20~150Hz，波幅为 50~500μV，规律出现，每次发放的形态基本一致。在扩声器中会出现持续的像机关枪样的声音。它可以在神经源性损害或肌源性损害中出现，但通常它的出现多提示病变进入慢性过程。

6. 束颤电位（fasciculation potential）　束颤被认为是自发的肌肉抽动，为一种自发电位，频率低，常为 2~3Hz，节律不规则，可见于约 10% 的正常人。常见于前角细胞病变，与纤颤电位，正尖波同时存在方有病理意义。

7. 肌纤维颤搐（myokymia）　肌纤维颤搐是一个复合的重复发放，在临床上可以看见皮肤下肌肉蠕动。相同 MU 的冲动，是以 0.1~10s 的间隔、规律性地爆发发放，伴有 2~10 个棘波的发放、频率为 30~40 次/s。这种肌纤维颤搐多见于面部肌肉、脑干胶质瘤和多发性硬化病患者，也可见于慢性周围神经病，如吉兰-巴雷综合征。在过度换气后引起低血钙，使轴索的兴奋性增强，同样可以诱发出肌纤维颤搐。

8. 轻度收缩时的异常肌电图

（1）运动单位的时限和电压改变：①时限延长、电压增高：又称巨大电位，见于前角细胞病变和陈旧性周围神经损伤，提示神经再生时新生轴突分支增加导致所支配的肌纤维增多

(图 2-5-5);②时限缩短、电压降低:见于肌源性疾病(图 2-5-6);③时限延长,电压降低:见于周围神经损伤或角细胞病变导致肌肉严重麻痹。

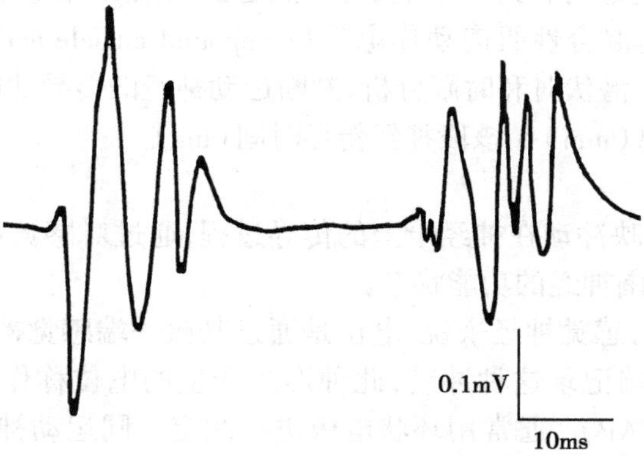

图 2-5-5 巨大电位

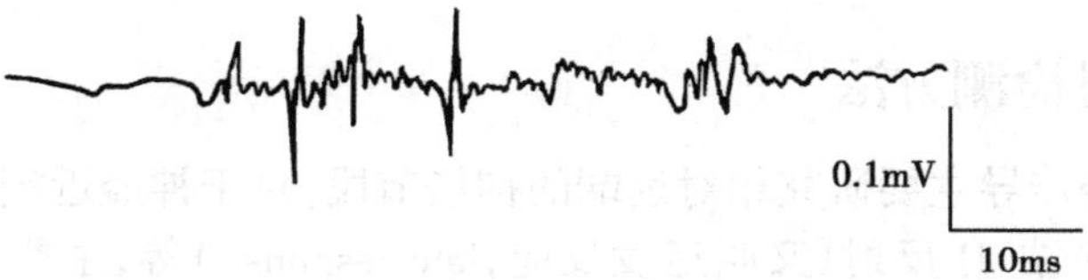

图 2-5-6 时限短、电压低的运动单位电位

(2)多相电位数量增多:按波形特点可分为:①短棘波多相电位,时限短(<3ms),波幅不等(300~500μV),见于肌源性损害的病变及神经再生早期,又称新生电位;②群多相,位相多,波幅高,时限可达 30ms,又称复合电位,意义与巨大电位相同。

9. 大力收缩时的异常肌电图

(1)募集减少:在大力收缩时,可以很清楚地看到每个单个的运动单位电位,即募集相减少或称单纯相,这是由于发放电位的运动单位数量减少,而仅有较少一部分具有功能的运动单位参与发放电位,多见于神经源性损害的病变。

(2)早期募集现象:轻收缩即可出现由短时限、低波幅运动单位电位组成的相互重叠的募集现象叫早期募集现象或病理干扰相。这是由于运动单位肌纤维数量减少,参与放电的运动单位数量增多所致,多见于肌源性损害的病变。

三、神经传导测定

神经传导测定是一种客观的定量检查。神经受电刺激后可产生兴奋性及传导性,而这种传导具有一定的方向性,运动神经纤维将兴奋冲动传向远端肌肉,即离心传导;感觉神经纤维将冲动传向中枢,即向心传导。利用此特征应用脉冲电流刺激运动或感觉神经,测定神经传导速度,判定神经传导功能,借以协助诊断周围神经病变的存在及发生部位。

(一)运动神经传导

运动神经传导所研究的是运动单位的功能和整合性。通过对运动传导的研究可以评估运动神经轴索、神经和肌肉接头以及肌肉的功能状态，并为进一步做针电极肌电图检查提供准确的信息。

测定和计算方法：通过对神经干上远、近两点超强刺激后，在该神经所支配的远端肌肉上可以记录到诱发出的混合性肌肉动作电位（compound muscle action potential，CMAP），又通过对此动作电位波幅、潜伏时和时限分析，判断运动神经的传导功能。运动神经传导速度（m/s）= 两刺激点间距离（mm）÷ 该段神经传导时间（ms）。

（二）感觉神经传导

感觉神经传导是反映冲动在神经干上的传导过程，通过对感觉神经传导的研究可以评估后根神经节和其后周围神经的功能状态。

测定和计算方法：对感觉神经来说，电位是通过刺激一端感觉神经，冲动通过神经干传导，在感觉神经的另一端记录这种冲动，此种形式产生的电位称作感觉神经电位（sensory nerve action potential，SNAP）。通常用环状电极进行测定。同运动神经传导速度不同，由于没有神经肌肉接头的影响，所以，感觉神经传导速度可以直接由刺激点到记录点之间的距离和潜伏时来计算。感觉神经传导速度（m/s）= 刺激与记录点间距离（mm）÷ 诱发电位的潜伏时间（ms）。

四、神经反射检测方法

由于常规的神经传导主要研究相对远端的神经节段，对于神经近端的功能，需要特殊检查。特殊检查包括 F 波、H 反射（又叫迟发反应，late response）等，主要研究近端神经节段，目前已广泛应用于各种周围神经病中，并且被认为是较有价值的测定方法。

（一）F 反应

F 反应（F response）是神经干在超强刺激下，在肌肉动作电位 M 波后出现的一个小的动作电位，它是经过运动纤维近端传导又由前角细胞兴奋后返回的电位。当刺激点向近端移动时，M 波的潜伏时逐渐延长，而 F 波的潜伏时却逐渐缩短，这就提示了 F 波的兴奋是先离开肌肉记录电极而朝向脊髓，然后再由前角细胞回返到远端记录电极。F 波几乎可以在所有的运动神经上引出。临床上应用于：①测定 F 波的潜伏时及传导速度，可了解该神经近髓段神经传导状况，对于神经根或神经丛病变有一定的诊断价值；②观察 F 波的波幅及出现率，可以了解运动神经元池的兴奋性，用于评估痉挛程度。

（二）H 反射

H 反射（Hoffman reflex，HR）是用电刺激胫神经，由Ⅰa 类感觉神经传入，经过突触，再由胫神经运动纤维传出，从而导致它所支配的腓肠肌收缩，形成一个真正的反射。H 反射在成人仅能在胫神经上引出，和 F 反应同为反映周围神经近髓段的功能状态。在一定刺激强度时，H 反射被恒定引出，随着刺激强度的增加，H 反射波幅始渐增而后渐减，最强或超强刺激时 H 反射反而消失，而 M 波波幅不断增高以至最大。其实，H 反射最佳刺激强度是既最大限度兴奋了Ⅰa 类感觉传入纤维，又不同时兴奋运动纤维。H 反射的正常值和身高有关，但潜伏时一般不超过 35ms，通常要两侧对比，而且两侧刺激点到记录点的距离应相等，如果两侧潜伏时差超过 1.5s 即为异常；波幅在 2.4mV 左右，但波动较大，H/M 比值在 64% 以下，两侧之间的波幅差<50%。H 反射的临床应用常用于：①在近端胫神经病、坐骨神经病、腰骶神经丛病、骶 1 神经根病变时，都可以出现 H 反射潜伏时延长或消失。②观察 H/M 比值，可以

了解神经元的兴奋性，用于评估痉挛程度。③感觉神经有损害时，H 反射消失，可用于评估早期周围神经病变，特别是糖尿病周围神经病。

五、诱发电位

诱发电位（evoked potential，EP）是中枢神经系统在感受体内外各种特异性刺激所产生的生物电活动。诱发电位的出现与刺激之间有确定的、严格的时间和位相关系，即所谓“锁时”特性，具体表现为有较固定的潜伏时。临床上常用的诱发电位包括：躯体感觉诱发电位、脑干听觉诱发电位和视觉诱发电位、运动诱发电位。各种诱发电位都有特定的神经解剖传输通路，并有一定的反应形式。

（一）躯体感觉诱发电位

躯体感觉诱发电位也称为体感诱发电位（somatosensory evoked potentials，SEP），临床上最常用短潜伏时体感诱发电位，简称 SLSEP，特点是波形稳定、无适应性和不受睡眠和麻醉药的影响。临床应用如下。

1. 周围神经病　如：①臂丛神经损伤的鉴别诊断，协助判断损伤部位是在节前或节后；②协助颈或腰骶神经根病的诊断；③间接测算病损周围神经的感觉传导速度。

2. 脊髓病变　对脊髓外伤有辅助诊断意义，可判断损伤程度、范围和预后。

3. 脑干、丘脑和大脑半球病变　取决于病损部位及是否累及 SLSEP 通路。

4. 中枢脱髓鞘病（MS），SLSEP 的异常率为 71.7%，下肢体感通路异常率较上肢高。

5. 昏迷预后的评估及脑死亡诊断。

6. 脊柱和脊髓部位手术中监护、颅后窝手术监护。

（二）脑干听觉诱发电位

脑干听觉诱发电位（brainstem auditory evoked potential，BAEP），是利用短声刺激双耳，在头颅表面记录听神经至脑干的电活动。临床应用如下。

1. 脑桥小脑角肿瘤　特别是听神经瘤的 BAEP 异常率可为 75%~92%，脑干内肿瘤 BAEP 的异常率可达 90%。

2. 中枢脱髓鞘病　BAEP 有助于多发性硬化的早期诊断，特别是亚临床病灶的检出率可为 40% 以上。

3. 脑干血管病　BAEP 可动态观察脑干受累情况，有助于判断疗效及预后。

4. BAEP 作为客观电反应测听方法，应用于临床听力学，客观评价听觉检查不合作者、婴幼儿和癔症患者的听觉功能的检查。

5. 颅脑外伤　BAEP 的动态观察有助于预后的推断，BAEP 对判断意识障碍患者的转归、对脑死亡的诊断都有重要意义，BAEP 还可用于颅后窝手术的监护。

（三）视觉诱发电位

视觉诱发电位（visual evoked potentials，VEP）也称皮质视觉诱发电位，是视觉刺激在头皮枕部记录的视觉冲动，经外侧膝状体投射到枕叶距状裂后部与枕后极的电活动。根据刺激方式不同，临床上常用的 VEP 有棋盘格模式翻转 VEP（PRVEP）及闪光刺激 VEP（FVEP），PRVEP 波形简单，阳性率高和重复性好，易于分析，视力在 0.3 以上者常用；FVEP 波形及潜伏时变化大且阳性率低，但适用于视力较差者，婴幼儿、昏迷患者及其他不能合作者。VEP 最有价值之处是发现视神经的潜在病灶，视神经病变常见于视乳头炎和球后视神经炎，

PRVEP 异常率可达 89%；VEP 对多发性硬化的诊断也很有意义。

（四）运动诱发电位

运动诱发电位（motor evoked potential，MEP）主要用于检查运动系统，特别是中枢运动神经通路-锥体束的功能，是诊断中枢运动功能障碍性疾病的一种直接和敏感的方法。常用的刺激有电刺激及磁刺激，因为磁刺激比较安全、无疼痛、可重复，而且操作简单，近年来被广泛应用于临床。磁刺激运动诱发电位是经颅磁刺激大脑皮质运动细胞、脊髓及周围神经运动通路时，在相应的肌肉上记录的混合肌肉动作电位。利用 MEP 主要是测量近端段神经传导，特别是测量锥体束的传导功能，所以临床常用于：①脑损伤后运动功能的评估及预后的判断；②协助诊断多发性硬化及运动神经元病；③可客观评价脊髓型颈椎病的运动功能和锥体束损害程度。

六、低频电诊断

用低频电刺激神经肌肉组织，根据肌肉对电流的反应特点判断神经或肌肉的功能状态，以诊断疾病的方法称低频电诊断（low frequency electrodiagnosis）。

（一）直流-感应电诊断

使用直流电和感应电刺激神经和肌肉，根据肌肉反应量和质判定神经肌肉功能称为直流-感应电诊断（galvanic-faradic electrodiagnosis）。

1. 结果判定

评定要点如下。

（1）绝对变性反应：肌肉对直流电刺激无反应，神经也无反应。病理基础是神经完全变性、肌肉已完全纤维化。

（2）完全变性反应：神经对直流电刺激无反应，对感应电刺激也无反应。神经支配某一肌肉的全部轴索完全变性、断离，或严重受压。

（3）部分变性反应：神经对感应电刺激无反应或兴奋阈增高；但对直流电刺激有反应，不论其阈值高低。其病理基础是支配该肌的神经轴索受损，此多见于神经病变时；也可能是神经干的某一束支完全受损，这时对于神经干来说是部分变性反应，对于该束支来说是完全变性反应，此种情况常见于神经外伤，对于手术的选择有重要意义。

（4）无变性反应：诊断要点是神经肌肉对感应电和直流电刺激反应正常而兴奋阈略有变化，但临床表现为瘫痪。这可能为：①没有周围神经损害；②周围神经损害很轻或及早期；③上运动神经元损害；④有肌源性损害或神经肌肉接头异常；⑤有癔症或诈病。

2. 在临床中的应用价值

（1）损害程度的判定：直流-感应电诊断法用肉眼判定结果，灵敏度较差。早期检出神经异常的灵敏度不如肌电图检查。

（2）神经恢复程度的判断：直流-感应电诊断反映神经恢复的时间较临床观察早，而且对于判定整条肌肉神经支配恢复的比例比较准确，有定量判断的价值。

（3）损害部位的判断：在下运动神经元的传导途径上任何部位的损害，均可造成其远端的变性反应。根据出现与不出现变性反应的肌肉分布，可以推测损害的节段。上运动神经元损害和肌肉损害时，此项检查均无变性反应。

（4）预后的判断原则：①绝对变性反应没有恢复的可能，只能以手术或康复工程解决功能问题；②某些神经疾病致完全变性反应者可能得到满意的恢复程度，具体情况取决于病因和治疗；外伤所致完全变性反应者自发恢复的可能性较小，恢复程度也有限，故外伤、瘢痕压迫、肿瘤所致完全变性反应者一般宜行手术治疗；③部分变性反应者的预后原则同完全变性反应，但自发恢复的可能性较大，恢复的程度较好，故仅在必要时施行手术治疗，一切由具体病因、病程、病况而定；④神经失用者一般可以自行恢复。

（二）强度-时间曲线检查

以不同强度的电流刺激组织，求引起阈反应所必需的最短时间，将对应的强度和时间标记在直角坐标纸上，并将各点连成曲线，即为强度-时间曲线（intensity-time curve）。临床诊断只检查肌肉的强度-时间曲线。

1. 观察指标

（1）弯折：正常的曲线为自左上至右下坡度逐渐降低的平滑曲线，当某点出现弯折时，表示部分失神经支配，弯折点所在的波宽位置也是神经恢复的指标之一，弯折偏右，表示神经反应参与曲线的成分很少。弯折左移，表示神经支配的成分增加。

（2）时值：在强度-时间曲线中，不论刺激波宽多长，阈强度不再继续下降，此最低强度称为基强度。以两倍基强度刺激，引起肌肉最弱收缩所必需的最短时间称为时值。在强度-时间曲线中，以 2 倍基强度在曲线上截取的点所对应的波宽，即为该肌运动时值。

（3）最短反应时：仪器输出最大，正常的神经肌肉对波宽 0.01（或 0.03）ms 的刺激能够反应。但有神经肌肉变性时，曲线右移，右移曲线最左端对应的时间称为最短反应时。

2. 在临床中的应用

（1）损伤程度的判定：能够判定肌肉是否失神经支配，即支配该肌的神经是否变性，而且能够判定失神经是否完全。在损伤后 7~10 天即可出现异常反应，在支配肌肉的神经纤维有 10%~30% 变性时，也可检出异常。

（2）恢复程度的判断：①由无弯折变为有弯折或原有弯折的位置左移；②最短反应时左移，这是判断神经恢复最可靠而灵敏的指标。

（3）指导治疗：根据强度-时间曲线检查结果，可以初步决定患者的治疗方案，需要手术治疗或保守治疗。定期重复此项检查，可以观察疗效并及时修改治疗方案。预后判断同直流-感应电检查。

第六节　协调与平衡能力评定

一、协调功能的评定

（一）基本概念

协调（coordination）是指人体产生平衡准确、有控制的运动能力。正常的随意运动需要若干肌肉的共同协作，当主动肌收缩时，拮抗肌松弛、固定肌的支持固定和协同肌的协同收缩，以准确地完成一个动作，肌肉之间的配合运动称为协调运动。协调运动主要表现为产生平滑的、准确的、有控制的运动，同时伴有适当的速度、距离、方向、节奏和肌力。

协调障碍是指以笨拙的、不平衡的和不准确的运动为特点的异常运动。协调性运动障碍是由于中枢神经系统不同部位（小脑、基底节、脊髓后索）的损伤所致。

(二)各种协调障碍的特征

1. 共济失调(dystaxia) 共济失调指随意运动的平稳性、动作的速度、范围、力量以及持续时间均出现异常。表现为上肢重于下肢,远端重于近端,精细动作较粗糙,动作明显。

(1)日常生活活动受限:穿衣、系纽扣、端水、写字时由于上肢摇摆导致完成困难。

(2)醉汉步态:向前行走时,举步过高,有后倾现象。跨步大、足着地轻重不等、不稳定,呈现足间距宽大而摇摆的醉汉步态。

(3)震颤(tremor):在完成有目的的动作时,主动肌和拮抗肌不协调而发生震颤。

1)意向性:在做随意运动时,手足越接近目标,震颤越明显。

2)姿势性:站立时身体前后摆动,椅坐位时如手足合拢则躯干和头颈摇晃。

3)静止性:静止时有震颤,活动后减轻。

(4)轮替运动障碍(dysdiadochokinesia):快速重复动作不良,即完成快速交替动作有困难,表现出笨拙、缓慢。

(5)辨距不良(dysmetria):对运动的距离、速度、力量和范围判断失误,结果达不到目标或超过目标。如用患手去拿杯子时,肘过伸,手在杯子上方摆动,然后才能将其拿起。

(6)肌张力低下(muscle hypotonia):将被检肢体抬起并保持在一定的位置,当突然撤消保护时,该肢体发生坠落。

(7)书写障碍(dysgraphia):书写过程中的控制能力下降,表现为不能适时、适度停止书写,往往出现过线,画线试验(+)。小脑损害者写字笔画不规整,且字体越写越大;帕金森病患者相反,开始字体大,越写越小。

(8)运动转换障碍:仿画线异常。

(9)协同运动障碍(dyssynergia)

1)起身试验:仰卧位,双手交叉胸前,坐起时,随着躯干的屈曲,一侧或双下肢随之屈曲。

2)立位后仰试验:双脚并拢站立,向后弯身时,头不后仰,膝不弯曲,重心后倾。

(10)其他

1)眼球震颤(nystagmus):平视前方再看一侧物体时出现。

2)构音障碍(dysarthria):构音器官广泛的张力低下致语调和节律异常。表现为说话唐突、吐字含糊、音量大小强弱不等。

2. 不随意运动 主要指姿势保持或运动中出现不自主和无目的的动作,运动不正常和运动时出现无法预测的肌张力变化。

(1)震颤(tremor):当肢体维持固定姿势时明显,随意运动时震颤可暂时被抑制。但肢体重新固定于新的位置时,又出现震颤。精神紧张时震颤加重,睡眠时消失。出现在上肢者呈踇趾与其他二指交替屈伸,踇趾内收外展样的“搓丸样”或“点钞票样”动作。也可见腕关节屈伸、前臂旋前和旋后。亦可出现在头部、下颌和下肢。

(2)舞蹈(chorea):为一种无目的、无规则、无节律的,可突然出现的动作。表现为面、舌、唇、全身或一侧肢体的远端出现无次序、不连续的突然运动,从而影响随意运动的完成,可表现在手的操作、言语以及步态中。

(3)手足徐动(athetosis):为一种间歇性、缓慢、不规则的手足扭转运动,肌张力忽高忽低,交替出现于相互对抗的肌群。多见于上肢,如影响面部可出现一连串的鬼脸。情绪紧张时加重，睡眠时消失。手足徐动往往伴随痉挛、舞蹈样改变。

（4）偏身投掷症（hemiballismus）：为一种突然发生的、反射性、痉挛性、有力的大范围的一侧或一个肢体无目的的打鞭样动作，抓紧肢体后可暂时停止。见于脑血管意外。

（5）舞蹈样徐动症（choreoathetosis）：该样运动介于舞蹈样运动和手足徐动之间。

（6）肌阵挛（myoclonus）：指个别肌肉或肌群组短暂、快速、闪电样、不规则的、幅度不一致的收缩，身体的一部分或数处同步或不同步出现。轻者不引起关节运动，重者可引起肢体阵挛运动。

3. 其他

（1）运动徐缓（bradykinesia）：运动缓慢、能力减低。在直接变换运动方式时出现，或表现为运动停止困难，或为无动。

（2）僵直（rigidity）：被动活动时肌肉张力明显增高，呈“齿轮样”或“铅管样”改变。

（三）协调评定的目的、分级与内容

1. 协调评定的目的 明确有无协调功能障碍，评估肌肉或肌群共同完成一种作业或功能活动的能力；帮助了解协调障碍的程度、类型及引起协调障碍的原因；为康复计划的制订与实施提供依据；对训练疗效进行评估；协助研制协调评定与训练的新设备。

2. 协调功能分级 根据协调活动的完成情况，可将协调功能分为5级，见表2-6-1。

表2-6-1 协调功能分级

级别	评定标准
Ⅰ级	正常完成活动
Ⅱ级	轻度残损，能完成活动，但较正常速度和技巧稍有差异
Ⅲ级	中度残损，能完成活动，但动作慢、笨拙、明显不稳定
Ⅳ级	重度残损，仅能启动动作，不能完成活动
Ⅴ级	不能完成活动

（四）协调评定方法

1. 观察法 正常协调运动的人群应该具有以下特征：运动方式的多样性；具有良好的平衡反应能力；当固定身体的某一部位时，具有使身体其他部位完成平滑、顺畅运动的能力；观察被测试对象在各种体位和姿势下的启动和停止动作是否准确、运动是否平滑、顺畅，有无震颤。如让受试者从俯卧位翻身至仰卧位，或从俯卧位起身至侧坐位，然后进展至四点跪位、双膝跪位、单膝跪位、立位等。观察受试者的日常生活活动并通过与健康人比较，判断受试者是否存在协调功能障碍。

2. 协调试验 协调试验分为平衡性与非平衡性协调试验两类。

（1）平衡性协调试验：评估身体在直立位时的姿势、平衡以及静和动的成分。

1）试验方法

a. 双足站立：正常舒适位。b. 双足站立：两足并拢站立。c. 双足站立：一足在另一足前方。d. 单足站立。e. 站立位，上肢交替放在身旁、头上方或腰部。f. 在保护下，出其不意地让受试者失去平衡。g. 弯腰，返回直立位。h. 身体侧弯。i. 直线走，一足跟在另一足尖前。j. 侧

方走和倒退走。k. 正步走。l. 变换速度走。m. 突然停止后再走。n. 环形走和变换方向走。o. 足跟或足尖着地走。p. 站立位睁眼和闭眼。

2）评分标准

4分：能完成活动。3分：能完成活动，需要较少帮助。2分：能完成活动，需要较大帮助。1分：不能完成活动。

（2）非平衡性协调试验：评估身体不在直立位时静止和运动的成分。

1）评定方法

a. 指鼻试验：受试者肩关节外展90°，肘关节伸直，然后用示指触及自己鼻尖。b. 指-他人指试验：评测者将示指举在受试者面前，受试者用自身示指触及评测者示指头；评测者改变示指距离、方向，受试者再用示指触及。c. 指-指试验：让受试者双肩外展90°，肘伸直，然后双手靠近，用一手示指触及另一手示指头。d. 指鼻和指-他人指试验：受试者用示指交替触及自己鼻尖和评测者示指头，后者可改变方向和距离。e. 对指试验：让受试者用踇趾头依次触及其他手指，并逐步增加对指速度。f. 抓握试验：用力握拳、释放，并充分伸展各指，速度逐步增加。g. 前臂旋转试验：上臂靠近躯干，肘屈90°，掌心交替向上和向下，速度逐步增加。h. 反跳试验：受试者屈肘，检查者被动伸其肘，让受试者保持屈肘姿势，检查者突然释手，正常二头肌将控制前臂使之不向受试者头部冲击。i. 轻叩手：屈肘，前臂旋前，在膝上轻叩手。j. 轻叩足：受试者取坐位，足触地，用跖球（足趾球）轻叩地板，膝不能抬起，足跟不能离地。k. 指示准确：受试者与测评者面对面站或坐，测评者屈肩90°，伸肘、伸出示指，让受试者示指头与测评者示指头相触及；受试者充分屈肩，上肢指向天花板，然后返回原位与测评者示指相触及。l. 交替跟-膝、跟-趾试验：受试者仰卧位，用对侧下肢足跟交替触及同侧膝和踇趾。m. 趾-他人指试验：受试者仰卧，然后用趾触及测评者手指，后者可改变方向和距离。n. 跟-胫试验：受试者仰卧，一侧足跟在另一侧胫前方上下滑动。o. 画圆或横“8”字试验：受试者用上肢或下肢在空气中画一圆或横“8”字。测评下肢时取仰卧位。p. 肢体保持试验：将上肢保持在前上方水平位，将下肢膝关节保持在伸直位。

2）评分标准：每个试验分别进行评分。

5分：正常。4分：轻度障碍，能完成指定的活动，但速度和熟练程度比正常稍差。3分：中度障碍，能完成指定的活动，但协调缺陷极明显，动作慢、笨拙和不稳定。2分：重度障碍，只能发起运动而不能完成。1分：不能活动。

二、平衡功能的评定

（一）基本概念

平衡（balance）是指身体重心偏离稳定位置时，通过自发的、无意识的或反射性的活动，以恢复重心稳定的能力。为了保持平衡，人体重心（center of gravity，COG）必须垂直落在支持面上方或范围内。否则，不是跌倒就是必须要有立即的补救动作。因此，平衡就是维持COG于支持面上方的能力。

支持面（base of support）指人在各种体位下（站立、坐、卧、行走）所依靠的表面，即接触面。站立时的支持面为包括两足底在内的两足间的面积。支持面的面积大小和质地均影响身体平衡。当支持面由于不稳定或面积小于足底面积、质地柔软或表面不规整等情况使双足与地面接触面积减少时，身体的稳定性下降。

（二）人体平衡的维持机制

人体能在各种情况下（包括来自本身和外环境的变化）保持平衡，有赖于中枢神经系统控制下的感觉输入、中枢整合和运动控制的参与。

1. 感觉输入 感觉系统包括躯体感觉，视觉以及前庭觉三个系统，在维持平衡的过程中各自扮演不同的角色。

（1）躯体感觉系统：躯体感觉系统通过位于皮肤内的触、压觉感受器和肌梭、关节内的本体感受器，感觉身体的位置和运动，以及身体各部位的相对位置和运动。平衡的躯体感觉输入包括皮肤感觉（触、压觉）和本体感觉。在维持身体平衡和姿势的过程中，与支持面相接触的皮肤触、压觉感受器向大脑皮质传递有关体重的分布情况和身体重心的位置；分布于肌梭、关节的本体感受器则向大脑皮质输入随支持面变化，如面积、硬度、稳定性以及表面平整度等，而出现的有关身体各部位的空间定位和运动方向的信息。这些感受器在支持面受到轻微干扰时，能够迅速作出反应。正常人面部向前站立在固定的支持面上时，足底皮肤的触、压觉和踝关节的本体感觉输入起主导作用，此时身体的姿势控制主要依赖于躯体感觉系统，即使去除了视觉信息输入（闭目），COG 摆动亦无明显增加。当足底皮肤和下肢本体感觉输入完全消失时，人体失去感受支持面情况的能力，姿势的稳定性立刻受到严重影响，闭目站立时身体倾斜、摇晃，并容易跌倒。

（2）视觉系统：通过视觉输入，能够看见某一物体在特定环境中的位置，判断自身与物体之间的距离，同时判断物体是静止的还是运动的。视觉感受器主要提供头部相对于环境中物体位置的变化以及头部相对于环境的定位信息。因此，视觉系统在环境静止不动的情况下，准确感受环境中物体的运动以及眼睛和头部相对于环境的视空间定位。当环境处于动态中时，由于视觉输入受到干扰而使人体产生错误反应。视觉信息影响站立时身体的稳定性。当身体的平衡因躯体感觉受到干扰或破坏时，视觉系统发挥重要作用。它通过颈部肌肉收缩使头保持向上直立位和保持水平视线使身体保持或恢复到直立位，从而获得新的平衡。如果去除视觉输入，如闭眼站立，姿势的稳定性将较睁眼站立时显著下降。

（3）前庭系统：头部的运动刺激前庭系统中的两类感受器。

1）半规管（上、后、外三个半规管）内的壶腹嵴为运动位置感受器，感受头部在三维空间中旋转运动的角加（减）速度变化所引起的刺激。

2）前庭迷路内的椭圆囊斑和球囊斑感受头在静止时的地心引力和头的直线加（减）速度运动刺激。

无论体位如何变化，都要通过头的调整反应改变颈部肌肉张力来保持头的直立位置是椭圆囊斑和球囊斑的主要功能。通过测知头部的位置及其运动，使身体各部随头做适当的调整和协调运动从而保持身体的平衡。在躯体感觉和视觉系统正常输入的情况下，前庭冲动在控制 COG 位置上的作用较小。当躯体感觉冲动和视觉冲动均不存在或者出现错误时，前庭系统的感觉输入在维持平衡中变得至关重要。

2. 中枢整合 三种感觉信息在包括脊髓、前庭核、内侧纵束、脑干网状结构、小脑及大脑皮质等多级平衡觉神经中枢中进行整合加工，并形成运动方案。当体位或姿势变化时，为了判断人体质心的准确位置和支撑面情况，中枢神经系统将三种感觉信息进行整合，迅速判断何种感觉所提供的信息是有用的，何种感觉所提供的信息是相互冲突的，从中选择出提供准确定位信息的感觉输入，放弃错误的感觉输入。

3. 运动控制 中枢神经系统在对多种感觉信息进行分析整合后下达运动指令，运动系统以不同的协同运动模式控制姿势变化，将身体质心调整到原来的范围内或重新建立新的平衡。当平衡发生变化时，人体通过三种调节机制或姿势性协同运动模式来应变，包括踝调节机制、髋调节机制及跨步调节机制。

（三）平衡功能的分类与分级

1. 平衡功能的分类

（1）静态平衡（static balance）：又称一级平衡，是指人体在无外力作用下，在睁眼和闭眼时维持某姿势稳定的过程，如坐、站立、单腿站立、倒立、站在平衡木上维持不动。

（2）动态平衡（dynamic balance）：又称二级平衡，是指运动过程中调整和控制身体姿势稳定性的能力。动态平衡从另外一个角度反映了人体随意运动控制的水平。坐或站着进行各种作业活动，站起和坐下、行走等动作都需要具备动态平衡能力。

（3）反应性平衡（reactive balance）：又称三级平衡或他人动态平衡，当身体受到外力干扰而使平衡受到威胁时，人体作出保护性调整反应以维持或建立新的平衡，如保护性伸展反应、迈步反应等。

2. 平衡功能分级 根据平衡活动的情况，可将平衡功能分为4级，见表2-6-2。

表2-6-2 平衡功能分级

级别	评定标准
Ⅰ级	能正确地完成活动
Ⅱ级	能完成活动，仅需要较小的帮助来维持平衡
Ⅲ级	能完成活动，但需要较大的帮助来维持平衡
Ⅳ级	不能完成活动

（四）平衡功能的评定

1. 评定目的

（1）确定是否存在影响行走或其他功能性活动的平衡障碍。

（2）确定障碍的水平或程度。

（3）寻找和确定平衡障碍的发生原因。

（4）指导制订康复治疗计划。

（5）监测平衡功能障碍的治疗（手术、药物）和康复训练的疗效。

（6）跌倒风险的预测。

2. 平衡评定方法 平衡评定分主观评定和客观评定两个方面。主观评定以观察法和量表为主，客观评定需借助设备如平衡测试仪等进行评定。

（1）观察法：由于其应用简便，可以对具有平衡障碍的患者进行粗略的筛选，具有一定的敏感性和判断价值，至今在临床上仍广为应用。常用方法如下。

1）在静止状态下受试者能否保持平衡。例如：睁、闭眼坐，睁、闭眼站立（即Romberg's征），双足靠拢站，足跟对足尖站，单足交替站等。

2）在运动状态下受试者能否保持平衡。例如：坐、站立时移动身体，在不同条件下行走，包括足跟着地走、足尖着地走、直线走、走标记物。

3）侧方走，倒退走，环行走等。

（2）量表法：属于主观评定后的记录方法。优点是不需要专门的设备，结果量化，评分简单，应用方便。信度和效度较好的量表有 Fugl-Meyer 平衡反应测试、Lindmark 平衡反应测试、Berg 平衡量表测试、MAS 平衡测试和 Semans 平衡障碍分级等。

（3）平衡仪测试法：平衡测试仪是定量评定平衡能力的一种测试方法。此类仪器采用高精度的压力传感器和电子计算机技术，整个系统由受力平台（force plate）即压力传感器、显示器、电子计算机及专用软件构成。受力平台可以记录到身体的摇摆情况并将记录到的信号转化成数据输入计算机，计算机在应用软件的支持下，对接受到的数据进行分析，实时描记压力中心在平板上的投影与时间的关系曲线，其结果以数据及图的形式显示，故也有称平衡测试仪为计算机动态姿势图（computerized dynamic posturography，CDP）。

姿势图可以精确测量人体重心的位置、移动的面积和形态，可以评定平衡功能障碍或病变的部位和程度，评价康复治疗的效果。同时，平衡测试仪本身也可以用作平衡训练。

第七节　步态分析

一、概述

行走是人的重要功能之一，步态是人行走功能的表现形式。人的行走功能如何，常常可通过步态分析进行评定。步态分析（gait analysis，GA）是利用力学原理和人体解剖学、生理学知识对人类行走状态进行对比分析的一种研究方法，包括定性分析和定量分析。其中，步态（gait）是指人体步行时的姿势，包括步行（walking）和跑（running）两种状态。在临床工作中，对患有神经系统或骨骼肌肉系统疾病而影响行走能力的患者需要进行步态分析，以评定患者是否存在异常步态以及其性质和程度，为分析异常步态的原因、矫正异常步态、制订康复治疗方案提供必要的依据，并评定步态矫治的效果。

（一）步态的基本参数

1. 步频（cadence） 步频指每分钟的行动步数，成人为 110~120 步/min，快步可到 140 步/min。

2. 步长（step length） 步长（步幅）指一步移动的距离，一足足跟着地处至对侧足跟着地处之间的距离，与步频、身高等因素有关，一般男性为 70~75cm。

3. 跨步长（stride length） 跨步长即同一足足跟着地处至再次足跟着地处之间的距离。

4. 步宽（gait width） 步宽指双足足中线之间的宽度。

5. 足角或趾偏外角度 即足跟中点到第二趾的连线与前进方向之间的夹角。

6. 步速（walk velocity） 指单位时间内行走的距离，通常用 m/min 表示。正常人行走步速约为 65~95m/min。

（二）步行周期

正常行走时，从一侧下肢完成从足落地再次落地的时间过程，为一个步行周期（gait cycle）。在每个步行周期中，该侧下肢要经历的支撑相（stance phase）和摆动相（swing phase），分别占整个周期的 60% 与 40%，每个时相又可细分为几部分。

1. 支撑相 从足跟着地起，经历全足放平、足跟离地、膝部屈曲、足跟离地等过程。支撑相可细分为：首次触地（initial contact），为支撑足足跟或足底的其他部位最先与地面接触的瞬间；承重反应期（loading response），为足跟着地后至足底与地面全面接触瞬间的时期，即一侧足跟着地后至对侧下肢足趾离地时，为双支撑期，是重心由足跟转移到足底的过程；站立中期（mid-stance），指从对侧足离地后至身体正好在支撑足支撑面上的阶段，为单腿支撑期；站立末期（terminal stance），指从支撑腿足跟离地时到对侧下肢足跟着地前的阶段；摆动前期（preswing），系指从对侧下肢足跟着地至支撑腿足趾离地前的一段时间。

2. 摆动相 可细分为：摆动初期（initial swing），为摆动腿从离地后至膝关节屈曲达最大幅度的阶段；摆动中期（mid-swing），为摆动腿继续向前摆动至胫骨与地面垂直的阶段；摆动末期（terminal swing），为摆动腿胫骨与地面垂直后至足再次开始触地前的阶段。

二、正常步态的运动学变化

整个行走模式是复杂的协调运动。在正常行走过程中，身体各部分按一定顺序移动，相关肌肉则有节奏地收缩与放松，每组肌群参与的程度取决于步伐的步长与高度、行走速度以及行走的环境（见附录 8）。

三、步态分析的方法

（一）临床定性分析

步态的定性分析是由医务人员目测患者的行走过程，然后根据所得印象或按照一定观察项目评定，从而作出步态分析结论。

1. 观察内容

（1）步态的总体情况：包括步行节奏、对称性、流畅性、身体重心的偏移、躯干在行走中的趋向性、上肢摆动、辅助器具（矫形器、助行器、假肢）的使用、行走中的神态表情等。

（2）识别步行周期的时相与分期特点：如首次着地的方式、站立中期足跟是否着地、迈步相是否足拖地等。

（3）观察身体各部位情况：大致了解踝关节及足趾、膝关节、髋关节、躯干、骨盆、肩及头颈部在步行周期中不同时期的变化是否正常。例如，踝关节是否有跖屈、背屈以及内、外翻情况；足蹬离动作是否充分；膝关节在步行周期不同时期的伸、屈度及其稳定性；髋关节是否过度伸展、过度屈曲、旋转、外展并外旋（画圈），或呈现出内收或外展体位；骨盆抬高、下降或固定；躯干是否前倾或后倾，或向左、向右侧弯；上肢摆动幅度正常、增加还是减小；肩部是否下掣、上抬、前突或回缩；头的位置等。

2. 观察方法 采用目测法检查时，让患者以自然的姿势和平常的速度步行来回数次，观察步行时全身姿势是否协调。各运动时相中，下肢各关节姿位和活动幅度是否正常。骨盆的运动、重心的转换和上肢摆动是否协调和对称，行走的速度是否均匀等。然后让患者按不同要求继续步行，分别做加快速度和减慢速度行走，并做立停、拐弯、转身、上下坡或上下楼梯与台阶、绕过障碍物、缓慢踏步或单足站立等动作。有时还要让患者闭眼步行，这样可使轻度的步态异常表现得较为明显。须用手杖或拐杖行走者，由于助行器可以掩盖较多异常步态，因此，除进行持拐或持杖行走的步态检查外，还应在可能情况下放下助行器，观察徒步行走的步态。

（二）定量分析

步态的定量分析是通过器械或专门的设备所获得的客观数据对步态进行分析的方法。通过获得的运动学参数、动力学参数、肌电活动参数和能量参数分析步态特征。

1. 评价步态参数 常见的步态参数可以在实验室外通过检测患者的行走来测量，如用秒表在设定的场地内让患者行走测量步行速度。同样，通过在特定的场地上撒上石灰粉，让患者在其上行走，可测得步长、步幅、步宽和足角等数据。上述资料通过处理，也可以对步态模式进行定量分析，但其全面性和准确性受到一定的限制。

2. 步态分析系统

通常由以下四部分组成：①摄像系统：在同一空间、分布在不同位置的一组带有红外线发射源的红外摄像机，以及能粘贴在待测部位（一般为关节部位）的红外反光标记点。②测力台：用以测量行走时地面支撑反应力。③肌电遥测系统：用以观察动态肌电图。④计算机处理系统：调控以上三组装置同步运行并对观察结果进行分析处理的计算机及其外围设备。这种三维步态分析系统可以提供多方面的参数和图形，进行深入细致的分析，得出全面的结论，适用于科研工作，但因价格昂贵，难以普及使用。

3. 足底压力系统 足底压力步态分析仪是计算机化测量人体站立或行走中足底接触面压力分布的系统。它以直观、形象的二维、三维彩色图像实时显示压力分布的轮廓和各种数据。与以往传统的测量方法相比，它是一种经济、高效、精确、快速、直观、方便的足底压力分布测量工具。

4. 动态肌电图 通过贴在皮肤上的表面电极测量肌肉活动。表面肌电图使用可处理胶粘电极记录来自表面电极或针电极放大前的EMG信号，由电缆或无线遥控器传送到与计算机系统相连的接受器上。通过显示的信号可以鉴别和分析步态的相关因素。它可以提供有关肌肉与活动是否恰当，非相位活动怎样影响步态等信息，尤其是对痉挛性瘫痪的患者。

5. 超声定位步态分析仪 由清华大学研制的三维测力台系统，对站立或行走时足底与支撑面之间的压力（冠状面、矢状面和水平面三个方向的力）进行测量和分析，包括对足底压力曲线、矢量图、功率谱、拟合曲线等参数分析，获得反映人体下肢的结构、功能乃至全身协调性等方面的信息。

6. 电子测角器 它是装有电子计算机的简单测角装置，临床上通常用于测量关节活动度。主要的缺点是准确性不高。

四、常见异常步态模式的评定

（一）中枢神经受损所致的异常步态

1. 偏瘫步态 是指患者在行走时，由于骨盆后缩、膝关节屈曲不充分，患侧产生提髋，下肢外旋、外展“划圈”，同时伴有足内翻、跖屈，使患侧下肢不能正常负重，这种情况持续下去，使下肢伸肌痉挛进一步加重，患者走路时费时、费力且不容易保持平衡。

2. 剪刀步态 又称交叉步。多见于脑瘫及高位截瘫患者，由于内收肌痉挛，双膝内侧常呈并拢状，行走时，双足尖（相对或分开）点地，交叉前行，呈剪刀状。摆动相缺乏屈膝、屈髋动作，支撑相足尖着地，支撑面小，行走时能量消耗大，稳定性差。

3. 共济失调步态 小脑性共济失调时，步行摆晃不稳定，如醉汉。

4. 慌张步态 帕金森病或基底节病变时，步态短而快，有阵发性加速，不能随意立停或转向，手臂摆动缩小或停止，称前冲步态或慌张步态。

（二）周围神经损伤所致的异常步态

1. 臀大肌步态 臀下神经损伤时，导致臀大肌无力，髋关节伸和外旋受限。行走时，由于臀大肌无力，表现为挺胸、凸腹，躯干后仰，过度伸髋，膝绷直或微屈，重力线落在髋后。行走速度和稳定性都受到影响。

2. 臀中肌步态 臀上神经损伤或髋关节骨性关节炎时，髋关节外展内旋（前部肌束）和外旋（后部肌束）均受限。行走时，由于臀中肌无力，使骨盆控制能力下降，支撑相受累侧躯干和骨盆过度倾斜，摆动相身体向两侧摇摆。两侧髋外展肌受损，步行时双下肢左右摇摆，状如鸭子，又称鸭步。

3. 股四头肌无力步态 股神经损伤时，屈髋关节、伸膝关节受限。行走时，由于股四头肌无力，不能维持膝关节的稳定性，膝倾向于“屈服”，支撑相膝后伸，躯干前倾，重力线落在膝前。如果伸膝过度，可能发生膝后关节囊和韧带损伤的危险。整个行走过程重心在垂直位移动的幅度较大。

4. 胫前肌步态 腓深神经损伤时，足背屈、内翻受限，其特征性的临床表现是早期足跟着地后不久“拍地”，它是由于在正常足跟着地之后，踝背屈肌不能进行有效的离心性收缩控制踝跖屈的速率。行走时，由于胫前肌无力使足下垂，摆动相足不能背屈，以过度屈髋、屈膝，提起患腿，完成摆动，形成跨栏步。

5. 腓肠肌步态 胫神经损伤时，屈膝关节、足跖屈受限。行走时，由于腓肠肌无力，支撑相足跟着地后，身体稍向患侧倾斜，患侧髋关节下垂，蹬地无力。

（三）骨关节疾患所致的异常步态

1. 短腿步态 肢体不等长可出现短腿步态，如一腿短缩超过3cm，患肢在行走支撑时可见同侧骨盆及肩下沉，故又称斜肩步，摆动时相有代偿性足下垂。一般需要垫高鞋底矫正。

2. 关节强直步态 下肢各关节挛缩强直时可发生异常步态。如髋关节屈曲挛缩时引起代偿性骨盆前倾，腰椎过伸，步幅缩短。膝屈曲挛缩30°以上时可出现短腿步态。膝伸直挛缩时，摆动时相下肢外展或同侧骨盆上提，以防止足趾拖地。踝趾挛缩时足跟不能着地，即出现马蹄足，摆动时相以增加髋及膝屈曲度代偿，状如跨栏，故称跨栏步。此时患肢支撑期常有过度伸直，引起膝反屈。

3. 关节不稳步态 如双侧先天髋脱位步行时左右摇晃如鸭步。

4. 疼痛步态 由各种原因引起患肢负重疼痛时，患者尽量缩短患肢的支撑期，使对侧摆动腿呈跳跃式快速前进，步幅缩短，又称短促步。

第八节 疼痛评定

一、概述

疼痛（pain）是具有感觉、情绪、认知和社会层面的实际或潜在组织损伤所引起的痛苦体验，常伴有自主神经反应、躯体防御运动、心理情感和行为反应。它包括伤害性刺激作用于机体所引起的痛感觉，以及机体对伤害性刺激的痛反应，如躯体运动性反应和/或内脏自主反应，常伴随有强烈的情绪色彩。

疼痛是一种难以描述和解释的纯主观性感觉，临床上相关疾病均有不同程度和不同形式的疼痛表现，且多数就诊患者都有疼痛主诉，因此评估患者的疼痛强度、部位、性质及其变化对患者的诊断、选择治疗方法、观察病情变化、评定治疗效果和有关疼痛的研究工作有重大意义。

（一）疼痛的分类

1. 按 IFC 国际功能、残疾和健康分类　包括全身性疼痛、身体单一部位疼痛、身体多部位疼痛、生皮节段辐射状疼痛、节段或区域上辐射状疼痛。

2. 按临床症状分类　包括中枢性、外周性（包括内脏痛和躯体痛）、心因性（包括癔病性和精神性疼痛）疼痛。

3. 按疼痛的性质分类　包括刺痛、灼痛、酸痛、放射痛、牵涉痛。

4. 按疼痛的持续时间分类　包括急性疼痛、慢性疼痛、亚急性疼痛、再发性疼痛。

5. 按疼痛的病因分类　包括生理性疼痛、病理性疼痛（灼性神经痛、幻肢痛、残肢痛、痛性麻木）。

（二）疼痛评定的注意事项

1. 认知功能明显障碍的患者不适合进行疼痛评定。

2. 评定应在疼痛较为稳定时进行，不宜在疼痛剧烈时进行；不应采用可能导致患者疼痛加重的评定方法进行评定。

3. 评定时周围环境需适宜，尽量安静，室温不可过冷、过热，以免对疼痛程度造成影响。

4. 需经专业培训的评定者根据患者的主观感受进行评定，避免出现技术误差。

5. 评定最好采取一对一形式，避免他人干扰。

二、评定方法与结果记录

（一）采集病史

包括与疼痛有关的现病史和既往史。重点了解疼痛的发生时间、诱因、部位、性质、程度、缓解或加剧疼痛的因素、伴随症状以及是否存在 ADL 受限等。

（二）疼痛部位的确定

一般可应用疼痛示意图等方法，以量化疼痛区域的大小、评定疼痛部位的改变，同时可评定疼痛强度和性质。常用的方法为 45 区体表面积评分法等。适用于疼痛范围相对较广的患者，如颈痛、腰痛及肌筋膜痛等。

1. 评定方法　采用 45 区体表面积图等疼痛示意图及颜色笔等。45 区体表面积图将人体表面分为 45 个区域（前 22，后 23），每一区域标有该区号码。让患者用不同颜色或符号将相应疼痛部位在图中标出（图 2-8-1）。

2. 评分标准　涂盖一区（局部）为 1 分

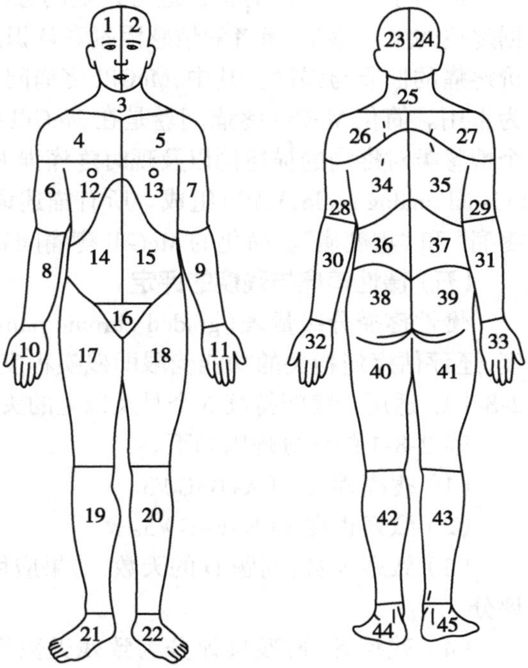

图 2-8-1　45 区体表面积评分法

(每一区不论大小均为1分,即便只涂盖了一个区的一小部分也评为1分),未涂处为0分,总评分反映疼痛区域。不同颜色或不同符号表示疼痛强度,如用无色、黄色、红色和黑色(或"—""○""□""△")分别表示无痛、轻度疼痛、中度疼痛和重度疼痛。最后根据各疼痛区域占整个体表面积的百分比计算患者疼痛占体表面积的百分比。

(三) 疼痛强度的评定

量化评定疼痛强度及变化的方法较多,临床常用目测类比量表法。

目测类比量表法又称视觉模拟量表法(visual analogue scale,VAS),是目前临床上最常用的评定方法,它采用一条10cm长的直尺,称为VAS尺,面向医生的一面标明0~10完整的数字刻度(图2-8-2),面向患者的一面只在两端标明有0和10的字样,0端代表无痛,10端代表最剧烈的疼痛,直尺上有可移动的游标。患者移动游标至自己认定的疼痛位置时,医生立即在尺的背面看到表示疼痛强度的具体数字(长度可精确到毫米)。

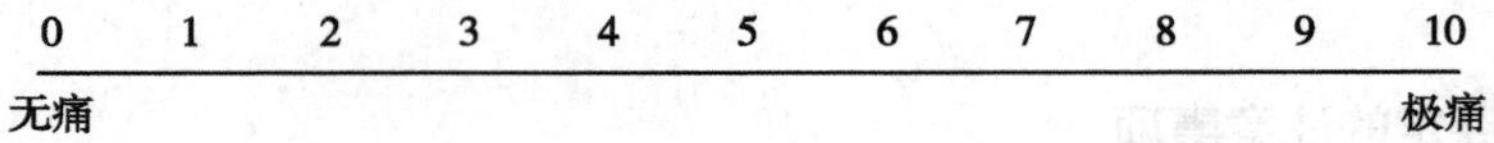

图 2-8-2 视觉模拟评分

VAS也可采用10cm长的直线(可为横线或竖线),按毫米刻格,两端分别表示"无痛"(0)和"极痛"(100)。被检查者根据其感受程度,用笔在直线上划出与其疼痛强度相符合的某点,从"无痛"端至记号之间的距离即为痛觉评分分数。一般重复两次,取两次的平均值。VAS是目前最常用的疼痛强度评定方法。

(四) 疼痛特性的评定

适用于需要对疼痛特性进行评定的患者、合并存在疼痛心理问题者。疼痛问卷表是根据疼痛的生理感觉、患者的情感因素和认识成分等多方面因素设计而成,因此能较准确地评价疼痛的性质与强度。其中,McGill疼痛问卷(MPQ)和简化McGill疼痛问卷(SF-MPQ)较为常用。简化McGill疼痛问卷是在McGill疼痛问卷基础上简化而来。由11个感觉类和4个情感类对疼痛的描述词以及现时疼痛强度(present pain intensity,PPI)和视觉模糊评分法(visual analog scale,VAS)组成。所有描述词可根据个人感受选择"无痛""轻度痛""中度疼痛"和"重度痛"。简化的McGill疼痛问卷(附录9)在临床上具有简便、快速等特点。

(五) 慢性疼痛与残疾的评定

慢性疼痛分级量表(graded chronic pain scale-revised,GCPS-R)不仅评估患者的疼痛强度,还评估疼痛相关的功能受限即残疾程度,并根据致残程度和致残天数得出残疾分数(表2-8-1)。适用于疼痛持续6个月及以上的头、颈、肩、腰、腿痛患者。

表2-8-1的评分规则如下。

(1)疼痛程度=(A+B+C)/3。

(2)致残程度=(E+F+G)/3。

(3)致残天数:问题D的天数,如果应用3个月标准的版本,将天数乘以2后计算残疾评分。

(4)残疾评分:残疾评分为致残天数换算分+致残程度换算分。具体换算方法见表2-8-2。

表 2-8-1　慢性疼痛分级量表

1. 疼痛程度
A. 你现在的疼痛程度(选择 0~10 中的某一数字)
0　1　2　3　4　5　6　7　8　9　10
B. 过去半年中疼痛最强烈的程度(选择 0~10 中的某一数字)
0　1　2　3　4　5　6　7　8　9　10
C. 过去半年中疼痛的平均强度(即你通常感到的疼痛强度,选择 0~10 中的某一数字)
0　1　2　3　4　5　6　7　8　9　10
注:0——无痛;10——极度疼痛
2. 致残程度
D. 过去半年中因疼痛不能进行日常活动(工作、上学或做家务)的累计天数:　天
E. 过去半年中疼痛对你日常活动的影响大小(选择 0~10 中的某一数字)
0　1　2　3　4　5　6　7　8　9　10
F. 过去半年中疼痛对你参加娱乐、家庭和社会活动能力的影响程度(选择 0~10 中的某一数字)
0　1　2　3　4　5　6　7　8　9　10
G. 过去半年中疼痛对你的工作能力(包括家务劳动)的影响程度(选择 0~10 中的某一数字)
0　1　2　3　4　5　6　7　8　9　10
注:0——无影响;10——影响极大,不能进行任何相关活动

表 2-8-2　残疾评分方法

致残天数(0~180 天)	换算分	致残程度(0~10)	换算分
0~6 天	0 分	0~2.9	0 分
7~14 天	1 分	3~4.9	1 分
15~30 天	2 分	5~6.9	2 分
31 天以上	3 分	7~10	3 分

(5)慢性疼痛状况分级

0 级:无疼痛(过去半年中无疼痛问题)。

1 级:疼痛强度<5,残疾评分<3 分。

2 级:疼痛强度≥5,残疾评分<3 分。

3 级:不管疼痛强度如何,残疾评分为 3~4 分。

4 级:不管疼痛强度如何,残疾评分为 5~6 分。

1、2 级提示疼痛所导致的日常生活能力受限程度较小;3 级提示中等程度受限;4 级提示重度受限。

第九节　生活能力与生存质量评定

一、生活能力与生存质量的关系

日常生活活动(activities of daily living,ADL)评定是康复医学中不可缺少的重要项目。随着生存质量(quality of life,QOL)概念的引入,康复的最终目标由最大限度地提高 ADL 能力向提高 QOL 转变。ADL 和 QOL 是一个事物的两个方面,相互依赖且不可分离。ADL 水

平越高，QOL越高，如果一名患者的QOL评分高，具备一定外界社会的条件(在回归社会方面、环境改造方面等)，患者达到行走康复目标的可能性越大，反之，对待残障人士的策略不充分，可影响患者达到康复目标。

二、生活能力评定

日常生活活动是指人们在家居环境中和户外环境里自我照料的活动。ADL能力是指人们为了维持生存和适应生存环境而每天必须反复进行的、最基本的活动。包括个体在家庭、工作机构、社区、与他人交往的能力，以及在经济上、社会上和职业上合理安排自己生活方式的能力。ADL通常分为躯体的或基本的ADL(physical or basic ADL,PADL or BAD)和工具性ADL(instrumental ADL,IADL)。前者是指患者在家中或医院里每日所需的基本运动和自理活动。其评定结果反映了个体的粗大运动功能，适用于较重的残疾，一般在医疗机构内使用。后者通常是指人们在社区中独立生活所需的高级技能，比如交流和家务劳动等，常需要使用各种工具。评定结果反映了个体较精细的运动功能，适用于较轻的残疾，常用于调查，也会应用于社区人群。

(一) 评定目的

1. 确定个体在ADL方面独立的程度。

2. 根据评定结果的分析，结合患者及其家属的康复需求，拟定合适的治疗目标，确定适当的治疗方案。

3. 间隔适当的时间进行再评定，以评价治疗效果，调整治疗方案。

4. 判断患者的功能预后。

5. 通过评定结果反馈，增强患者的信心。

6. 进行投资-效益的分析。

(二) 评定方法

1. 直接观察法 检查者直接观察患者的实际操作能力进行评定。该方法的优点是能够比较客观地反映患者的实际功能情况，但缺点是费时费力，有时患者不配合。

2. 间接评定法 通过询问的方式进行评定。询问的对象可以是患者本人，也可以是家人或照顾者。此方法简单、快捷，但信度较差。所以，在日常评定中，通常是两种方法结合应用。

(三) 常用的评定量表

1. 常用的PADL标准化量表

(1) 改良Barthel指数评定(Barthel index,BI)

该法评定简单，可信度高，灵敏度高。它不仅可以用来评定治疗前后的功能状况，而且可以预测治疗效果、住院时间及预后，是医疗机构应用最广的一种ADL评定方法。

Barthel指数包括10项内容，根据是否需要帮助及帮助的程度分为0、5、10、15分四个功能等级，总分为100分。得分越高，独立性越强，依赖性越小。若达到100分，这并不意味患者能完全独立生活，患者也许不能烹饪料理家务或与他人接触，但不需要照顾，可以自理(附录10)。

如不能达到项目中规定的标准，给0分。60分以上提示被检查者生活基本可以自理，60~40分者生活需要帮助，40~20分者生活需要很大的帮助，20分以下者生活完全需要帮助。

Barthel 指数 40 分以上者康复治疗的效益最大。

（2）功能独立性评定量表（Function Independent Measure，FIM）

FIM 在反映残疾水平或需要帮助的量的方式上比 Barthel 指数更详细、精确、敏感，是分析判断康复疗效的一个有力指标。它不但评价由于运动功能损伤而致的 ADL 能力障碍，而且也评价认知功能障碍对日常生活的影响。

FIM 应用范围广，可用于各种疾病或创伤者日常生活能力的评定。FIM 评定内容包括 6 个方面，共 18 项，分别为 13 项运动性 ADL 和 5 项认知性 ADL（附录 11）。评分采用 7 分制，即每一项最高分为 7 分，最低分为 1 分。总积分最高分为 126 分，最低分为 18 分。得分的高低根据患者独立的程度、对辅助具或辅助设备的需求程度以及他人给予帮助的量为依据。

独立：活动中不需他人帮助。

（1）完全独立（7 分）：构成活动的所有作业均能规范、完全地完成，不需修改和辅助设备或用品，并在合理的时间内完成。

（2）有条件的独立（6 分）

具有下列一项或几项：活动中需要辅助设备；活动需要比正常长的时间；或有安全方面的考虑。

依赖：为了进行活动，患者需要另一个人予以监护或身体的接触性帮助，或者不进行活动。

（1）有条件的依赖：患者付出 50% 或更多的努力，其所需的辅助水平如下。

1）监护和准备（5 分）：患者所需的帮助只限于备用、提示或劝告，帮助者和患者之间没有身体的接触或帮助者仅需要帮助准备必需用品；帮助带上矫形器。

2）少量身体接触的帮助（4 分）：患者所需的帮助只限于轻轻接触，自己能付出 75% 或以上的努力。

3）中度身体接触的帮助（3 分）：患者需要中度的帮助，自己能付出 50%~75% 的努力。

（2）完全依赖：需要一半以上的帮助或完全依赖他人，否则活动不能进行。

1）大量身体接触的帮助（2 分）：患者付出的努力小于 50%，但大于 25%。

2）完全依赖（1 分）：患者付出的努力小于 25%。

FTM 的最高分为 126 分（运动功能评分 91 分，认知功能评分 35 分），最低分 18 分。126 分 = 完全独立；108~125 分 = 基本独立；90~107 分 = 有条件的独立或极轻度依赖；72~89 分 = 轻度依赖；54~71 分 = 中度依赖；36~53 分 = 重度依赖；19~35 分 = 极重度依赖；18 分 = 完全依赖。

2. 常用的 IADL 标准化量表 功能活动问卷（the functional questionnaire，FAQ）见表 2-9-1。根据完成各项活动的难易程度评分，分数越高障碍越重，正常<5 分，≥5 分为异常。

（四）评定的注意事项

1. 在评定时，应注重观察患者的实际操作能力，而不能仅依赖其口述。
2. 患者在帮助下才可完成某种活动时，要对帮助的方法与帮助量予以详细记录。
3. 评定应在适当的时间和地点进行。通常应由作业治疗师在早晨起床时到病房观察患者穿衣、洗漱、刮脸或化妆等各种自理活动，以求真实。
4. 为避免因疲劳而失实，必要时评定可分几次完成，但应在同一地点进行。
5. 再次评定 ADL 是为了观察疗效、检验治疗方法，为及时调整治疗方案提供依据以及

表 2-9-1 功能活动问卷(FAQ)

项目	正常或从未做过但能做(0分)	困难,但可单独完成或从未做(1分)	需要帮助(2分)	完全依赖他人(3分)
1. 每月平衡收支能力,算账的能力				
2. 患者的工作能力				
3. 能否到商店买衣服、杂货和家庭用品				
4. 有无爱好,会不会下棋和打扑克				
5. 会不会做简单的事,如点炉子、泡茶等				
6. 会不会准备饭菜				
7. 能否了解最近发生的事件(时事)				
8. 能否参加讨论和了解电视、书和杂志的内容				
9. 能否记住约会时间、家庭节日和吃药				
10. 能否拜访邻居,自己乘公共汽车				

判断预后。因此,再次评定的时间应该安排在一个疗程结束时以及出院前。出现新障碍时应随时进行评定。

三、生存质量评定

生存质量(QOL),也称为生活质量、生命质量等,是指消除疾病和提高物质生活方面的质与量,还包括精神生活方面的质量状况,即“对人生和生活的个人满意度”。世界卫生组织(WHO)生活质量研究组提出的生活质量概念,是指不同文化和价值体系中的个体对他们的目标、期望、标准以及所关心的事情相关生活状况的体验。这是在众多生活质量的概念与诠释中较为公认的一个定义。

(一)评定目的

1. 把握患者在原生活环境中的行为以及疾病、外伤、高龄所引起的状态变化。
2. 确定残疾者的需求,发现形成障碍的因素。
3. 依据评定结果,设立治疗目标,制订治疗计划。
4. 收集与患者康复有关的资料
(1)了解患者及家属想要达到的康复目标。
(2)来自康复小组其他成员与患者有关的资料。
(3)回归家庭或进入其他设施的环境资料。
5. 科研 对躯体问题、精神心理的问题、家庭的周围环境、家庭成员间的问题、居住社区的社会与环境问题进行细致和综合分析。

(二)评定方法

1. 自我报告法 由被调查者直接填写量表,回答有关问题,此方法能直接反映被调查者的思考方法,在调查项目的内容不被理解的情况下,可能需要适度提示。

2. 询问法 通过向患者或家属询问来填写QOL量表,患者及家属回答问题,但有可能发生检查者诱导被检查者思路的情况。所以,谨慎把握调查的内容和项目是重要的,必要时可由两名检查者共同参加调查。

3. 观察法 由检查者在一定时间内有目的、有计划地在特定条件下,通过感官或借助一定的科学仪器，对特定个体的心理行为或活动、疾病症状及相关反应等进行观察，从而搜集资料判断其生活质量。常用于植物人状态、精神障碍、阿尔茨海默病或危重患者的评定。

4. 症状定式检查法 用于限于疾病症状和治疗的毒副作用时的生活质量评定。该法把各种可能的症状或毒副作用列表出来，由评定者或患者注意选择，选项可以是"有""无"两项，也可为程度等级选项。比如常用的鹿特丹症状定式检查（Rotterdam Symptom Checklist，RSCL）。

5. 标准化的量表评价法 是生活质量评定中广为采用的方法，通过经考察验证具有较好信度、效度和反应度的标准化测定量表，对受试者的生活质量进行多个维度的综合评定。根据评定主题的不同可分为自评法和他评法。此方法的客观性较强、可比性好、程式易标准化和易于操作等优点。是目前临床使用，特别是科研中常采用的方法。比如医疗结局研究简表（Medical Outcomes Study Short Form36，MOS SF-36），见附录 12。SF-36 内容包括躯体活动功能、躯体功能对角色功能的影响、躯体疼痛、健康总体自评、活力、社会功能、情绪对角色功能的影响和心理卫生 8 个领域。评定大约耗时 5~10 分钟。SF-36 是目前世界上公认的具有较高信度和效度的普适性生活质量评价量表，Anderson 等将 SF-36 应用于脑卒中后患者的生活质量研究，发现在身体和精神健康方面较敏感，而在社会功能方面表现较差。SF-36 中国版已经引进研制出来并投入使用。

第十节 骨折愈合的评估

一、骨折愈合的过程

骨折是临床比较常见的骨科疾病，骨折愈合的过程是"瘀去，新生，骨合"的过程。整个过程是持续和渐进的，一般可分为血肿机化期、原始骨痂形成期和骨痂改造塑形期。

（一）血肿机化期

骨折后，因骨折本身及邻近软组织的血管断裂出血，在骨折处形成血肿，血肿于伤后 6~8 小时即开始凝结成血块，局部坏死组织引起无菌性炎性反应。骨折断端因血液循环中断，逐渐发生坏死，约有数毫米长。随着纤维蛋白的渗出，毛细血管的增生，成纤维细胞、吞噬细胞的侵入，血肿逐渐机化，形成肉芽组织，进而演变成纤维结缔组织，使骨折断端初步连接在一起，这就叫纤维连接，此过程在骨折后 2~3 周完成。同时，骨折端附近骨外膜的成骨细胞在伤后不久开始 活跃增生，1 周后即开始形成与骨干平行的骨样组织，并逐渐向骨折处延伸增厚。骨内膜亦发生同样改变，只是为时稍晚（图 2-10-1）。这一时期若发现骨折对线对位不良，尚可再次用手法整复、调整外固定或牵引方向加以矫正，内服活血化瘀药物，以加强骨折断端局部血液循环，并清除血凝块及代谢中的分解产物。

（二）原始骨痂形成期

骨内膜和骨外膜的成骨细胞增生，在骨折端内、外形成的骨组织逐渐骨化，形成新骨，称为膜内化骨。随着新骨的不断增多，紧贴骨皮质内、外逐渐向骨折端生长，彼此会合形成梭形，称为内骨痂和外骨痂（图 2-10-2A）。骨折断端及髓腔内的纤维组织亦逐渐转化为软骨组织，并随软骨细胞的增生、钙化而骨化，称为软骨内成骨，而在骨折处形成环状骨痂和髓腔内骨痂（图 2-10-2B）。两部分骨痂会合后，这些原始骨痂不断钙化而逐渐加强，当其达到足

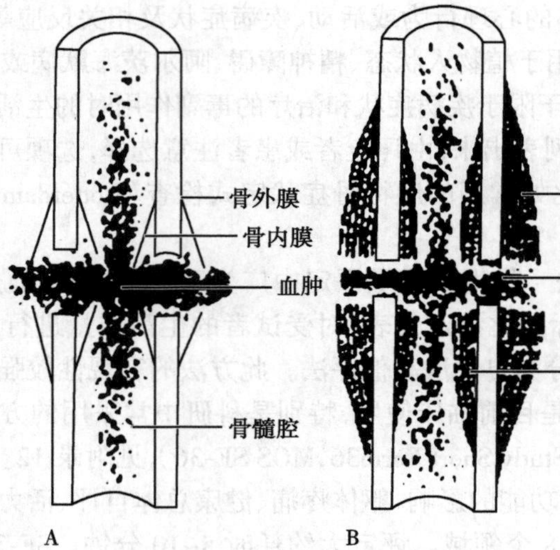

图 2-10-1 骨折愈合过程的血肿机化期

A. 骨折后血肿形成；B. 血肿逐渐机化，骨内外膜处开始形成骨样组织。

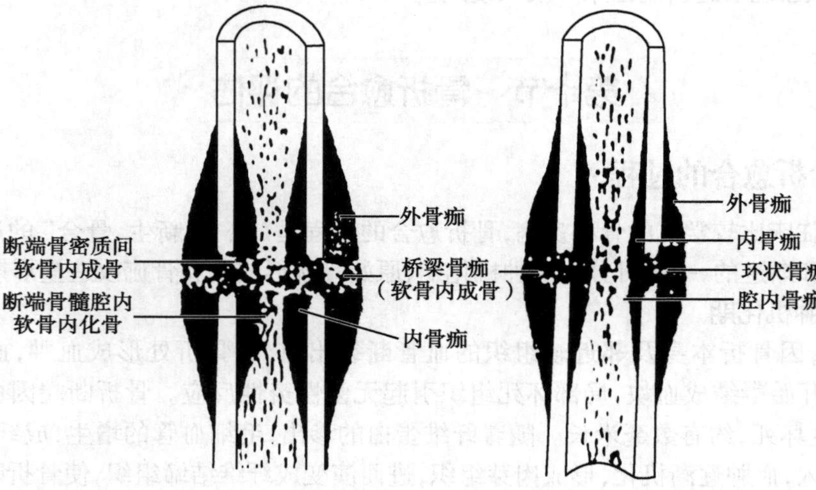

图 2-10-2 骨折愈合过程的原始骨痂形成期

A. 膜内化骨及软骨内成骨过程逐渐完成；B. 膜内化骨及软骨内成骨过程基本完成。

以抵抗肌肉收缩及成角、剪力和旋转力时，则骨折已达到临床愈合条件，一般需 4~8 周。此时 X 线片上可见骨折处四周有梭形骨痂阴影，但骨折线仍隐约可见。

骨折愈合过程中，膜内化骨与软骨内成骨在其相邻处互相交叉，但前者远比后者快，故应防止在骨折处形成较大的血肿，以减少软骨内成骨的范围，加速骨折愈合。骨性骨痂主要是经膜内化骨形成，并以骨外膜为主。因此，骨外膜在骨痂形成中具有重要作用，任何对骨外膜的损伤均对骨折愈合不利。如 X 线显示骨折线模糊，周围有连续性骨痂，则可解除外固定，加强患肢的活动锻炼。但此时若发现骨折复位不良，则手法整复已相当困难，调整外固定亦难以改善骨折位置。

(三) 骨痂改造塑形期

原始骨痂中新生骨小梁逐渐增加，且排列逐渐规则、致密，骨折断端经死骨清除和新骨形成的爬行代替过程，骨折部位形成骨性连接。这一过程一般需8~12周。随着肢体活动和负重，应力轴线上的骨痂不断得到加强，应力轴线以外的骨痂，逐渐被清除，并且骨髓腔重新沟通，恢复骨的正常结构(图2-10-3)，最终骨折的痕迹从组织学和放射学上完全消失。

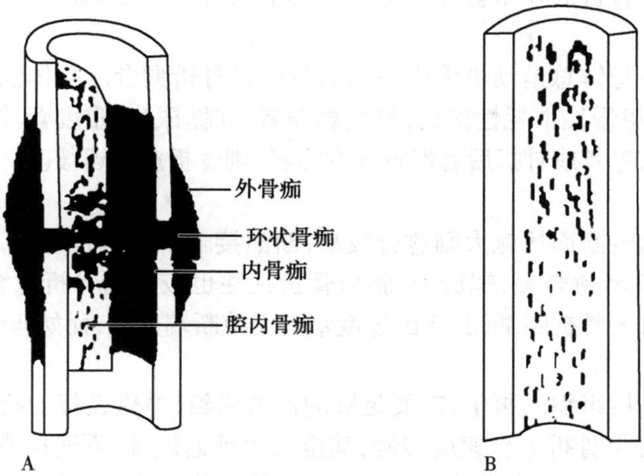

图2-10-3　骨折愈合过程的骨痂改造塑形期

A.外骨痂、内骨痂、环状骨痂及腔内骨痂形成后的立体剖面；B.骨改造塑形已完成。

近年来研究表明，多种骨生长因子与骨折愈合有关，在它们共同作用下可刺激成骨细胞的活性，调节局部成骨。如，胰岛素生长因子Ⅰ、Ⅱ(IGF-Ⅰ、IGF-Ⅱ)、血小板衍生生长因子(PDGF)、碱性成纤维细胞因子(bFGF)、β转化生长因子(TGF-β)等在炎性阶段可进一步刺激间充质细胞聚集、增殖和血管形成。骨形态发生蛋白(BMP)有较强的跨种诱导成骨活性(即诱导未分化的间充质细胞分化形成软骨或骨，其作用无种属特异性)和骨损伤修复作用。某些骨生长因子的缺乏，将影响骨折愈合。

二、骨折的临床愈合标准和骨性愈合标准

掌握骨折的临床愈合和骨性愈合的标准，有利于确定外固定的时间、锻炼计划和辨证用药。

(一) 骨折的临床愈合标准

1. 局部无压痛，无纵向叩击痛。
2. 局部无异常活动。
3. X线显示骨折线模糊，有连续性骨痂通过骨折线。
4. 在解除外固定情况下，上肢能平举1kg达1分钟，下肢能连续徒手步行3分钟，并不少于30步。
5. 连续观察2周，骨折处不变形，则观察的第一天即为临床愈合日期。

其中，2、4两项的测定必须慎重，以不发生变形或再骨折为原则。

（二）骨折的骨性愈合标准

1. 具备临床愈合标准的条件。

2. X线照片显示骨小梁通过骨折线。

（三）影响骨折愈合的因素

1. 全身因素

（1）年龄：骨折愈合速度与年龄关系密切。小儿的组织再生和塑形能力较强，骨折愈合速度较快，如股骨干骨折的临床愈合时间，小儿仅需1个月，成人往往需要3个月左右，老年人则更慢。

（2）健康情况：身体总是动员体内一切力量促进骨折愈合。身体强壮，气血旺盛，对骨折愈合有利；反之，患慢性消耗性疾病，气血虚弱者，如糖尿病、重度营养不良、钙代谢障碍、骨软化症、恶性肿瘤患者或骨折后有严重并发症者，则骨折愈合迟缓。

2. 局部因素

（1）断面的接触：断面接触大则愈合较易，断面接触小则愈合较难，故整复后对位良好者愈合快，对位不良者愈合慢，螺旋形、斜形骨折往往也较横断骨折愈合快。若有肌肉、肌腱、筋膜等软组织嵌入骨折断端间，或因过度牵引而使断端分离，而妨碍骨折断面的接触，愈合变得更困难。

（2）断端的血供：组织的再生，需要足够的血液供给，血供良好的松质骨部骨折愈合较快，而血供不良的部位骨折愈合速度缓慢，甚至发生延迟连接、不连接或缺血性骨坏死。例如，胫骨干下1/3的血供主要依靠上1/3进入髓腔的营养血管，故下1/3骨折后，远端血供较差，愈合迟缓。股骨头的血供主要来自关节囊和圆韧带的血管，故头下部骨折后，血供较差，有缺血性骨坏死的可能。手舟骨的营养血管由掌侧结节处和背侧中央部进入，腰部骨折后，近段的血供较差，愈合迟缓（图2-10-4）。骨有数段骨折，愈合速度也较慢。

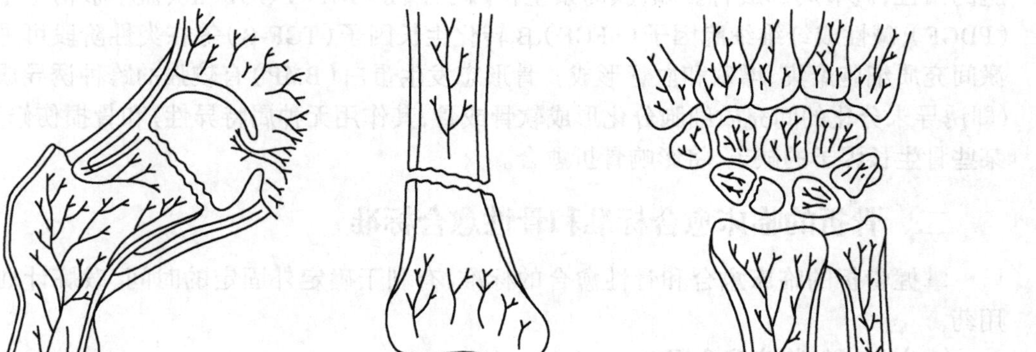

A　　B　　C

图2-10-4　因血液供应差而影响骨折愈合的常见部位

A. 股骨颈头下型骨折；B. 胫骨干下1/3骨折；C. 手舟骨骨折。

（3）损伤的程度：有大块骨缺损的骨折或软组织损伤严重、断端形成巨大血肿者，骨折的愈合速度较慢。骨痂的形成，主要来自外骨膜和内骨膜，故骨膜的完整性对骨折愈合有较大的影响，骨膜损伤严重者，愈合也较困难。

（4）感染的影响：感染引起局部长期充血、组织破坏、脓液和代谢产物的堆积，均不利于骨折的修复，迟缓愈合和不愈合率大为增高。

（5）固定和运动：固定可以维持骨折端整复后的位置，防止软组织再受伤和血肿再扩大，保证修复顺利进行。但固定太过使局部血运不佳，骨代谢减退，骨质疏松，肌肉萎缩，对愈合不利。如果能在保证骨折不再移位的条件下，进行上下关节功能锻炼，从而使患肢肌肉有一定的生理舒缩活动，局部循环畅通，则骨折可以加速愈合。

成人常见骨折临床愈合时间须根据临床愈合的标准而决定，表 2-10-1 仅供夹缚固定时参考。

表 2-10-1　成人常见骨折临床愈合时间参考表

骨折名称	时间/周	骨折名称	时间/周
锁骨骨折	4~6	股骨颈骨折	12~24
肱骨外科颈骨折	4~6	股骨转子间骨折	7~10
肱骨干骨折	4~8	股骨干骨折	8~12
肱骨髁上骨折	3~6	髌骨骨折	4~6
尺、桡骨干骨折	6~8	胫腓骨骨折	7~10
桡骨远端骨折	3~6	踝部骨折	4~6
掌、指骨骨折	3~4		

第十一节　韧带重建术后愈合的评估

一、概述

（一）韧带的解剖和基本结构

韧带是连接相邻两骨之间的致密纤维结缔组织束，它的作用包括限制关节活动、传导应力和保持关节稳定。韧带的组成成分包括细胞、细胞外基质以及水分。细胞类型是成纤维细胞、内皮细胞和神经细胞。成纤维细胞是最主要的细胞，用于合成细胞外基质，包括胶原。细胞外基质含有 60% 的水分，40% 的胶原、弹性蛋白、蛋白多糖以及非胶原蛋白。胶原是由高抗张强度的纤维蛋白构成。韧带的组成中 90% 是胶原纤维，10% 为弹性纤维。

韧带不含血管，但是却有一些来自韧带附着部的小血管。通过这些小血管的血供以及局部水环境的渗透维持韧带中细胞的生长。从内侧副韧带和前交叉韧带标本中发现含有神经纤维，神经纤维的主要作用是本体感受、机械感受以及伤害感受。结构上，韧带形成索状、带状和层状结构附着在关节两侧的骨组织上。韧带分为关节内韧带和关节外韧带。

（二）韧带的生物力学特性

许多因素影响韧带的生物力学特性，随着年龄的增长和骨骼的成熟，韧带的僵硬度、最大负荷和达到衰竭时所能承受的能量都增加了。

韧带为黏弹性物质，受牵拉时可产生回缩的弹性延长，若拉力过大会产生不回缩的塑性延长滞后袢、蠕变及应力松弛。人体成熟时韧带的强度最高，但随着年龄的增长韧带的强度开始降低。有相关研究报道指出前交叉韧带的强度在16~26岁时为1 700N；而在48~83岁时只有700N。

二、韧带的损伤和修复

根据组织的损伤和不稳定性，韧带的损伤被分成不同级别（表2-11-1）。关节外韧带修复的过程与一般损伤的修复相似。炎症阶段后即是增殖修复期，最终是重塑期。

表2-11-1 韧带损伤的分级

分级	描述
1	韧带被拉长但仍保持完整，未造成不稳定
2	部分撕裂，导致中度不稳定
3	完全撕裂，造成显著的关节不稳定

（一）炎症阶段

通常在损伤后24小时内出现，其特征是炎症介质释放，血流增加以及炎症细胞的迁移。韧带撕裂后，韧带末端之间的间隙中充满了血肿。血管舒张因子和炎症介质被释放到局部组织环境中，增加了血流量和血管渗透性，促进了血浆渗出，导致局部组织肿胀。这些炎性因子同时刺激了炎症细胞迁移至损伤区。早期的多形核白细胞（后期为单核细胞）出现在损伤组织并释放酶以降解坏死组织。巨噬细胞吞噬坏死组织残骸。在3~4天内随着内皮细胞被化学因子吸引至损伤区，毛细微静脉形成了新生血管芽。细胞开始增殖，最终形成了新的毛细血管，并在肉芽组织中重建了血流。

（二）增殖或修复阶段

增殖或修复阶段的特点是细胞和基质分子增加。在此阶段，富含细胞的未成熟瘢痕取代了血肿，这些瘢痕的抗张强度有限。此阶段开始于损伤后48~72小时，持续到损伤后几周。肉芽组织中的成纤维细胞增殖，当成纤维细胞合成基质时，新血管也随之形成。

（三）重塑和成熟阶段

韧带修复的重塑和成熟阶段的特征是细胞和血管的减少，而胶原和基质增加。该阶段开始于损伤后几周，可以持续超过12个月。细胞和血管密度减少至正常水平。最终，韧带修复完成，此时含有大量韧带样组织，但其特性仍然低于正常韧带。

修复后的韧带与正常组织不同，它的抗张强度较小，是正常的50%~70%。内侧副韧带撕裂修复后其力学特性的质量较差，但是它与完整的内侧副韧带相比有较大的横截面积。虽然修复后韧带的抗张强度比未损伤韧带低，但它通常并不引起关节功能的改变。这部分原因是与未损伤韧带相比，修复组织体积的增加。

三、影响韧带修复的因素

影响韧带修复的因素包括损伤的位置与范围、治疗方法、制动以及全身因素。

与关节内的韧带撕裂相比，关节外韧带内部基质撕裂可以治愈并且可以较好地恢复功能。滑液环境以及关节内韧带血管生长减少都可影响韧带的修复；损伤的程度以及多个韧带损伤同样可影响修复。与单个韧带损伤相比联合韧带损伤的预后较差。

制动会导致胶原的产生减少、胶原纤维的无序、胶原基质重塑的减少、物理和结构特性的减少以及韧带附着部的骨组织再吸收。延长关节制动时间也可引起关节面的伤害,导致骨组织几何形状的改变以及关节附着力的减少。

早期对损伤韧带进行有控制的低强度运动,可以提高瘢痕的刚度和力量,从而影响瘢痕的长度。极度负荷将会导致修复组织崩解,可能延误或阻止愈合。总体上来讲,无负荷的韧带,会减慢组织修复,减小胶原纤维的直径和韧带的物理特性。早期运动的有利作用可能是通过对成纤维细胞以及血流和炎症的物理效应介导的。运动可能会促进胶原的合成以及胶原基质的重塑,这将增加瘢痕的体积以及其抗张强度。据报道,韧带运动可以增加愈合后组织的最大负荷。当损伤韧带在损伤数周内运动,可增加瘢痕的形成。后期运动可刺激瘢痕的重塑,但是不会增加瘢痕的体积。短期内进行制动,以缓解疼痛,随之进行早期运动将会产生最佳效果。

全身性因素同样可以改变局部愈合的环境。内分泌异常可改变胶原和蛋白多糖的合成,这将减少组织的力学强度。糖尿病、血管疾病以及感染可能会延长炎症期。

第十二节 神经学检查

神经功能检查可帮助确定患者的症状是否与神经损伤有关。例如,主诉肩痛的患者可能存在 C_5 神经根病变或三角肌下滑囊炎。检查者需要完成颈椎和肩关节的全面检查才可鉴别出肩痛的症状是由哪一种病变所致。此外,神经学检查对于制订治疗计划、追踪神经功能恢复过程十分重要。神经学检查适用于所有脊柱和周围神经病损的患者。

检查包括肌力、深反射、神经根的可动性、感觉。

1. 肌力 通过与特定脊髓水平相关的肌力和关节运动检查可以确定神经损伤水平。

2. 深反射 反射弧任何部位中断均可导致深反射减弱或消失。不同部位的肌腱反射减弱反映特定的神经根病变。如膝反射检查 L_3 和 L_4 神经根病变,跟腱反射则检查 L_5 神经根病变等。因此,通过反射的变化可判断损害部位。反射亢进是锥体束对深反射反射弧抑制作用减弱所引起的释放现象,是上运动神经元损害的重要体征。

3. 神经根的可动性 采用神经牵拉试验。牵拉试验所表现出的压迫征提示神经根受压。临床常用的检查有直腿抬高试验(用于检查 L_4~S_2 神经根,直腿抬高后患者大腿后部疼痛并向远端放射为试验阳性)和俯卧屈膝试验(用于股神经检查,大腿后部出现疼痛为阳性)。在直腿抬高试验的基础上背屈踝关节可进一步牵拉硬脊膜,从而刺激压迫征的出现。神经根检查(反射和压迫征)见附录 13。

4. 感觉 首先,用轻触觉进行筛查以确定皮肤感觉的存在与消失情况,并将所查结果与皮肤阶段或周围神经支配相联系。如果患者出现明显的神经缺损,应进行更加详细的感觉检查如温度觉、本体感觉等。

第十三节 肌腱损伤愈合的评估

一、概述

肌腱将运动单位(肌肉)与骨组织相连,使关节运动成为可能。在外观上,肌腱呈圆柱状，处于肌肉和肌腱的连接处以及骨的附着部的肌腱轻微增宽同时变光滑；而肩部回旋肌群和胸肌的肌腱却有所不同，在附着部它们呈扁平层状。

肌腱的主导细胞是成纤维细胞。这些纺锤状细胞对于胶原以及维持肌腱可弯曲性和张力的蛋白的产生和维持有重要作用。胶原是迄今为止所知肌腱的最大组成成分，肌腱 90% 的干重是胶原。肌腱主要由Ⅰ型胶原构成，含有少量Ⅲ型、Ⅳ型、Ⅴ型和Ⅵ型胶原。胶原最主要的结构是 3 个氨基酸残基重复结构。

二、生物力学

理想情况下，肌腱产生的张力远高于与其比邻的肌肉所能产生的最大力量。此外，它们还可适应循环负荷和静止负荷，而不会出现张力降低、疲劳或者不可逆的延长。肌腱是一种非均质性结构的组织，这正说明了它的黏弹性特性。它们具有软组织中最高的抗张强度。其原因有两种，胶原是一种最强力的纤维蛋白，呈线形排列的纤维与张力的方向平行，使得它的结构可以很好地适应持续的张力；并且还可以观察到肌腱的拉长依赖于应变率的大小。随着延长率的增加，肌腱会逐渐变强直。由于肌腱所含的胶原比例高于其他肌肉骨骼组织，因此与这些组织相比，它们的黏弹性较低而纯粹的弹性较高。人体肌腱的极限抗张强度为 50~105MPa。每次恢复到无负荷状态，弹性应变能量可恢复 90%~96%。

三、肌腱损伤

影响肌腱损伤的因素很多。损伤机制以及发病机制大不相同。肌腱病变可能包括肌腱滑膜、腱鞘、肌腱本身，或者以上全部结构。最初，肌腱损伤继发于肌腱的过度使用，腱鞘发生炎症。如果炎症变为慢性，导致通过腱鞘的血液灌注减少，肌腱也会出现炎症或肌腱的血供减少，这将会使肌腱发生退行性变。损伤机制可直接影响肌腱的修复。

肌腱损伤主要有三种方式：撕裂伤、挫伤以及张力负荷过重。撕裂伤、挫伤以及从骨组织撕脱的损伤，起病非常突然。张力负荷过重，可使中间基质撕裂，肌肉肌腱连接处发生撕脱，肌腱从骨组织撕脱或者骨组织在附着部出现撕脱性骨折。大多数肌腱能够承受的张力远高于相对应的肌肉所产生的张力，同时也高于它们所依附骨组织所能承受的偏转力，所以与肌肉肌腱连接处的撕裂和撕脱性骨折相比，中间基质的撕裂并不常见。只有肌腱已经存在病理改变时，其附近的中间基质才有可能出现撕裂。

四、肌腱修复

（一）修复过程

肌腱的修复分为三个过程：炎症阶段、成纤维细胞阶段和重塑阶段。这三个阶段有细胞、时间以及生物力学的特征（图 2-13-1）。

第一阶段为炎症阶段。在损伤后 1 周内出现，开始于损伤周围组织巨噬细胞的迁移。在此阶段，巨噬细胞运走损伤区的坏死组织和血肿，为结构重建准备好组织床。胶原酶和基质金属蛋白酶的作用非常关键，它们不仅促进胶原残骸的清除，并且运走了损伤区的残余坏死基质。

第二阶段为成纤维细胞阶段。成纤维细胞增殖，开始合成胶原以及细胞外基质构建所需的蛋白。该阶段在损伤后 1 周出现，损伤后 3~4 周胶原合成达到最大。相关研究表明成

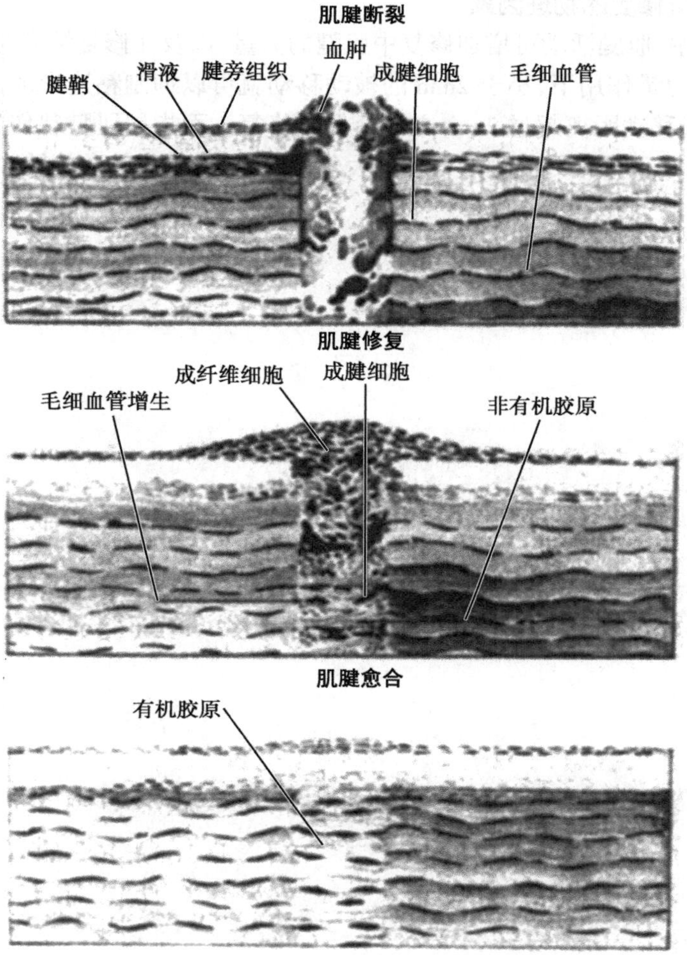

图 2-13-1 发生肌腱撕裂伤后的一系列变化

注：肌腱断端的血肿形成，在趋化因子刺激下，炎性细胞进入血肿，形成血管和成纤维细胞。成纤维细胞合成一种新的基质重新塑形修复以恢复肌腱长度和功能。其他高密度纤维组织的愈合过程遵循相同模式。

纤维细胞来源于血管周围的局部细胞。损伤部位血管再生亦是在此阶段开始。

最后一阶段为重塑阶段。胶原纤维开始垂直于肌腱长轴方向，在损伤 8 周后产生的胶原纤维将会沿着肌腱长轴方向生长。在此阶段，黏附现象变多，并且黏附作用变强。

老年患者的肌腱代谢能力减弱，因此其修复能力也减弱。

整个肌腱的修复过程是胶原分解和合成动态平衡的过程。最初，胶原酶活性强，胶原分解占据主导地位，但是损伤后 4~6 周，随着酶活性的减弱，分解逐渐与合成水平相当。此期之后，合成和重塑远高于分解。

手术进行肌腱修复，其生物力学的强度符合组织修复各阶段的特点。在炎症阶段，组织水肿，肌腱降解，使抗张强度下降。在成纤维细胞阶段张力增强，到重塑阶段张力进一步加强。

（二）影响肌腱修复的物理因素

在修复过程中，肌腱活动可增加修复中肌腱的力量，以及在修复结束时肌腱可获得的移动度。在较小的力量作用下，小于 2mm 的被动移动就可以抑制粘连形成，并且增加修复能力。而力量过大，移动距离超过 2mm 亦不会促进修复。而指屈肌腱裂伤的修复，在损伤后几天内就要进行，从而使最终肌腱的移动最大化，并减少修复中的角旋转。

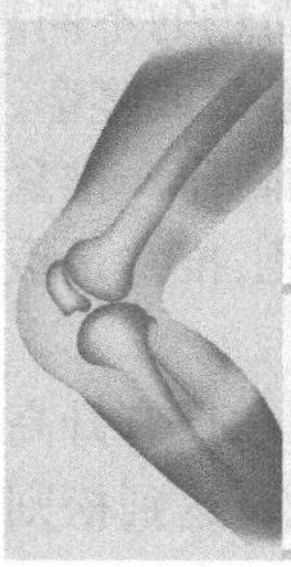

第三章

中西医结合骨伤康复方法与技术

第一节　推　　拿

一、概述

推拿原称按摩，是指运用手法作用于人体体表的皮部、经络、腧穴、经筋等特定部位来防治疾病的一种中医外治疗法。推拿是人类最古老的一种外治疗法。远古时代，人们在生活与实践中本能地发现按摩可以缓解或消除疼痛。随着医疗实践经验的不断积累与总结，逐渐形成了按摩疗法。早期按摩的手法较少，仅用于少数疾病的防治，后经历代传承与发展，按摩手法由少渐多，适应证逐步扩大。时至明代，“按摩”改称“推拿”，形成了小儿推拿独特的理论体系。小儿推拿疗法在清代得到进一步的继承与发展，并形成了正骨推拿体系。民国时期推拿主要散在民间发展，形成了地域性的、各具特色的推拿学术流派。新中国成立后，推拿学科在教学、临床、科研、人才培养及教材建设等方面得到空前的繁荣发展。

二、推拿治疗的中医学治疗原理

筋肉、骨骼、关节组成人体的外在架构，具有支撑人体、保护人体内部脏腑及组织器官、维持人体各种运动功能正常发挥的作用。一旦人体受到外来暴力或劳损，筋骨关节最易受到损伤，从而造成人体的功能活动障碍。筋骨关节局部受损，必累及气血，致脉络损伤，气滞血瘀，为肿为痛，从而影响肢体关节的活动，甚至引起一系列的全身反应。正如《正体类要》所曰：“肢体损于外，则气血伤于内，营卫有所不贯，脏腑由之不和。”推拿可以通过疏通经络、理筋整复，达到治疗筋骨损伤之目的。推拿理筋整复的作用主要体现在调理经筋、归合整复、滑利关节三个方面。

（一）调理经筋

中医学所说的“筋”，即“经筋”的简称，是指与骨相连的筋肉组织，具有联络四肢百骸、主司关节运动的作用。其基本特征是坚韧强劲、约束骨骼，是十二经脉之气“结、聚、散、络”于筋肉、关节的体系。“筋”类似于现代解剖学的软组织，包括肌肉、肌腱、筋膜、韧带、关节囊、腱鞘、滑液囊、椎间盘、关节软骨盘，甚至神经、血管等，其中以骨骼肌及肌腱、韧带为主体。临床上常见的软组织挫伤、关节损伤，中医学统称为筋伤或伤筋。《医宗金鉴·正骨心法要旨》记载筋伤的变化有筋强、筋柔、筋歪、筋正、筋断、筋走、筋粗、筋翻、筋寒、筋热的不同。对于筋伤，无论最后病理结果如何，临床中最主要的不外乎两个环节，一是筋肌紧张或痉挛，以及由此产生的疼痛；二是局部经筋紧张（痉挛）和疼痛互为作用，导致功能活动障碍。推拿治疗既可以缓解筋肌紧张而止痛，又可以消除经筋痉挛而使活动功能恢复。因此，推拿是缓解筋肌紧张、痉挛，调理筋肌失衡的有效方法。

1. 调筋止痛 推拿调筋止痛的作用原理主要体现在以下三个方面：一是推拿具有升高局部组织温度，改善局部微循环的作用。局部温度升高，使痉挛的筋肌得热而松，达到松则舒、松则不痛的目的；局部血液循环加快，可促进新陈代谢，带走致痛致炎物质而止痛。二是通过滚法、按揉法、拿法、擦法等推拿手法施术，刺激适当的部位或穴位，可以提高局部组织的疼痛阈值，阻断紧张-疼痛-再紧张的恶性循环弧，从而达到止痛效果。三是拉伸筋肌止痛。《按摩十法》指出："筋缩不舒宜多伸。"通过拔伸法、整复法对紧张或痉挛的筋肌充分拉伸、调整，从而解除其紧张、痉挛。如腓肠肌痉挛时，通过踝背屈拉伸腓肠肌而缓解肌痉挛；腰背肌群痉挛时，可大幅度旋转腰椎关节或进行与肌纤维方向垂直的横向弹拨，起到调筋止痛作用。

2. 理筋疗伤 对于筋伤，古代医家有筋急、筋缩、筋挛、筋短的认识。现代医学认为，筋伤可能存在肌纤维断裂、韧带撕裂、软骨挫伤、关节脱位等病理变化。推拿理筋疗伤的机制主要体现在以下三个方面：一是通过局部与整体结合、主动与被动结合、理筋与整复结合的治法，合理选择手法操作方向、力度、刺激方式等各种技巧，可以增进改善损伤组织的循环，增强组织气血的供给，促使损伤组织的修复，达到理筋疗伤的目的。二是改善局部血液循环及淋巴循环，促进因损伤而引起的血肿、水肿的吸收。血肿、水肿既是致痛、致炎因素，也是导致组织粘连、纤维化、瘢痕化等病理改变而形成陈伤的主要原因。推拿通过温经通络、活血化瘀、消肿止痛等治法，促进血肿消散、水肿吸收，达到消肿疗伤的目的。三是通过理筋通络、软坚散结、松解粘连等治法，舒筋解痉，松解粘连，对软组织损伤后粘连、活动功能障碍，起到解痉疗伤的作用。

（二）归合整复

归合整复是针对筋伤、关节损伤而言，是推拿治疗的作用机制之一。《医宗金鉴·正骨心法要旨》曰："因跌仆闪失，以致骨缝开错，气血郁滞，为肿为痛，宜用按摩法，按其经络，以通郁闭之气，摩其壅聚，以散瘀结之肿，其患可愈。"即"骨错缝""筋出槽"的理论。归合整复主要体现在两个方面：归合针对"筋出槽"而言，通过理筋复位，使出槽之筋复回原处；整复针对"骨错缝"而言，通过整复错位，使错缝、位移之骨复归原位。

1. 理筋复位 筋伤是临床最常见的损伤，可分为轻微损伤、撕裂伤、滑脱、嵌顿四类。

（1）轻微损伤：常见于肌筋膜、肌肉与肌腱交接处、肌腱、韧带部位，是筋伤中损伤程度最轻的一种，其基本病机为气滞血瘀，损伤局部常表现为出血、水肿、疼痛、功能障碍等症候表现，通过推、拿、按、揉、摩、擦等手法施术，可起到舒筋通络、活血化瘀、消肿止痛的作用，达到治疗的目的，通过理筋即可治愈，无须复位。

（2）撕裂伤：常见于韧带、肌腱部位，以韧带、肌腱的起止点损伤多见。根据损伤程度可分为部分撕裂、完全撕裂、完全断裂 3 种类型。在轻微损伤推拿治疗的基础上，需结合对损伤组织的抚平、理正、归顺，并于适当的体位加以固定，以利于损伤修复和断端生长愈合。推拿治疗对完全断裂的预后较差，原则上以手术修补为主。

（3）滑脱：临床常见的有肱二头肌长头肌腱滑脱、踝关节肌腱滑脱及关节脱位、骨折等引起的肌腱滑脱或滑移等。在损伤部位可扪及条索样隆起，局部关节特定方向活动功能障碍明显，若治疗不当，可转化为肌腱炎，发生粘连、挛缩等病理变化。采用弹拨法、推扳法及运动关节法等促使其复回原处，再以常规手法操作以巩固其稳定性。

（4）嵌顿：临床常见有脊柱关节突关节滑膜嵌顿、膝关节脂肪垫及半月板破裂嵌顿绞锁、弹响指等。推拿主要以调整关节、理筋复位为主，解除嵌顿和绞锁，消除临床症状，有立竿见影的效果。

2. 整复错位　整复错位是推拿的优势，具有改变病理组织位置、调整关节、纠正错位的作用，常用于治疗腰椎间盘突出症、关节脱位、神经卡压等病证，使错缝、移位之骨回归原位。

（1）改变病理组织位置：腰椎间盘突出症是临床常见病证，因移位突出物的自我免疫反应，导致继发无菌性炎症对临近组织或神经根的直接刺激或压迫，出现下腰痛伴下肢放射性疼痛，腰部活动功能受限，行走不便等临床表现。推拿治疗时可采用点按法、揿法、拉压法、扳法、摇法、拔伸法等手法进行施术，可促使局部炎性水肿吸收而止痛；通过改变神经根与突出物的位置关系，减轻或解除突出物的刺激或压迫，使疼痛减轻或消除，达到治疗的目的。

（2）调整关节：常用于脊柱后关节紊乱的调整。由于脊柱关节突关节紊乱，导致两侧肌肉组织紧张度不对称，棘突偏歪，关节突关节间隙改变，关节囊及邻近的韧带因受牵拉而损伤出现腰背疼痛，甚至影响脏腑功能异常。推拿治疗时常选用推扳、斜扳、脊柱旋转复位及旋转拔伸复位法等手法进行关节调整，纠正关节紊乱，疗效显著。除局部临床症状消失之外，脏腑功能也得到明显改善。

（3）纠正错位：常用于骶髂关节损伤和错缝、腰骶关节劳损和腰椎滑脱等病证的治疗。此类病证的共同特点是：由于损伤、错缝、劳损、滑脱等因素，继发无菌性炎症导致腰骶部、骶髂关节部位疼痛外，常累及坐骨神经出现下肢放射痛。临床上致病的因素不消除，则症状难以改善。因此，推拿可通过各种定位、定向的扳法及髋膝关节被动屈伸运动类手法等整复手法操作，使错缝、位移之骨回归原位，疼痛即可随之减轻或消失。

（三）滑利关节

关节是人体各部位活动的枢纽和轴心，体现以动为用的特性。关节正常的活动除与关节周围的筋肉功能相关外，还与关节面的平整、关节腔的润滑密切相关。因此，影响关节功能障碍的因素可分为筋肌因素和关节因素两种。推拿具有滑利关节的作用主要体现在以下两个方面。

1. 舒筋活血消肿，松解筋肌粘连　常与关节运动相关的肌肉、肌腱的损伤、劳损、炎症有关。对于筋肌损伤、劳损引起的活动功能障碍，称为主动运动障碍。关节急性外伤多有血肿、瘀阻、肿胀等病理表现，通过推拿可活血化瘀消肿，减小组织间的压力，促进损伤组织周围的血液循环，调节肌肉的收缩和舒张，损伤组织修复后功能活动也随之恢复。对于炎症因素引起的功能障碍，如常见的肩关节周围炎，推拿通过舒筋活血，可促进炎性水肿的吸收，起到消肿止痛的目的；对筋肌粘连、僵硬者，通过被动活动和运动关节类手法，可松解粘连，以促进活动功能的恢复。

2. 松解关节粘连，改善关节活动度　多见于关节退变、关节囊及周围韧带损伤、粘连和关节内肌腱、韧带的损伤所致的活动功能障碍，称为被动运动障碍。推拿在常规手法治疗外，常采用扳法、摇法、关节杠杆扳法、运动类关节手法操作，以松解粘连、增宽关节间隙、改善关节活动度，达到滑利关节的目的。

对于关节功能障碍总的原则：一是促进组织的代谢；二是促进气血津液的流动；三是促进受限关节的被动运动。故《灵枢·本脏》曰："是故血和则经脉流行，营复阴阳，筋骨劲强，关节清利矣。"

三、推拿治疗的现代医学治疗原理

人体运动系统包括骨、骨连接、骨骼肌三部分。其中，肌肉、肌腱、筋膜、关节囊、韧带等软组织受到撞击、扭转、过度牵拉或不慎跌仆闪挫，或劳累过度、经久积劳等因素所引起的各种损伤，而无骨折、脱位、筋断及皮肉破损者，均为软组织损伤，推拿治疗这一类软组织损伤的运动系统疾病具有独特的疗效。

（一）改善肌肉的营养代谢

在运动过度时肌组织发生变性、坏死、结构紊乱等病理改变，推拿手法的直接或间接作用，可促进肌纤维的收缩和伸展运动，肌肉的运动又可促进血液、淋巴等体液的循环活动，从而改善肌肉的营养状况，增强肌肉的张力、弹力和耐受力。而肌肉的主动运动会消耗能量和氧气，产生乳酸等有害代谢物质，使组织液变为酸性，产生局部组织的酸中毒表现，出现酸胀等疲劳感，运用推拿手法可改善局部循环及代谢，促使肌肉得到充分的氧气及营养物质，并将组织液中的乳酸等代谢产物排出体外，从而消除肌肉疲劳，提高肌肉的活力和耐受力。

（二）促进组织修复

推拿对组织损伤的修复具有良好的促进作用。临床上，对肌肉、肌腱、韧带部分断裂者采用适宜的推拿手法理筋，并将断裂的组织理顺复位，对于减轻局部疼痛，促进断面生长吻合有积极的作用。

（三）分离、松解粘连

软组织损伤后，导致疼痛与运动障碍的主要原因在于瘢痕组织增生，互相粘连，以至于对神经血管束产生卡压。运动关节类推拿手法可间接松解粘连，而按、揉、弹、拨等手法则可直接分离筋膜、滑囊的粘连，促使肌腱、韧带放松，起到运动关节的作用。如对关节活动功能障碍的肩关节周围炎患者，在肩髃、臑俞等穴位施以滚、按、揉、拨等手法并配合适当的被动运动，经过一定时间的治疗后，患者的肩关节活动度均有不同程度的改善，有些患者则完全恢复正常。还有研究肩关节造影观察手法对肩关节粘连的影响时，发现手法治疗后，肩关节囊粘连可被松解。由此可见，推拿手法对分离、松解粘连具有一定的作用。

（四）纠正错位

在急性损伤时，可能会导致出现骨错缝、筋出槽等软组织损伤的病理状态，运用各种整复手法，使关节、肌腱各归其位，可解除对组织的牵拉、扭转、压迫刺激，以及对神经的异常牵拉刺激，使疼痛迅速缓解甚至消失，这是推拿相比其他治疗方法的优势所在。例如，患有急性脊柱后关节错位时，脊椎小关节囊和邻近韧带产生损伤，局部功能障碍，推拿治疗可迅速纠正错位，缓解疼痛等症状；推拿对脊椎小关节滑膜嵌顿，也有立竿见影的效果。有学者用X线摄片观察推拿对寰枢关节错位的作用，结果表明，施用颈椎旋转复位法或旋转拔伸复位法，可恢复寰枢关节的正常解剖结构。

（五）改变突出物的位置

推拿对改变突出物的相对位置也有一定的作用。大量的临床资料证明，大部分腰椎间盘突出症患者，在接受推拿治疗后，可改变突出物与神经根之间的空间位置关系，这是疼痛得到消除或减轻的机理之一。对关节内软骨损伤以致关节绞锁不能活动者，通过适当的推拿手法，使嵌顿的软骨归位，可解除关节绞锁。

（六）解除肌肉痉挛

推拿解除肌肉痉挛的机理有以下三个方面：一是加强局部循环，使局部组织温度升高，致痛物质含量下降；二是在适宜的手法的刺激作用下，提高局部组织的痛阈；三是将紧张或痉挛的肌肉通过手法使其牵张拉长，从而直接解除其紧张或痉挛，此外，也可通过减轻或消除疼痛源而间接解除肌痉挛。由于消除了肌痉挛这一中间病理环节，疼痛得以减轻，软组织损伤得以痊愈。例如，急性腰扭伤患者，推拿前局部均有不同程度的紧张性肌电活动，推拿后绝大部分患者的紧张性肌电活动和疼痛随之消失或减轻；有学者报道，对痉挛的肌肉以拉伸手法持续操作 2 分钟以上，可刺激肌腱中的高尔基体，诱发反射，从而使疼痛减轻或消失。

（七）促进炎症介质分解、稀释

软组织损伤后，血浆及血小板分解产物会形成许多炎症介质，这些炎症介质具有强烈的致炎、致痛作用。推拿手法可让肌肉横断面的毛细血管数比手法前增加 40 余倍，改善微循环中血液流速、流态，加速体内活性物质的转运和降解，使炎性产物得以排泄，起到消炎止痛的作用。对急性腰扭伤患者的观察研究表明，推拿可刺激肾上腺皮质功能，促使白细胞上升，嗜酸性粒细胞减少，并释放较多的 17-羟皮质类固醇，这些物质对消除局部无菌性炎症具有非常重要的意义。

推拿还可促进静脉、淋巴回流，加快物质运转，促进炎症介质的分解、稀释，使局部损伤性炎症消退。

（八）促进水肿、血肿吸收

推拿手法具有良好的活血消肿作用，可加快静脉、淋巴的回流，由于局部肿胀减轻，降低了组织间的压力，消除了神经末梢的刺激而使疼痛消失，有利于水肿、血肿的吸收。

（九）调整脊柱关节错缝

脊柱作为人体重要的支撑结构，为内脏器官提供良好的保护。同时，脑与脊髓发出的神经分支穿出于脊柱，与内脏器官组织相互联系，协同完成人体正常的生理功能。因此，脊柱形态功能的变化，同样会影响相关内脏器官组织的功能。近年来，脊柱相关性疾病越来越受到重视，相关临床报道越来越多。目前以正骨推拿为主的综合治疗方案被用于治疗颈源性心律失常、颈源性高血压、颈源性头痛等疾病中，取得了较好的疗效。其机制主要在于调整脊柱关节错缝，改变筋膜应力集中点，解除或缓解相关神经功能障碍，促使机体恢复自我调节功能。

四、推拿的骨伤科适应证与禁忌证

（一）适应证

推拿广泛应用于多种脊柱和四肢骨伤科疾病，各有其相应适应证。

1. 脊柱病证 包括落枕、颈椎病、颈椎间盘突出症、寰枢关节失稳、前斜角肌综合征、胸胁迸伤、棘上（间）韧带损伤、脊椎小关节紊乱、急性腰扭伤、腰肌劳损、腰背肌筋膜炎、第三腰椎横突综合征、腰椎退行性骨关节炎、腰椎滑脱症、腰椎间盘突出症、腰骶部劳损、特发性脊柱侧弯、骶髂关节损伤等。

2. 四肢病证 包括肩关节周围炎、冈上肌肌腱炎、肩袖损伤、肱二头肌长头肌腱腱鞘炎、肩峰下滑囊炎、肱骨外上髁炎、桡骨茎突狭窄性腱鞘炎、腕关节扭伤、腱鞘囊肿、腕管综合征、指屈肌腱狭窄性腱鞘炎、指关节扭伤、髋关节滑囊炎、梨状肌综合征、臀上皮神经损伤、膝关节内(外)侧副韧带损伤、半月板损伤、髌骨软化症、髌下脂肪垫劳损、膝关节创伤性滑膜炎、膝骨关节炎、腓肠肌痉挛、踝关节扭伤、踝管综合征、跟痛症等。

(二) 禁忌证

推拿治疗的适应证虽然广，但推拿治疗疾病时也有一定的局限性，存在着不适宜推拿治疗或推拿治疗有一定潜在风险等情况，即推拿治疗的禁忌证。除了患皮肤疾病、感染性疾病、精神疾病、血液疾病，妇女特殊时期等情况外，有以下骨伤科疾病亦禁止行推拿治疗：诊断不明确的急性脊柱损伤、寰枢关节半脱位者，不宜应用推拿治疗，否则可能加重脊髓损伤的程度；脊柱肿瘤、结核(如腰椎结核、髋关节结核等)、化脓性疾病(如化脓性关节炎等)及严重骨质疏松引起的病证。

五、推拿的施术原则

安全、有效、舒适是推拿治疗的最基本要求。因此，推拿临证施术时应遵循明确诊断、辨证施法、宜精宜少、筋骨并调、直达病所的施术原则，才能保证手法的安全、有效。

(一) 明确诊断

《医宗金鉴·正骨心法要旨》曰：“摸者，用手细细摸其所伤之处，或骨断、骨碎、骨歪、骨整、骨软、骨硬、筋强、筋柔、筋歪、筋正、筋断、筋走、筋粗、筋翻、筋寒、筋热，以及表里虚实，并所患之新旧也。先摸其或为跌仆，或为错闪，或为打撞，然后依法治之。”那时，医者已经认识到必须利用望、闻、问、切四诊手段，仔细了解损伤部位，并对局部进行触摸诊断，掌握肌肉受伤后的翻转离合等情况，然后再进行推拿治疗。正确诊断是保证推拿治疗安全、有效的前提和基础。因此，术者在推拿治疗前必须充分利用中医学及现代医学的检查手段，全面了解患者病情，对疾病进行综合分析判断，得出准确的中西医诊断，然后才能辨病、辨证施术。如果术者对疾病的诊断不正确，对疾病的发生发展规律失去了正确的认识，手法就会应用不当，直接影响临床疗效或发生推拿意外。

(二) 辨证施术

传统推拿医学强调辨证施法的重要性。《医宗金鉴·正骨心法要旨》曰：“盖一身之骨体，既非一致，而十二经筋之罗列序属，又各不同，故必素知其体相，识其部位，一旦临证，机触于外，巧生于内，手随心转，法从手出。”因此，推拿治疗时应辨病、辨证施术。根据患者病变部位、病情的不同，或同一疾病所处的病理阶段不同，术者采取相适宜的推拿手法进行施术。

(三) 宜精宜少

目前，临床常用的推拿手法有30余种，术者应根据患者的体质、病证、病性、病位等的不同，选择适宜的手法进行施术。施术手法的数量不在多，宜精宜少，直达病所，从而提高临床疗效。

(四) 筋骨并调

中医学认为，“骨错缝”“筋出槽”是骨伤科病证的基本病机。人体的各种急慢性筋骨损伤，首先是筋伤引起骨错缝，进而骨错缝又导致筋伤，最后形成筋骨并伤的病理改变。因此，临床治疗骨伤科病证时，既要理筋，又要整骨，达到骨正筋柔，筋柔骨正的治疗效果。既不能一味片面强调“正骨手法”的应用，亦不能一味片面强调理筋手法的应用。临床应用手法时，应辨病或辨证施法，达到筋骨并调的目的。正如《素问·调经论》曰：“病在筋，调之筋；病在骨，调之骨。”

（五）直达病所

推拿治疗骨伤科病证特别强调手法作用力一定要直达病所，才能发挥较好的治疗效果。推拿治疗关节错缝等病证时，一定让手法作用力作用于病变关节处，才能起到整复关节、纠正错位的作用；治疗软组织损伤等病证时，阿是穴常常是软组织损伤的部位或疾病的反应点。因此，抓住阿是穴是推拿治疗的关键，可使手法直达病所，提高临床疗效。临床阿是穴所在部位有很多的病理表现形式，常见的有痛觉过敏、痛觉减退、痛性结节、条索状的反应物等。

第二节　针　灸

一、概述

针灸是以中医基本理论为指导，经络腧穴理论为基础，运用针刺、艾灸及其他方法，刺激人体的一定部位，调整脏腑、经络、气血的功能，达到防治疾病的治疗方法。针灸疗法具有适应证广、操作简便、疗效显著、副作用少等优点，几千年来深受广大人民的欢迎，对中华民族的繁衍昌盛作出了重大贡献。针灸既是中华民族的一项重大发明，也是我国人民和医学家长期与疾病作斗争的经验结晶，其形成与发展有着漫长而悠久的历史。

二、作用原理

疏通经络是针灸治病最主要、最直接的作用。

经络是五脏六腑与体表肌肤、四肢、五官九窍相互联系的通道，具有运行气血，沟通机体表里上下、调节脏腑组织功能的作用。经络通过运行气血，调和阴阳，使人体的功能活动维持相对协调平衡，保持身体健康。当经络气血功能失调，破坏了人体的正常生理功能时，可引起各种病变。

疏通经络就是调理经气，经气包括人体的元气、营气、宗气等。疏通经络即采用针灸等各种方法，作用于穴位、经络，通过经气的作用，调和阴阳，补虚泻实，扶正祛邪，通其瘀滞，理其气血，从而排除致病因素，治愈疾病，对协调阴阳、抗御病邪、维持正常的生理功能有重要作用。经络气血虚弱，脏腑功能减退者，属虚证，治宜补虚疏经；经络气血偏盛，脏腑功能亢进者，属实证，治宜活血通络；经络气血逆乱者，或因气血偏盛偏衰，或由于脏腑功能失调，均可据其虚实而调之。临床具体运用时可从穴位功能、操作方法与穴位配伍几方面综合考虑。如，证属实热引起者选取相应穴位针刺以泻，虚寒引起者宜在偏补之穴位上实行灸疗。对于感受风寒湿邪引起的经脉部位酸楚冷痛、痉挛抽痛或跌仆损伤而致的肢体红肿刺痛，针刺可起到祛风除湿、活血化瘀、通经活络而止痛的作用；对于气血运行不畅，经脉失于濡养引起的肢体麻木不仁、酸软无力、瘫痪失用，灸疗可以起到益气养血、温经通络而补虚的功能。

针灸疏通经络作用中，最易于理解的是镇痛作用。中医学认为，疼痛是由于经络闭阻，气血阻滞所致，即“不通则痛”。风、寒、暑、湿、火以及痰浊、瘀血阻滞，或肝郁气滞、跌打损伤、气滞血瘀，或气血虚弱，筋脉失养，均可导致经络闭阻而引起疼痛。针灸疗法可使经络通畅，气血调和而达止痛效果。资料显示，针灸可以通过神经与体液两个途径来提高机体的痛阈和耐痛阈。针刺还可促使吗啡样物质的释放，并作用于阿片受体而产生镇痛。对临床常见的疼痛，如头痛、牙痛、三叉神经痛（面痛）、坐骨神经痛（腰腿痛）、肋间神经痛（胁痛）、胃痛、胆绞痛、心绞痛、痛经、产后宫缩痛、四肢关节痛、手术后疼痛等，都有明显止痛作用。针灸对炎症肿胀性疼痛也有明显消除作用。

三、针灸治疗原则

针灸治疗原则就是针灸治疗疾病时所必须遵循的基本法则，是确立治疗方法的基础。《灵枢·官能》说：“用针之服，必有法则。”针灸治疗原则可概括为治神守气、扶正祛邪、清热温寒、治标治本和三因制宜。

（一）治神守气

治神守气是充分调动医者、患者双方积极性的关键措施。医者的治神守气、患者的意守感传，往往对诱发经气、加速气至、促进气行和气至病所起到决定性的作用。治神守气既能更好地发挥针灸疗法的作用，提高治疗效果，又能有效地防止针灸意外事故的发生。

（二）扶正祛邪

《素问·通评虚实论》说：“邪气盛则实，精气夺则虚。”扶助正气以补虚，祛除邪气以泻实。疾病有虚实，针灸分补泻，如《灵枢·九针十二原》说：“凡用针者，虚则实之，满则泄之，宛陈则除之，邪盛则虚之……虚实之要，九针最妙，补泻之时，以针为之。”《灵枢·经脉》亦言：“盛则泻之，虚则补之……陷下则灸之，不盛不虚以经取之。”

（三）清热温寒

寒与热是表示疾病性质的两条纲领。在诸多疾病的演变过程中，都会出现寒热的变化。“清热”就是热证用清法；“温寒”就是寒证用温法。《素问·至真要大论》云：“寒者热之，热者寒之，温者清之，清者温之。”《灵枢·经脉》说：“热则疾之，寒则留之。”这是针对热性病证和寒性病证所制定的清热、温寒的针灸治疗原则。

（四）治标治本

“标”“本”是一个相对概念，在中医学中具有丰富的内涵，可以说明病变过程中各种矛盾的主次关系。例如，从正邪双方而言，正气为本，邪气为标；从病因与症状而论，病因为本，症状为标；从疾病的先后来看，旧病、原发病为本，新病、继发病为标。《素问·标本病传论》载：“病有标本，刺有逆从，奈何？”“知标本者，万举万当，不知标本，是谓妄行”。明确指出治标治本是重要的针灸治疗原则，强调了标本理论对指导针灸临床具有重要意义。对于如何治标与治本，《灵枢·病本》云：“谨察间甚，以意调之，间者并行，甚者独行。”概而言之，治标治本的基本原则是：急则治标、缓则治本、标本同治。

（五）三因制宜

“三因制宜”是指因人、因地、因时制宜，即根据治疗对象、季节（包括时辰）、地理环境和个人情况选择适宜的治疗方法。

因人制宜，即根据患者的性别、年龄、体质等不同特点而选择适宜的治疗方法，是确定治疗方案的决定性因素。人体由于性别、年龄的不同，生理功能和病理特点也不相同，针刺治疗方法也有差别。

因地制宜，由于地理环境、气候条件不同，人体的生理功能、病理特点也有所区别，治疗应有差异。如在寒冷的地区，治疗多用温灸，并且应用壮数较多；在温热地区，应用灸法较少。

因时制宜，四时气候的变化对人体的生理功能和病理变化有一定影响。春夏之季，阳气升发，人体气血趋向体表，病邪伤人多在浅表，多宜浅刺；秋冬之季，人体气血潜藏于内，病邪伤人多在深部，多宜深刺。所以在应用针灸治疗疾病时，考虑患病的季节和时辰具有一定意义。因时制宜还包括针对某些疾病的发作或加重规律而选择恰当的治疗时机。

四、针灸的选穴原则和配穴方法

腧穴是针灸处方的第一组成要素。穴位的选择应遵循基本的选穴原则和配穴方法。

（一）选穴原则

选穴原则是临证选取穴位应遵循的基本法则，包括近部选穴、远部选穴、辨证选穴和对症选穴。近部、远部选穴是主要针对病变部位而确立的选穴原则，辨证、对症选穴是针对疾病表现出的证候或症状而确立的选穴原则。

1. 近部选穴　指选取病痛所在部位或邻近部位的腧穴。这一选穴原则根据腧穴普遍具有近治作用的特点而来的，体现了“腧穴所在，主治所在”的治疗规律。例如，膝痛取膝眼，就属于近部选穴。近部选穴适用于所有病证，尤以经筋病和筋骨病最为常用。《灵枢·经筋》指出治疗经筋病的基本原则是“以知为数，以痛为腧”。《素问·调经论》也说：“病在筋，调之筋；病在骨，调之骨。燔针劫刺其下及与急者。”都说明经筋病和筋骨病皆应以近部选穴为主。如颈椎病、腰椎间盘突出症、膝骨关节炎、网球肘、踝关节扭伤等筋骨病也都应取近部穴位为主。

2. 远部选穴　指在病变部位所属和相关的经络上，选取距离病痛较远处部位的腧穴。这一选穴原则是依据腧穴具有远治作用的特点提出来的，体现了“经脉所通，主治所及”的治疗规律。例如，急性腰痛取水沟，系远部选穴的具体应用。远部选穴在针灸临床上应用十分广泛，尤以在四肢肘膝关节以下选穴，用于治疗头面、五官、躯干、脏腑病证最为常用。《灵枢·终始》所说的“病在上者下取之，病在下者高取之，病在头者取之足，病在腰者取之腘”都属于远部选穴。“四总穴歌”之“肚腹三里留，腰背委中求，头项寻列缺，面口合谷收”更是远部选穴的典范。

3. 辨证选穴　是根据疾病的证候特点，分析病因病机而辨证选取穴位的方法。临床上有些病证，如发热、昏厥、虚脱、癫狂、失眠、健忘、嗜睡、多梦、贫血、月经不调等均属于全身性病证，因无法辨位，不能应用上述按部位选穴的方法。此时，就必须根据病证的性质进行辨证分析，将病证归属于某脏腑或经脉，然后再按经选穴。

4. 对症选穴　是根据疾病的特殊或主要症状而选取穴位的原则，是腧穴特殊治疗作用及临床经验在针灸处方中的具体应用，也称“经验选穴”。如腰痛选腰痛点、落枕选外劳宫等。

（二）配穴方法

配穴方法就是在选穴原则的指导下，针对疾病的病位、病因、病机等，选取主治相同或相近，或对于治疗疾病具有协同作用的腧穴加以配伍应用的方法。其目的在于加强腧穴之间的协同作用，相辅相成，提高治疗效果。具体的配穴方法，主要有按部位配穴和按经脉配穴两大类。

1. 按部位配穴 结合身体腧穴分布的部位进行穴位配伍的方法，主要包括上下配穴法、前后配穴法、左右配穴法。

（1）上下配穴法：是指将腰部以上或上肢腧穴和腰部以下或下肢腧穴配合应用的方法，在临床上应用较为广泛。如颈椎病，上取后溪，下取申脉等。

（2）前后配穴法：又称“腹背阴阳配穴法”，是指将人体前部和后部的腧穴配合应用的方法，主要指将胸腹部和背腰部的腧穴配合应用，在《内经》中称“偶刺”。如脊柱强痛，前取水沟，后取脊中等。

（3）左右配穴法：是指将人体左侧和右侧的腧穴配合应用的方法。本方法是基于人体十二经脉左右对称分布和部分经脉左右交叉的特点总结而成的。临床应用时，一般左右穴同时取用，以加强协同作用。

2. 按经脉配穴 指按经脉理论和经脉之间的联系进行配穴。临床上常用的有本经配穴法、表里经配穴法、同名经配穴法。

（1）本经配穴法：当某一脏腑、经脉发生病变时，即选该脏腑、经脉的腧穴配成处方。运用某经脉的起止穴配穴治疗本经病证，称“首尾配穴法”，也属于本经配穴法的范畴，如睛明、至阴治疗坐骨神经痛。

（2）表里经配穴法：是以脏腑、经脉的阴阳表里配合关系为依据。即某一脏腑经脉有病时，取其表里经腧穴组成处方施治。如腰痛以足太阳膀胱经肾俞、委中配足少阴肾经大钟等。

（3）同名经配穴法：是在同名经“同气相通”的理论指导下，以手足同名经腧穴相配。例如，落枕、急性腰扭伤、取手太阳后溪配足太阳申脉。治疗关节肌肉的扭伤或疼痛，多用关节对应取穴法，即肩关节与髋关节对应，肘关节与膝关节对应，腕关节与踝关节对应，也属同名经配穴法。如右外踝扭伤，肿痛在足太阳膀胱经申脉穴处者，可在左侧腕关节手太阳小肠经养老穴处找压痛点针刺，常有针入痛缓之效。

此外，按经选穴还有子母经配穴法和交会经配穴法等。

五、针刺方法

针刺方法是指使用不同的针具或非针具，通过一定的手法或方式刺激机体的一定部位（腧穴），以激发经络气血、调节脏腑功能而防治疾病的方法，主要包括毫针刺法、电针刺法、三棱针刺法、皮肤针刺法、皮内针刺法等。

（一）毫针刺法

毫针进针时应双手配合操作，使指力、腕力、臂力协调一致，才能无痛进针。一般以右手持针操作，以拇、示、中指夹持针柄，如执笔状，将针刺入穴位，故称右手为“刺手”；左手切按压所刺部位或辅助固定针身，故称“押手”。

（二）三棱针刺法

用三棱针刺破人体一定的腧穴或浅表血络，放出适量血液，或挤出少量液体，或挑断皮下纤维组织治疗疾病的方法，称刺络法或刺血法，又称放血疗法。三棱针刺法有点刺法、散刺法、刺络法和挑刺法四种，具有通经活络、行气活血、消肿止痛、泄热开窍等作用，多用于瘀血证、热证、实证和急证及疼痛等。

(三) 皮肤针刺法

指用皮肤针叩刺人体腧穴或一定部位，使叩刺部位皮肤充血红晕或渗出微量血液，以治疗疾病的方法。本法通过皮肤针叩刺皮部以调整脏腑功能，达到内病外治的目的。同时，也可治疗皮部病证。皮肤针叩刺部位一般可分循经、穴位、局部叩刺三种。本法适用于颈椎病、肩周炎、胸胁痛、腰腿痛、肌肤麻木等骨伤科常见病证。

(四) 皮内针刺法

皮内针刺法指以皮内针刺入并固定于腧穴部位的皮内或皮下，固定后留置较长时间，利用其持续刺激，以治疗疾病的方法，又称“埋针法”。本法适用于慢性疾病以及经常发作的疼痛性疾病。如关节痛、软组织损伤等骨伤科病证。

(五) 电针法

电针法是指针刺腧穴“得气”后，应用电针仪输出接近人体生物电的微量电流，通过毫针作用于人体一定部位，以治疗疾病的一种方法。本法的适应范围和毫针刺法基本相同。

(六) 火针法

火针法是指用火烧红的针尖迅速刺入穴位，给身体局部以灼热性刺激，以治疗疾病的一种方法。本法具有温经散寒、软化坚结、祛腐生肌、通经活络的作用，适用于虚寒痈肿等症。

(七) 水针法

水针法是指根据所患疾病，按照穴位的治疗作用和药物的药理作用，选用相应的腧穴和药物，将药液注入腧穴，充分发挥腧穴和药物对疾病的双重作用，以达到治疗目的的一种方法。水针法的应用范围较广，凡是针灸的适应证大部分都可用本法治疗。

(八) 头针

头针是在头部的特定区域进行针刺防治疾病的一种方法，本法适用于脑源性疾患，如瘫痪、麻木、腰腿痛、肩周炎、各种神经痛等常见病和多发病。

六、艾灸方法

灸法通过温热刺激、施灸材料的药性，激发经络之气，调节机体各组织器官功能，从而达到防治疾病的目的。根据灸法的特点，其适应证以虚证、寒证和阴证为主。主要作用为温经散寒、扶阳固脱、消瘀散结、防病保健。

艾灸是最常用的灸法。艾灸是以艾叶等燃料做成艾炷，点燃后借助火的热力给人体以温热性刺激，通过经络的传导，激发经气，起到温通经络、益气活血、调整脏腑、扶正祛邪的作用，达到治病和保健目的的一种外治方法。

艾灸大体上可分为艾炷灸、艾条灸、温针灸等。其中，以艾炷灸最为常用，是灸法的主体部分。使用艾炷灸时，以艾炷置于皮肤穴位上燃烧的称为直接灸，亦称“明灸”。古代所称灸法，一般多指直接灸。不直接在皮肤上施灸，而是将艾炷置于姜片、蒜片、食盐或药饼等上面燃烧的称为间接灸。

(一) 艾炷灸

艾炷灸可分为直接灸和间接灸两种。

1. 直接灸　直接灸又称为着肤灸，指将艾炷直接置于皮肤上施灸的方法，分为瘢痕灸和无瘢痕灸两种。瘢痕灸指的是施灸时将皮肤烧伤化脓,愈后留有瘢痕;而无瘢痕灸指的是施灸时不使皮肤烧伤化脓,不留有瘢痕。瘢痕灸(化脓灸)法可改善体质,增强机体的抗病能力,达到防治疾病的目的。一般适用于哮喘、肺痨、瘰疬、慢性胃肠炎、体质虚弱、发育障碍等慢性疾患。无瘢痕灸(非化脓灸)一般适用于虚寒性疾患。

2. 间接灸 间接灸指用药物或其他材料将艾炷与施灸部位皮肤隔开进行施灸的方法,间接灸根据艾炷与皮肤之间衬隔物的不同分为多种灸法,一般以衬隔物命名,如隔姜灸、隔蒜灸、隔盐灸等,本灸法具有艾灸和药物的双重作用,施灸时火力温和,无灼痛,患者易于接受,故临床较为常用。隔姜灸操作简单,一般不会烫伤,对于因寒而致的呕吐、腹痛、腹泻,以及风寒痹痛均有效。隔蒜灸在临床多用于瘰疬、肺痨、初期的肿疡等。隔盐灸对急性寒性腹痛、吐泻、痢疾、中风脱症等证具有回阳救逆的作用。隔附子灸针对命门火衰而致的阳痿、早泄、遗精、疮疡久溃不敛等证。

(二) 艾条灸(艾卷灸)

艾条灸分为悬起灸和实按灸两种。

1. 悬起灸 将艾条悬在距离穴位一定高度上进行熏烤,不使艾条点燃端直接接触皮肤。根据其操作方式的不同分为温和灸、雀啄灸和回旋灸三种。温和灸多用于慢性病、虚证。雀啄灸多用于急性病、实证。回旋灸多用于面积较大的风湿痹痛、损伤、麻木、皮肤病。

2. 实按灸 实按灸指将点燃的艾条隔数层布或绵纸实按在穴位上,使热力透达深部,火灭热减后重新点火按灸。适用于风寒湿痹、痿证和虚寒证。

(三) 温针灸

温针灸是指针刺与艾灸相结合,即毫针留针时在针柄上置以艾绒(或艾条段)施灸的一种治疗方法。本法通过针身将热力传入体内,达到治疗目的,适用于寒证、虚证、痛证,如风寒湿痹、肩凝症等。

此外,常用于骨伤科疾病的灸法还有温灸、器灸、天灸等,均适用于寒湿痹痛、麻木、痿证等。灸法不仅用于康复治疗,也有强身保健作用。

第三节 其他中医特色疗法

除推拿、针灸等康复方法外,对于骨伤疾病还有其他中医特色疗法,如中药疗法、拔罐、运动疗法、刮痧、中药熏蒸、牵引治疗等。

一、中药疗法

中药在康复中根据具体方法分为内治法(内服)和外治法(外用)。

(一) 中药内治

中药内治是根据患者的情况,辨证处方,合理选用汤、丸、散、膏等剂型内服,以达到协调阴阳、恢复脏腑经络气血目的的临床用药方法。中药内治主要疗法可总结为汗、吐、下、和、温、清、消、补八法。在临床治疗中并不完全局限于以上八法,常根据患者症状的特点和临床经验辨证用药,灵活运用。骨伤科疾病多以气滞血瘀、肝肾亏虚、气血亏虚为主,故常用活血化瘀、补益肝肾、补气生血等方药,如桃红四物汤、膈下逐瘀汤、身痛逐瘀汤、肾气丸、独活寄生汤、八珍汤、十全大补汤等。

（二）中药外用

中药外治法是针对患者的病情，选用合适中药组方，经过加工炮制，进行全身或局部的体外治疗的方法。中药外治的药物主要通过体表的渗透作用吸收，可直接对患处起效，亦可从局部进入循环产生一定的全身药效。中药外治的剂型有敷贴药（药膏、膏药、药散）、搽擦药、熏洗湿敷药、热熨药和药枕等。

1. 敷贴药　敷贴药的常用剂型有药膏、膏药和药散三种。使用时将药物制剂直接敷贴在治疗部位局部，使药力发挥作用。

（1）药膏：药膏又称软膏，指将药物碾成细末，然后选加饴糖、蜜、油、水、酒、醋或医用凡士林等，调成厚糊状，涂敷于患处。

药膏种类：①消肿止痛类，适用于筋伤初期或骨折肿痛剧烈者，可选用消瘀止痛膏、双柏膏、消瘀膏等外敷。②接骨续筋类，适用于骨折整复后，位置良好，肿痛消退之中期，可选用接骨续筋药膏等外敷。③温经通络类，适用于损伤日久，复感风寒湿外邪者，可选用温经通络药膏外敷或酌情加温散风寒、利湿的药物外敷。④清热解毒类，适用于感染邪毒，局部红、肿、热、痛者，可选用金黄膏、四黄膏外敷。⑤生肌拔毒长肉类，适用于局部红肿已消，但创口尚未愈合者，可选用象皮膏、生肌玉红膏、红油膏等。

（2）膏药：古称薄贴，南北朝时期的《肘后备急方》中就有膏药制法的记载。

膏药的种类：①治损伤与寒湿类，适用于损伤者，有坚骨壮筋膏；适用于风湿者，有狗皮膏、伤湿宝珍膏等；适用于损伤与风湿兼证者，有万灵膏、损伤风湿膏等。②提腐拔毒生肌类，适用于创伤而有创面溃疡者，有太乙膏等。一般常在创面另加药散，如九一丹、生肌散等。

（3）药散：又称药粉、掺药。药散的配制是将药物碾成极细的粉末，收贮瓶内备用。使用时可将药散直接撒于伤口处，或置于膏药上，将膏药烘热后贴患处，按其功用可分六类：止血收口类、祛腐拔毒类、生肌长肉类、温经散寒类、散血止痛类、取嚏通经类。

2. 搽擦药

（1）酒剂：又称为外用药酒或外用伤药水，是用药物与白酒、醋浸制而成。常用的有活血酒、伤筋药水、正骨水等，具有活血止痛、舒筋活络、追风祛寒的作用。

（2）油膏与油剂：用香油把药物熬煎去渣后制成油剂，或加黄蜡或白蜡收膏炼制而成油膏。具有温经通络、消散瘀血的作用。适用于关节筋络寒湿冷痛等证，也可配合手法及练功前后作局部搽擦，常用的有跌打万花油、活络油膏、伤油膏等。

3. 熏洗湿敷药

（1）热敷熏洗：《仙授理伤续断秘方》中就有记述用中药热敷熏洗的方法，古称“淋拓”“淋渫”“淋洗”或“淋浴”，是将药物置于锅或盆中加水煮沸后熏洗患处的一种方法。先用热气熏蒸患处，待水温稍减后用药水浸洗患处。既可局部应用，也可熏蒸全身。新伤瘀血积聚者用散瘀和伤汤、海桐皮汤、舒筋活血洗方。陈伤风湿冷痛、瘀血已初步消散者用上肢损伤洗方、下肢损伤洗方、八仙逍遥汤或艾叶、川椒、细辛、制川草乌、桂枝、伸筋草、透骨草、威灵仙、茜草共研细末包装，用开水冲泡后熏洗患处。

（2）湿敷洗涤：古称“溻渍”“洗伤”等，在《外科精义》中有“其在四肢者溻渍之，其在腰腹背者淋射之，其在下部委曲者浴渍之”的记载，多用于创伤，使用方法是“以净帛或新棉蘸药水渍其患处”。

4. 热熨药

（1）坎离砂：又称风寒砂。用铁砂加热后与醋水煎成药汁搅拌制成，临用时加醋少许拌匀置布袋中，数分钟内会自然发热，热熨患处，适用于陈伤兼有风湿症者。

（2）熨药：俗称“腾药”。将药置于布袋中，扎好袋口放在蒸锅中，蒸汽加热后熨患处，适用于各种风寒湿肿痛证。能舒筋活络，消瘀退肿。常用的有正骨熨药等。

（3）其他：如用粗盐、黄砂、米糠、麸皮、吴茱萸等炒热后装入布袋中热熨患处。民间还采用葱、姜、豉、盐炒热，装入布包覆盖在脐上，可治风寒。这些方法简便有效，适用于各种风寒湿型筋骨痹痛、腹胀痛及尿潴留等症。

5. 药枕 是中医学的一种传统治病方法，将具有芳香开窍、活血通络、镇静安神、益智醒脑等作用的中药碎断成粗末，装入布袋，制成枕头，用以防治疾病和延年益寿。适用于各种经络阻滞、气血不通、瘀血内停等病证，如颈椎病、失眠、郁证、胸痹、心痛等。

二、拔罐

拔罐疗法以罐为工具，利用燃烧、抽气等方法造成罐内负压，使之吸附于施术腧穴或体表部位，使局部皮肤充血、瘀血，以调整机体功能，达到防病治病效果的方法。中医学认为，本法有祛风除湿、温经散寒、活血化瘀、通络止痛、清热降火、解毒泄浊、吸毒拔脓、祛腐生新、扶正固本等作用。由于具有操作简便、使用安全、适应广泛等优点，本法在临床上十分常用。

拔罐疗法的应用范围十分广泛，骨伤科疾病多用于腰背痛、肩臂痛、腿痛、关节痛、软组织闪挫伤等。须注意的是，骨折患者在未完全愈合前、韧带已发生断裂，不可拔罐。

三、运动康复保健法

运动康复是指长期参加传统功法或现代体育运动等锻炼，通过自身形体活动、呼吸吐纳、心理调节等方式，以畅达经络、疏通气血、调和脏腑、调节情志，从而达到恢复机体功能、增强体质、延年益寿目的的一种康复保健方法。运动康复方法历经数千年的发展，内容日益丰富。目前常用的包括易筋经、八段锦、五禽戏、太极拳等运动康复方法。

通过运动训练可以使残疾患者的运动功能得到一定程度的改善，如对恢复期的偏瘫、截瘫患者，可以指导其进行卧位、坐位或轮椅上的易筋经、八段锦或太极拳等项目的练习，可以使患者的运动能力得到改善、关节活动范围扩大、平衡能力得到提高，同时还能提高其社会的适应能力。

四、刮痧

刮痧指在中医经络腧穴理论指导下，用特制的刮痧器具，在体表相关部位进行相应的手法刮拭，通过良性刺激改善局部微循环，起到祛除邪气、疏通经络、舒筋理气、祛风散寒、清热除湿、活血化瘀、消肿止痛的功效，从而达到扶正祛邪、防病治病的作用，适用于骨关节退行性疾病如颈椎病、肩周炎的康复。因其简便易行以及立竿见影的疗效，既在民间流传不衰，又被医家广泛重视。

刮痧是根据中医十二经脉及奇经八脉，遵循中医的辨证论治的原则。关于刮痧的次序与方向，需遵循的总原则为：由上而下、由前而后、由近及远，即先面部、胸腹，再头部、肩部、背腰部，先上肢后下肢。

刮痧时间：用泻刮或平补平泻手法进行刮痧，每个部位刮拭时间为3~5min；用补刮手法，每个部位刮拭时间为5~10min；通常在一个患者身上选3~5个部位；局部刮痧一般为20~30min，全身刮痧宜40~50min。

刮痧注意事项：刮痧时应避风和注意保暖；治疗刮痧后饮热水；刮痧后超过3小时方可洗浴；不同的病刮拭方法不同；糖尿病不宜用泻刮法，下肢静脉曲张局部及下肢浮肿者，宜用补刮法或平刮法从肢体末端向近端刮拭；不可片面追求出痧。

第四节　现代康复技术

一、概述

应用力、电、光声、水和温度等物理学因素来治疗疾患的方法叫作物理疗法(physical therapy，PT)。物理疗法可以分为三大类：①以徒手以及应用器械进行运动训练来治疗伤、病、残患者，恢复或改善功能障碍的方法(主要利用物理学中的力学因素)称为运动疗法，是物理疗法的主要部分。②利用电、光、声、水温度等各种物理学因素治疗疾病，促进患者康复的疗法，称为物理因子疗法，又称理疗。③以手法为主要手段，包括按摩、推拿等。

二、运动疗法

(一)运动疗法的定义

运动疗法是患者应用各种运动来治疗肢体功能障碍、矫正异常运动姿势的方法，是一种重要的康复治疗手段。在实施运动疗法的过程中，所应用的各种方法和技术，即为运动疗法技术。运动疗法技术随着康复医学基础理论研究的深入和神经生理学的引入，已经获得了极大的丰富和发展，形成了针对各种运动功能障碍性疾患(如偏瘫、脑瘫、截瘫等)的独具特色的治疗技术体系。运动疗法是指以生物力学和神经发育学为基础，采用治疗器械和/或治疗者的手法操作以及患者自身的参与，通过主动和/或被动运动改善、代偿和替代的途径，旨在改善运动组织(肌肉、骨骼、关节、韧带等)的血液循环和代谢，促进神经肌肉功能，提高肌力、耐力、心肺功能和平衡功能，减轻异常压力或施加必要的治疗压力，纠正躯体畸形和功能障碍提高身体素质，满足日常生活需求的一种治疗方法。

(二)目的及其技术分类

1. 目的　康复医学是功能医学，运动疗法是康复医学重要的治疗技术之一。运动疗法的总目标是通过运动的方法，治疗患者的功能障碍，提高个人的活动能力，增强患者的社会参与的适应性，提高患者的生活质量。

运动疗法的具体目的可包括以下诸方面。

(1)牵张短缩的肌肉、肌腱、关节囊及其他软组织，扩大关节活动度。

(2)增强肌肉的肌力和肌肉活动的耐力。

(3)抑制肌肉的异常张力，使肌肉松弛，缓解其紧张度。

(4)针对患者的功能障碍，如脑卒中后的肢体偏瘫，对瘫痪肢体施行运动功能的再学习训练，改善神经肌肉的功能。

(5)训练患者改善异常的运动模式。

（6）克服患者的运动功能障碍，提高患者身体移动和站立行走的功能。

（7）对平衡功能和运动协调性障碍的患者，施行提高平衡性和协调性功能的训练。

（8）提高患者日常生活活动能力的运动动作训练。

（9）针对不同伤病或为健身需要进行各种体操训练。

（10）通过运动治疗，增强患者的体力，改善全身功能状态。

（11）通过运动疗法的活动刺激，改善心脏、肺脏等内脏器官的功能。

（12）通过运动训练，预防或治疗各种临床并发症，如压疮、肌肉痉挛、关节挛缩、骨质疏松等。

2. 技术分类 从临床实用出发，常规运动疗法技术主要包括：①维持关节活动度的运动疗法。②增强肌力的运动疗法。③增强肌肉耐力的运动疗法。④增强肌肉协调能力的运动疗法。⑤恢复平衡功能的运动疗法。⑥恢复步行功能的运动疗法。⑦增强心肺功能的运动疗法。还有其他一些运动疗法技术也较常用，如水中运动、医疗体操、牵引疗法、按摩疗法、麦肯基疗法等，可根据具体条件选择应用。

（三）应用范围

作为运动疗法技术的服务对象，适用疾病的范围大致可包括骨科疾病、肌肉系统疾病、中枢神经系统疾病、内脏器官疾病（如呼吸、循环、代谢疾病等）、体育外伤后功能障碍、其他疾病等。在骨科疾病中具体应用分述如下。

1. 骨折（fracture）和脱位（dislocation） 骨折、脱位后治疗目的是使骨折端正确对位或复位，使其尽快愈合，促进其后的功能恢复。临床上针对骨折脱位的治疗原则是复位、固定和功能锻炼。运动疗法的要点在于配合临床治疗同时训练患者达到以下目的：保持骨折对位稳定，促进骨折愈合；防止及消除肢体肿胀；恢复关节活动；防止肌肉萎缩，增强肌力；恢复肢体活动功能。

2. 截肢与假肢（amputation and prosthesis） 因为肢体的严重创伤、炎症、恶性肿瘤、各种原因的肢体坏死先天畸形等诸多因素可造成患者截肢，造成肢体运动功能障碍，装配假肢是一项重要的康复措施，可以代偿截肢造成的肢体功能障碍。运动疗法对截肢患者的治疗包括配合临床治疗，防止截肢断端肿胀；防止关节挛缩，维持及增大关节活动范围，为装配使用假肢创造条件；增强残端肌力；训练患者使用假肢。

3. 关节炎（arthritis） 此病是临床上较为常见的疾患，常伴有关节疼痛和渐进性的功能障碍。通常分为两大类：炎性关节炎如类风湿关节炎（rheumatoid arthritis，RA）、强直性脊柱炎（ankylosing spondylitis，AS）等；非炎性关节炎如骨关节炎（osteoarthritis，OA）等。运动疗法可配合临床治疗加以应用，治疗技术主要用于：缓解疼痛；增强关节周围的肌力；维持或增大关节活动范围；提高 ADL 能力。

4. 肩周炎（adhesive capsulitis） 此病又叫冻结肩（frozen shoulder）、肩关节周围炎（periarthritis of shoulder）、粘连性肩关节囊炎、五十肩等。发病原因是肩关节周围肌肉、肌腱、滑囊及关节囊的慢性损伤性炎症。急性期肩部疼痛剧烈，缓解期肩关节活动受限及肩周肌肉萎缩。肩周炎在临床上采取综合疗法，如药物、局部封闭、针灸、推拿、理疗等。运动疗法也是重要的治疗措施之一。急性期应以止痛为主；缓解期应以保持关节活动为主，可采用主动运动、放松摆动运动、滑轮运动等训练。

5. 颈椎病（cervical spondylopathy） 颈椎病是由于颈脊神经、颈髓、椎动脉和交感神经受到刺激或压迫而出现一系列症状的综合征，可分多种类型。其中以神经根型为最多见，占50%~60%，患者主要表现为颈肩痛、上肢放散痛及颈部活动受限等。临床治疗可采用药物、颈椎牵引理疗、手术等。运动疗法可作为综合治疗手段之一，可做颈部活动训练、增强颈部肌力训练、改善体位活动应用颈托等。

6. 腰椎间盘突出症　下腰痛是临床常见的症状，而导致该症状最主要的疾病是腰椎间盘突出症。这是一种因腰椎间盘变性，纤维环破裂，椎间盘髓核突出，刺激或压迫了神经根、马尾神经而引起的以腰痛、腿部放射痛为主要表现的综合征。此病的临床治疗方法很多，如卧床制动，药物应用骨盆牵引、理疗推拿封闭、髓核化学溶解、激光治疗、手术等。运动疗法作为综合疗法之一可进行以下治疗：腰背肌、腹肌训练；治疗体操；应用围腰；合理的运动姿势及腰痛防治教育和训练等。

7. 全髋、膝人工关节置换（total hip replacement，THR and total knee replacement，TKR）　全髋、膝人工关节置换手术是治疗髋膝关节疾患、重建关节功能的重要手术疗法，但手术后关节功能是否能够顺利恢复，运动疗法的应用则是关键所在。运动疗法所要做的主要工作是：配合手术医生制订训练计划；按训练程序循序渐进地训练患肢活动，如床上活动、坐位练习、患肢早期承重站立练习、步行练习、踏车练习、ADL肢体活动练习、行走中的正确步态练习等。

8. 体育外伤后功能障碍及其他障碍　体育外伤后功能障碍运动疗法的目的在于：促进损伤组织尽快恢复；减轻疼痛；促进运动功能恢复；防止关节活动受限及关节挛缩；防止肌肉萎缩；合理使用矫形器等。总之，要保证运动功能的恢复，防止并发症及后遗症的出现。

（四）常用运动疗法

在运动疗法技术的使用过程中，所应用的基本活动种类有：被动活动、主动辅助活动、主动活动、抗阻活动和牵引活动。

1. 被动活动　这是由治疗师徒手或借助器械对患者进行的治疗活动，患者不做主动活动。在某些情况下，亦可由患者健侧肢体对瘫痪和无力肢体加以协助，进行被动活动。

被动活动多适用于肢体肌肉瘫痪或肌力极弱的情况，这时患者不能用自己的力量进行关节活动，只有第三者帮助被动活动关节才能维持关节的正常活动范围，预防关节挛缩和变形的发生。其作用主要在于：预防软组织挛缩和形成粘连，恢复软组织弹性；保持肌肉休息状态时的长度及牵拉缩短的肌肉；刺激肢体屈伸反射；施加本体感刺激；为主动运动的发生做准备。

2. 主动辅助活动　简称助力活动，这种活动是在治疗师帮助或借助器械的情况下，由患者通过自己主动肌肉收缩来完成的运动训练。通常是由治疗师托住患者肢体近端或用滑车重锤悬吊起肢体的远端，抵消肢体本身重量或地心的吸引力，使患者能进行主动的肢体活动。这种活动适用于患者肢体肌肉已能开始收缩，但力量尚不足以抵抗肢体的自重或对抗地心引力的情况。其作用主要在于：增强肌力和改善肢体功能。这种运动是介于主动运动和被动运动之间的一种运动，是从被动运动向主动运动过渡的一种形式。随着肌力的增长，逐渐减少助力的力（重）量。

3. 主动活动　这是在既不施加外来辅助，也不给予阻力的情况下，由患者主动完成的动作，是运动疗法中主要的活动方式。此种活动主要适用于患者肌肉力量较弱，能够移动肢体的自重或抵抗地心引力进行运动，但尚不能对抗任何额外阻力的情况。其作用主要在于增强肌力、改善肢体功能,并且通过全身主动运动达到改善心肺功能和全身状况的目的。

4. 抗阻活动 这是在治疗师用手或利用器械对人体施加阻力的情况下,由患者主动地进行抗阻力的活动。这种活动主要适用于患者肌肉力量不但能够移动肢体的自重或能抗地心引力进行运动,而且还能够对抗其他阻力的情况。其作用主要在于增强肌力。

5. 牵张运动 这是用被动或主动的方法,对身体局部进行强力牵张的活动。被动牵张时,牵引力由治疗师或器械提供;主动牵张时,牵引力由拮抗肌群的收缩来提供。这种运动主要适用于软组织病变所致的关节挛缩,以及治疗组织的压迫性疾患,缓解疼痛。也可针对某些肌群,为提高其收缩能力,在收缩该肌前先进行牵张。其作用主要在于恢复或缓解因软组织弹性丧失而引起的肢体活动范围受限,通过牵拉减轻对某些局部组织的压迫。

(五) 运动疗法的禁忌证

对需要选用运动疗法的患者要注意进行身体检查,有如下禁忌证存在时,不宜施行运动疗法技术操作。

1. 处于疾病的急性期或亚急性期,病情不稳定。
2. 有明确的急性炎症存在,如体温超过38℃,白细胞计数明显升高等。
3. 全身情况不佳脏器功能失代偿期。

(1) 脉搏加快,安静时脉搏大于100次/min。

(2) 血压明显升高,临床症状明显,舒张压高于120mmHg(16kPa),或出现低血压休克。

(3) 有明显心力衰竭表现:呼吸困难、全身浮肿、胸腔积液、腹水等。

(4) 严重心律失常。

(5) 安静时有心绞痛发作。

4. 休克、神志不清或有明显精神症状、不合作。
5. 运动治疗过程中有可能发生严重并发症,如动脉瘤破裂等。
6. 有大出血倾向。
7. 运动器官损伤未作妥善处理。
8. 身体衰弱,难以承受训练。
9. 患有静脉血栓,运动有可能使血栓脱落。
10. 癌症有明显转移倾向。
11. 剧烈疼痛,运动后加重。

(六) 实施原则

1. 运动治疗的方案要目的明确,重点突出。
2. 制订治疗方案时,应根据患者情况个别对待,明确运动强度。实施治疗时应循序渐进。循序渐进的内容包括运动强度由小渐大、运动时间由短渐长、动作内容由简渐繁,使患者逐步适应,并在不断适应的过程中得到提高。任何情况的突然加大运动量都有造成功能损害的可能。
3. 在编制整个治疗动作程序时,要防止运动过分集中在某部位,以免产生疲劳。因此,运动训练既要重点突出,又要与全身运动相结合。
4. 治疗活动内容要有新鲜感,能调动患者主动训练的积极性。
5. 按疗程需要坚持长期训练,不可随意间断,以免影响治疗效果。有些运动疗法要坚持数周、数月,甚至数年,才能使治疗效果逐步积累,显现出来。

6. 应密切观察病情，看是否有不良反应，是否已达到治疗要求，对不能达到要求的要查明原因。对患者要定期复查，以观察有无改善；对功能改善不明显者，也应查找原因，调整治疗措施。运动治疗中注意观察的内容可包括以下方面。

（1）训练运动量不应过大，训练次日应无疲劳感。

（2）训练过程中应密切观察患者的反应，如有头晕、眼花、心悸气短等应暂停训练。

（3）训练时动作应轻柔，防止产生剧烈疼痛。

（4）防止损伤皮肤，预防压疮发生。

（5）肢体活动训练应手法准确、轻柔、注意病理骨折等并发症的发生。

（6）站立行走训练应有保护，防止跌倒。

（7）训练中应结合心理交流，取得患者的合作。

7. 做好各种记录，定期总结。

8. 治疗前应把治疗内容向患者讲解清楚，争取患者主动配合。对需要应用的器械要说明操作要点和注意事项，以免训练不得法，甚至造成损伤。在需要以体操形式进行训练时，既要讲清要点，还需有正确的示范动作，示范要面对面进行。

9. 医务人员应态度和蔼，声音亲切清晰，语调坚定，以增进患者的信心。应多用关心鼓励的语言，给予具体的帮助，切勿滥加指责、批评。

10. 要重点注意新患者和病情较重患者，可新老患者成组搭配，互相帮助。

11. 训练场所要光线充足、整洁，各种器械安放有序，用后要归还原位，并定时检查维修。

三、物理因子治疗

物理因子治疗是利用各种物理因子（如电、磁、声、光、冷与热等）作用于机体，引起机体内一系列生物学效应，从而调节、增强或恢复各种生理功能，影响病理过程，以达到康复目的的一种疗法。

（一）物理疗法的作用

物理因子治疗在骨伤科疾病的治疗和康复中具有十分重要的作用，以物理因子引起局部组织的生物理和生物化学变化的直接作用，以及因物理因子作用于人体后面引起体液改变，或通过神经反射，或通过经络穴位而发挥的间接作用。物理因子治疗对骨伤科疾病治疗的主要作用可概括为：

1. 消炎　物理因子治疗对肌肉、关节、皮肤、筋膜、韧带、神经、器官和内脏的急慢性炎症，可以改善局部组织的血液循环，消除组织水肿，促进血肿吸收，改善组织缺氧和营养状态，进而消除炎症反应。

2. 镇痛　炎症刺激、缺血、代谢产物、致痛介质及精神因素等都可产生疼痛。神经痛、肌肉痉挛性疼痛、肢体缺血性疼痛、炎症性疼痛等，都可以根据疼痛的部位和性质，选用合适的物理因子治疗，以提高痛阈，消除各种致痛原因，从而起到镇痛的作用。

3. 减少瘢痕和粘连的形成　瘢痕组织是一种血液循环不良、结构不正常、神经分布错乱的修复性组织；粘连是因类症渗出后组织纤维化而形成的病理性结缔组织。物理因子治疗通过减轻瘢痕组织水肿，改善局部组织的血供和营养，从而减少瘢痕和粘连的形成。同时，也可缓解或清除瘢痕瘙痒、瘢痕疼痛等症状。

4. 避免或减轻并发症和后遗症 因外伤、手术、瘫痪等导致关节制动以及关节炎症所致的关节功能障碍和肌肉萎缩，应用物理因子治疗可以镇痛和改善局部的血液循环，有利于肌肉得到较充分的活动和血液的濡养，可避免关节僵硬、肌肉萎缩等后遗症。

（二）物理因子治疗的种类

1. 电疗法 包括直流电疗、低频电疗、中频电疗和高频电疗。

（1）直流电疗法：是指应用方向恒定不变的电流来治疗疾病的方法。直流电疗法具有镇静、止痛、消炎、促进神经再生和骨折愈合、调整神经系统和内脏功能，提高肌张力等作用。利用直流电将药物离子导入人体以治疗疾病的方法，称直流电离子导入疗法。用这一疗法将中药导入损伤局部，是骨伤科常用的电疗方法之一。

（2）低频电疗法：是指应用频率每秒低于 1 000Hz 的各种波形的脉冲电流治疗疾病的方法。低频电疗法疗效确切，应用广泛，具有促进神经系统功能恢复、调整内脏器官的功能、镇痛、引起骨骼肌节律性收缩、防止失用性肌萎缩、训练肌肉做新的动作、改善局部血液循环的作用。临床应用的低频电疗法包括电刺激疗法、感应电疗法、间动电疗法等。

（3）中频电疗法：是指应用频率为 1 000Hz 至 100kHz 的正弦电流治疗疾病的方法。中频电疗法的主要治疗作用为镇痛，促进局部血液循环与淋巴回流，锻炼骨骼肌与提高平滑肌紧张度、松解粘连与促进瘢痕组织的吸收。目前临床应用的中频电疗法包括等幅中频正弦电疗法、调制中频电疗法和干扰电疗法等 3 种。

（4）高频电疗法：是指应用频率为 100kHz 以上的高频电磁振荡电流治疗疾病的方法。高频电疗法包括长波疗法、中波疗法、短波疗法、超短波疗法、微波疗法、射频疗法等，其生理和治疗作用主要基于热效应和非热效应。热效应具有消炎、止痛作用；非热效应可使急性炎症的发展受到控制并逐渐吸收消散。

2. 光疗法 是指应用日光或人工光源治疗疾病的方法。现代应用的人工光源有可见光、红外线、紫外线和激光等。用于消炎、镇痛多选用红外线、紫外线。

（1）红外线：利用红外线治疗疾病的方法称为红外线疗法。红外线治疗作用主要为改善局部血液循环，缓解肌肉痉挛和镇痛，适用于较浅表组织的慢性劳损、扭伤等。红外线还有使表层组织干燥的作用，对于渗出严重的伤口与溃疡，能使渗出物在表皮结成防护性痂膜，制止渗出。治疗时一般照射在裸露的局部，温度以患者感到舒适为佳。

（2）紫外线：根据其波长可分 A、B、C 三波段。A 波段波长为 320~400nm，其生物作用弱。但可造成明显的色素沉着，能产生荧光反应。适用于过敏及佝偻病。B 波段波长为 280~320nm，能调节机体代谢，增强免疫力，刺激组织再生和上皮愈合过程。C 波段波长为 180~280nm，对病毒和细菌具有明显的杀灭或抑制其生长繁殖的作用，因此，紫外线在临床上常用于杀菌、抗炎、镇痛和促进伤口愈合等。

3. 超声波疗法 应用超声波治疗疾病的方法称超声波疗法。超声波是一种机械弹性振动波，振动频率超过 20kHz，不能为人的听觉器官所接收。超声波治疗作用为加速炎症的消散与损伤组织的修复及瘢痕组织的软化，小剂量与中等量的超声波还具有镇痛作用。

4. 磁疗法 是利用磁性材料或电动生磁原理所产生的磁场，作用于机体一定部位或穴位来治疗疾病的方法，主要治疗作用是镇痛、消肿、消炎和镇静。使用的方法也较多，临床应随症选用。

5. 温热疗法 是利用各种热源为介体，将热传至机体而达到预防和治疗疾病目的的方法。常用的传热介质有:蜡、泥类、水、沙、蒸汽等。临床上常用的热疗法有:温泉热疗法、石蜡疗法、蒸汽浴疗法、沙浴疗法等。它们具有温热和机械的综合作用。中药热熨法也是一种热疗法,除具有温热作用外,还具有药物的治疗作用。

6. 冷疗法 是应用比人体皮肤温度低的物理因子(冷水、冰块等)刺激来作为治疗和康复的一种手段。冷疗可减轻疼痛、降低肌张力及减轻炎症的反应。冷疗可直接使用冰块按摩,或用冰冻毛巾、冰水袋冷敷。患有周围血管疾患及皮肤感觉障碍者不宜做冷疗。

7. 体外冲击波疗法 是一种具有声、光、力学特性的机械波,能够在极短的时间内达到数百巴(bar)的压力高峰(1bar=100kPa=0.1MPa)。冲击波是由各种频率、波长和波速的多个波叠加而成的波群,含有宽而连续的频谱,从200k~20MHz。冲击波能在空气、水、人体各种组织中传播。在人体组织中传播时,其衰减系数随频率的平方而增加,因此高频波衰减大于低频波。频率分布的差异决定了冲击波的破坏能力和对组织的穿透能力。一般来说,高频波破坏能力强,但组织穿透能力较弱;而低频波的组织穿透能力强,但聚焦性能差,焦点能流密度低,破坏能力弱。在临床上常用于慢性软组织损伤性疾病、骨组织疾病和其他骨骼肌肉功能障碍。其中慢性软组织疾病包括:跖筋膜炎、肱骨外上髁炎、钙化性冈上肌肌腱炎、慢性跟腱病、肱二头肌长头肌腱炎、股骨大转子疼痛综合征。骨组织疾病包括:骨折延迟愈合及骨不连、膝骨关节炎、股骨头坏死。还有其他骨骼肌肉功能障碍:肌痉挛、难愈合创面。

体外冲击波禁忌证(全身因素与局部因素)和不良反应如下。

(1)全身因素

绝对禁忌证:①凝血功能障碍,未治疗、未治愈或不能治愈的出血性疾病。②严重认知障碍和精神疾病。③有生长痛的患儿。④2个月内接受化疗者。

相对禁忌证(下列疾病在使用电磁式和压液式冲击波治疗时为相对禁忌证,而气压弹道式冲击波治疗不完全受到限制):①严重心律失常。②未控制的严重高血压。③安装心脏起搏器。④恶性肿瘤已多处转移。⑤孕妇。⑥感觉功能障碍。⑦痛风急性发作。

(2)局部因素

治疗部位的局部因素禁忌证包括以下几项:①肌腱、筋膜断裂及严重损伤。②治疗焦点位于脑和脊髓、大血管和重要神经干走行、肺组织。③治疗部位存在关节液渗漏。④治疗部位存在骺板。⑤大段缺损性骨不连,骨缺损>3cm。⑥治疗区域存在血栓。⑦治疗局部存在严重的骨质疏松。⑧治疗局部存在窦道、蜂窝织炎或脓性渗出物。

(三)体外冲击波的不良反应

1. 治疗部位局部血肿、瘀斑、点状出血。
2. 治疗部位疼痛反应短期增强。
3. 治疗部位局部有麻木、针刺感,感觉减退。
4. 高能量体外冲击波可能导致局部神经、血管损伤。
5. 接触性皮炎。

(四)物理因子治疗的临床应用

物理治疗的临床应用的治疗原则要有针对性,要注意个体化、明确治疗剂量、明确治疗部位,要有一定的疗效。

物理因子治疗的临床应用适应证:①软组织的急、慢性损伤止痛。②促进创面愈合。

③软组织的急、慢性炎症。④神经肌肉疾病的恢复。⑤佝偻病及骨软化症的治疗。⑥松解瘢痕及粘连。⑦神经衰弱。⑧病毒感染,如单纯疱疹、带状疱疹。

物理治疗的临床应用的禁忌证:①恶性肿瘤。②活动性结核。③出血倾向。④高热(体温 38℃以上)。⑤局部金属物。⑥安装心脏起搏器。⑦孕妇的下腹部。⑧未成年人的骨骺端。

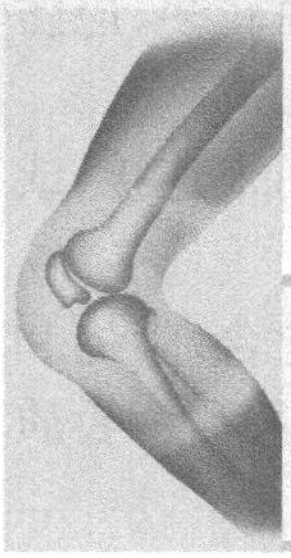

第四章

骨关节损伤康复

第一节 上肢创伤康复

一、肩部骨折与脱位

（一）概述

肩关节是由肱骨的肱骨头和肩胛骨的关节盂组成的，关节囊较松弛，关节腔较大，是典型的球窝关节，是人体中运动范围最大和最灵活的关节，因此极易受到外界伤害，导致骨折或脱位。肩部的骨折和脱位最常见的为锁骨骨折、肩锁关节脱位和肩关节脱位。

1. 锁骨骨折 锁骨骨折是临床上最为常见的骨折之一，其发生率约占全身骨折的6%，各个年龄段均有发生，多见于青少年。患者有明显的外伤史，常为间接暴力所致。锁骨处可出现软组织肿胀、瘀斑、局部隆起或外观畸形，用手可触及骨折端或骨擦感及骨擦音，反常活动、皮下血肿，局部压痛明显，上肢不能上举或后伸。

2. 肩锁关节脱位 肩锁关节由锁骨外端与肩峰构成，是上肢运动的支点。肩锁关节脱位一般有外伤史，可通过间接或直接暴力致肩锁韧带和喙锁韧带破裂或撕脱。表现为局部有肿胀，隆起处压痛明显，用力按压有弹性感觉，肩关节活动受限，伤肢外展或上举均较困难，前屈和后伸运动亦受限。

3. 肩关节脱位 肩关节脱位是全身关节脱位中最多见者，患者有明显的外伤史，以运动性损伤为主。可出现"方肩畸形"，触摸肩峰突出，峰下有空虚感，常可在锁骨下、喙突下、腋窝部位触到脱位的肱骨头；肩部疼痛、肿胀，伤肢呈弹性固定于轻度外展内旋位；关节屈曲，用健侧手托住患侧手臂，肩关节不敢活动，肩关节主、被动功能障碍。

（二）康复评定

肩部骨折及脱位的早期患者一般都在外科进行了处理，如手术固定或外固定等，经过3~8周时间原始骨痂形成期后（达到骨折临床愈合），因为肩关节的功能或活动受限而就诊进行康复治疗，然而如果能够进行早期的康复介入，可以防止或减少并发症、后遗症，加速骨折愈合，缩短疗程，促进功能恢复。康复介入前一定要对患者进行全面的康复评定。

1. 中医辨证 主要根据受伤时间的长短分为以下三期。

（1）初期（0~2周）：由于筋骨脉络损伤，血离经脉，瘀积不散，气血凝滞，经络受阻，受损肩部肿胀明显，伴有疼痛。舌质淡或暗，或有瘀斑，脉弦或紧。如损伤较重，瘀血较多，应防其瘀血流注脏腑而出现昏沉不醒等表现。

（2）中期（3~6周）：肿胀逐渐消退，疼痛亦明显减轻，但瘀肿未消尽，骨折尚未连接，或有骨折部位及邻近部位关节功能障碍。舌质淡，苔薄白，脉弦或脉象平和。

（3）后期（7~8周）：骨折处已有骨痂生长，脱位关节周围韧带已发生瘢痕愈合，疼痛和肿胀明显减轻或消失，骨折局部压痛亦减轻，或有骨折部位及邻近部位关节功能障碍。舌质淡，苔薄白，脉弦细或沉细，或脉象平和。

2. 康复医学评定方法

（1）疼痛评定：常用疼痛评定方法有视觉模拟评分法（VAS）、数字疼痛评分法、麦吉尔（McGill）疼痛调查表等。

（2）肌力评定：测试斜方肌、三角肌肌力。常用徒手肌力检查法进行，也可以借助特殊器械进行肌群的等张肌力评定和等速肌力评定，如等速肌力测试仪等。

（3）关节活动度测量：肩关节活动度。测量工具有关节角度尺（量角器）、电子角度计、皮尺等，最常用的是关节角度尺。

（4）肢体周径测量：可以发现有无肌肉萎缩或肢体肿胀。测量肌肉萎缩时通常取肌腹部，测量肿胀时取最肿处，并与健侧对比。

（5）感觉功能评定：包括浅感觉和深感觉。检查时应先检查健侧，再检查患侧。

（6）骨折愈合评定

骨折临床愈合标准：①骨折局部无压痛及纵向叩击痛。②局部无反常活动。③X线片显示有连续性骨痂通过骨折线。④上肢能平举1kg重物≥1分钟。⑤连续观察2周骨折处不变形。

骨性愈合标准：①具备临床愈合标准的条件。②X线片显示骨小梁通过骨折线。

（7）神经肌肉电生理检查：检测斜方肌、三角肌。主要有肌电图检查、神经传导速度测定、诱发电位检查等。

（8）日常生活活动能力评定：一般采用Barthel指数、功能独立性测量（FIM）等。

（三）康复治疗

1. 针灸疗法

治则：活血祛瘀，舒筋通络，消肿止痛。

处方：以局部取穴为主，配循经取穴。

局部取穴：肩部取肩髃、肩髎、肩贞。

循经取穴：根据经脉所过，主治所及，按病变部位循经取穴。如手太阳小肠经。

随症配穴：瘀血肿胀重加血海、三阴交；疼痛较重加合谷、太冲。

操作方法：针刺用泻法；陈伤留针加灸，或温针灸，每次留针20~30分钟，每日1次。

2. 推拿疗法

运用适当的推拿疗法可以松解粘连、减轻拘挛、缓解疼痛、改善肩关节活动度等。在骨折早期可以使用摩擦类手法的抹法，手法宜轻柔，顺经络方向或沿淋巴回流方向，可以缓解肢体肿胀。在骨折术后中后期可以选择运用推法、攘法、振动法、抖法、按法、拿法、弹拨等手法松解粘连、减轻拘挛、缓解疼痛，并可运用运动关节类手法的摇法、扳法、拔伸法等松解关节粘连、改善肩关节活动度。在对关节功能障碍进行推拿治疗时，应先运用适当手法对软组织进行松解，然后运用运动关节类手法对关节粘连进行松解。推拿疗法切忌粗暴，在确定骨折内固定稳定牢固、骨质状况良好时运用运动关节类手法。

3. 中药疗法（中药内服）

（1）初期：治以活血化瘀、消肿止痛为主，可选用活血止痛汤、和营止痛汤、新伤续断汤、复原活血汤、八厘散等。如有伤口者吞服玉真散。如损伤较重，瘀血较多，应防其瘀血流注脏腑而出现昏沉不醒等症，可用大成汤通利之。

（2）中期：治以接骨续筋为主，可选用新伤续断汤、续骨活血汤、桃红四物汤、接骨丹等。常用接骨药有自然铜、血竭、䗪虫、骨碎补、续断等。

（3）后期：治以壮筋骨、养气血、补肝肾为主，可选用壮筋养血汤、生血补髓汤、六味地黄汤、八珍汤、健步虎潜丸等。骨折后期应适当注意补益脾胃，可用健脾养胃汤、补中益气汤、归脾汤加减。

4. 运动疗法

（1）锁骨骨折：锁骨骨折康复治疗主要目的是恢复肩关节活动范围，保持肩部周围肌肉力量，恢复肩关节日常生活工作等能力；一般锁骨骨折愈合时间为6~12周，锁骨骨折平时站立时宜双手后叉于腰部，保持抬头挺胸体位；睡眠时宜仰卧于硬板床上，背部两肩之间稍加垫高，保持与站立时相似的体位。

伤后第1周内，肩部固定，保持内收内旋，肘关节维持90°屈曲，主要进行肘、前臂、腕、手关节主动关节活动度的训练。如果未行内固定术，可用电疗法治疗。早期因疼痛，避免肩部周围肌肉力量训练。3~4天后，一旦疼痛控制，肘、腕关节开始等长肌力训练，鼓励开始主动屈伸训练，维持肱二头、三头肌肌力，用健侧手完成ADL。伤后3日内，局部用冷疗。4日以后可用：①超短波治疗：患者仰卧位，采用对置法，无热或微热，10~15分钟，每日1次，10日为一个疗程。②超声波治疗：患者取坐位，采用直接接触移动法，每次15~20分钟，每日1次，10日为一个疗程；如果有金属固定物（钢针、钢板），应慎用电疗法治疗。③红外线光治疗：垂直照射患部，以有舒适温热感为准，每次20~30分钟，每日1次，10日为一个疗程。④磁疗：20~30分钟，每日1次，10日为一个疗程。

第2周，在不引起肩关节疼痛的前提下做垂臂钟摆练习，增加手指等张握力练习、腕部的抗阻力屈伸运动，肘关节的静力性抗阻力屈伸练习，并做肩部外展、旋转的被动运动、三角肌等长运动或助力运动。

第3周，增加肘部屈伸与前臂内外旋的抗阻力练习，仰卧位时，做头与双肘支撑的挺胸练习，还可开始做肩关节的被动活动度训练和肌力练习；内固定稳定者应尽早开始做肩带周围肌群的等长收缩练习。

第4~8周，可进行肩部的全方位主动功能练习，配合一些器械进行训练，逐渐增加抗阻力训练，增加肩袖肌群力量训练。

第8周以后，增加训练的强度，应用关节松动技术，改善关节周围软组织关节囊的紧张度，恢复其柔韧性、伸张度，恢复正常的关节活动范围，注意在治疗前，用蜡疗或者局部中药熏药，做肩关节的局部热敷治疗，以改善局部的血液循环和紧张性，增强关节松动术的效果。

（2）肩锁关节脱位：肩锁关节脱位康复治疗主要目的是促进损伤组织修复，恢复关节活动范围，强化关节周围肌力，增加关节稳定性，避免再次发生脱位。

如果不做手术的修复，早期制动是关键，冰敷减轻疼痛和肿胀。休息及悬吊保护性吊带直至疼痛消失通常需要1~2周，康复训练以恢复关节活动度和肌肉力量，避免肩锁关节活动，进行肘、前臂、腕、手关节的主动关节活动训练和肌肉静力性收缩训练，根据愈合情况逐渐加强力量和提高活动度。固定4~6周使局部组织自行修复，治疗以物理因子治疗为主，超声波、超短波、光疗均可以。功能练习应该以肘、腕、手为主，防止固定的肩锁关节活动。

经手术修复的肩锁关节，悬吊带4周。前臂及手部活动在术后可立即进行，上臂在术后制动2~3周后开始活动。术后3周内禁止上举。术后8~12周内限制上臂过顶活动。术后12周内允许手臂在腰部高度活动。可以写字或使用计算机，术后12周取出螺钉或固定线已软化，可以增加活动和力量。悬吊带去除后，需要6~8周的康复以恢复关节活动度。投掷运动等力量和速度练习要推迟4~6个月，其他治疗同锁骨骨折的康复治疗。

（3）肩关节脱位：肩关节脱位多采用手法复位，复位后康复一般分为三期，即保护期、控制性运动期和功能恢复期，保护期康复主要目的是保护组织愈合及促进组织的修复；控制性运动期康复主要目的是进行可控的活动逐渐增加关节活动范围及稳定性，增强关节周围肌肉力量；功能恢复期康复主要目的是全面恢复关节运动功能，增强关节稳定性避免再次发生脱位。

复位后的肩关节一般吊带制动3~4周，此期为保护期，在保护性活动范围内，肩袖肌群、三角肌和肱二头肌进行肌肉等长收缩运动。在肩关节固定的姿势下，早期嘱其手指、腕、肘的伸屈功能训练，可以进行抗阻力的主动训练，防止肌肉萎缩和关节的挛缩；局部做冷疗，可防止肿胀、出血、减轻疼痛。

绷带去除后的第1周内，仍需以三角巾悬吊保护。第1~2天，站立位，上身向患侧侧屈并稍前倾，放松患肢肌肉，使之自然下垂，做肩部的前后左右摆动，逐渐努力增大运动幅度。第3~4天，将上述运动过渡到主动运动，即依靠患肢肩带肌的力量活动，并开始在健肢的帮助下抬高患肢，做肩关节活动范围的被动恢复。第5~7天，开始做肩关节各方向和各轴位的主动运动、助力运动和肩带肌的抗重力和抗阻力练习。

3天以后，在上述训练下局部可进行治疗。①超短波治疗：患者仰卧位，采用对置法，无热或微热量，每次10~15分钟，每日1次，10天为一个疗程。②超声波治疗：患者坐位，采用直接接触移动法，声头沿肩关节回环滑行移动，中大剂量，每次15~20分钟，每日或隔日1次，10次为一个疗程。③神经肌肉电刺激疗法：采用双极法，2片电极片（5cm×8cm或3cm×6cm）于三角肌、肱二头肌或冈上肌上，频率50Hz，以引起肌肉明显收缩为准，刺激肌肉被动收缩，延迟肌肉萎缩，每次10~20分钟，每日1次，10次为一个疗程。④中药熏蒸疗法：运用活血化瘀药物，喷头距离肩部20~30cm，时间20~30分钟，每日1次，10次为一个疗程，可活血化瘀，缓解疼痛。

第3周，可主动进行肩的前后、内收、外展运动，动作要轻柔、慢速，不能用力过猛。此阶段康复的重点在于活动度与肌力的训练。

第4~6周，去除固定物后，进入控制性运动期。肩关节是一个非常灵活典型的多轴球窝关节，能够进行许多方向的活动，包括屈曲、伸展、内收、外展、内旋、外旋、水平屈曲、水平外展、环转等，以及复合的上举动作等。活动度训练时显然要照顾到所有这些方向，与肩部的多方向活动相匹配的是，肩关节周围的肌肉也可以分成相应的组群。运动训练包括：①肩关节的前后、内外摆动，主动肩外展、后伸及内外旋运动，辅助抗阻力及被动的关节功能训练，训练时应注意肩胛胸壁关节活动范围的恢复，此关节活动范围的恢复可明显改善肩肱节律，进而促进肩关节活动范围的恢复。②体操棒、高吊滑轮、哑铃等器械应用，每项做20组，每组间隔20~30秒，每天1次，以提高关节的活动度和肌肉肌力。③前后左右甩手、手拉滑车、手指爬墙、肩梯、肋木的功能练习。④墙拉力器或橡皮带训练，进行向心或离心运动，增强肩关节的活动度和肩袖肌群的肌力。⑤活动范围受限的肩关节可用关节松动术。应该注意：在关节松动术应用前，对肩关节及周围组织进行热疗以及超声波治疗能使关节周围组织松弛、局部血液循环加快，防止“硬掰”，造成再损伤。进行关节松动术时，患者应采取仰卧位，由辅助人员协助固定肩胛骨，治疗师在盂臼平面任何位置对关节施以牵张（分离），强度为Ⅲ级，以患者耐受无痛或轻微疼痛为限；次日询问患者局部是否有疼痛、肿胀等不良反应，及时调整手法及强度，直至关节功能恢复到最佳的活动范围。

第6周以后进入功能恢复期，此期训练重点为全面恢复关节活动范围，增加肩关节周围肌肉力量，增强肩关节稳定和协调性，避免脱位再发生。

二、肱骨干骨折

（一）概述

肱骨干骨折是指在肱骨外科颈以下1~2cm至肱骨髁上2cm之间发生的骨折。肱骨干骨折是较为常见的骨折，约占所有骨折的3%，30岁以下成年人较多见。肱骨骨折大多是由于直接或间接暴力造成的。伤后上臂立刻出现局部疼痛、局部压痛、肿胀、皮肤瘀血斑、畸形、上肢活动障碍，常见的主要有粉碎性骨折、横行骨折、斜行或螺旋形骨折，粉碎性与横行骨折也称“不稳定性骨折”。大多数肱骨干骨折通过非手术治疗可获得较好的疗效。

（二）康复评定

1. 中医辨证　请参见第四章第一节中“肩部骨折与脱位”的辨证分期。

2. 康复医学评定方法　有明确的肱骨干骨折的外伤史，已经过手法整复，外固定或钢板内固定，髓内钉固定手术病史，有伤后X线片及术后的X线片或近期的X线片。伤后3周以内，肩关节不会发生较严重的活动障碍，肌肉萎缩不明显，肌力可达Ⅳ级，肩部固定4~6周，肩关节可发生运动障碍，肌力下降，肌肉萎缩明显，常累及肘关节活动受限。骨折累及桡神经，伤后即可出现“垂腕、垂指”征及手背部桡侧半皮肤感觉异常或消失。

（1）肌电图检查：可明确诊断神经损伤的部位和程度。

（2）检查局部皮肤是否正常：有无破溃、窦道、畸形，是否肿胀、压痛，有无异常活动。

（3）测量：用软尺测量上臂、前臂的周径（与健侧对比测量更好）。

（4）徒手肌力检查：三角肌、背阔肌、胸大肌、肱二头肌、肱三头肌等。

（5）关节活动度检查：用量角器测量肩关节前屈、后伸、外展、内收、内外旋的活动度及前臂的旋前旋后，肘关节的伸、屈活动度。

（6）临床愈合标准：骨折断端局部无压痛、局部无纵向叩击痛、骨折断端无异常活动（主动或被动）、X线片显示骨折线模糊，有连续性骨痂通过骨折断端骨折线、外固定解除后，肢体能达到以下要求：上肢向前伸手持重1kg达1分钟，连续观察2周，骨折断端不发生畸形。

（三）康复治疗

肱骨干骨折康复治疗的主要目的是促进骨折愈合，尽快恢复肩肘关节活动范围，同时恢复肩肘关节周围肌肉力量，避免产生关节功能障碍而影响日常生活能力。综合考虑影响骨折愈合的全身因素，小儿肱骨干骨折患者一般4~6周基本可以愈合，而成人患者则多需6~8

周，也有学者认为需 8~10 周方能愈合。

1. 针灸

治则：活血祛瘀，舒筋通络，消肿止痛。

处方：以局部取穴为主，配循经取穴。

局部取穴：肩部取肩髃、肩髎，臂部取臂臑、手五里。

循经取穴：根据经脉所过，主治所及，按病变部位循经取穴。如手少阳三焦经。

随症配穴：瘀血肿胀重者加血海、三阴交；疼痛较重加合谷、太冲。

操作方法：针刺用泻法；陈伤留针加灸，或温针灸，每次留针 20~30 分钟，每日 1 次。

2. 推拿 推拿疗法在骨折早期可以使用抹法，手法宜轻柔，顺经络方向或沿淋巴回流方向，可以缓解肢体肿胀；在骨折中后期可以选择运用推法、振动法、抖法、按法、拿法、弹拨等手法松解粘连、减轻拘挛、缓解疼痛，并可运用运动关节类手法的摇法、扳法、拔伸法等松解关节粘连、改善肩肘关节活动度。推拿疗法切忌粗暴，在确定骨折稳定牢固、骨质状况良好时运用运动关节类手法。

3. 中药治疗 请参见第四章第一节中“肩部骨折与脱位”的中药内服疗法。

4. 运动疗法 骨折经钢板或髓内钉等内固定手术后，1 周内主要是休息、制动，有利于组织的修复，肱骨干骨折内固定效果确切，术后常能早期活动。术后 3 天内疼痛反应比较明显，可以做手和腕部的主动活动，逐渐过渡到上臂肌群的主动等长收缩，同时辅以消肿的 RICE 原则。3 天以后疼痛反应减轻，即可在健肢的帮助下开始肩和肘关节的被动活动，在 3 天内增加至全幅度活动度，可以进行手指的屈伸指练习，腕关节的背伸、屈曲练习，上臂前臂肌群的等长收缩练习；局部可做红外线或紫外线光疗，使局部血液循环加快，起到消炎、消肿、促进切口愈合的作用。

术后 1 周可以开始上肢肌群的主动等张练习，有条件的可做等速练习，以及肩和肘关节的主动运动，此期患肢不应负重。如使用夹板或者石膏固定的保守治疗，不宜进行肩和肘关节的活动。

2~3 周后，站立位，主动耸肩练习 10~20 次，肩关节放松自然下垂，10 次为 1 组，持续 30 秒；做胸上肌、背阔肌群收缩练习；三角肌保护性的无阻力收缩练习，持续时间及次数由治疗师自行掌握，以无疼痛为限；肩关节钟摆活动，10 次 1 组，做 2~3 组为宜；增加前臂的内外旋度练习，10 次 1 组，做 2~3 组；增加前臂的内外旋度练习，10 次为 1 组，做 2~3 组。肘关节可做屈伸功能练习，主动收缩为主，不增加阻力，以患者感觉疲劳为限。注意：肩关节及肘关节不宜进行肌肉抗阻力量训练。

3~4 周后，除肌力仍稍弱外，整个患肢的功能即可接近于完全恢复。在肱骨骨折术后的康复训练中，主要涉及肩和肘两个关节，肩关节的活动度及肌力训练方法如前述。肘关节本身是一个单轴关节，仅能做屈曲和伸展两个动作，相应配置了屈肌群和伸肌群两组肌肉。但是，肘关节的固定必然会累及前臂的旋转功能，而且在前臂的旋转动作中，旋后的力量主要来自前臂肌群中的旋后肌群。因此，肱骨骨折后的康复内容必须包括前臂旋转功能的训练。

4~6 周后，在上述练习的基础上，视骨折愈合情况进行上臂肱二头肌和肱三头肌的等长肌力训练，可适当增加肘、前臂和腕的抗阻力练习，同时注意加强前臂的内外旋功能训练。

6~8 周后，患侧上肢自然下垂，以肩关节为轴心，做主动环转练习，借助肋木、高吊、滑轮、墙壁拉力器、橡皮带、体操棒等器械进行功能练习。

如果患者不能及时进行早期康复治疗而出现肩肘关节的功能障碍，则采用关节松动术进行康复治疗，手法同肩关节脱位，即可达到满意的疗效。由于肱骨有内固定物，可采用：①蜡疗（盘蜡法），置于肩、肘、腕及局部，每日 1 次，每次 20~30 分钟，15 天为一个疗程。②光疗，红外线、紫外光线局部照射。慎用电疗等物理治疗手段，在肩、腕关节或经手法复位的，可用干扰电治疗或超声波、磁疗、超短波治疗等方法促进骨愈合功能恢复。

未经手术内固定，采取手法复位外固定的肱骨干骨折，相对制动的时间要长，其稳定性也不能等同内固定，一般 2 周后可做手、腕的伸屈主动练习，配合作业治疗，增强手部的灵活性；4~6 周以后，做三角肌、背阔肌、胸大肌、肱二头肌、肱三头肌的无阻力自主活动练习，前臂、手、腕可做抗阻力练习；8~12 周，进行全关节活动练习和肌力恢复练习，由于制动时间长，往往易发生肩、肘关节功能障碍，虽经康复治疗，肩、肘关节活动范围恢复正常时间也相对较长。

合并桡神经损伤，应该加强伸指、伸腕肌的功能训练，辅助腕、手功能位支具佩戴，和经皮神经电刺激疗法或神经肌肉电刺激疗法，每日 1 次，10 次为一个疗程。2~3 个月做一次肌电图检查，评估神经的生长速度和肌肉功能恢复的情况。神经损伤的患者禁忌浸蜡治疗，防止烫伤。

三、肘部骨折与脱位

（一）概述

肘关节由肱骨下端和尺骨、桡骨上端构成，由三个关节即肱尺关节、肱桡关节和桡尺近侧关节共同包裹在一个关节囊内组成的复合关节。肘部骨折与脱位常见的有肱骨髁上骨折、肘关节脱位。

1. 肱骨髁上骨折 肘部骨折最常见的是肱骨髁上骨折，即肱骨干与肱骨髁交界处发生的骨折。常有局部外伤或患儿跌倒外伤病史，出现肘部疼痛、肿胀、皮肤瘀斑或张力性水疱，局部压痛明显，手触之有骨擦音及骨折端，严重的屈曲型骨折，折端可能穿透皮肤，外磨形成开放性骨折，肘关节活动障碍。

2. 肘关节脱位 肘关节脱位是常见的脱位之一，其发生率仅次于肩关节脱位，占大关节脱位的第二位，患者以青少年和壮年为主，而幼年和老年较少见。往往在跌倒时，暴力通过手掌达肘关节，使其过度伸直，其冲击力使肱骨前部肌肉及肘关节囊撕裂，部分韧带损伤，尺骨鹰嘴突后移，形成肘关节后移位，重度后移还有可能造成正中神经、尺神经损伤。临床表现为肘关节处于半伸位不敢运动，患处肿胀。局部触痛明显，肘关节明显畸形，肘窝部饱满，前臂外观变短，尺骨鹰嘴后突，肘后部空虚，有凹陷；关节弹性固定于 120°~140°，只有微小的被动活动。后脱位时有时合并尺神经损伤及其他神经损伤、尺骨冠状突骨折，前脱位时多伴有尺骨鹰嘴骨折等。

（二）康复评定

1. 中医辨证 请参见第四章第一节中“肩部骨折与脱位”的辨证分期。

2. 康复医学评定方法

（1）疼痛评定：常用疼痛评定方法有视觉模拟评分法（VAS）、数字疼痛评分法、麦吉尔（McGill）疼痛调查表等。

（2）肌力评定：检测肱二头肌、肱三头肌、三角肌肌力。

（3）关节活动度检查肘关节：用于判断骨折术后关节功能障碍程度及康复治疗后关节功能的恢复情况。测量工具有关节角度尺（量角器）、电子角度计、皮尺等，最常用的是关节角度尺。

（4）肢体长度测量：可以发现骨折后畸形愈合导致的肢体不等长。测量时应使两侧肢体处于对称位置，利用骨性标志测量并两侧比较。

上肢长度：自肩峰至桡骨茎突。

上臂长度：自肩峰至肱骨外上髁。

（5）肢体周径测量：可以发现有无肌肉萎缩或肢体肿胀。通常测量肌肉萎缩时取肌腹部，测量肿胀时取最肿处，一般测量以下周径，并与健侧对比。

上臂周径：肩峰下15cm处。

前臂周径：尺骨鹰嘴下10cm处。

（6）感觉功能评定：包括浅感觉和深感觉。检查时应先检查健侧，再检查患侧。

（7）骨折愈合评定：判断骨折愈合情况对康复治疗极其重要，骨折康复治疗中最重要的是肌力训练、关节活动度训练，以及下地负重训练的时间、强度及方法等，这些均与骨折愈合情况密切相关。

骨折临床愈合标准：①骨折局部无压痛及纵向叩击痛。②局部无反常活动。③X线片显示有连续性骨痂通过骨折线。④外固定拆除后上肢能平举1kg重物≥1分钟。⑤连续观察2周骨折处不变形。

骨性愈合标准：①具备临床愈合标准的条件。②X线片显示骨小梁通过骨折线。

（8）神经肌肉电生理检查：检测肱二头肌、肱三头肌、三角肌，主要有肌电图检查、神经传导速度测定、诱发电位检查等。

（9）日常生活活动能力评定：一般采用Barthel指数、功能独立性测量（FIM）等。

（三）康复治疗

1. 针灸

治则：活血祛瘀，舒筋通络，消肿止痛。

处方：以局部取穴为主，配循经取穴。

局部取穴：肘部取曲池、曲泽、小海、天井。

循经取穴：根据经脉所过，主治所及，按肿痛部位循经取穴。如手三阳经、手三阴经。

随症配穴：瘀血肿胀重者加血海、三阴交；疼痛较重加合谷、太冲。

操作方法：针刺用泻法；陈伤留针加灸，或温针灸，每次留针20~30分钟，每日1次。

2. 推拿 推拿疗法在骨折早期可以使用抹法，手法宜轻柔，顺经络方向或沿淋巴回流方向，可以缓解肘部肿胀。在骨折中后期可以选择运用推法、振动法、抖法、按法、拿法、弹拨等手法松解粘连、减轻拘挛、缓解疼痛，并可运用运动关节类手法的摇法、扳法、拔伸法等松解肘关节粘连、改善肘关节活动度。推拿疗法切忌粗暴，在确定骨折稳定牢固、骨质状况良好时运用运动关节类手法。

3. 中药疗法 请参见第四章第一节中“肩部骨折与脱位”的中药内服疗法。

4. 运动疗法

（1）肱骨髁上骨折康复治疗的主要目的是促进骨折愈合，尽快恢复肩肘关节活动范围，预防肌肉萎缩和肌力下降。根据骨折经手法复位、外固定或手术内固定后的时间进行不同的运动康复。

0~1 周：要注意肘关节的固定（外固定要牢固，且一定要注意局部和前臂的皮肤肿胀情况，手指的颜色及感觉）和制动。伸直型可加强肱二头肌，屈曲型做肱三头肌的等长收缩练习，旋前圆肌、旋后肌的等长练习依据情况而定。局部可行蜡疗、盘蜡法、紫外线光治疗，未做内固定可做超短波以及超声波治疗，以促进消炎，使切口愈合，消除水肿。

2~4 周：①肩关节的前屈、后伸、外展、内收功能练习，以主动为主，辅以部分抗阻训练。②肱二头肌、肱三头肌的等长收缩练习，手术内固定治疗者，可小幅度主动屈伸肘关节。③辅以物理治疗和作业治疗。注意：切忌做肘关节任何被动活动练习，肘关节勿做肌肉力量训练和负重提物。

4~8 周：加大肘关节屈伸主动活动幅度，应避免任何肘关节扭转动作，促进肘关节的功能恢复。同时注意肘关节勿做肌肉力量训练。手法复位的小儿患者可在 4 周后去除外固定行功能训练，成人至少在 6 周以后方可进行功能训练。在训练前要拍 X 线片，检查骨愈合的情况，防止出现因骨愈合不佳而产生的移位或骨不连。可以辅助蜡疗、光疗、电疗（无金属固定物处或手法整复的骨折）、作业治疗等。

8~12 周：可行患肢的全方位功能训练，辅助吊轮、墙拉力器、肩腕关节训练器、橡皮带等器械进行练习。伸直型侧重恢复屈曲功能，屈曲型着重恢复伸直肘关节功能，物理治疗同时进行。

伤后未经功能康复的患者，会出现程度不同的肩、肘、腕关节的功能障碍，特别注意来诊前是否因肘关节伸屈功能障碍，而采取过“粗暴”的伸、屈肘关节练习。立即拍肘关节的 X 线片，如果在骨折周围组织内有一片白色云雾状阴影，密度较深或有骨样密度，局部肿胀，触之硬韧感，关节运动障碍明显，即可提示骨化性肌炎已经发生，此时需将肘关节制动，用三角巾或石膏托固定于胸前，避免做肘关节的功能练习，待局部疼痛消失，摄 X 线片见骨化缩小，边缘影像清晰后，可进行无痛的关节功能训练与主动训练，必须是在关节运动限制区域进行，不要过度牵伸。

（2）肘关节脱位康复治疗的主要目的是通过快速无创的复位后，促进软组织损伤的修复，避免关节功能障碍出现，强化肌肉力量和关节稳定性训练，避免习惯性脱位的发生。肘关节脱位伴有关节囊、侧副韧带和关节周围软组织的广泛损伤，有时还伴有尺骨冠突骨折，故造成的功能损害常较肱骨髁上骨折更严重，经过复位的肘关节因为有关节囊及周围组织的损伤，愈后很难恢复到正常范围，康复治疗特别重要。

复位后 1~2 天，开始肩与腕及手部功能主动运动。逐步增加肩与指的肌力抗阻练习。肘部疼痛减轻时，立即开始肱二头肌和肱三头肌的静力性收缩练习。术后第 2 天开始手与肩的主动运动。复位后 1 周，增加指与肩的肌力抗阻练习；腕屈伸的静力性收缩练习；肱二头肌静力性收缩练习。

2~3 周，肩、腕、手的抗阻力练习；肱二头肌、肱三头肌的等长收缩练习；继续辅助物理因子治疗，可以作业治疗，提高日常生活能力。

3~6 周，去除外固定后：①肘关节主动屈伸功能训练。②前臂的旋转练习及上述的抗阻力练习。③辅助吊轮、墙壁拉力器、橡皮带等器械进行功能训练。④物理因子治疗，超短波，微热至温热量，每日 1 次，每次 15 分钟。可改善局部血液循环，消炎止痛，缓解肌肉痉挛；热疗，如 TDP、蜡疗、中药熏蒸等，可改善血液循环，消炎止痛。⑤关节松动术应用，手法要轻柔，力量过大的强制性伸肘会导致周围组织出血渗出，严重可发生骨化性肌炎，造成肘关节不可逆的强直性改变。⑥合并有神经损伤可行神经肌肉电刺激及神经营养药物治疗，失神经支配的肌肉做被动牵伸训练，防止肌肉萎缩。定期复查肌电图，提示神经恢复的程度。

四、前臂骨折

（一）概述

1. 尺桡骨骨折 前臂由尺骨、桡骨共同组成支架，连接肱骨及腕骨。前臂骨折中最常见的为尺桡骨骨折，约占全身骨折的6%，且多见于青少年。尺桡骨干双骨折伤后前臂肿胀、疼痛，活动明显受限，前臂旋转功能尤为显著，严重的前臂畸形，局部压痛，可触及骨擦感及骨折端，拍X线片可以明确骨折的部位、类型及移位的程度。

2. 桡骨远端骨折 桡骨远端骨折是指桡骨远端距关节面2~3cm的骨折，包括向背侧移位的Colles骨折、背侧Barton骨折；向掌侧移位的Smith骨折，掌侧Barton骨折和Chauffeur骨折。多为闭合骨折且多发生于老年妇女、儿童及青年。桡骨远端骨折通常分为关节内骨折和关节外骨折。

（二）康复评定

1. 中医辨证 请参见第四章第一节中“肩部骨折与脱位”的辨证分期。

2. 康复医学评定方法

（1）尺桡骨骨折

1）疼痛评定：常用疼痛评定方法有视觉模拟评分法（VAS）、数字疼痛评分法、麦吉尔（McGill）疼痛调查表等。

2）肌力评定：检测前臂伸肌群、屈肌群肌力。

3）关节活动度检查腕关节：用于判断骨折术后关节功能障碍程度及康复治疗后关节功能的恢复情况。测量工具有关节角度尺（量角器）、电子角度计、皮尺等，最常用的是关节角度尺。

4）肢体长度测量：可以发现骨折后畸形愈合导致的肢体不等长。测量时应使两侧肢体处于对称位置，利用骨性标志测量并两侧比较。

5）肢体周径测量：可以发现有无肌肉萎缩或肢体肿胀。通常测量肌肉萎缩时取肌腹部，测量肿胀时取最肿处，并与健侧对比。

6）感觉功能评定：包括浅感觉和深感觉。检查时应先检查健侧，再检查患侧。

7）神经肌肉电生理检查：检测前臂伸肌群、屈肌群，主要有肌电图检查、神经传导速度测定、诱发电位检查等。

8）日常生活活动能力评定：一般采用Barthel指数、功能独立性测量（FIM）等。

（2）桡骨远端骨折

了解骨折类型及临床治疗方式，重点为腕关节的主被动屈曲、背伸、尺偏、桡偏及前臂旋前、旋后的关节活动度评定，手功能评定。恢复期就诊患者进行肩关节、肘关节活动度评定。

1）已经过临床医生手法复位或手术内固定处理。

2）请患者提供历次住院或门诊病历以及伤后及复位或手术内固定术后的X线片。

3）局部皮肤是否红肿，皮肤瘀斑有无破溃及畸形。

4）测量肢体周径，测定肌力等级。

5）肩、肘、腕、手的关节活动度的测量。

6）疼痛的评定。

7）有神经损伤应做相关运动、感觉的检测。

（三）康复治疗

1. 针灸

治则：活血祛瘀，舒筋通络，消肿止痛。

处方：以局部取穴为主，配循经取穴。

局部取穴：腕部取阳池、阳溪、阳谷。

循经取穴：根据经脉所过，主治所及，按肿痛部位循经取穴。如手三阳经、手三阴经。

随症配穴：瘀血肿胀重者加血海、三阴交；疼痛较重加合谷、太冲。

操作方法：针刺用泻法；陈伤留针加灸，或温针灸，每次留针 20~30 分钟，每日 1 次。

2. 推拿 推拿疗法在骨折早期可以使用抹法，手法宜轻柔，顺经络方向或沿淋巴回流方向，可以缓解肢体肿胀。在骨折中后期可以选择运用推法、振动法、抖法、按法、拿法、弹拨等手法松解粘连、减轻拘挛、缓解疼痛，并可运用运动关节类手法的摇法、扳法、拔伸法等松解腕关节粘连、改善关节活动度。推拿疗法切忌粗暴，在确定骨折稳定牢固、骨质状况良好时运用运动关节类手法。

3. 中药内服

（1）初期：治以活血化瘀、消肿止痛为主，可选用活血止痛汤、和营止痛汤、新伤续断汤、复原活血汤、八厘散等。如有伤口者吞服玉真散。如损伤较重，瘀血较多，应防其瘀血流注脏腑而出现昏沉不醒等症，可用大成汤通利之。

（2）中期：治以接骨续筋为主，可选用新伤续断汤、续骨活血汤、桃红四物汤、接骨丹等。常用接骨药有自然铜、血竭、䗪虫、骨碎补、续断等。

（3）后期：治以壮筋骨、养气血、补肝肾为主，可选用壮筋养血汤、生血补髓汤、六味地黄汤、八珍汤、健步虎潜丸等。骨折后期应适当注意补益脾胃，可用健脾养胃汤、补中益气汤、归脾汤加减。

（四）运动疗法

1. 尺桡骨骨折 尺桡骨骨折康复治疗的主要目的是促进骨折愈合，尽快恢复前臂旋前、旋后活动，预防肌肉萎缩和肌力下降，促进上肢功能恢复。手法复位或手术内固定术后 1 周内，以制动为主，不可负重，特别手法复位的要经常检查外固定情况防止松动导致畸形愈合，局部光治疗或超短波治疗（无金属固定物），注意手指的血液循环及感觉变化，防止骨-筋膜室综合征的发生。

术后第 1 天，患肢肌肉的等长收缩，包括肱二头肌，肱三头肌的等长收缩；肩关节及手的主动运动，包括：屈曲、伸展、内收、外展及内外旋的主动和手的握拳练习、手指的对指训练，活动时避免引起前臂的旋转，每日 2 次，每次 20 分钟。内固定术后在拔出引流管后即可在不引起疼痛的前提下进行肘关节的 CPM 治疗。

2~3 周，肩关节伸屈、外展、内收功能练习，肘关节及腕手关节，手关节的主动功能练习（手法复位的功能练习可适当延后进行），前臂的内旋、外旋练习，要轻柔地进行。

4~6 周，逐渐增大肘、腕关节活动幅度，增加肩关节和腕、手关节的抗阻力训练，自主的前臂内外旋功能练习，避免前臂被动活动，内固定手术的可去外固定物，通过器械进行训练，行作业治疗，增加日常生活能力训练，注意前臂勿过度受力。

7~9 周，去除外固定后进行肩、肘、腕、手关节的功能练习，着重训练前臂的内外旋功能，可借助器械和抗阻力训练，增加作业治疗，如吃饭、梳头及系纽扣等，提高日常生活能力，有肩、肘、腕、手功能障碍（未经过早期康复训练）的患者可做具体关节松动术治疗和作业治疗，辅助物理因子治疗：①超短波，消炎，消除水肿。患肘对置，采用无热量，时间 8~10 分钟，每日 1 次，5~7 天为一个疗程。②磁疗，可促进骨痂生长，消肿，消炎，镇痛。每日 1~2 次，每次 40 分钟，10~15 天为一个疗程。③蜡疗，采用盘蜡法，温热量，时间 20~30 分钟，每日 1~2 次，10~15 次为一个疗程。④中药熏蒸治疗，采用活血化瘀药物，温热量，30 分钟，每日 1~2 次，10~15 天为一个疗程。⑤冷疗，可采用冷敷或者冷空气治疗，常在运动后使用，每次 10~15 分钟。有止痛、消肿、减少渗出的作用。⑥音频治疗，患肘对置，耐受量，每日 1~2 次，15~20 天为一个疗程。可以松解粘连，软化瘢痕。⑦超声波疗法，松解粘连，软化瘢痕。采用直接接触移动法，1~1.25W/cm^2，每次 5~15 分钟，10~15 天为一个疗程。

2. 桡骨远端骨折 无论是手法复位或切开复位，术后均应早期进行手指屈伸活动。4~6 周后可去除外固定，逐渐开始腕关节活动。康复的重点是帮助患者重获手及上肢的运动功能。骨折稳定性、固定强度及软组织损伤范围将决定着每个愈合阶段的治疗进度。要和医师直接交流以明确注意事项并制订切实可行的康复方案。

（1）消肿止痛

1）物理因子治疗：微波、超短波：无热量，每次 10 分钟，每日 1 次，10 次为一个疗程。有金属内固定者禁用。

2）抬高患肢：将患肢持续性抬高，伤手高于心脏水平线。

3）按摩：在伤肢抬高位，作向心性按摩，促进静脉回流。

4）等张压力手套：穿戴时应使指蹼区与手套紧贴，否则指蹼区没有压力，将成为水肿液滞留区。

（2）粘连松解，软化瘢痕

1）超声波疗法接触移动法：0.5~1.0W/cm^2，每次 5~15 分钟，每日 1 次，10~15 次为一个疗程。

2）音频电疗：用条状电极，并置，每次 20 分钟，每日 1~2 次，15 次为一个疗程。

3）蜡疗法：蜡饼法，每次 30 分钟，每日 1~2 次，15 次为一个疗程。

4）牵拉瘢痕组织的被动运动：牵拉力量要逐渐加大，牵伸到极限时应维持短时间，然后再放松。这类运动与蜡疗，按摩手法配合进行，效果更好。

（3）运动练习

1）伤后 1~4 周：腕关节石膏固定，为避免整个上肢的功能下降以及其他并发症的发生，应尽早并尽量多活动肘关节及肩关节。

2）伤后 4~8 周：经 X 线复查后允许，打开石膏，进行无痛范围的腕关节活动。腕关节主动活动练习：必须轻柔有控制，不得引起明显疼痛。练习后即刻冰敷。可以开始轻柔的"张手握拳"练习：必须轻柔有控制，不得引起明显疼痛。练习后即刻冰敷。

腕掌屈：患侧前臂置于桌面固定，手心向上，治疗师的手或患者健侧手握住患侧手背，被动向上抬手腕，缓慢用力，至动作极限保持 10 秒，10 次/组，每日 2 组。

腕背伸：患侧前臂置于桌面固定，手心向下，治疗师的手或患者的健侧手握住患侧手心，被动向上抬手腕，缓慢用力，至动作极限保持 10 秒，10 次/组，每日 2 组。

腕桡侧屈：手臂平放床上或桌上，手悬出床/桌面之外，手心向内侧。手指并拢，向上偏到极限。缓慢用力，至动作极限保持 10 秒，10 次/组，每日 2 组。

腕尺侧屈：手臂平放床上或桌上，手悬出床/桌面之外，手心向内侧。手指并拢，向下偏到极限。缓慢用力，至动作极限保持 10 秒，10 次/组，每日 2 组。

可做轻微的抓握练习及手指关节活动度的练习。必须在无痛范围内，非常缓慢轻柔地练习。

3）伤后 8~12 周：强化腕关节活动度练习。可以配合蜡疗、中频电疗。

强化腕关节肌力练习：①腕掌屈，坐位，前臂置于桌面，手心向上，手中握一重物作为负荷，如哑铃等，腕屈曲到最大范围坚持 5 秒，再缓慢放下为一次。10 次/组，组间休息 30 秒，2~4 组连续练习，每日 1~2 次。②腕背伸，坐位，前臂置于桌面，手心向下，手中握一重物作为负荷，如哑铃等，腕背伸到最大范围坚持 5 秒，再缓慢放下为一次。10 次/组，组间休息 30 秒，2~4 组连续练习，每日 1~2 次。③腕桡侧偏，坐位，前臂置于桌面，腕关节伸直，拇趾在上，手中握一重物作为负荷，如哑铃等，向上侧偏到最大范围坚持 5 秒，再缓慢放下为一次。10 次/组，组间休息 30 秒，2~4 组连续练习，每日 1~2 次。④腕尺侧偏，坐位，前臂置于桌面，手悬于桌面外，腕关节伸直，拇趾在上，手中握一重物作为负荷，如哑铃等，向下侧偏到最大范围坚持 5 秒，再缓慢放下为一次。10 次/组，组间休息 30 秒，2~4 组连续练习，每日 1~2 次。

功能化练习：加强腕关节旋转，提高腕关节灵活性的练习。

4）伤后 12 周：根据 X 线检查骨骼愈合情况，逐渐恢复正常活动。注意：涉及骨折部位的动作要根据骨折情况酌情进行。

（五）注意事项

1. 肩关节及手部僵硬是桡骨远端骨折常见的并发症　关节僵硬常是由于制动、创伤和患肢肌力所致。鼓励患者进行轻微的功能活动以防御僵硬。当桡骨远端骨折应用外固定治疗时，应特别注重拇趾与其余四指的练习。可能会发生屈肌腱和伸肌腱的粘连。应进行肌腱滑动练习以促进指浅屈肌和指深屈肌各肌腱的分别滑动，也要进行指总伸肌的滑动练习，以促进手指单一性伸展和防止内在肌腱缩短。可以运用屈曲手套来增加掌指关节和指间关节的被动屈曲度。如果外在屈肌紧张，那么晚上应使用静态背伸位支撑夹板。可以使夹板逐渐重塑，使其随着时间而增大背伸角度。极度疼痛并伴有未解决的关节僵硬、肿胀、高度敏感性和皮肤光亮，可能是局部复合性疼痛综合征（CRPS）的早期征象。注意到任何异常症状都应立即报告给康复医生或相关骨科医师。

2. 当骨折处能经受住一定的压力和抵抗力时，康复治疗就进行第三阶段　这通常在 8~12 周时。是否进入这一阶段主要取决于 X 线片中骨折的愈合情况。此时要增加被动伸展训练与关节活动练习，以达到最大的活动度。可进行关节松动术。

（1）腕关节松动术：每日 2 次。治疗前，先用蜡浴或蜡饼法，进行患部蜡疗，30 分/次。该松动范围包括桡腕关节、下尺桡关节和腕间关节。继关节松动术后，患者进行腕关节和手掌指关节，指间关节的各运动方向的全范围主动活动，每日 2 次，30~40 分/次。练习强度以患者的耐受量为宜。

（2）桡腕关节松动

1）牵拉/挤压：一般松动，缓解疼痛。患者坐位，肢体放松，屈肘，前臂旋前放置于桌面，治疗师面对患者，一手固定前臂远端，另一手握持腕关节的近排腕骨处，作纵向牵拉、挤压桡腕关节。

2）前后/后前滑动：增加屈腕和伸腕 ROM。患者前臂中立位，治疗师一手固定前臂远端，另一手握持近排腕骨部，在轻微的牵引下，分别向背侧、掌侧滑动近排腕骨。

3）尺侧/桡侧方向滑动：增加桡偏和尺偏的 ROM。患者前臂旋前位，治疗师一手固定桡骨远端，另一手握持近排腕骨部，在轻微牵引下，分别向尺侧或桡侧滑动桡腕关节。

4）旋前/旋后滑动：作用为增加腕关节旋转 ROM。治疗师一手固定前臂远端，另一手握持近排腕骨部，分别将腕骨作旋后、旋前的转动。

（3）下尺桡关节前后/后前位滑动：增加前臂旋前、旋后的 ROM，患者前臂旋后，治疗师双手分别握持桡尺骨的远端，踇趾在掌侧，其余手指在背侧，尺侧手固定，桡侧手的踇趾将桡骨远端向背侧推动。患者前臂旋前位，治疗师的踇趾在背侧，其余手指在掌侧。治疗师的桡侧手固定，尺侧手的踇趾将尺骨远端向掌侧推动。

（4）腕骨间关节前后/后前位滑动：增加腕骨间和屈腕、伸腕的 ROM。患者前臂旋后，治疗师双手踇趾分别放在相邻腕骨的掌面，示指放在相应腕骨的背面，一手固定，另一手向背侧推腕骨。患者前臂旋前位，治疗师双手踇趾分别放在相邻腕骨的背面，示指放在相应腕骨的掌面，一手固定，另一手向掌侧推腕骨。继关节松动术后，嘱患者进行腕、手指各关节的全范围主动活动，每日 2 次，30~60min/次，强度以患者能耐受为标准。

增强肌力、增加灵巧度及整体协调功能的锻炼，从日常生活活动和职业劳动中有针对性选择一些作业活动进行训练。强度由小到大，难度由易到难。如用锤子训练腕关节屈伸和桡尺偏功能；使用门把手来开关门，训练前臂旋转。练习梳头和向后背抓痒，训练整个上肢的协调动作。

3. 桡尺关节远端僵硬和腕关节活动范围受限是桡骨远端骨折的常见并发症 当活动不能得到改善时，可应用系列夹板固定实施的低负荷长时间牵伸来改善关节的被动活动度。这些夹板包括系列静态腕背伸夹板、静态渐进性腕夹板，以及静态渐进性旋前/旋后夹板。骨折愈合后，桡骨下端因骨痂生长，或由于骨折对位不良，使桡骨背侧面变得不平滑，踇长伸肌腱在不平滑的骨面反复摩擦，导致慢性损伤，可发生自发性肌腱断裂。可做肌腱转移术修复。若骨折短缩畸形未能纠正，使尺骨长度相对增加，尺、桡下端关节面不平衡，常是后期腕关节疼痛及旋转障碍的原因，可做尺骨短缩术。

五、手外伤

（一）概述

手作为人体最复杂、最精细的部位之一，社会生活工作各项活动 90% 以上是通过手来实现的。在劳作中手长期与外界接触，最易受伤。手外伤一般不会危及生命，但可能导致终身残疾，丧失劳动和生活的能力。手部损伤的康复原则是尽最大可能使患者的手功能恢复到最佳，使患者回归生活，重返社会。随着手外科中显微镜下手术、关节移植以及肌腱修补术的发展，手外伤的治疗效果明显改善，但仍有发生肿胀、粘连、瘢痕、挛缩、关节僵硬、肌肉萎缩、感觉异常等并发症。康复早期介入有助于提高手术效果，预防残疾，最大限度地恢复和改善手功能。因此精湛的手术技巧，良好的术后护理，正确的手功能康复都是非常重要的。

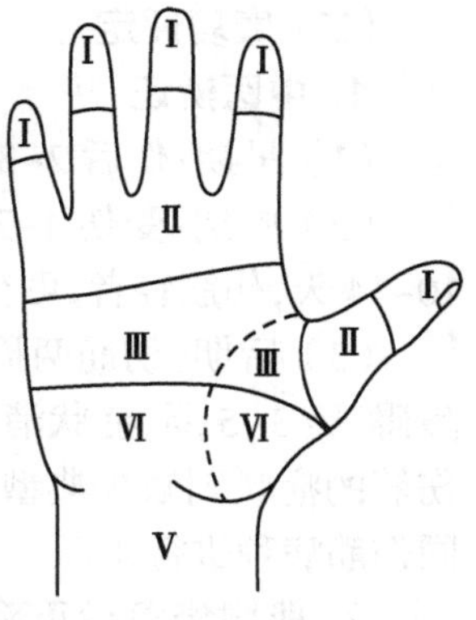

图 4-1-1　手部屈肌腱分区

1. 指屈肌腱分区　指屈肌腱从前臂肌肉-肌腱连接处，经过前臂、腕管、手掌和手指纤维鞘管，至其抵止点处，依其本身和周围组织的解剖关系，分为五区，肌腱损伤修复及功能恢复过程中，应根据每个区域特征，进行适当处理。手指屈肌腱分区，见图4-1-1。

Ⅰ区：从中节指骨中部至指深屈肌腱抵止点的一段，此段肌腱有腱鞘包绕，但只有一条指深屈肌腱。在此处容易发生指深屈肌的断裂，包括肌腱抵止点撕脱，带或不带骨片。Ⅰ区肌腱损伤后修复的常见并发症是远侧指间关节挛缩。

Ⅱ区：从远侧掌横纹，即指纤维鞘管起始部，至中节指骨中部。此处正好是指深屈肌与指浅屈肌分叉的交点。在此段中，3条肌腱被包于硬韧而狭长的纤维鞘管内。因此，肌腱损伤或感染后，极易与管壁粘连或肌腱相互粘连。若浅深肌腱均断裂，屈指功能完全丧失。

切割伤通常同时伤及指浅屈肌和指深屈肌以及支持带。由于这一区域结构复杂。曾经有人把这区称为"无人区"。由于肌腱相互粘连以及腱鞘、这一区域肌腱损伤的疗效欠佳。

Ⅲ区：从腕掌横韧带远侧缘到远侧掌横纹一段，居手掌内。此区包括8条指浅深屈肌腱，示、中、环指指屈肌腱被有腱周组织，小指屈肌腱被有滑膜鞘。蚓状肌起自此段的指深屈肌腱。此区单纯指浅屈肌腱断裂，对屈指功能影响不大、在前几周把蚓状肌定位在保护性位置（掌指关节屈曲，指间关节伸直）会导致内在肌粘连和挛缩。因此，对于Ⅲ区屈肌腱损伤建议早期让掌指关节做轻微的被动活动以及进行轻微的被动握钩拳动作（掌指关节伸直和指间关节屈曲）。

Ⅳ区：在坚韧屈肌支持带下方，居腕管内。在此狭窄的隧道里，有9条肌腱及正中神经通过。此段肌腱被有滑膜。肌腱损伤修复后，易发生肿胀，纤维组织增生，腕管内没有缓冲的空隙，张力增加，加大肌腱滑动阻力，肌腱容易发生粘连，而各肌腱的分别滑动练习可以有效预防肌腱粘连。

Ⅴ区：由肌腱起点至屈肌支持带近侧缘的一段。此区肌腱间隙较宽，各腱有腱系膜及腱周组织包围，此区肌腱修复后，粘连机会少，即使轻度粘连，因周围组织松软，对肌腱滑动影响也较少。

2. 踇长屈肌腱分区　踇长屈肌是屈踇趾的重要肌肉，其肌腱的解剖关系与其他屈指肌腱有所不同，因此单独划分，也分五区。

Ⅰ区：由踇趾近节指骨中部至踇长屈肌腱止点，即指区。此区肌腱只有滑膜鞘而无纤维鞘管。

Ⅱ区：从掌指关节至近节指骨中段，即掌指关节区。此区肌腱位于踇趾纤维鞘管内。掌指关节掌面有两个籽骨，肌腱宛如在两峰之间的狭窄峡谷中通过，正常时可自由滑动。损伤修复后膨大的缝合部位则很难通过此处，极易形成嵌顿、粘连，踇趾丧失屈曲功能。

Ⅲ区：踇长屈肌腱鞘近侧缘至屈肌支持带远侧缘，此段通行鱼际肌肉中，又称鱼际区，且肌腱包在滑膜鞘内。

Ⅳ区：居腕管内，肌腱单独包在一个滑膜囊中，其尺侧有正中神经和指屈肌腱。

Ⅴ区：从肌腱起点至屈肌支持带近缘，即腕区。腱外被有腱周组织。

（二）康复评定

1. 中医辨证

（1）早期：伤后 2~3 天，气血瘀滞，疼痛明显，局部肿胀，瘀斑红紫，肢体功能障碍。

（2）中期：受伤 4~7 天，瘀血渐化，气机渐通，疼痛渐减，肿胀开始消退，疼斑转为青紫，10~14 天，伤筋轻者，可获康复，伤筋重者，肿胀消退亦较显著，疼痛明显减轻，功能部分恢复。

（3）后期：伤筋两周以后，疼痛渐不明显，瘀肿大部分消退，瘀斑转为黄褐色，功能轻度障碍，经 3~5 周，症状消失，功能亦可恢复。少数患者迁延更多时日，可成为慢性伤筋。慢性伤筋的症状则缺少典型的演变过程。可有隐痛、酸楚、麻木、肿胀，或功能障碍，必须根据不同伤筋病种进行辨证。

2. 肌腱修复后正确的功能评定 对了解手功能恢复状况具有重要的临床价值。对肌腱损伤的手进行评定时，一定要评定关节主动、被动活动的限制情况。若主动活动受限制可能意味着关节僵硬、肌力减弱或瘢痕粘连；若被动活动大于主动运动，应考虑肌腱可能与瘢痕组织粘连。

（1）Litter 法：主动屈曲患指，测量掌指关节（MP），近端指间关节（PIP），远端指间关节（DIP）活动范围的总和，将其结果进行比较。

正常值：MP90°，PIP80°~90°，DIP70°~90°。

手指关节总活动范围：大于 220°。

（2）指关节活动角度测量：测量修复肌腱所控制的每一关节的主动、被动活动角度，此法测量客观，反映结果准确合理。

（3）指总体主动活动（TAM）和总体被动活动（TPM）测量法：总体主动活动和总体被动活动是记录关节 ROM 的一种方法，能了解肌腱移动（主动）和关节活动（被动）情况，它是对手指功能状态的评定，即三个关节的屈曲角度之和减去伸展受限角度之和。握拳时应评定 TAM，TAM 用于评定单个手指总体活动范围，应与对侧手的相同手指进行比较，它不能用于计算患指功能丧失后百分比或残损。

1）TAM 计算：将 MP、PIP、DIP 关节屈曲度数相加减去每个关节不能完成伸展的角度之和。

公式：总主动活动范围 = 总主动屈曲角度之和 − 总主动伸直受限角度之和

2）评价标准

优：TAM>220° 为屈伸活动正常。

良：TAM200°~220° 为健侧 75% 以上。

中：TAM180°~200° 为健侧 50% 以上。

差：TAM<180° 为健侧 50% 以下。

极差：其结果不如术前。

举例：

术前测量 TAM（80°+80°+0°）−（0°+20°+0°）=140°

术后测量 TAM（90°+90°+60°）−（0°+20°+20°）=200°

健侧指屈曲度 TAM（90°+110°+70°）−0°=270°

修复前功能 140° 是健指的 50%。

修复后功能 200° 是健指的 74%。

术前术后比较 200°-140° =60°，即肌腱损伤患指术后的总活动范围增加 60%。

TAM 作为肌腱功能评定的一种方法，其优点是较全面地反映手指肌腱功能情况，也可以比较手术前后的主动和被动活动情况。其缺点是测量和计算方法较烦琐。

TPM 计算方法与 TAM 相同，但仅评定被动活动。

3. 评定注意事项

（1）测量指关节角度时腕关节应在功能位，否则影响评定结果。

（2）正确使用角度测量器，通常是测量指关节背侧的角度，如手指肿胀关节畸形，可做指关节轴线测量。

（3）肌腱修复后的功能评定要力求方法简便准确，仔细测量每一个指关节主、被动活动。

（三）康复治疗

指屈肌腱损伤修复后的粘连是影响手功能的重要因素，术后第 1 周粘连形成，第 2~3 周粘连更加致密。肌腱在愈合过程中早期的粘连即可限制肌腱滑动。屈肌腱术后的早期活动能缓解肌腱的粘连，因为早期活动能抑制修复区的炎症反应，减轻粘连，促进肌腱愈合。

1. 术后第一阶段（1~2 周） 康复目标：保护性制动，控制水肿和瘢痕，防止粘连；指导夹板限定内被动活动范围练习和腱固定主动活动范围练习，增加肌腱滑动性。

（1）治疗措施

1）术后第 1 周，患者全程佩戴背侧阻断夹板以被动屈曲、主动伸直练习为主，每小时完成 5 个屈伸动作，之后，治疗师为患指完成单关节的被动屈伸练习。此阶段禁止主动屈指间关节及被动伸指间关节。为了防止 PIP 屈曲挛缩，应使 PIP 关节充分伸直位。患手掌指关节及指间关节屈曲，辅助屈伸腕关节 5 次，避免腕关节长时间处于屈曲位而发生僵硬畸形。

2）患手腕关节及指间关节处于屈曲位，充分被动屈患指的掌指关节，接着主动伸掌指关节，共 5~10 次。

3）患手腕关节和掌指关节处于屈曲位，充分被动屈近端指间关节和远端指间关节，继之主动伸展指间关节，共 5~10 次。离伤口较近的关节，用力时应适度以免影响伤口愈合。治疗师在为患者治疗的同时，要反复仔细指导患者，让其健手或家属辅助患手，按要求对每个关节完成 5~10 次屈伸练习。

4）术后 2 周：①开始下述练习前，先完成前面的练习，每个关节屈伸 5 次。②治疗师为患者提供双关节的充分伸展练习，逐步增加指屈肌腱活动范围。

（2）矫形器应用：使修复肌腱按新的应力排列而塑形，保持肌腱滑动，减少粘连发生，是手功能恢复的重要治疗方法。

肌腱修复后多采用静态背侧型前臂夹板，如背侧阻断夹板（DBS），见图 4-1-2；夹板应包括前臂远 2/3、腕、掌指关节和所有的指间关节。如果未伤及踇趾，则不用固定。

制动时要将屈肌腱置于松弛位，以防止修复部位承受应力。腕关节屈曲 15°~30°，掌指关节屈曲 60°~70°，指间关节维持在 0°伸直位。

如果指间关节不能通过包扎达到完全伸直，可采用钩状夹板以防止近侧指间关节屈曲挛缩。对于同时行指神经修复的

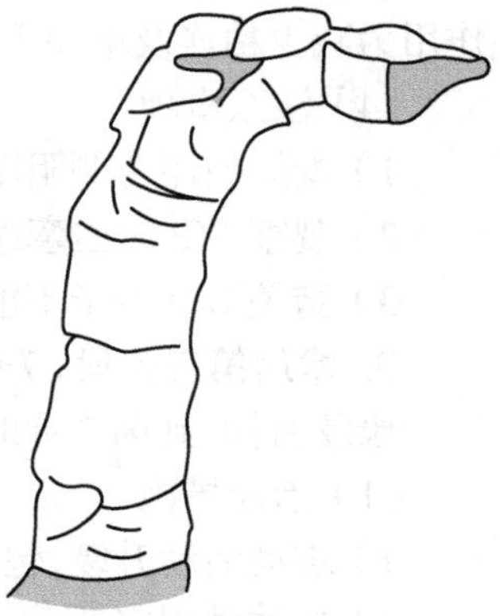

图 4-1-2　背侧阻断夹板

肌腱修复术，指间关节应定位在轻度屈曲位，以免给指神经施加应力。

（3）物理因子治疗：术后第2天至2周，选用超短波，无热量，每天1次，每次10~20分钟；紫外线，弱红斑量，隔天1次。两者主要作用为消炎、消肿及促进伤口早期愈合。通过向心性按摩控制水肿，十字交叉按摩预防肌腱粘连。

（4）注意事项

1）患者必须持续佩戴夹板，只有在治疗锻炼和进行个人清洁时才能去掉。

2）腕关节和手指不能同时伸直。

3）神经损伤，根据手术医生的意见定位指间关节（轻度屈曲）。

2. 术后第二阶段（3~6周）

康复目标：增加肌腱滑动性，减少粘连形成，控制水肿和瘢痕；增加受累手指的主动屈曲度。

（1）治疗措施

1）患指主动完成轻微指屈练习。每2小时完成1组，每组完成5次屈伸练习。

2）在矫形器保护下，逐步强化主动屈伸练习。

3）让患者做主动屈指活动，治疗师用拇示指捏住患者的近节手指，保持掌指关节在伸直位，以消除手部蚓状肌屈曲掌指关节的作用，增加指屈肌腱的主动滑动范围。

4）滑动练习

单独指浅屈肌腱的练习：维持MP关节伸直位，固定PIP关节的近端，嘱患者主动屈曲PIP关节，同时保持DIP关节伸直位。

单独指深屈肌腱的练习：维持MP、PIP关节伸直位，固定DIP关节的近端，嘱患者主动屈曲DIP关节。

勾拳练习：PIP和DIP关节屈曲，同时MP关节伸直，保证指浅屈肌腱和指深屈肌腱的最大活动范围。

直拳练习：MP和PIP关节屈曲，同时DIP关节伸直，可使指浅屈肌腱获得最大活动范围。

复合拳练习：屈曲MP、PIP和DIP关节，使指浅屈肌腱和指深屈肌腱产生最大滑动。

（2）矫形器：如无屈肌受限，继续应用DBS夹板；如屈肌受限，则调节前臂背侧矫形器，腕关节伸至中立位，掌指关节背伸30°~45°；术后4周如屈曲受限严重，需去除DBS夹板。

（3）物理因子治疗：术后3~4周，选用超声波和水疗，每天1次，每次10~20分钟，主要作用为减少粘连及增加手部血液循环。

（4）注意事项

1）继续使用背侧阻断夹板。

2）观察PIP屈曲挛缩情况；必要时应用背伸夹板固定。

3）腕关节和手指不能同时进行主动或被动背伸。

3. 术后第三阶段（7~9周）

康复目标：到第7周时能完全被动活动，增加肌腱滑动性，控制粘连，ADL能够自理。

（1）治疗措施

1）被动活动升级，包括在腕关节从屈曲位到中立位时同时被动背伸MP和IP关节。

2）主动腱固定活动，握复合拳、直拳、勾拳。

3）逐渐进行主动肌腱滑动练习。

4）单独练习指浅屈肌腱（FDS）和指深屈肌腱（FDP）的肌腱滑动练习。

5）第 8 周腕关节在中立位时进行抗阻练习。

6）关节僵硬者继续活动关节，肌腱受限少者继续进行主动活动，包括主动腱固定，然后逐渐进展到主动腱滑动，包括全握拳。

7）鼓励患者用患侧手做轻微的活动，指导患者避免做有阻力的活动。轻度的活动包括基本的日常活动和桌面上活动。抵抗性活动包括捏、提、推、拉。避免患手较重的日常活动，如用患侧手做饭、搬运物品以及击球运动，可连用主动活动练习以及功能性等长抓握、捏合活动一起进行。

（2）矫形器

1）调节前臂背侧矫形器，继续应用 PIP 和（或）DIP 背伸夹板。

2）腕关节中立位，MP 和 IP 关节置于可能的最大背伸位。如 PIP 关节屈曲挛缩，可使用手指静态矫形器牵伸或功能性牵引。

3）夜间可考虑应用屈肌伸展架，使屈肌腱位于最大可能的位置。

（3）物理因子治疗：对肌腱活动差者可以应用神经肌肉电刺激，或应用超声波、磁疗、音频电疗减轻肌腱的粘连。

（4）注意事项

1）肌腱滑动好，不进行肌力训练；鼓励患手轻微活动，但避免做有阻力的活动。

2）不做握力和肌力测试，因为做这些测试用力最大。

4. 术后第四阶段（10~16 周）

康复目标：完全主动活动（无屈曲受限）；握力为健侧 75% 以上；独立进行自我护理、家务活动、工作、学习、休闲活动。

（1）治疗措施

1）进一步强化关节活动使之达到整个活动范围。

2）运用橡皮筋手指练习器，让患指进行主动活动练习，强化患指抗阻力指屈练习。

3）功能活动：等长抓握肌力练习，增加精细动作控制。

4）12 周时患侧手完全参与全部日常活动。

5）增加捏、握力量练习。

（2）矫形器

1）必要时继续应用屈肌伸展架、PIP 背伸夹板。

2）阻挡夹板：握勾拳时阻挡 MP；DIP 屈曲时阻挡 PIP。

（3）注意事项

1）肌腱滑动性好，不要测试握力和捏力。

2）第 12 周之前，肌腱过度施力会造成肌腱的断裂。

3）第 12 周前肌腱滑动性好，禁止提举重物。

4）第 16 周前不能参加体育锻炼或干重活。

六、手部伸肌腱损伤

（一）概述

临床上如手指和手掌部的单条伸肌腱损伤，通常不会导致伸指功能的完全障碍，但手指区域的指伸肌腱损伤有特征性的表现。

如果指伸肌腱在止点断裂或者在 DIP 与 PIP 之间断裂，则不能主动伸直远端指间关节，出现锤状指畸形。在 DIP 与 PIP 关节之间断裂之处，因有周围的关节囊及周围软组织相连，故锤状指不明显。

如果在 MP 与 PIP 之间因肌腱中央束断裂，侧束向掌侧滑移，故近端指间关节不能伸直，而 MP 和 DIP 仍能伸直。这种损伤在最初检查时常被忽略。

如果在手背伸肌扩张部（腱帽）断裂，包括侧束完全断裂，则损伤部位以下的所有关节伸展活动均丧失。如在掌指关节近侧断裂，侧束及其相连的横纤维使两个指间关节仍能伸展，而掌指关节则不能完全伸直。如只有一指的伸肌腱断裂，因联合腱的作用，患指仍能部分或完全伸直。

如拇长伸肌腱断裂，当固定掌指关节时，指间关节不能伸直。临床上拇长伸肌腱常被疏忽，主要是拇短伸肌与拇长伸肌之间的相互关系，但单独拇短伸肌不能伸直指间关节。

（二）康复评定

1. 中医辨证 同屈肌腱损伤。

2. 指关节活动角度测量与指屈肌腱评定方法相同。

指总体主动活动（TAM）和总体被动活动（TPM）测量法与指屈肌腱评定方法相同。

评定注意事项与指屈肌腱评定方法相同。

（三）康复治疗

1. Ⅰ区和Ⅱ区损伤

（1）康复目标：预防 DIP 伸肌受限，保护正在愈合的伸肌腱；6~12 周达到远端指间关节的 0° 主动伸直，70° 主动屈曲。

（2）治疗措施

1）1~4 周：未受累关节的主动活动，但不能进行远端指间关节的主动和被动活动。可进行轻度的日常生活活动，全时间戴上夹板。

2）5~8 周：远侧指间关节能够主动屈曲/伸直 0°~25°；远侧指间关节主动/被动屈曲/伸直 0°~35°。轻度肌腱滑动：握平拳、直拳、勾拳、全握拳。

3）9~12 周：逐步增加远侧指间关节伸直/屈曲 0°~70°。增加复合握拳运动，促进肌腱滑动。增加抓握活动和手部精细动作协调练习。如果没有伸肌受限，可不使用夹板做轻度日常生活活动。在夹板固定下进行轻度日常生活活动直到伸肌受限解决之后。

4）12 周以后可以不使用夹板恢复全部日常生活活动；16 周后可从事较为繁重的手部劳动。

（3）矫形器应用

1）静态远侧指间关节背伸夹板固定，非手术治疗者至少持续固定 6 周，手术治疗者至少持续固定 5 周。如果存在伸肌受限，在练习期间和夜间可持续使用夹板。

2）夹板跨过远侧指间关节背侧，包括末节指骨的掌侧和背侧，保持远端指间关节过伸 0°~10°。

3）如锤状指伴近侧指间关节过伸者，可佩戴静态远端指间关节伸直和近端指间关节屈曲夹板（8 字形设计），以保证远端指间关节伸直 0°~10°，近端指间关节屈曲 30°~45°。

4）指间关节单独屈曲者可佩戴静态掌侧支撑掌指关节和近侧指间关节伸直阻断夹板；

静态掌侧支撑掌指关节伸直阻断夹板可用于握勾拳。

（4）注意事项

1）0~6 周夹板固定，预防 DIP 伸肌受限，并指导患者正确佩戴夹板保护正在愈合的伸肌腱；定期检查夹板松紧度，确保远端指间关节始终处于轻度过伸位。

2）不要用夹板将远侧指间关节固定于过伸位，防止出现掌侧末节指骨处发白的缺血症状。

3）手术治疗的患者，第 5 周前不要做远侧指间关节主动或被动活动。

4）非手术治疗患者，第 6 周前不要做远侧指间关节主动或被动活动。

5）第 12 周前避免中重度日常生活活动。

2. Ⅲ和Ⅳ区损伤

（1）康复目标：近侧指间关节和远侧指间关节达到全范围主动背伸和屈曲；在日常生活中能应用受损的手指；能独立完成伤前的日常生活活动。

（2）矫形器应用

1）制动夹板：在近侧指间关节和远侧指间关节 0°伸直时应用静态伸直夹板（图 4-1-3）。术后需制动 5~6 周。

2）训练用夹板：屈曲训练夹板保持 DIP 25°、PIP 30°屈曲（图 4-1-4）；伸直阻挡夹板限定 PIP 伸直，以便使 DIP 能主动屈曲（图 4-1-5）。

3）在第 4 周之前不得使用静态渐进性或动态 PIP 屈曲夹板（图 4-1-6），4 周后间断使用以降低关节僵硬。

（3）治疗措施

1）术后 1 周：佩戴屈曲训练夹板主动屈曲 PIP、DIP 到限定的范围，然后主动伸直到

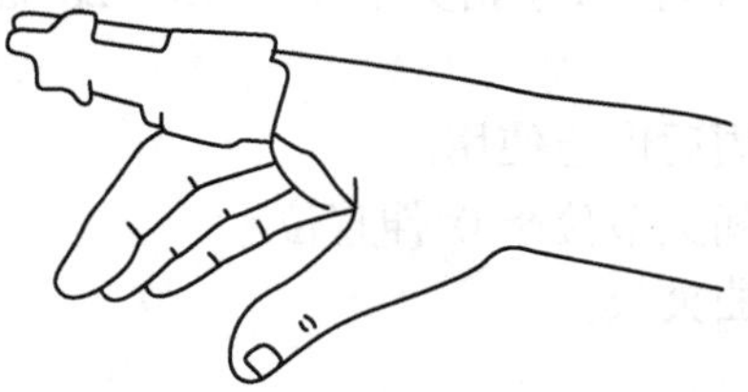

图 4-1-3 静态伸直夹板

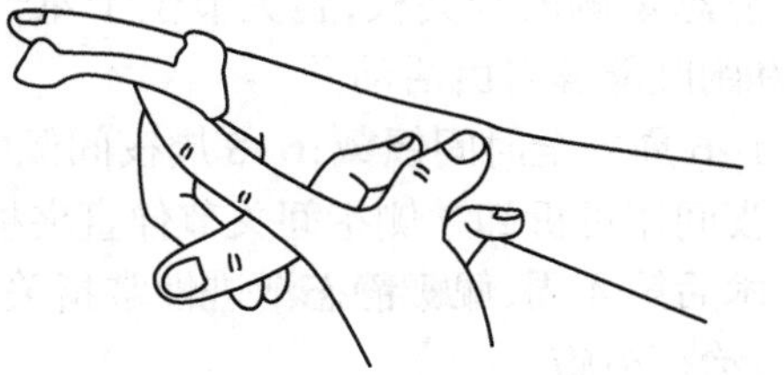

图 4-1-4 屈曲训练夹板

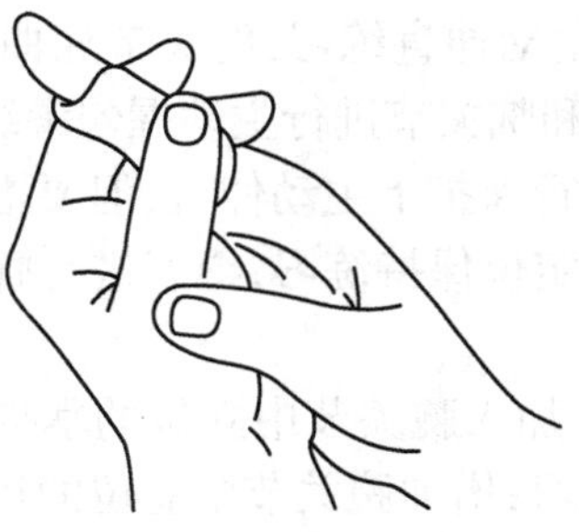

图 4-1-5 伸直阻挡夹板

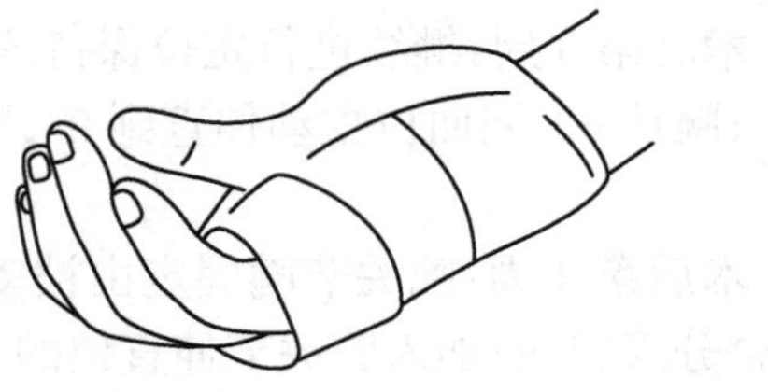

图 4-1-6 静态渐进性近侧指间关节屈曲夹板

0°;如侧束未受累,佩戴伸直阻挡夹板,主动全范围屈曲 DIP;如侧束修复,DIP 主动屈曲 30°~35°;以上动作分别重复练习 20 次,每次保持 3 秒。

2)2~3 周:佩戴屈曲训练夹板主动屈曲 PIP、DIP 到 40°,然后主动伸直到 0°;佩戴伸直阻挡夹板,主动全范围屈曲 DIP;如侧束修复,DIP 主动屈曲增加至 45%。

3)4~5 周:从第 4 周开始把屈曲训练夹板的屈曲角度增加到 50°;到第 5 周末持续增加到 80°;佩戴伸直阻挡夹板,主动全范围屈曲 DIP;单独进行所有关节被动活动,一个关节活动时,其他关节保持在受保护位置。

4)5 周后:去除训练夹板,MP 保持在 0° 伸直位,进行 PIP 和 DIP 的单独和联合主动活动;开始进行肌腱滑动练习,5 周握勾拳,6 周握直拳和复合拳;去除夹板后用患手进行轻度日常生活活动,以增加 PIP 屈曲;先等长后等张抓握肌力训练,掌指关节和腕关节的主动活动。

5)第 8 周:去除夹板从事轻度日常生活活动;增加静态抓握和协调性活动训练。

6)第 10 周:去除夹板从事中度日常生活运动,在治疗中加入动态抓握和协调性活动。

7)第 12 周:恢复全部日常生活活动。

8)第 16 周:允许进行繁重劳动和运动。

(4)注意事项

1)受累肌腱未经手术修复不得应用此治疗方案。

2)避免在伸直训练时强调屈曲度的增加。

3)术后 6 周进行主动指间关节活动时,应保持腕关节屈曲 30°,MP 关节处于 0° 位。

3. Ⅴ和Ⅵ区损伤

(1)康复目标:远侧指间关节和近侧指间关节能全范围主动伸直和屈曲,损伤手指能参与日常生活活动,独立完成损伤前的日常生活活动。

(2)矫形器应用

1)静态掌侧前臂夹板,腕关节位于 40°~45° 伸直位;掌指关节位于 15°~20° 屈曲位;指间关节和跗趾能够自由活动。

2)1~6 周内全时间佩戴;6~8 周夜间佩戴;8 周后停止使用。

3)夜间用可拆卸掌侧指间关节伸直夹板,指间关节位于 0° 伸直位。

4)术后第 4 周,佩戴静态渐进性掌指关节屈曲夹板。

(3)治疗措施

1)术后 1~2 周:定位保持练习(腕关节被动腱固定练习):掌指关节被动屈曲 40°,腕关节完全被动伸直;掌指关节被动伸直 0° 时,腕关节被动屈曲 20°;腕关节屈曲 20°,掌指关节和指间关节主动保持在 0° 伸直位;保护下掌指关节主动伸直练习:腕关节屈曲 20° 位,掌指关节从屈曲 30° 主动伸直到 0°;用夹板支撑掌指关节和腕关节进行主动握勾拳练习。

2)术后第 3 周:继续进行定位保持练习;继续进行保护下主动伸直,但要增加运动弧度 10°~20°;腕从 60° 屈曲位主动伸直到 0°,则可以停止定位保持练习;继续进行腕关节被动腱固定。

3)术后第 4 周:腕关节腱固定由被动改为主动;加入腕关节中立位的掌指关节和指间关节联合分级屈曲;加入腕关节伸直位的肌腱滑动练习;增加腕关节中立位的指总伸肌腱滑动和手指外展/内收练习。

4)术后第 5 周:增加被动屈曲各个手指关节和腕关节练习。

5）术后第 6 周：增加掌指关节、指间关节和腕关节的分级联合屈曲练习；增加腕关节屈曲/伸直和前臂旋前/旋后的分级肌力训练。

6）术后 7~9 周：去除夹板进行轻度日常生活活动及静态抓握练习。

7）术后 10~12 周：去除夹板进行中度日常生活活动练习及动态抓握练习。

8）术后 12 周后：恢复无限制参与全部日常生活活动。

9）术后 16 周后：允许进行繁重劳动和运动。

（4）注意事项

1）受累肌腱未经手术修复不得使用此治疗方案。

2）避免在伸直练习的同时增大屈曲度。

3）如果掌指关节在任何时刻出现背伸受限，治疗要放慢进行。

4. Ⅶ和Ⅵ区损伤

（1）康复目标：远侧指间关节和近侧指间关节能完全主动伸直和屈曲；患指能参与日常生活活动；独立完成受伤前的日常生活活动。

（2）矫形器应用：静态掌侧前臂支持夹板，保持腕关节伸直 40°，掌指关节屈曲 30°；除训练时可拆除外，应持续佩戴；指伸肌腱修复佩戴 5~6 周，腕伸肌修复佩戴 8 周。

（3）治疗措施

1）术后 1~3 周：腕关节被动腱固定，掌指关节被动屈曲 40°时腕关节被动完全伸直。掌指关节被动伸直 0°时腕关节被动屈曲 20°。指伸肌腱修复后，腕关节屈曲 20°，掌指关节和指间关节伸直 0°；逐步增加掌指关节屈曲度数，并从屈曲位伸直到 0°位。腕伸肌腱修复后，腕关节背伸 0°~20°，掌指关节和指间关节伸直 0°；逐步增加掌指关节屈曲度数，并从屈曲位伸直到 0°位。

2）术后第 4 周：腕关节保持完全伸直位，MP 屈曲 40°~60°，随后主动辅助伸直掌指关节到 0°。在无重力作用下腕关节主动伸直和尺偏；指总伸肌滑动和手指内收（外展）练习。

3）术后 5~8 周：开始腕关节主动屈曲 15°练习；逐渐增加腕关节屈曲范围，每周增加 10°~15°；开始腕关节主动伸直和抗重力尺偏（桡偏）练习。

4）术后 6~8 周：去除夹板进行轻度日常生活活动及静态抓握练习。

5）术后 8~12 周：去除夹板进行中度日常生活活动练习及动态抓握练习。

6）术后 12 周：恢复，无限制参与全部日常生活活动。

7）术后 16 周：允许进行繁重劳动和运动。

（4）注意事项

1）受伤的肌腱未进行手术修复之前不得使用此计划。

2）腕伸肌腱修复后 3~4 周不能让腕关节屈曲超过中立位。

3）避免在伸直练习时强调屈曲度增加。

4）如果在任一时刻出现掌指关节或腕背伸受限，应放缓治疗进度。

5）术后 1~3 周掌指关节主动运动时的腕关节的位置取决于指伸肌腱或腕伸肌腱是否被修复。

5. 蹈趾伸肌腱康复计划

蹈趾伸肌腱损伤术后治疗方案所遵循的原则与其他手指相同。适当的方案选择取决于损伤平面。

（1）T-Ⅰ区不管是手术治疗还是保守治疗都要采用制动治疗方案。

（2）T-Ⅲ和T-Ⅳ区应采用控制下的被动活动进行治疗。

（3）T-Ⅱ和T-Ⅴ区如果肌腱经手术修复，应采用早期主动活动方案。

所有各区均应在术后第6周开始各关节被动活动范围练习。所有䠂趾伸肌腱损伤都应用矫形器固定，使IP关节和MP关节0°伸直位，腕关节背伸30°~45°。制动时间长短根据每个区而不同。如果IP关节或MP关节水平存在伸肌受限，矫形器固定应再延续2周。

七、手部骨折与脱位

（一）概述

在手外科，手部骨折的发生率较高，手部骨折除具有肢体管状骨骨折所具有的特点以外，还具有其特殊性，即手部骨骼短小，参与构成的关节多，功能要求高。因此，骨折或脱位后更应进行及时而有效的康复。

（二）康复评定

1. 中医辨证 请参见第四章第一节中“肩部骨折与脱位”的辨证分期。

2. 康复医学评定

（1）观察：观察受累上肢，观察两侧手、腕，是否对称、有无缺失、肿胀或萎缩；受累手部皮肤的色泽、营养状况、有无伤口、瘢痕及其程度；水肿、汗毛和指甲生长的情况判断是否合并有神经损伤等；是否有天鹅颈畸形、槌状指、杵状指等畸形。

（2）触诊：判断局部温度和湿度、肌肉弹性、瘢痕硬度等。

（3）关节活动度评定：包括肌肉主动收缩时的关节活动范围（AROM）和肌肉完全松弛状态时关节在外力作用下被动活动的范围（PROM）。一般情况下，先评定主动活动范围，若正常则不必评定被动活动的范围。

（4）肌力评定：包括受累上肢肩肘部周围肌力评定和手部肌力评定。

1）患侧上肢肩、肘部周围肌力：使用MMT评定肩关节和肘关节周围肌群肌力并与健侧对比。

2）握力评定：主要反映屈肌肌力，正常值约为体重的50%。使用标准手测力计测肌力：握力正常值一般用握力指数来表示。握力指数 = 健手握力（kg）/体重（kg）× 100%

正常握力指数应大于50。测试时受试者坐位，肩内收，肘屈90°，前臂中立位，3次用力握测力计，如果可能双手交替，健手用作比较。

3）捏力评定：主要反映䠂趾肌力，约为握力的30%。使用标准捏力计测试。手捏方式通常有掌捏（䠂趾尖对示指尖）、侧捏或钥匙捏（䠂趾尖对示指中节侧面）、三点捏（䠂趾指尖对示、中指指尖）。

4）徒手肌力测试：用徒手肌力测定的6级分类法定量评定肌力，这对患者肌腱转移或其他重建手术时的肌力精确评定尤为重要。肌萎缩评定手外伤后肌肉长时间失神经支配及骨折后长时间固定等，可出现明显的肌肉萎缩。检查时左右侧对比，评定单块肌肉或肌群的萎缩程度。

评定记录方法按“–、+、++、+++、++++”五级记录。

“–”表示正常。

“+”表示肌肉轻度萎缩，肌力无明显改变或略差（M4~M5）。

“++”表示肌肉萎缩比较明显，只有健侧肌肉周径的1/2，肌力减退但仍有功能（M3）。

“+++”表示肌肉萎缩超过健侧的1/2，肌力仅M1~M2级，不能完成基本动作。

“++++”表示肌肉萎缩严重，皮包骨，功能完全丧失。

注意：此法对肌肉萎缩的评定必须与该肌肉的功能检查相结合。

（5）感觉功能评定：感觉检查包括痛觉、触觉、温度觉、两点辨别觉和振动觉等检查。

（6）疼痛评定：一般可用视觉模拟评分法（VAS）和McGill疼痛问卷进行评定。

（7）X线片骨折对位对线及骨痂形成情况的评定：手部X线片包括掌、指骨全长，腕部X线片包括桡骨远端和整个第3掌骨。对某些特殊骨折必要时拍摄健侧X线片。如怀疑手舟骨骨折时加拍摄手舟骨放大位X线片；怀疑腕骨间不稳定时可拍摄健侧X线片进行对比。另外，对怀疑有腕骨骨折(尤其是手舟骨)，伤后即使X线片无异常，也应在伤后2周再拍摄X线片。

（8）手的灵巧性和协调性测量：手灵巧性和协调性有赖于感觉和运动的健全，也与视觉等其他感觉灵敏度有关。常用评定方法有Jebsen手功能测试和测定手指协调的九孔插板试验。

1）Jebsen手功能评定：为设计的标准任务提供客观测量，利于患手比较。其优点测试费时短，易于管理，费用少。测试内容由7个部分组成：①书写短句。②翻转7.6cm×12.6cm卡片。③拾起小物品放入容器内。④堆积棋子。⑤模仿进食。⑥移动轻而大的罐头筒。⑦移动重而大的罐头筒。每项测试为优势和非优势手提供评定标准，对性别和年龄也区别对待。

2）手灵巧性评定：用测定手指协调的9孔插板试验进行评定。方法：将9根插棒用手一次一根地插入木板孔洞中，然后每次拔出一根，计算共需的时间，测定时先利手后非利手。

（9）个体活动能力和社会参与能力评定：单侧手的创伤和疾患对日常生活活动和社会参与能力的影响较轻，双侧受累时可导致患者的日常生活活动能力和社会参与能力的障碍。根据情况对患者进行相应内容的评估。

（三）康复治疗

1. 针灸

治则：活血祛瘀，舒筋通络，消肿止痛。

处方：以局部取穴为主，配循经取穴。

局部取穴：腕部取阳池、阳溪、阳谷。

循经取穴：根据经脉所过，主治所及，按肿痛部位循经取穴。如手三阳经、手三阴经。

随症配穴：瘀血肿胀重加血海、三阴交；疼痛较重加合谷、太冲。

操作方法：针刺用泻法；陈伤留针加灸，或温针灸，每次留针20~30分钟，每日1次。

2. 推拿　推拿疗法在骨折早期可以使用抹法，手法宜轻柔，顺经络方向或沿淋巴回流方向，可以缓解肢体肿胀。在骨折中后期可以选择运用推法、振动法、抖法、按法、拿法、弹拨等手法松解粘连、减轻拘挛、缓解疼痛，并可运用运动关节类手法的摇法、扳法、拔伸法等松解腕关节粘连、改善关节活动度。推拿疗法切忌粗暴，在确定骨折稳定牢固、骨质状况良好时运用运动关节类手法。

3. 中药内服

（1）初期：治以活血化瘀、消肿止痛为主，可选用活血止痛汤、和营止痛汤、新伤续断汤、复原活血汤、八厘散等。如有伤口者吞服玉真散。如损伤较重，瘀血较多，应防其瘀血流注脏腑而出现昏沉不醒等症，可用大成汤通利之。

（2）中期：治以接骨续筋为主，可选用新伤续断汤、续骨活血汤、桃红四物汤、接骨丹等。常用接骨药有自然铜、血竭、䗪虫、骨碎补、续断等。

（3）后期：治以壮筋骨、养气血、补肝肾为主，可选用壮筋养血汤、生血补髓汤、六味地黄汤、八珍汤、健步虎潜丸等。骨折后期应适当注意补益脾胃，可用健脾养胃汤、补中益气汤、归脾汤加减。

（四）手部骨折后的康复治疗

手骨折临床处理后的康复治疗一般分为两个阶段：骨折固定期和骨折愈合期（早期和后期）。骨折固定时间因骨折部位和程度不同而有所差异。

手骨折后临床常见并发症是关节僵硬，而导致关节僵硬的最主要原因是长期固定和持续性肿胀。因此，早期康复的重点是控制肿胀和疼痛。对患侧上肢未受累关节应在术后立即进行主动活动范围练习，以减少因制动而发生的关节活动受限，利于骨折早期愈合以及受累关节功能恢复。

对于固定良好的骨折，伤后5~7天，一旦肿胀和疼痛减轻，即可开始主动活动，以减少肿胀和防止失用性肌萎缩。

后期康复目的：消除残存的肿胀；软化和松解纤维瘢痕组织；增加关节的ROM；恢复正常的肌力和耐力；恢复手功能协调和灵活性。

1. 物理因子治疗

（1）超短波：骨折1周内无热量，1周以后微热量，对置法，每次10~15分钟。可在石膏外进行，但有金属内固定物时禁用。

（2）紫外线：骨折局部皮肤，亚红斑量或红斑量，每日或隔日1次，3~5次为一个疗程。

（3）磁疗：选用脉冲电磁疗法，患肢位于环状磁极中，或采取患区对置法，每次20分钟，每日1次，20次为一个疗程。

（4）超声波：适用于骨折延缓愈合的患者。骨折局部接触移动法，0.5~1.0W/cm^2，每次5~8分钟，每日1次。

（5）石蜡疗法：适用于骨折伤口愈合后，蜡饼法，温度42℃，每次30分钟，每日1~2次。继蜡疗后进行关节被动或主动运动，有利于肢体功能恢复。

（6）水疗：适用于骨折后期的功能锻炼，可选用水中运动或漩涡浴等。

2. 运动疗法

（1）抬高肢体：肢体远端必须高于近端，近端尽可能要高于心脏水平。

（2）主动运动

1）对患侧上肢未被固定的关节进行各个运动轴上的主动运动，必要时给予助力，维持各运动轴的关节活动范围和周围各肌群的肌肉力量。

2）健肢和躯干应尽可能维持其正常活动，以改善全身状况，防止并发症发生。

3）当骨折处基本稳定，软组织基本愈合时，进行固定部位肌肉有节奏的等长收缩练习，以预防失用性肌萎缩，并能使骨折端对合，有利于骨折复位愈合。

4）关节内骨折应尽早开始功能锻炼，这可促进关节软骨面的修复塑形，也可减轻关节内粘连。一般在固定2~3周后，根据情况进行损伤关节主动或被动运动。

5）肌力和耐力练习：肌力为 1 级时，可采用低频脉冲电刺激，被动运动、助力运动等方法。肌力为 2~3 级时，以主动运动为主，助力运动为辅。做助力运动时，助力应小，以防止被动运动代替了患者自主练习的主动运动。肌力达 4 级时，应进行抗阻运动练习，以促进肌力最大限度恢复。

（3）作业治疗：根据骨折后患者具体的功能障碍，从日常生活活动、手工操作劳动和文体活动中选出一些有助于患手功能和技能恢复的作业治疗。

3. 矫形器的应用　闭合性骨折应用矫形器既能稳定手骨折部位，又提供功能活动，有利于骨折断面的接触，促进更多骨痂生成。当关节挛缩严重时，为维持治疗效果，可在治疗间歇期内用矫形器固定患肢，以减少纤维组织的弹性回缩：随着关节 ROM 的改善，矫形器也应做相应的调整。

（五）手部各关节脱位后的康复治疗

1. 手部骨折伴脱位　康复治疗根据骨折大小采取不同方案。如骨折碎片大，关节不稳定，则需手术治疗。手术后用矫形器固定手指，PIP 关节屈曲 30°~35°位，制动 3 周。3 周后开始活动，并佩戴背侧挡板矫形器。术后 5 周在控制范围内，轻柔地进行伸直运动练习。若 8 周后关节未达到伸直位，可使用动力牵伸矫形器，协助关节伸展。若闭合复位满意、关节稳定者，关节固定 2 周，然后改用背侧挡板矫形器 1 周，允许关节伸直运动。

2. 手指 PIP 关节脱位

（1）关节背侧脱位用矫形器固定 3 周，PIP 关节屈曲 20°~30°。3 周后改用背侧挡板矫形器 1~2 周，在矫形器范围内开始进行主动练习。背侧脱位如果处理不当，会产生鹅颈畸形或 PIP 关节屈曲挛缩的并发症。

（2）关节侧方脱位用矫形器固定 2 周，PIP 关节屈曲 20°。然后将患指与邻指固定在一起，在背侧挡板矫形器的保护下，进行主动练习。对侧方不稳定的关节需用矫形器固定 3 周。

（3）关节掌侧脱位用伸直位矫形器固定 4~6 周，以保证伸腱装置的愈合。除去矫形器后主动练习屈伸动作。

3. 手指 MP 关节脱位　临床很少见，一般发生在示指或小指的 MP 关节。由于软组织嵌入关节间隙，大多需要手术复位。手术后关节固定 3 周，3 周后方可伸展关节。

八、手部骨折和脱位的常见问题

慢性肿胀手外伤尤其骨折后难免长时间的制动，结果总是伴有关节的肿胀和僵硬，其处理要点如下。

1. 间歇性加压　促进静脉与淋巴回流，通常治疗是使用弹性袖套 45 分钟，压力 66mmHg，加压 30 秒，间歇 30 秒。所述参数可以因人而异。

2. 关节松动术　去除石膏后立即开始，除了掌屈背伸运动外，特别注意旋转运动和尺桡侧运动。主动运动不能达到全关节范围的活动或活动范围不再增加时则增加辅助运动，辅助运动的极限是适度的疼痛。

各项主动运动最好与日常生活活动相结合，与日常的衣食住行相结合，应当逐渐增加运动阻力以恢复肌力。

3. 关节强直　手部关节强直的防治是骨与关节损伤处理中需要注意的问题。预防关节强直的关键在于早期处理损伤、良好的固定位置、早期功能锻炼。与腕关节相比，手的指骨间关节和掌指关节更容易发生强直。由于掌指关节的侧副韧带在伸直位时最短，故在伸直位固定掌指关节很容易引起关节囊和侧副韧带挛缩，导致关节强直。掌指关节发生挛缩后不容易纠正，故应避免在伸直位固定掌指关节。一旦发生手部关节强直，需进行积极的治疗。关节强直的病理变化是关节囊及其周围韧带的弹力纤维在过长时间固定后失去拉伸性能。在伤后 2~4 个月，弹力纤维的伸展性还能在较大程度上恢复，故强调发现关节挛缩后及时进行康复治疗，包括佩戴矫形器、手的主动与被动活动训练关节松动，必要时行手术松解。

第二节　下肢创伤康复

一、髋部骨折与脱位

（一）概述

髋部常见的创伤包括髋关节部位的骨折与脱位。在髋关节骨折中股骨颈骨折和股骨粗隆间骨折比较常见，以 50~70 岁者最多，平均年龄超过 60 岁，而高龄患者常因轻微的外伤如跌倒而导致髋关节骨折。随着人均预期寿命的延长，其发生率也有逐渐上升趋势。老年人发生髋部骨折有两个基本要素，一是由于骨质疏松所致的骨强度下降，股骨生物力学结构削弱；二是老年人髋周肌群退变、反应迟钝、饮酒、镇静或抗焦虑药物的长期服用等原因引起跌倒的发生率增加。而青壮年的髋部骨折常因严重的车祸或高处跌落致伤，并常合并胸、腹、颅脑和四肢等其他部位的损伤；偶有因过度过久负重劳动或行走而导致疲劳性骨折。此外，股骨上段为转移性肿瘤的好发部位，易引发病理性骨折。

（二）康复评定

1. 中医辨证　请参见第四章第一节中“肩部骨折与脱位”的辨证分期。

2. 康复医学评定　评定须详细了解病史，特别是手术和固定的情况，要在全面检查患者的基础上进行。评定要在治疗前、中、后分别进行。在康复治疗的不同阶段，康复评定的内容有所侧重和调整。

（1）肢体长度及周径测量：髋部骨折或脱位后，肢体的长度和周径可能发生变化，测量肢体长度和周径可以了解骨折和脱位的移位情况以及肌肉萎缩、肢体肿胀的程度。

1）肢体长度的测量：临床常使用的测量下肢长度的方法有两种，一是测量髂前上棘至内踝（最高点）的最短距离；二是测量股骨大粗隆至外踝的距离。测量时可以测量整个下肢长度，也可分段测量大腿长度和小腿长度。大腿长度测量从髂前上棘至膝关节内侧间隙或者股骨大粗隆至膝关节外侧间隙的距离。小腿长度是测量从膝关节内侧间隙至内踝的距离。

2）肢体周径的测量：通过肢体周径的测量可以了解肌肉萎缩和肢体肿胀的情况。进行肢体周径测量时，必须选择两侧肢体相对应的部位进行测量，以测量肌腹部位为佳。测量时用皮尺环绕肢体已确定的部位一周，记取肢体周径的长度。患肢与健肢同时测量进行对比，并记录测量的日期，以作为康复治疗前后疗效的对照。测量大腿周径时取髌骨上方 10cm 处，也可以从髌骨上缘向大腿中段方向每隔 5cm 测量一次并记录测量部位，测量小腿周径时，取髌骨下方 10cm 或小腿最粗处测量。

（2）肌力评定：骨折脱位后，由于肢体运动减少或者合并神经损伤，可发生肌肉萎缩，肌力下降。肌力检查是判定神经、肌肉功能状态的重要指标，常用徒手肌力评定法（MMT），主要检查髋周肌群、股四头肌、腘绳肌、胫前肌、小腿三头肌肌力。也可采用等速肌力测试。

（3）关节活动度评定：检查患者关节活动范围是康复评定主要内容之一，检查方法常用量角器法，测量髋、膝、踝关节各方向的主、被动关节活动度。

（4）步态分析：髋部骨折后，极易影响下肢步行功能，应对患者施行步态分析检查。步态分析的方法有临床分析和实验室分析。临床分析多用观察法、测量法等；实验室分析包括运动学分析和动力学分析。

（5）下肢功能评定：重点是评估步行、负重等功能。可用 Hoffer 步行能力分级、Holden 功能步行分类。

（6）神经功能评定：常检查的项目有感觉功能检查、反射检查、肌张力评定。

（7）疼痛评定：通常用 VAS 法评定疼痛的程度。

（8）平衡功能评定：常用的量表主要有 Berg 平衡量表，Tinetti 量表，以及"站起-走"计时测试。

（9）日常生活活动能力评定：常用改良 Barthel 指数进行评定。

（10）髋关节功能评定：常用 Harris 髋关节等级评分系统进行评定。

（11）膝关节功能评定：常用 Hohl 膝关节功能评定量表和 Merchant 膝关节功能评定标准进行评定。

（12）骨折愈合情况：包括骨折对位对线、骨痂生长情况，有无愈合延迟或不愈合或畸形愈合。主要通过 X 线检查完成，必要时 CT 检查。

（三）康复治疗

髋部骨折后的致残率和致死率较高。为预防并发症、促进骨折愈合和避免功能障碍，应早期开始康复治疗。其康复治疗的目标如下：屈髋>90°，外展>30°；肌力为 4 级以上；稳定的无辅助下步行 20~30 分钟；上 2~3 层楼梯。

1. 针灸

（1）骨折后急性疼痛期以活血化瘀，消肿止痛为法，可针刺秩边、居髎、风市、委中、心俞、肺俞、阿是穴。

（2）术后伤口疼痛期治以活血化瘀，消肿止痛为法，可针刺伤口周围阿是穴、中渚、心俞、肺俞。

（3）慢性恢复期治以舒筋健骨，补益肝肾为法，可针刺肾俞、肝俞、太溪、脾俞、胃俞、悬钟、大杼和三阴交以及气海。

2. 中药

骨折早期：患髋肿胀，疼痛，腹部胀痛，按之痛甚，或大便不通，口干口苦，舌质红，苔黄腻，脉弦实。治宜攻下逐瘀，理气活血。方选加味承气汤。瘀血重者加桃仁破瘀，或加苏木、木通、陈皮以加强活血利水：瘀热重而伴发热者加栀子、丹参以凉血清热。中成药可用三七伤药胶囊。

骨折中期：肿胀逐渐消退，疼痛减轻，痛处固定在髋部，拒按，舌质紫暗，脉细而涩。治宜活血止痛，祛瘀生新。方选合营止痛汤。疼痛较重者，加三七、延胡索以理气止痛：痛轻者可加牛膝、杜仲以补肾壮骨。中成药用骨康胶囊。

骨折后期：筋骨痿软，腰膝无力，步履艰难，头目眩晕，形体消瘦，舌淡苔薄白，脉弱，多为损伤后期，肝肾亏损。治宜补益肝肾，强壮筋骨。方选补肾壮筋汤。若腰膝酸软重者加龟胶、鳖甲、枸杞子以增加强壮筋骨之力。中成药选择，阴亏明显用左归丸，阳虚明显用右归丸。

外治法：早期可敷双柏散以消肿止痛；中期可用接骨续筋药膏以接骨续筋；后期可用海桐皮汤煎水外洗以通利关节。

3. 运动疗法

（1）术前训练

1）非急症处理的患者入院后首先向其宣传康复治疗的意义，使其充分认识功能锻炼的重要性，消除思想顾虑，主动进行训练。

2）进行患肢牵引的同时教患者做卧位保健操，尽量活动健康肢体。

3）指导患者做患肢股四头肌的等长收缩练习，收缩时要求保持 10~15 秒，共做 15 次，同时配合双上肢及健侧下肢的屈伸活动，每日 3 次。双上肢可利用床上吊环进行引体向上运动。

4）体位指导，告诉患者患肢置于外展 10°~15° 中立位，使踝关节保持在 90° 背伸位，注意保护足跟部。避免侧卧、盘腿、负重及主动抬腿。

5）非手术治疗一般需持续牵引 8 周或 8 周以上，部分患者手术治疗前通常也需牵引 1~2 周。

6）指导患者如何使用拐杖或助行器进行不负重触地式步行，为术后持拐步行作准备。

（2）术后康复程序

1）股骨颈骨折

若是牵引患者，则：①利用床上吊环，屈曲健侧膝关节，用健足蹬床，保持患肢在牵引下抬高臀部运动，每次 5 遍，要求保持整个臀部平衡，不能歪斜，抬离床面 15°~30°。②利用床上吊环抬高上身及扩胸运动，每组 10 次，胸背部抬离床面 30° 以上，每天训练 3~4 组，由治疗师演示、指导、协助完成。

内固定术后患肢保持伸直中立位，可穿丁字形矫形鞋，以防止患肢旋转；或长形沙袋固定于患侧下肢两侧，也可用外展夹板或者枕头放在两腿之间，防止患肢内收。如果伤口周围疼痛、肿胀严重可行冷敷，每次 20~30 分钟，每日 2 次。

术后第 1 天开始进行深呼吸和咳嗽练习，以增加肺活量，减少呼吸道感染的发生。每次 3~5 分钟，每日 2~3 次；患肢股四头肌和臀大肌等长收缩练习，保持 10 秒，放松 5 秒，由每天 10 组开始，每次 15~20 次，逐渐增加。足趾伸、屈及踝关节跖屈、背伸运动，特别要加强踝泵运动，预防下肢深静脉血栓形成。健侧下肢和双上肢各关节的主动活动及抗阻运动，每天 3~4 次，每次 10~15 分钟，或有轻度疲劳感为度。

术后第 2 天：重复第 1 天内容。鼓励患者行患肢足、踝、膝关节主动运动。同时可以行 CPM 髋、膝关节的被动运动，从 30° 开始逐渐增加到 90°，每日 2 次，每次 1~2 小时。行臀大肌、腘绳肌等长收缩训练，每组重复 10~20 次，每日 2~3 组。

术后第 3~7 天：继续第 2 天动作。仰卧位主动屈、伸髋膝关节，0°~30° 膝关节屈伸练习，末端保持 10 秒。屈髋不超过 90°，每组重复 10~20 次，每日 2~3 组。鼓励患者半卧位，以防坠积性肺炎及心肺功能障碍，每次 20~30 分钟，每日 2~3 次，注意监测血压、心率。

在髋外展位行髋内收肌群及外展肌群的等长收缩训练，保持 10 秒，放松 5 秒，每组重复 10~20 次，每日 2~3 组。

坐位水平移动训练时向患侧移动先外展患肢，再用双手及健足支撑向患侧移动臀部，向健侧移动时相反。治疗师注意协助患者保持患肢外展位且屈髋<90°。每组重复 5~10 遍，每日练习 2~3 组。

术后第 2~4 周：2 周后改为主动活动为主，活动范围逐渐增大，术后第 4 周时接近正常活动范围。训练包括：①外展训练，按照被动-助力-完全主动的顺序。注意髋关节不可内旋，末端保持 10 秒。②屈髋、屈膝训练，屈髋<90°，不可内旋。③髋后伸训练，不可内旋，末端保持 10 秒。

术后第 5 周~3 个月：行 X 线检查。根据骨折愈合和内固定情况：①继续增加髋与膝的主动屈伸运动，但在锻炼过程中避免引起明显疼痛。②进行髋关节周围肌力锻炼、关节活动范围训练及生活自理能力训练。③进行负重及平衡功能训练，负重量从 1/4 体重开始，逐渐过渡到全体重，鼓励患者使用助行器行走，宜采用渐进式，早期不宜久站，下肢使用弹力绷带包扎。内固定患者若扶双拐，则采用四点步训练，可足尖点地步行，每次 50~100m，每日 2~3 次。情况良好者可单拐三点步训练和上、下楼梯训练：上楼梯时顺序为健肢、患肢及拐；下楼梯时患肢、拐、健肢。使用穿袜器及拾物器的训练，给予家庭环境改造的建议。

术后 4~6 个月：①逐渐增加下肢内收、外展的主动运动，股四头肌抗阻力练习，恢复膝关节屈伸活动的练习。②增加静蹲练习，每次 2 分钟、休息 10 秒，每组 5 次，每日练习 2~3 组。③进行本体感觉和功率自行车的训练。

视骨折愈合情况，从双杖而后用单杖作为部分负重的步行训练，至大部分负重行走。待 X 线摄片显示骨折已愈合，无股骨头坏死，方可弃杖行走。

2）髋部其他骨折：髋部其他骨折的康复方案可参照股骨颈骨折的康复方案进行。患肢负重根据内固定的种类、骨折愈合情况从部分负重至完全负重，总的来说，负重时间比股骨颈骨折要早。

4. 心理指导 本病患者的年龄相对较大，康复时间较长，护理方面相对繁杂，需注意把心理康复作为功能康复的枢纽，以心理康复促进和推动功能康复。讲解相关知识，为患者及其家属提供相应的心理支持。

（四）健康教育

1. 生活方式 不要坐低椅、沙发及低的马桶。睡觉时应采用仰卧姿势，患肢外展位，避免侧卧，在床铺上休息时亦同样。如果要侧卧应将两枕头放于两腿之间。若仰卧时，不要将双足重叠在一起。坐位时，不要双腿或双足交叉。起立时，应依照正确方法去做，由卧位转变坐位时亦同样。站立时脚尖不能向内。当拾取地面物品时，不应过分弯曲髋关节。穿鞋袜时也应注意。建议在日常生活中使用穿袜器及拾物器、加高马桶及座椅，勿蹲在地上。当沐浴时，应取站立位，并防止滑倒。不宜进行激烈运动或劳损性高的运动，例如跑步及过度剧烈的球类活动。

2. 随诊 数日内拍 X 线片复查，然后定期每 2~3 个月复查摄片一次。一般愈合时间需 4~6 个月。骨折愈合后仍应继续随诊，每 6~12 个月复查一次，直至术后 5 年，以便早期发现股骨头缺血坏死和塌陷。若发现手术后髋关节有红肿、疼痛现象，应主动就诊。

二、股骨干骨折

（一）概述

股骨干骨折是指股骨粗隆下 2~5cm 到股骨髁上 2~5cm 的骨折，占全身骨折的 4%~6%，多发于 20~40 岁的青壮年，成人股骨干骨折通常由高强度的直接暴力所致，如机动车辆的直接碾压或撞击、机械挤压、重物打击及火器伤等均可引起。一部分骨折由间接暴力所致，如高处坠落、杠杆及扭曲传导暴力导致股骨干骨折。儿童股骨干骨折通常为直接暴力引起，且多为闭合性损伤。股骨干是人体最粗、最长、承受应力最大的管状骨，对负重、行走、跑跳等下肢活动起重要的传导和支撑作用，如果治疗和康复不当，可能会导致下肢的畸形和功能障碍，所以在治疗上必须要恢复肢体的力线和长度，无旋转，尽量保护骨折局部的血供促进骨折愈合，同时早期行康复治疗，减少并发症，促进下肢功能恢复。

（二）康复评定

1. 中医辨证 请参见“髋部骨折与脱位”。

2. 现代康复评定 康复评定方案请参见“髋部骨折与脱位”。

（三）康复治疗

1. 中医中药治疗 同本节中“髋部骨折与脱位”。

2. 现代康复治疗 股骨干骨折需按不同时间段康复。

（1）术后 1~2 周：此期康复治疗主要是改善患肢血液循环，促进患肢血肿、炎性渗出物的吸收，以防止粘连；通过肌肉收缩训练防止失用性肌萎缩，同时增加骨折断端的轴向生理压力，促进骨折愈合；利用关节运动牵伸关节囊及韧带等软组织，防止发生关节挛缩；改善患者身心状态，积极训练，防止并发症的发生。

1）运动疗法

在麻醉清醒后即指导患者进行患肢的足趾及踝关节主动屈伸活动并进行髌骨的被动活动，以促进肢体的肿胀消退、骨折断端紧密接触，并可预防关节挛缩畸形。该活动训练至少每日 3 次，每次 5~10 分钟。

术后次日开始行患肢肌肉的等长收缩练习，主要是股四头肌和腘绳肌群的等长收缩训练。训练量从每日 3 次，每次 5~10 分钟，根据患者的恢复情况逐渐增加运动量，每次训练量以不引起肌肉过劳为度，即练习完后稍感肌肉酸痛，但休息后次日疼痛消失，不觉劳累。

行手术治疗的患者，进行股四头肌等长收缩练习 3~5 天后可以逐渐过渡到小范围的膝关节主动伸屈练习，每天 1~2 次。无外固定者可在膝下垫枕，逐渐加高，以增加膝关节的活动范围。术后早期使膝关节活动范围超过 90°或屈伸范围接近正常。非手术治疗的患者去除外固定后开始膝关节活动度的练习。

手术治疗的患者术后第 2 天即可开始使用 CPM 训练，膝关节活动在患者无痛或微痛的范围内进行，CPM 训练结束后立即进行冰敷。根据患者耐受程度每日增加 5°~10°。1 周内增加至 90°，每天的训练时间不少于 2 小时。

对健肢和躯干应尽可能维持其正常活动，尤其是年老体弱者。在患肢的炎症水肿基本消除后，若无其他限制情况，患者可扶双拐下地，进行患肢不负重行走练习。

2）物理因子治疗

温热疗法：在患肢伤口无明显渗出后即可开始温热治疗，常用红外线疗法。若有石膏外固定时则应在石膏上开窗或在外固定的两端进行治疗。

超短波疗法：骨折断端对置法，微热量，每次10~15分钟，每日1次，10次为一个疗程。此法可在石膏外进行，但有金属内固定物时禁用。

超声波疗法：患肢伤口拆线后，可在骨折局部应用。接触固定法，剂量小于1.0W/cm²；或移动法，剂量1.0~1.5W/cm²，每次治疗5~10分钟，10次为1个疗程。此疗法消肿作用明显，并可促进骨痂生长。

（2）术后3~4周：此期康复治疗的主要作用是通过肌肉的主动收缩训练，防治失用性肌萎缩，促进肌力恢复，加快骨折愈合，同时通过主动的关节活动度练习，增加髋、膝关节活动度。

1）运动疗法

主动肌力训练包括3种。①屈髋肌群肌力训练：直腿抬高练习，每组10~15次，每天3~4组；②伸髋肌群肌力训练：俯卧位向后抬腿练习，每组10~15次，每天3~4组；③腘绳肌群肌力训练：俯卧位向后勾小腿练习，每组10~15次，每天3~4组。

主动关节屈伸训练：如骨折愈合良好，可行髋、膝关节主动屈伸练习，每天练习2~3组，每组10~20次。

2）物理因子治疗：同术后1~2周。

（3）术后3.5~12周：在此期间的病理变化主要是骨痂形成，化骨过程活跃。临床上疼痛和肿胀多已消失，但易发生肌肉萎缩，组织粘连以及膝关节僵硬。此期康复治疗的主要作用是促进骨痂形成、恢复关节活动范围、增加肌肉收缩力量、提高肢体运动能力。

1）运动疗法：此期骨折端已形成纤维骨痂，骨折已相对稳定，不易发生错位，故可以适当加大运动量，增加运动时间。因骨折固定肢体时间较长，易发生关节挛缩和失用性肌萎缩，此期重点应为恢复关节活动度训练和增强肌力训练。训练方法除继续进行前述训练，可进行功率自行车训练和抗阻伸膝训练，每日上下午各1次，每次时间20~30分钟。注意此期进行肌力训练时不可在股骨远端施加压力，以免骨折处应力过高，发生再次骨折。

2）物理因子疗法：此期重点在于防治瘢痕形成及组织粘连，尤其防治踝关节挛缩，除前述方法外尚可配合水疗。

3）步行训练：此期可进行适当的负重和步行训练，提高患者的生活能力和肢体运动功能，以训练站立和肢体负重为主。开始时进行患肢不着地的双拐单足站立和平行杆中健肢站立练习；X线片上显示有明显骨痂形成时可扶双拐下地行走，患肢从负重1/4开始，逐渐过渡到1/2负重、3/4负重、全负重，即从足尖着地开始，逐渐过渡到前足着地，再渐过渡到大部分足着地至全足着地，扶双腋拐步行。

（4）术后3~6月：此期病理变化是骨痂经改造已逐渐成熟为板状骨。临床上骨折端已较稳定，此期康复治疗重点在于骨折后并发症的处理，如防治瘢痕、组织粘连等，并最大限度地恢复关节活动范围和肌肉收缩力量，提高患者日常生活活动能力和工作能力。

1）运动疗法：主要目的是增加关节活动度，促进肌力恢复和患侧膝关节本体感觉的恢复。训练方法以主动运动为主，根据需要可辅以被动运动和抗阻运动。

自重训练：此期可以开始进行静蹲练习，利用自身的体重作为向下的压力，既可以增加髋、膝关节的关节活动度，又可以促进髋部及下肢肌力的恢复。下蹲的幅度逐渐增大，以不引起明显疼痛为度，每次2分钟，每组练习8~10次，每日练习2~3组。

关节活动度训练：患侧的髋、膝、踝关节进行各方向的全范围主动活动，尽量牵伸挛缩、粘连的软组织、增加关节活动度。若患者膝关节僵硬明显，单纯行关节松动手法治疗关节活动度改善不明显时，可进行关节功能牵引治疗。固定膝关节近端，通过牵引装置施加适当力量的牵引，一般采用俯卧位，在患侧踝关节处加牵引力。牵引重量以引起患者可耐受的酸痛感觉，又不产生肌肉痉挛为宜，通常5~15kg，每次20分钟左右，每日1~2次。在热疗后进行或牵引期间同时给予热疗效果更佳，如果牵引后关节疼痛，可行局部冰敷10~15分钟。

肌力训练：此期因骨折端已比较稳定，可以加大肌力训练的强度。恢复肌力的有效方法就是逐步增强肌肉的负荷量，引起肌肉的适度疲劳。以主动运动为主。肌力达4级时进行抗阻运动，如利用股四头肌训练椅进行肌力练习、下蹲练习等，以促进肌力最大限度地恢复。

2）物理因子疗法

其方法有：①蜡疗、红外线、短波、湿热敷等疗法，可促进血液循环，改善关节活动功能。②直流电碘离子导入、超声波、音频电流等，可软化瘢痕、松解粘连；③如合并周围神经损伤时，可应用直流电碘离子导入、低中频电疗等疗法。

3）站立行走训练：此期可以进行斜板站立练习、跨越障碍物练习、上下斜坡及上下楼梯等练习，以提高患者生活自理能力，尽早回归家庭和参与社会生活。

股骨干骨折合并髋关节骨折脱位后其康复治疗程序基本上同单纯的髋关节骨折脱位一致，只是因为同时合并有股骨干骨折，所以要注意以下几个方面。

第一，在股骨干骨折没有出现比较稳定的骨痂前，非手术治疗者，禁止做直腿抬高的练习；在坚强内固定术后，则可考虑做直腿抬高练习。如骨折愈合较慢，应使髓内钉动力化，并适当负重。

第二，由于股骨干骨折愈合时间相对较长，患肢负重的时间要适当推迟。

第三，术后早期开始患肢股四头肌等长收缩练习，以及患侧膝关节关节活动度训练，以防止发生膝关节功能障碍。

（四）健康教育

1. 禁做的活动 半年内禁止侧卧、盘腿坐，以防患肢内收、外旋、造成不良后果；日常生活中洗澡用淋浴而不用浴缸，如厕用坐式而不用蹲式，不坐矮椅或沙发，不要弯腰拾物，禁止爬坡。

2. 日常生活中的健康教育 不宜进行激烈运动、劳损性高的运动，例如跑步及过度剧烈的球类活动。避免增加关节负荷的运动，如体重增加、长时间的行走和跑步等。如果发现手术后局部有红肿、疼痛现象，应主动及时就诊。

3. 随诊 数日内拍X线片复查，然后定期每2~3个月复查摄片一次。一般愈合时间需4~6个月，待骨折完全愈合后方可去掉内固定。

三、膝部骨折

（一）概述

膝关节是身体中体积最大、结构最复杂的关节，在人类直立行走活动中有至关重要的作用。其受杠杆作用力最强，起着承重、传递载荷的作用。膝关节主要是伸屈运动，在屈曲位兼有旋转运动，同时有很小范围的内、外翻被动运动。膝部常见的骨折包括股骨远端骨折、髌骨骨折和胫骨平台骨折。

（二）康复评定

1. 中医辨证 请参见“肩部骨折与脱位”。

2. 现代康复评定 康复评定方案请参见“髋部骨折与脱位”。

（三）康复治疗

1. 针灸

治则：活血祛瘀，舒筋通络，消肿止痛。

处方：以局部取穴为主，配循经取穴。

局部取穴：肩部取肩髃、肩髎，肩贞。

循经取穴：根据经脉所过，主治所及，按病变部位循经取穴。

随症配穴：瘀血肿胀重加血海、三阴交；疼痛较重加合谷、太冲。

操作方法：针刺用泻法；陈伤留针加灸，或温针灸，每次留针20~30分钟，每日1次。

2. 推拿 运用适当的推拿疗法可以松解粘连、减轻拘挛、缓解疼痛、改善关节活动度等。在骨折早期可以使用摩擦类手法的抹法，手法宜轻柔，顺经络方向或沿淋巴回流方向，可以缓解肢体肿胀。在骨折术后中后期可以选择运用推法、攘法、振动法、抖法、按法、拿法、弹拨等手法松解粘连、减轻拘挛、缓解疼痛，并可运用运动关节类手法的摇法、扳法、拔伸法等松解关节粘连、改善肩关节活动度。在对关节功能障碍进行推拿治疗时，应先运用适当手法对软组织进行松解，然后运用运动关节类手法对关节粘连进行松解。推拿疗法切忌粗暴，在确定骨折内固定稳定牢固、骨质状况良好时运用运动关节类手法。每次10~15分钟，每日一次。

3. 运动疗法

（1）股骨远端骨折

1）术后第1天：术后抬高患肢以利于肢体肿胀消退。术后即可进行患肢股四头肌和臀大肌的等长收缩练习及患肢足趾和踝关节的主动屈伸运动。

2）术后第2天至1周：开始在CPM机上进行膝关节屈曲练习，要缓慢、逐渐均匀地增加患肢的屈膝度数，CPM要在患者无痛或者微痛的范围内进行。将患肢置于膝关节CPM机上，初次训练膝关节屈曲角度0°~30°，以后每天增加5°~10°，每天2次，每次60分钟，保证术后1周达90°。运动由慢至快，先重复前一日运动程序再增大运动角度。

3）术后第2~4周：术后第2周开始行直腿抬高训练，直腿抬高训练遵循从被动到主动的原则，逐渐将腿抬高至最高点，停留10~15秒缓慢放下，每组练习10~15次，每天练习3~5组。同时进行足背伸、跖屈活动及踝关节的全范围活动。此时可开始辅助关节主动屈曲活动度训练，患者俯卧位，患侧膝尽量屈曲，健肢踝交叉放在患肢踝前方，健侧足将患侧足轻轻地向后拉靠近臀部；对于难以完成上述动作的患者采用俯卧位，由治疗师辅以屈膝的推压，坚持循序渐进的原则。练习患肢的同时，也要进行双上肢和健肢的主动活动练习，以免长时间不动而发生失用性肌萎缩、关节畸形，影响功能活动。治疗师对患者进行髌骨松动，以维持髌骨活动度，防止伸膝装置挛缩、粘连。

4）术后第5周至3个月：根据内固定及骨折愈合情况，术后4~6周开始扶拐部分负重行走，患肢从负重1/4开始，逐渐过渡到1/2负重、3/4负重、全负重，一般术后3个月可达到完全负重。达到完全负重后可行平衡功能训练。下肢肌力训练，可以行抗阻伸膝和屈膝训练。

（2）髌骨骨折：髌骨骨折经手术治疗后，适当的康复治疗可提高膝关节活动功能，促进恢复。

1）术后第 1 天

抬高患肢：肢体置于垫枕上，抬高患肢 20°~30°。这样有利于静脉回流消除肿胀。

股四头肌和腘绳肌群等长收缩锻炼：术后第 1 天开始，并坚持于康复全过程中。每小时做 40~50 次，分 2~3 次进行。目的在于促进静脉血和淋巴液回流，加速渗出液的吸收，以防止股四头肌粘连、萎缩、伸膝无力。

踝泵运动：足趾、踝关节的主动活动。踝关节的活动要求完成屈伸及环绕运动各 40~50 次，并尽量做到全幅运动，每天 3~4 次，每次 20~30 分钟。

2）术后第 2 天至 2 周

术后第 2 天，开始以 CPM 机持续被动运动，由无痛或微痛的活动度开始，每日增 5°，每次 1~2 小时，每天 1~2 次，练习要始终保持在无痛或微痛的范围内进行，练习后马上冰敷 10~20 分钟。

下肢内收外展及俯卧位后抬腿练习，每天 3~4 组，每组 20~30 次。

仰卧位或坐位垂腿练习，小腿下垂至最大角度后保持 10~15 分钟，每天练习 1 次。

行走和负重平衡练习，对于横断稳定骨折，1 周后扶拐下地逐渐负重开始行走训练，术后 10~12 天开始在床旁双足站立，过渡到患肢单足站立。并在站立位练习直腿抬高和膝关节伸屈活动。

3）术后 3~6 周

直腿抬高训练：应在不加重关节疼痛的情况下进行，以增加股四头肌的肌力。方法是患者仰卧，患肢屈髋伸膝，做直腿抬高，抬高过程中患膝保持伸直。

坐位或仰卧位垂腿训练：膝关节屈曲角度超过 90°后可行抱膝练习，膝关节屈曲至最大角度后保持 10~15 分钟，每天练习 1 次。

负重、平衡训练：3 周后可逐步进行患肢不负重、部分负重及充分负重的站立、步行练习，但必须避免摔倒及不正确的过度活动。可以用平衡板或者平衡垫行平衡功能训练，同时可以行前后、侧向跨步练习，每天 3~4 组，每组 10~15 次。

4）术后 4 周至 3 个月

俯卧位屈膝牵伸：膝关节屈曲至最大角度后保持 10~15 分钟，每天治疗 1 次。

下蹲练习：静蹲练习，逐渐增加下蹲角度，最大角度不超过 90°，保持 2 分钟，每组练习 5~10 次，每天 3~4 组。保护下行患侧单腿蹲起练习，每天 2~3 组，每组 20~30 次。保护下行完全下蹲练习，保持 2 分钟，每组练习 5~10 次，每天 2~3 组。

上下楼梯训练：指导患者行上下楼梯的锻炼，早、中、晚每次半小时左右。

其他：功率自行车训练、本体感觉训练、慢跑等训练。

（3）胫骨平台骨折

1）术后第 1 天：进行股四头肌的等长收缩练习，保持肌肉张力，每日 3 次，每次在 15 分钟内，每块大肌肉收缩 10~15 次；同时足趾和踝关节主动运动。可开始行 CPM 训练。如果肿胀较重、渗出较多或伤口存在张力，CPM 的使用应延迟至肿胀消退，一般为术后 48~72 小时。CPM 应用时，去除包扎伤口的大敷料，将下肢放置在 CPM 机上，从 30°开始，角度逐渐加大，以患者能耐受伤口疼痛为标准，每天加大 5°~10°，每日 2 次，每次 1 小时，每个屈伸动作约 45 秒。

2）术后 1~7 周：进行主动屈曲膝关节的练习，或者由治疗师帮助活动，但动作要轻巧。伤口愈合后，主动的或辅助主动的膝关节活动范围的训练可加大，根据情况加用关节功能牵引。在膝关节运动训练的同时进行股四头肌、髋关节周围肌力的训练，防止肌肉萎缩。合并半月板损伤患者的训练同单纯骨折患者，而合并韧带损伤患者的肌力锻炼在术后即开始。

3）术后 8~14 周：患肢负重训练。患肢肿胀消退后即可在双拐的帮助下患肢不负重行走。为防止负重使关节面塌陷，对于所有的骨折类型，必须严格保持 6~8 周患肢不负重，根据 X 线片骨折愈合的情况决定负重量。一般骨折 6~8 周后，在双拐的帮助下，患肢可逐渐负重 50%，术后 12~14 周可全负重。

非手术治疗患者的康复方案可参照手术治疗者进行，伤后 1~2 天进行股四头肌的等长收缩练习，每日 3 次，每次在 15 分钟内，每块大肌肉收缩 10~15 次；同时足趾和踝关节主动运动。患肢抬高。固定 2~3 周后取下外固定装置，进行膝关节不负重的主动运动。配合超短波等理疗，有利于消肿、止痛。根据骨折愈合情况，进一步恢复膝关节的活动度和股四头肌肌力。负重不宜过早，8 周后在双拐的帮助下，患肢可逐渐负重 25%~50%，术后 12~14 周根据骨折愈合情况可全负重。

（四）健康教育

1. 避免的姿势与体位

“四不”：不过重负重；不做盘腿动作；不坐矮凳；不下蹲。

“四避免”：避免重体力活动和奔跑等大范围剧烈活动的项目；避免在髋关节内收、内旋时从座位上站起；避免在双膝并拢双足分开的情况下，身体向术侧倾斜取物或接电话；避免在不平整或湿滑的路面上行走。

2. 日常生活中的健康教育　不宜进行激烈运动、劳损性高的运动，例如跑步、跳高、打篮球、长时间的行走等。如果发现手术后局部有红肿、疼痛现象，应主动及时就诊。

3. 随诊　数日内拍 X 线片复查，然后定期每 2~3 个月复查摄片一次。一般愈合时间约需 4~6 个月，待骨折完全愈合后方可去掉内固定。

四、胫腓骨骨折

（一）概述

胫腓骨肩负着行走和负重的功能，是人体中的主要负重骨骼，胫腓骨处于人体的低位，在日常工作和生活中容易遭受损伤。胫腓骨骨折在全身长骨骨折中发生率最高，占人体骨折的 10%~13%，且多数为开放性骨折，并发症多，其中以胫腓骨双骨折最多见，次为胫骨干骨折，而单独腓骨骨折最少见，且多为直接暴力所致。

（二）康复评定

1. 中医辨证　请参见“肩部骨折与脱位”。

2. 现代康复评定

（1）膝关节滑动范围测定　膝关节屈曲-伸展：0°~135°。

（2）肌力评定：①膝关节屈曲主要动作肌为股二头肌、半腱肌、半膜肌。②膝关节伸展主要动作肌为股直肌、股中间肌、股内侧肌、股外侧肌（股四头肌肌群）。

（3）神经支配：①膝关节屈曲支配神经为胫神经 L_4~S_3、腓总神经 L_4~S_2。②膝关节伸展

支配神经为股神经 L_2~L_4、腓总神经 L_4~S_2。

另外，还要进行步态分析、下肢功能评定、疼痛评定、平衡功能评定、日常生活活动能力评定及骨折愈合情况等评定。

（三）康复治疗

胫腓骨骨折的康复治疗目的是促进骨折的愈合，恢复胫腓骨负重、行走的功能。原则是在维持骨折端固定的前提下，早期进行功能训练，防止肌肉萎缩、肌腱挛缩、骨质疏松、关节僵硬。康复治疗必须在康复医师的指导下进行，避免由于康复动作不规范造成整复不良、成角畸形以致膝、踝关节面不平行，肢体负重线不正，以及骨不连者增加的现象。

1. 针灸

（1）骨折后急性疼痛期以活血化瘀，消肿止痛为法，可针刺太冲、丰隆、血海、阳陵泉，阴陵泉、足三里、内关、心俞、大杼、水泉、阿是穴。

（2）术后伤口疼痛治以活血化瘀，消肿止痛为法，可针刺伤口周围阿是穴、中渚、心俞、肺俞。

（3）慢性恢复期治以舒筋健骨，补益肝肾为法，可针刺肾俞、肝俞、太溪、脾俞、胃俞、足三里、悬钟、大杼、三阴交、气海、关元。

2. 中药 按骨科三期治法为则。外治法初期宜活血祛瘀，消肿止痛，局部外敷消肿止痛膏或跌打万花油。中期宜接骨续损，和营生新，外敷接骨膏或接骨续筋药膏。后期宜补肝肾，强筋骨，在解除外固定后，可用海桐皮汤或下肢损伤洗方熏洗。

3. 运动疗法 运动疗法有被动活动、主动辅助活动、主动活动、抗阻力活动等，其中以主动活动为主，其他方式的活动是主动活动的补充和准备。

骨折后由于创伤反应和肢体长期固定不动或不运动，使静脉和淋巴回流受阻，患肢组织中浆液性纤维渗出物和纤维蛋白沉积，使关节内外发生粘连，导致关节僵硬；肢体因失用而发生萎缩和肌力下降，骨折局部功能受抑；骨钙、体液钙和血浆钙的交换形成负平衡，形成骨质疏松。因此骨折复位后应及时功能锻炼，可以改善局部血运，促进骨折愈合，改善关节活动度，提高肌力。

（1）术后 1~2 周

1）控制肢体肿胀：抬高患肢，向心性淋巴引流。

2）主动关节活动度训练：术后 0~3 天，尽早开始髋、膝、踝关节辅助下的主动关节活动度练习，每个关节 5 分钟，每小时 1 组。

3）肌力训练：疼痛稍减轻后就应尽可能开始臀肌、股四头肌和腓肠肌的等长收缩、膝关节和踝关节的被动活动以及足部、跖趾关节和趾间关节的活动，为日后的步行做好准备。

4）关节活动训练：1 周后增加踝屈伸静力性收缩练习和趾屈伸抗阻练习，并做髋部抗阻练习。运动治疗应选取对骨折愈合有促进作用的动作，而一些不利于骨折愈合的动作则尽量避免。要注意臀肌、股四头肌和腓肠肌的肌力改善和保持踝关节活动度。

（2）术后 3~6 周

1）继续主动膝、踝关节活动度练习：无阻力功率自行车，每次 10 分钟，每日 2 次。

2）对有石膏外固定的患者：尽量避免做直腿抬高，因为股四头肌收缩产生的力与骨折远端肢体的重力形成剪应力，不利于骨折愈合。

3）渐进性负重及步态训练：根据 X 线显示，在骨折愈合程度允许的情况下，可在拐杖的辅助下进行渐进性负重及步态练习。患侧下肢从 1/4 体重开始，让患者体会部分负重的感觉。每次 5 分钟，每日 2 次，练习中如出现疼痛需停止训练。

4）肌力训练：股四头肌、腘绳肌、踝跖屈、背伸肌渐进性抗阻练习，每组 10 次，每次 10~15 秒，每次间隔 5 秒，4~6 组连续练习，组间休息 30 秒。

5）跟骨连续牵引者：除注意避免牵引过度会造成愈合延迟外，适当配合进行双手支撑床面臀部抬起法进行肌肉等长收缩练习，即练习用双手支撑起臀部，用力绷紧患侧腿部肌肉，臀部抬离床面，并将健侧下肢足蹬床面辅助抬 空蹬患侧足跟，然后放松，一蹬一松，反复练习，一般每日在石膏内做 300 次以上，直至石膏拆除。但要注意伤肢不要单独用力伸膝，以免受牵引力的影响使骨折向前成角。

6）行石膏外固定者：可利用自身重量进行膝关节屈伸练习，当下肢肌力可支撑身体时，可做蹲、起运动。可扶椅子或床头。逐渐增大角度、训练时间，既可以增强下肢肌力，又加强了膝关节的稳定性。

7）练习膝关节屈伸和踝关节内外摆动：在伤后早期，切开复位内固定或夹板固定，患者可早期练习膝关节屈伸和踝关节内外摆动的活动。方法是用力使踝关节背伸、跖屈及伸、屈足趾，每日 300 次以上，同时做踝关节按摩，活动踝、足趾关节。可早期下地扶拐不负重行走，至完全负重行走。但要注意在膝关节伸直的情况下禁止旋转大腿。

（3）术后 7~12 周

1）负重训练：根据骨折愈合程度，渐进性负重逐渐达到完全负重。若训练中没有疼痛，可以去除拐杖辅助。

2）渐进性静蹲练习：患者可以完全负重后，在保护下（双手抓住前方的栏杆），患者背部与墙之间夹一个 Bobath 球，后方放一个凳子（以防患者突然支持不住坐倒）进行静蹲训练。从患者可耐受的小角度开始，逐渐增大下蹲角度。每组 10 次，每次 10~15 秒，每次间隔 5 秒，2~3 组连续练习，组间休息 30 秒。

3）辅助上下台阶训练：从练习上 10cm 的台阶开始，患者可以在辅助或无辅助下双腿交替连续上 2 级台阶后（并非将两只脚置于同一台阶后再上另一台阶），开始下台阶训练。都能完成后将台阶高度增加到 20cm 以加大训练难度。

4）平衡训练：平面上（由稳定到最不稳定）练习单足站；加入外界干扰或其他的动态稳定练习，如抛接球训练；在运动平板上逆向行走。通过速度和干扰强度的变化增加难度。每次 10~20 分钟，每天 1~2 次。

5）其他：注意石膏拆除后的髋关节、膝关节、踝关节的关节训练，不要过急、过重，小幅度，小次数开始，循序渐进。对于胫骨中下 1/3 处粉碎性骨折的患者视骨折愈合情况而定。

4. 物理因子治疗

（1）紫外线根据应用的目的及时期不同，选择不同的剂量。对于开放性损伤术后局部有感染者，可在病灶中心用超强红斑量，病灶周围 10~15cm 照射用中红斑量。为促进伤口肉芽生长，用弱红斑量。骨折局部或伤口照射，每日或隔日一次，3~5 次为一个疗程。

（2）超短波采取患部对置法，骨折 1 周内用无热量，1 周以上微热量，每次 10~15 分钟，每日 1 次，10~15 次为一个疗程。有金属内固定物者禁用。

（3）经皮神经肌肉电刺激疗法起镇痛的作用并能防止失用性肌萎缩。

（4）干扰电疗法根据病情选择不同的差频，每次治疗选择 1~3 种差频，每种 10~15 分钟，总治疗时间为20~30分钟,电流强度以患者能耐受为准。

5. 步态训练 下肢骨折后患肢肌力不足、失衡,步行乏力,可能导致一些异常步态。在训练前,应对步态进行评定,除了解步态的一般情况,如步速、步宽、步频等,还要仔细观察患者的站立相和摆动相步态。不同的原因如关节僵硬、肌肉挛缩、肌肉群平衡性的破坏;患肢臀肌、股四头肌和腓肠肌的软弱无力等造成的步态是不同的。

最常见的错误步态有以下两种:由于患肢支撑相缩短,使得两腿支撑时间不等,步速较快,称为急促步态,其原因是患肢肌力不足或缺乏信心;步行时患肢僵硬,髋关节没有充分伸展,或膝关节丧失了一伸一屈的节奏,从而产生倾斜步态或硬膝步态。

步态训练应从患肢不负重开始训练,逐步过渡到患肢部分负重,至全负重。训练时要保持躯干正、直;髋、膝、踝关节伸展和屈曲运动协调;当身体的重心落在一腿时,该腿的髋、膝关节必须完全伸直,当重心转移到另一腿后,膝关节再屈曲;足尖指向正前方,重力由足跟转移至足趾上;步速规律,步幅均匀。

6. 拐杖的使用 胫腓骨骨折用拐杖是暂时的。根据不同类型患者的需要,选用手杖、臂杖和腋杖。所有下肢骨折患者在骨痂形成期后开始离床下地锻炼均应扶双拐,进行不负重或轻负重行走;步幅不宜过大,速度不宜过快,每分钟不超过25步;小腿骨折有轻度向外成角者,应先去患侧拐,以保持在行走时患肢外展,纠正和防止成角加大。

骨折愈合后应该及时弃拐。弃拐的原则是骨折部位达到骨性愈合。当患肢肌力较差时,可使用两根腋杖练习走路,以后逐渐改为两根手杖,注意不要只用一条,以免造成不平衡的行走习惯,只有在患肢肌力已经充分增强,步态正确时,才能弃杖行走,以免造成因支撑力不够而形成日后难以纠正的错误步态。

然而在实际工作中发现部分患者弃拐过早,导致骨折畸形,影响患者的康复,甚至需要再次手术。也有部分患者对骨折愈合存有顾虑,不敢弃拐,时间久了,可能造成双下肢肌力不平衡而不利于患肢的康复。

(四)健康教育

1. 营养 宜高蛋白、高钙及高维生素饮食,以促进骨折愈合。

2. 功能锻炼 扶拐下床活动患侧肢体全足底着地,防止摔倒。加强患肢膝、踝关节屈伸锻炼,如有踝关节功能障碍可行踝部旋转、斜坡练步等;踝关节僵硬者,可行踝关节的下蹲背伸和站立屈膝背伸等。

3. 复诊 出院后1个月、3个月、6个月、1年复查X线片,以了解骨折愈合情况。

4. 心理指导 创伤后,患者在生活行为饮食各方面与健康时的状态相差甚远,注意讲解相关知识,为患者及其家属提供相应的心理支持。

五、踝部骨折与脱位

(一)概述

踝部骨折指胫腓骨远端内外踝骨折,是临床骨科常见的骨折之一。踝部骨折约占全身骨折的3.92%,老年女性易于发生踝关节骨折。而踝关节脱位也是踝关节损伤常见的合并症。因距骨体位于踝穴中,周围有坚强的韧带包绕,故临床上,单纯的踝关节脱位极为罕见,多合并有骨折及韧带损伤,在此主要论述距骨脱位(dislocation of astragalus)。距骨脱位好发于青壮年,尤其是运动员。

（二）康复评定

1. 中医辨证 请参见“肩部骨折与脱位”。

2. 现代康复评定

（1）踝关节活动度测量

参考范围值：踝背屈 0°~20°；跖屈 0°~50°；内翻 0°~35°；外翻 0°~15°。

（2）肌力评定：评定踝关节主要动作肌的肌力。

踝关节跖屈主要动作肌：腓肠肌、比目鱼肌。

踝关节背屈与内翻主要动作肌：胫前肌。

足内翻主要动作肌：胫后肌。

足外翻主要动作肌：腓骨长肌、腓骨短肌。

（3）神经检查：评定踝关节主要动作肌的支配神经。

踝关节跖屈支配神经：胫神经，L_2~L_5。

踝关节背屈与内翻支配神经：腓深神经，L_4~S_2。

足内翻支配神经：胫后神经，L_5~S_1。

足外翻支配神经：腓浅神经，L_4~S_1。

另外，根据情况还需进行步态分析、平衡功能评定、疼痛评定、日常生活活动评定、骨折愈合情况评定等骨折康复评定，此处不一一赘述。

（三）康复治疗

1. 针灸 踝部骨折主要病变涉及足三阳经、足三阴经和阴阳跷脉，治疗上急性期当以行气化瘀、消肿止痛为法，以阿是穴结合辨证循经取穴；恢复期当舒筋健骨、补益肝肾为法。

（1）骨折后急性疼痛期以活血化瘀，消肿止痛为法，可针刺阿是穴，照海、商丘、解溪、丘墟、申脉、心俞。

（2）术后伤口疼痛治以活血化瘀，消肿止痛为法，可针刺伤口周围阿是穴、中渚、心俞、肺俞、足三里。

（3）慢性恢复期治以舒筋健骨，补益肝肾为法，可针刺阿是穴、肾俞、肝俞、太溪、脾俞、足三里、悬钟、大杼、太冲、照海、三阴交、气海、关元。

2. 中药 按骨科三期治法为则。损伤初期可予和营止痛汤活血止痛，祛瘀生新，配合消肿止痛膏外治；损伤中期予新伤续断汤以活血通络，舒筋止痛；损伤后期可以活血通络，补益肝肾为主。

3. 运动疗法（非手术）

（1）1~3 周（Ⅰ期）

1）控制水肿：包括患肢抬高、冰敷、电刺激治疗。

2）主动关节活动度练习：包括髋、膝、跖趾关节和趾间关节的屈伸练习。

3）肌力训练：术侧髋、膝关节周围肌群的主动或和缓的阻力运动。各平面各方向的直腿抬高训练，俯卧位后伸、侧卧位外展、仰卧位前屈、内收或外展。每组 20 次，持续 2~4 组，中间休息 1 分钟，每天 2~3 次。膝关节开链模式下的屈伸练习，每次 5~20 分钟，每天 1~2 次。

4）在辅助工具保护下进行无负重的步态练习。

（2）4~6 周（Ⅱ期）

1）4 周后可取下石膏进行足踝关节活动度练习，其余时间仍需石膏固定。关节活动包括踝关节的屈、伸、内、外翻和旋转。根据患者疼痛和肿胀程度，逐渐加大踝关节活动。

2）运动训练前可使用具有热效应的理疗，促进血液循环，松解粘连。

3）除髋、膝周围肌群的渐进性抗阻练习之外，可以进行踝关节周围肌肉的亚极量等长肌力训练。每次10~15分钟，每天2~3次。

4）关节活动训练后关节如出现红肿发热，即刻冰敷，15~20分钟1次，可重复2~3次直到皮温恢复。

（3）7~9周（Ⅲ期）

1）踝关节渐进性可耐受负重。

2）踝关节主动或抗阻活动度练习，每组30次，中间停30秒，连续2~4组，每日2~3次。

3）肌力训练：下肢肌力训练，髋关节开链模式下抗阻训练，保护下的小角度压球下蹲。踝周围肌群，外翻肌、内翻肌、背伸肌和跖屈肌等长练习和渐进性抗阻练习。足内在肌：足趾毛巾抓握、足趾拈石头等练习。

4）肌力耐力训练：治疗阶梯训练，踏步机训练。

5）柔韧性维持训练：坚持腓肠肌和比目鱼肌的牵伸，在治疗师手法帮助下的足部软组织和筋膜的放松。

6）双侧本体感觉训练：振动平板、本体感觉平板，平衡系统上主动维持平衡训练。

（4）10~12周（Ⅳ期）

1）增加以上各项活动的运动量、阻力和强度。

2）逐渐恢复各项日常生活和文体活动。

4. 运动疗法（手术后）

（1）术后1~2周（Ⅰ期）

1）控制水肿：患肢抬高、冰敷、电刺激治疗。

2）关节活动度练习：术后1~3天，开始主动关节活动度训练，包括髋、膝、跖趾关节和趾间关节的屈伸练习，每次5分钟，每天4~5次。

3）肌力训练：术后1~3天，可以开始各平面各方向的直腿抬高训练，展、俯卧位后伸、侧卧位外仰、卧位前屈、内收或外展。每组20次，持续2~4组，中间休息1分钟，每天2~3次。膝关节开链模式下的屈伸练习，每次15~20分钟，每天2~3次。

4）在辅助工具保护下进行无负重的步态练习。

（2）术后3~4周（Ⅱ期）

1）内固定稳定者，去除石膏。

2）关节活动度练习，患者进行踝关节的被动和主动关节活动度训练。包括踝关节的屈、伸、内、外翻和旋转。根据患者疼痛和肿胀程度，逐渐加大踝关节活动。

3）关节活动训练后关节出现红肿发热，即刻冰敷，15~20分钟1次，可重复2~3次直到皮温恢复。

（3）术后5~8周（Ⅲ期）

1）踝关节全范围活动度练习。

2）踝关节渐进性可耐受负重练习。

3）肌力训练：下肢肌力训练，髓关节开链模式下抗阻训练，保护下的小角度压球下蹲；踝周围肌群：外翻肌、内翻肌、背伸肌和跖屈肌等长练习和渐进性抗阻练习；足内在肌：毛巾抓握、拈石头等练习。

4）柔韧性维持训练：坚持腓肠肌和比目鱼肌的牵伸，在治疗师手法帮助下的足部软组织和筋膜的放松。

5）双侧本体感觉训练：振动平板、本体感觉平板，平衡系统上主动维持平衡训练。

6）冰敷。

（4）术后9~12周（Ⅳ期）

1）踝关节和下肢肌力练习。

2）半蹲练习：保护下完全下蹲，充分恢复踝关节背伸活动度和跟腱柔韧度，每次3~5分钟，每日2~3次。

3）提踵练习和上下台阶练习。

4）本体感觉训练：在本体感觉平板、振动平板、泡沫滚筒上单足站立；在外加干扰或其他模式的动态稳定性练习/多任务练习，抛球练习。

5）肌耐力训练：治疗阶梯训练，踏步机训练。

（5）术后12周及以后（Ⅴ期）

1）肌力训练：增加运动量、阻力和强度。

2）耐力训练：跳绳双足跳，交替跳，然后单足跳。

3）本体感觉训练：平面上单足站（由稳定到最不稳定）；加入外界干扰或其他的动态稳定性练习/多任务练习，抛球、接球、走、慢跑，在速度和干扰强度变化下进行。

4）功能性活动恢复训练：单双足跳跃、连续跳、定点跳。

5. 矫形器　足底垫板或用踝足矫形器可以预防足下垂、内旋、外翻。对已发生踝关节挛缩者可使用系列塑形矫形器，此时阻力极大，可逐次增加关节的活动范围，最后达到完全矫正挛缩。对于严重的挛缩可行跟腱延长手术治疗。

（四）健康教育

患者出院后的功能锻炼应予特别重视，做好健康教育宣传工作，在患者出院前指导患者进行患足的伸屈和内外翻锻炼，有利于足部消肿和关节功能的恢复。

六、足部骨折与脱位

（一）概述

足部是人体的主要活动部位，但容易被轴向暴力影响，继而导致骨折。足部骨折是临床上比较常见的骨折类型，是指发生于足部距骨、跟骨、跖骨及趾骨部位的骨折，其发生率约占全身骨折的10%。其中跟骨骨折最为常见，约占全部跗骨骨折的60%，多发生于成年人，儿童少见；其次为趾骨骨折，多见于成年人，小儿趾骨较短，骨折相对少见；跖骨骨折多为外伤性骨折，在多发创伤患者中最容易漏诊；距骨骨折相对少见，典型的距骨骨折多为高能量损伤的结果，多发于青壮年。

（二）康复评定

1. 中医辨证　请参见“肩部骨折与脱位”。

2. 医学康复评定

（1）骨折愈合评定：骨折对位对线，骨痂形成情况，有无延迟愈合或不愈合，有无假关节，畸形愈合，有无感染，血管神经损伤，骨化性肌炎形成等。

（2）活动度测量：参考范围值如下。

足踇趾掌趾关节屈曲-伸展：屈曲 0°~45°，伸展 0°~70°。足踇趾趾间关节屈曲-伸展：屈曲 0°~90°，伸展 0°。足趾掌趾关节屈曲-伸展：屈曲 0°~40°，伸展 0°~40°。近端足趾趾关节屈曲-伸展：屈曲 0°~35°，伸展 0°。远端足趾趾关节屈曲-伸展：屈曲 0°~60°，伸展 0°。

（3）肌力评定

足踇趾和足趾跖趾关节屈曲主要动作肌：踇短屈肌、蚓状肌。

足踇趾和足趾趾间关节屈曲主要动作肌：趾长屈肌、踇长屈肌。

踇趾和足趾的跖趾关节、趾间关节伸展主要动作肌：趾长伸肌、趾短伸肌、踇长伸肌。

（4）神经检查

足踇趾和足趾跖趾关节屈曲支配神经：外侧足底神经为第 2~4 蚓状肌 S_2~S_3，内侧足底神经为踇短屈肌 S_1~S_2、第 1 蚓状肌 L_5~S_1。

足踇趾和足趾趾间关节屈曲支配神经：胫骨神经 L_5~S_2、内侧足底神经 S_1~S_2。

踇趾和足趾的跖趾关节、趾间关节伸展支配神经：腓深神经，L_5~S_1。

另外，根据情况还需进行步态分析、平衡功能评定、疼痛评定、日常生活活动评定、骨折愈合情况评定等骨折康复评定，此处不一一赘述。

（三）康复治疗

1. 针灸及中药治疗 请参见“踝部骨折与脱位”。

2. 运动疗法

（1）术后 2 天~2 周（Ⅰ期）：控制水肿和疼痛，恢复足趾活动。可以保持足部中立位，抬高患肢，加压冰敷，向心性加压按摩，护理手术切口；被动伸屈足趾，最大范围往返运动 3~5 次/组，每天 6 组。

（2）术后 2~6 周（Ⅱ期）：增加趾、踝关节的活动度训练，增强趾、踝部周围肌肉力量训练，防止挛缩。主动运动趾、踝关节，背伸至疼痛能够耐受处保持 20 秒，跖屈至疼痛能够耐受处保持 20 秒，3~5 次/组，每天 6 组；做距下关节活动和踝关节内外翻运动。

（3）术后 6~12 周（Ⅲ期）：开始负重练习，加入步态训练全面恢复正常步态。增加距下关节、跟骰关节、距舟关节的活动度，可进行关节松动术，被动活动各个关节；徒手抗阻手法分别对胫骨前肌、胫骨后肌、腓骨长短肌进行等长抗阻训练，增强踝关节周围肌肉力量。术后 8 周开始负重练习，期间注意扶拐配合。

（4）术后 12~16 周（Ⅳ期）：加强本体感觉训练。步态训练从重心转移开始，练习重心在双腿间的移动，练习至步态正常。可在平面上（由稳定到最不稳定）练习单足站；加入外界干扰或其他的动态稳定练习，如抛接球训练；在运动平板上逆向行走。通过速度和干扰强度的变化增加难度。每次 10~20 分钟，每天 1~2 次。

（四）健康教育

1. 康复运动

（1）功能锻炼应循序渐进，避免操之过急，要量力而行。

（2）定时做适当的运动，以避免其他关节的僵硬，有利于骨折的愈合。

（3）运动时要注意安全。

（4）夜间抬高患肢，以利血液循环。

2. 伤口护理 定期到医院门诊换药，应保持伤口干燥，根据伤口愈合情况拆线。

3. 定期复查　在骨折后定期复查X线片，了解骨折愈合情况，防止畸形愈合，确定解除内固定的时间，骨折未愈合前避免患肢负重。

4. 需要复诊的情况

（1）伤口发炎（红、肿、热、痛），有不正常分泌物或发热。

（2）跌倒或碰撞造成疼痛。

（3）肢体或末梢血管有发紫或肿胀情形不消失时。

（4）患肢疼痛或有移位情形。

第三节　脊柱和骨盆创伤康复

一、脊柱损伤

（一）概述

脊柱骨折（fracture of the spine）占全身骨折的5%~6%，其中胸腰段脊柱骨折最多见。脊柱骨折可以并发脊髓或马尾神经损伤，特别是颈椎骨折—脱位合并有脊髓损伤或臂丛损伤者，能严重致残甚至丧失生命。脊柱损伤常见的原因有交通事故，高空坠落，重物撞击，因塌方事件被泥土、矿石掩埋等。胸腰段脊柱（T_{10}~L_2）处于两个生理弧度的交汇处，是应力集中之处，因此该处骨折十分常见。颈椎骨折在临床上也十分常见，特别是伴有颈髓损伤者，若临床处理不当，可伤及颈髓出现高位截瘫或四肢瘫，严重者会影响患者心肺功能，危及生命。

（二）康复评定

1. 中医辨证　请参见本书第四章第一节。

2. 康复医学评定　脊柱骨折后功能状况的评定包括脊柱活动度评定，颈背腰部肌肉肌力评定，脊柱稳定性评定和ADL评定等。

（1）脊柱活动度评定：包括颈椎、胸腰椎前屈、后伸、侧屈以及旋转活动度评定，以了解骨折（或内固定）术后脊柱活动情况，同时也可作为康复治疗前后的疗效评定。

（2）颈背腰部肌力评定：采取徒手肌力评定法进行评定。

（3）脊柱稳定性评定：通过X线摄片，了解脊柱稳定性，通常采用脊柱正侧位片，必要时加摄脊柱过伸或过屈位片。

（4）ADL评定：采用改良Barthel指数对患者的ADL进行评定。

（三）康复治疗

1. 针灸治疗　治疗上，急性期当以行气化瘀、消肿止痛为法，以阿是穴结合辨证循经取穴；恢复期当舒筋健骨、补益肝肾为法。

（1）骨折后急性疼痛期以活血化瘀、消肿止痛为法，可针刺阿是穴、照海、商丘、解溪、丘墟、申脉、心俞。

（2）术后伤口疼痛治以活血化瘀、消肿止痛为法，可针刺伤口周围阿是穴、中渚、心俞、肺俞、足三里。

（3）慢性恢复期治以舒筋健骨、补益肝肾为法，可针刺阿是穴、肾俞、肝俞、太溪、脾俞、足三里、悬钟、大杼、太冲、照海、三阴交、气海、关元。

2. 中药疗法 按照骨折分期治疗，请参见第四章第一节。

急性脊柱骨折合并有其他严重多发伤者，应优先治疗其他损伤，如及时发现处理颅脑损伤，胸腹部复合伤等，以挽救患者的生命为主，然后再根据患者不同的损伤类型针对性处理。

（四）颈椎骨折的治疗

1. 对稳定型颈椎骨折，如轻度压缩性骨折可采用颌枕带卧位牵引复位，佩戴颈托或颈胸椎矫形器。压缩明显、C_1 前后弓骨折和双侧椎间关节脱位者可以采用持续颅骨牵引复位再以头颈胸石膏固定，经摄 X 线片复查，如已复位，可于牵引 2~3 周后用头颈胸石膏固定，固定时间约 3 个月。有四肢瘫痪者和牵引失败者须行手术复位。

2. 单侧小关节脱位者，如没有神经损伤症状，可以先用持续骨牵引复位，牵引重量逐渐增加，从 1.5kg 开始，最多不能超过 10kg，牵引时间约 8 小时。在牵引过程中不宜手法复位，以免加重神经损伤，复位困难者以手术治疗为宜。

3. 对爆裂型骨折有神经损伤者，原则上应该早期手术，对有严重并发伤者，必要时需待情况稳定后手术。

4. 对过伸性损伤，大都采用非手术治疗，及早采用颅骨或颌枕吊带行持续牵引。牵引力线略向前屈，一般为 5°~10°，切勿仰伸。有移位者应手术治疗。有椎管狭窄或脊髓受压者一般在伤后 2~3 周时做椎管减压术。

（五）胸腰椎骨折的治疗

1. 单纯性压缩性骨折

（1）椎体压缩不到 1/5 者，或年老体弱不能耐受复位及固定者可仰卧于硬板床上，骨折部位垫厚枕，使脊柱过伸，同时嘱患者 3 日后开始进行腰背部肌锻炼。开始时臀部左右移动，接着要求做背伸动作，即进行桥式运动锻炼，使臀部离开床面，随着背肌力量的增加，臀部离开床面的高度逐日增加。2 个月后骨折已基本愈合，3 个月内可以下地稍许活动，但仍以卧床休息为主。在卧床期间应加强四肢的功能锻炼，3 个月后逐渐增加下地活动时间。

（2）椎体压缩高度超过 1/5 的青少年及中年患者经手法复位后即在此位置以过伸位石膏或支具背心固定，固定时间约 3 个月。在固定期间，鼓励伤员起床活动，每天坚持做腰背肌锻炼，并逐日增加锻炼时间，同时加强四肢的功能锻炼。

2. 爆裂型骨折 对不伴神经损伤的爆裂型骨折患者，经 CT 证实没有骨块挤入椎管内者，可以采用双踝悬吊法复位，因其纵向牵引力较大，比较安全，但需小心谨慎。对有神经损伤和有骨折块挤入椎管内者，不宜复位，以手术治疗为主，后柱有损伤者必要时还需做后路内固定术。3 个月后逐渐增加下地活动时间，并进行腰背肌锻炼和四肢功能锻炼治疗，以促进患者恢复。

3. 横突骨折 横突骨折多见于腰椎，一般为一侧性，可单发或多发，多因腰部突然侧屈所致，自楼上滚下或跌下时常见，由于附着其上的肌肉强烈收缩而将横突撕裂。胸椎由于两侧肋骨所构成的胸廓起固定与制动作用而使其活动度明显减少，因而横突骨折发生较少。第 3 腰椎横突骨折较为多见，因该横突较长，附着肌肉较多，受力面积及强度较大。主要表现为腰椎患侧局部压痛及向健侧弯腰活动受限。肿胀大多轻微，不仔细观察难以发现，且不易与对侧比较，传导叩痛大多阴性或轻度。治疗上卧硬板床休息 4 周，或佩戴腰围固定带下地活动；疼痛消失后加强腰背肌训练。移位者可自动复位，一般不需手术复位及内固定。

脊柱损伤患者恢复期的康复，脊柱损伤患者经非手术或手术治疗后病情稳定者，应尽早开始康复治疗。对单纯椎体骨折无脊髓及周围神经损伤者，采取非固定部位功能锻炼，包括四肢和手部等的主动运动和抗阻练习，以保持肢体正常的关节活动度，增强肌力。对伴周围神经（如颈、腰丛）损伤者，应按周围神经损伤原则康复，对伴有脊髓损伤者按脊髓损伤患者康复程序治疗和功能锻炼。同时给予物理因子治疗和按摩治疗等。

其中，核心肌群训练对稳定脊柱及周围的结构十分有效。核心肌群（core muscles）是指负责脊柱稳定，支撑脊椎的肌群，位置是横膈膜以下（包括膈肌）到骨盆底部（包括盆底肌）之间的肌肉，环绕着腰腹，躯干中心的肌群。维持脊柱稳定性主要包括局部稳定肌群和整体稳定肌群。局部稳定肌群包括多裂肌、腹横肌、膈肌和盆底肌，其特点是分布于单一的腰椎节段，肌肉体积小，收缩力较表面肌群力量明显减弱，但在维持腰椎稳定性并且参与腰椎功能动作的控制方面有至关重要的作用，其中最重要是腹横肌和多裂肌，两者共同收缩产生维持腰部脊柱节段稳定的力量。整体稳定肌群包括腹直肌、腹内斜肌、腹外斜肌、竖脊肌、腰方肌和臀部肌群，它们相对于局部稳定肌群而言，其特点是跨过多个腰椎节段，收缩时可以控制脊椎的运动方向并产生较大的力量，对抗作用于脊柱的外力，从而维持脊柱在运动中的稳定性。局部稳定肌群是第一道稳定防线，在躯干或四肢活动之前接到神经控制系统发出的指令保持腰椎稳定，在整体运动肌活动之前收缩，整体稳定性肌群是第二道稳定防线，避免脊柱在活动中失去平衡，两者共同作用，相互维持脊柱的稳定。

在骨折早期，应在保持脊柱严格制动下进行核心肌群训练，如仰卧位腹肌等长收缩练习和背伸肌练习。定期影像学检查以确定骨折情况及制订下一步治疗方案。开始坐、站训练应以患者无明显不适为原则，逐步进行。核心训练指的是针对人体躯干部位的核心肌群，利用心理控制生理的技巧，运用徒手或搭配器械的训练方式，强调动作控制及身心平衡的一种功能性训练。训练过程中要注意使用腹式呼吸，吐气时腹部内缩，增加腹压，对脊柱提供支撑与保护；加强核心肌群的收缩以保护脊柱，做动作时确定脊椎在中立的位置，动作都要连续、缓慢、稳定且流畅地完成。

二、骨盆损伤

（一）概述

骨盆骨折（pelvic fracture）是一种常见骨折，多由直接暴力挤压骨盆所致，其发病率较高，约占全部骨骼损伤的3%。最多见的原因是机动车辆事故、行人被车辆撞伤以及高处坠落伤。主要表现为局部疼痛、肿胀，会阴部、腹股沟或腰骶部出现皮下瘀斑，下肢活动和翻身困难，患侧下肢可有短缩畸形，包括发生在骶骨、尾骨、髋骨、耻骨、坐骨等部位的骨折。

康复治疗在骨盆骨折的治疗过程中占有十分重要的地位，手术只是治疗过程的一部分，如果没有术后康复，想要恢复满意的功能是很困难的。骨盆骨折在手术治疗结束后或在保守治疗期间（无手术指征者），即应开始施行有效的康复治疗措施，使原发损伤达到尽可能理想的愈合，并尽可能地减少后遗症。在骨折急性期，确定治疗方案的同时应考虑康复问题，根据病情和治疗方法考虑制订康复计划并尽可能早期开始康复训练，这对于恢复髋关节的正常功能，防止髋关节内及关节周围粘连，防止肌肉萎缩和骨质疏松以及其他并发症的发生等都有十分重要的意义。

（二）康复评定

1. 中医辨证　按骨折三期辨证，请参见第四章第一节。

2. 康复医学评定

（1）髋关节活动范围的评定包括髋关节的屈/伸、内收/外展和内旋/外旋活动。

（2）髋关节周围肌肉功能的评定包括肌肉体积的评定和肌力的评定：

1）髋关节周围肌肉体积的评定：骨盆骨折后由于长时间的制动，髋关节周围肌肉会出现不同程度的萎缩，受影响最大的是患侧臀部和大腿的肌肉。通过两侧臀部和大腿肌肉饱满程度的对比，可以评定患侧肌肉萎缩的程度，包括大腿围度、小腿围度和臀围的测量。

2）髋关节周围肌肉肌力的评定：采用徒手肌力检查法分别评定髋关节周围髂腰肌、臀大中小肌、内收肌群、外展肌群、内外旋肌群以及股四头肌和腘绳肌的肌力。

（3）下肢长度测量。

（4）步态分析。

（三）康复治疗

1. 针灸 请参见“脊柱损伤”针灸治疗方法。

2. 中药 请参见骨折三期辨证用药。

3. 运动疗法 骨盆骨折经复位和内固定后，根据患者不同情况，采取不同的康复治疗方案。具体训练方法如下。

（1）髋关节活动度训练：根据髋关节不同的活动受限类型，分别采取不同的训练方法。

1）被动运动

关节可动范围运动：根据髋膝关节运动学原理完成的关节各个方向的活动，具有维持关节现有的活动范围，预防关节挛缩的作用。

持续性被动活动：利用机械或电动装置，使手术肢体在术后能进行早期、持续性、无疼痛范围内的被动活动，主要用于四肢关节术后及关节挛缩的治疗。

2）主动助力运动：常用的有器械练习和悬吊练习。

悬吊练习：利用挂钩、绳索和吊带将拟活动的肢体悬吊起来，使其在去除肢体重力的前提下进行主动活动，类似于钟摆样运动。

滑轮练习：利用滑轮和绳索装置进行髋膝关节的屈伸练习。

器械练习：借助杠杆原理，利用器械为助力，带动活动受限的关节进行活动。应用时应根据病情及治疗目的，选择相应的器械，如股四头肌训练器等针对性训练。

3）主动运动：根据患者髋膝关节活动受限的方向和程度，设计一些有针对性的动作，以改善髋关节的活动范围。

4）关节牵引：是应用力学中作用力与反作用力的原理，通过器械或电动牵引装置，使关节和软组织得到持续的牵伸，从而达到复位、固定，解除肌肉痉挛和挛缩，纠正关节畸形的目的。

5）关节松动技术：主要利用关节的生理运动和附属运动被动地活动患者关节，以达到维持或改善关节活动范围，缓解疼痛的目的。常用手法包括关节的牵引、滑动、滚动、挤压、旋转等。

（2）髋关节周围肌群肌力训练：增强肌力的方法很多，根据肌肉的收缩方式可以分为等长运动和等张运动；根据是否施加阻力分为非抗阻力运动和抗阻力运动。非抗阻力运动包括主动运动和主动助力运动，抗阻力运动包括等张性（向心性、离心性）、等长性、等速性抗阻力运动。

1）主动助力运动：根据助力来源分徒手助力和悬吊助力运动。

徒手助力：当肌力为1级或2级时，治疗师帮助患者进行主动锻炼。随着主动运动能力的改善，治疗师逐渐减少帮助。患者也借助于滑轮悬吊带、滑板、水的浮力等减轻重力来运动。

悬吊助力：当肌力为2~3级时，可以采用范围较大的主动助力运动。助力可以来自通过滑轮的重物或治疗师徒手施加，助力大小根据患者肢体的肌力而定。悬吊是一种比较理想的方法，利用绳索、挂钩、滑轮等简单装置，将运动肢体悬吊起来，以减轻肢体的自身重量，然后在水平面上进行运动锻炼。通过肌肉的主动收缩可以维持关节的活动范围，延缓肌肉萎缩，提高肌力。

2）主动运动：当肌力达到2+级、3-级或3级时，可以让患者将需要训练的肢体放在抗重力的位置上，进行主动运动。

3）抗阻力运动：当肌力增至3级或以上时，可以进行抗阻运动，同时进行速度、耐力、协调性和平衡性的训练。多用哑铃、沙袋、弹力带，也可用组合器械来抗阻负重。增加肌力的抗阻运动方法有：渐进抗阻运动、短暂最大负载等长收缩练习、等速练习，原则是大重量、少重复。

（3）腹肌和腰背肌训练：包括仰卧位抬头、仰卧起坐、俯卧位抬头和抬高上体等方法，加强腹肌和腰背肌以稳定骨盆。

（4）平衡功能和步态训练

1）异常步态的矫治：骨盆骨折后，患者常会出现以下异常步态。

短腿步态：短腿步态患者须用矫形术或矫形鞋来平衡两下肢的长度。

关节挛缩或强直步态：关节挛缩畸形时，须通过关节活动度锻炼或矫形手术改善关节活动度，消除畸形。肌肉痉挛时可用放松练习，也可用肌电反馈练习、按摩、被动牵伸、热敷或冷敷、解痉药物、神经注射或手术切除等方法缓解、消除痉挛。

疼痛步态：疼痛步态患者须用理疗、局封、按摩、药物等治疗消除疼痛。因关节不稳或骨关节炎引起疼痛时，可用支架帮助。

肌无力步态：肌无力步态患者可通过肌肉锻炼得到加强。锻炼难以收效时，考虑肌肉重建手术或支架进行功能替代。

2）行走前的训练方案：一个典型的训练方案应包括下列全部或部分内容。

应用各种活动和技术，目的在于：①增加肌力，协调性和关节活动度。②促进本体反馈。③增加姿势稳定性。④发展活动的控制能力。⑤发展动态平衡的控制活动及技能。

平行杠内训练：训练从坐到站，从站到坐的活动以及训练站立平衡和体重转移的各种活动。包括：①体重转移（侧方、前后方向）。②改变手的位置、前后变化、左右手交替（如右手握住左侧平行杆），两手离开平行杆，肩前屈外展，上肢摆过中线等。③如果需要，可练习高抬腿（屈髋）活动。④站立位，上肢用力支撑体重。⑤向前迈步、向后迈步、向前行走、转身。

平行杠内动态活动：①侧方行走、后退。②从地上拾起物体。③交叉步：一条腿跨过另一条腿前方，侧向行走。④抗阻力行走。⑤上下楼梯。

室内活动：使用助行器在平地行走、上下楼梯、走斜坡、开门等。

室外活动：在平地行走，在不平整的地面及斜坡上行走，上下台阶、斜坡，横穿马路，乘坐公共汽车等交通工具。

3）使用助行杖行走：助行杖是指帮助人体稳定站立和行走的工具，通常分为手杖、腋杖和前臂杖三种。

手杖步行：有两点支持步行和两点、一点交替支持步行两种。

腋杖步行：常用的有三点步、四点步、摆至步、摆过步。

前臂杖：如果是单杖，使用请参见手杖步行，若是双杖，请参见腋杖的使用方法。

4）注意事项：患者骨折术后，可以患肢不负重、部分负重或完全负重，是否负重将决定于手术过程、骨折、韧带或肌腱的愈合情况。

（5）骨盆骨折的康复步骤：骨盆骨折（包括手术后）的康复步骤一般分3个阶段。

1）早期：指伤后2周内，此时患肢肿胀、疼痛，骨折断端不稳定，容易发生再移位。此期康复训练的主要目的是促进患肢血液循环，以利于消肿和固定。而消除水肿最有效、最可行的方法是进行主动运动。由股四头肌及髋部肌肉等长收缩运动开始，以后随着疼痛的逐渐减轻，逐步增加轻度的舒张收缩、助力运动和髋关节持续被动活动以及患肢踝、膝关节的主动运动，然后再配合一定的物理疗法，如光疗、电疗等，以消除患处水肿，防止肌肉萎缩和髋关节粘连。

2）中期：指伤后2周至骨折的临床愈合。此期患者患肢肿胀逐渐消退，疼痛减轻或消失，骨折处日趋稳定。此期除继续做患肢股四头肌肌肉收缩及髋关节持续被动活动外，逐渐由被动活动转为主动活动，若骨折较轻，应尽早起床进行全身活动。伤后5~6周，骨折处有足够的骨痂形成，可进一步扩大活动的范围和力量，由一个关节到多个关节，逐渐增加关节的主动屈伸及各项活动，防止肌肉萎缩，避免关节僵硬。在卧床治疗期间，应每日做床上保健操，以改善全身状况，防止并发症的发生。为改善血液循环、消炎消肿、减轻疼痛、减少粘连、防止肌肉萎缩以及促进骨折愈合，应及时采取合理的物理治疗并配合针灸、推拿、按摩等传统康复治疗技术。如用超声波疗法或磁疗可以使骨再生区代谢过程加强，经治疗后纤维细胞和成骨细胞出现早，而骨盆骨折因骨折部位较深，更适合于超短波治疗。为防止肌肉萎缩，可用低中频电流（电疗法）刺激骨折部位两端的肌肉。为减少瘢痕与粘连，可采用音频或超声波治疗。

3）后期：指骨折已达到临床愈合或已去除外固定后的时期。此时X线显示骨性骨痂已明显形成，骨骼有了一定的支撑力，但多存在髋关节及邻近关节的活动度下降、肌肉萎缩等功能障碍。因此，此期康复治疗的主要目的是恢复受累关节的活动度、增强肌肉的力量，使肢体功能恢复正常。功能锻炼的主要形式是加强患肢关节的主动活动和负重练习，使各关节迅速恢复到正常活动范围，同时最大限度地恢复肌力，恢复肢体的正常力量。在此基础上，恢复日常生活活动能力与工作能力。

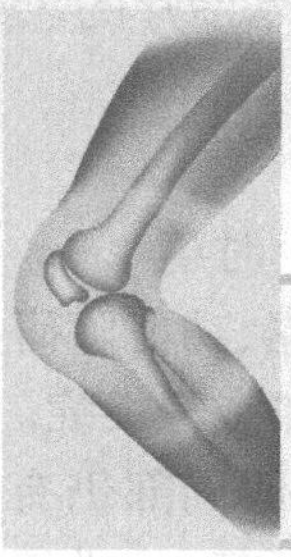

第五章

运动损伤康复

运动创伤通常是指在体育运动中发生的创伤。运动损伤的部位与运动项目、损伤原因等密切相关，例如赛跑运动员多数容易发生下肢肌肉、肌腱损伤，以及疲劳性滑膜炎或骨折等；篮球、足球、排球运动员，容易发生膝关节韧带、半月板的损伤等。

对运动创伤的正确处理，首先要了解创伤的基本病理过程。组织损伤后，断裂处出血，在创伤局部形成大小不等的血肿。随后出现炎症反应，毛细血管扩张，通透性增加，渗出液增加，出现组织水肿。损伤部位成纤维细胞增生形成肉芽组织，肉芽机化最后形成瘢痕。上述病理过程可分为四个阶段：①组织损伤及出血。②炎症反应及肿胀。③肉芽组织机化。④瘢痕形成。相应的，运动创伤康复治疗的基本原则主要有分期治疗原则及功能恢复的针对性原则。

第一节　肌 肉 损 伤

肌肉损伤包括肌肉的拉伤、挫伤和断裂等，合理的处理有赖于正确的诊断。在损伤的即刻，伤部尚未肿胀，而且由于反向性的肌肉松弛与感觉神经的传导暂停，疼痛较轻，一旦肿胀和疼痛加重，或肌肉发生痉挛，则检查困难。因此伤后应尽早检查，以便明确诊断。

一、骨骼肌损伤治疗原则

骨骼肌损伤的处理原则是尽可能不在局部形成大的瘢痕。如果损伤比较轻微，出血较少，一般不需要采取手术治疗，但若损伤较重，出血较多则必须及时行手术清理血肿，结扎出血的血管。

对于轻微的骨骼肌损伤，可以采取保守治疗，急性期可以采用冰敷、制动和加压包扎等处理措施。急性期过去后可采用活血化瘀的治疗方法。后期主要是采用一些软化瘢痕的治疗。同时尽可能地加强未受伤部位肌肉力量和肢体的功能锻炼，以改善全身状态，避免再次损伤。

骨骼肌损伤后常见的并发症包括缺血性骨骼肌变性坏死机化和骨化性肌炎。缺血性骨骼肌变性坏死机化是比较难以治疗的，因此临床早期介入，避免骨骼肌长期处于缺血状态是治疗的关键，否则一旦肌肉坏死，形成瘢痕组织挛缩；如果异位骨化影响关节功能，可以在静止期采用手术切除的方法治疗。但是当骨化性肌炎处于活动期时是不能进行手术治疗的。

二、分期治疗原则

一般的肌肉损伤根据损伤的病理发展过程，其治疗大致可分为早、中、后三个时期。

1. 早期 指伤后24小时或48小时以内，组织出血和局部出现红、肿、热、痛、功能障碍等征象的急性炎症期。这一时期的处理原则主要是制动、止血、防止肿胀、镇痛和减轻炎症。

2. 中期 指受伤24小时至两周左右，出血已经停止，急性炎症逐渐消退，但局部仍有淤血和肿胀，但开始吸收，组织处于修复期。处理原则主要是改善血液和淋巴循环，促进组织的新陈代谢，加速组织修复。

3. 后期 肌肉损伤基本修复，肿胀、压痛等局部征象也消除，但功能尚未完全恢复，锻炼时仍感疼痛，酸软无力。有些严重病例，由于粘连成瘢痕收缩，出现伤部僵硬、活动受限等情况。此时的处理原则是增强和恢复肌肉、关节的功能。

三、股四头肌挫伤

（一）概述

股四头肌挫伤是外力冲撞所致，由于股四头肌全长与股骨接触，使得其易遭受挤压应力，由于股直肌位于最前方，是最常损伤的肌肉。撞击使肌纤维和结缔组织断裂，若损伤了股骨前方的横行动静脉或肌肉断裂会产生股四头肌下血肿，股四头肌严重挫伤的病例晚期常继发骨化性肌炎。

按症状分轻、中、重三型：①轻度挫伤，压痛局限，膝关节可屈至90°位，轻度跛行。②中度挫伤，局部明显肿胀，可以摸到肿块，膝关节不能屈到90°位，跛行，上楼或起立时疼痛。③严重挫伤，广泛肿胀，摸不到股四头肌的轮廓，膝关节屈曲小于35°，跛行明显，需扶拐行走，可有膝关节积液。

（二）康复评定

1. 中医辨证 主要病机是气血紊乱、气滞和血瘀。早期治疗活血祛瘀、消肿止痛为主，中后期宜温经止痛，舒筋活络。

2. 康复医学评定方法

（1）肌力评定：常用徒手肌力评定法进行下肢肌力评定，也可使用特殊器械进行肌群的等张肌力测定及等速肌力测定。

（2）肢体围度测量：髌骨上缘10cm处测量大腿围度，髌骨下缘10cm处测量小腿围度。需与对侧对比测量。

（3）膝关节活动范围评定：用于判断伤后膝关节障碍程度以及康复治疗后关节功能的恢复情况。

（4）疼痛评定：通常用VAS法评定疼痛的程度。

（三）康复治疗

1. 限制活动期 棉垫加压包扎患处，休息、抬高患肢、冰袋降温。禁止按摩、热疗及膝关节的屈伸活动。轻度挫伤24小时后，严重挫伤48小时后开始股四头肌、腘绳肌等长收缩运动。

2. 关节活动康复期 根据受伤程度，伤情稳定，当患者自行控制股四头肌收缩时，可开始轻微的膝关节主动屈伸活动。首先是膝关节的伸直功能练习，屈曲练习应根据病情缓慢开始，先在床上做屈伸活动，避免负重屈伸。之后在治疗师的帮助下扶拐下地行走，在2~3周后膝关节可屈曲至90°时，可弃拐步行，并逐步加强膝关节被动屈伸活动训练。

3. 功能恢复期 膝关节屈伸活动训练至ROM完全恢复正常。逐渐增加伸膝抗阻的力量，逐渐恢复运动。

4. 中医药治疗 早期可内服七厘散及舒筋丸，外敷消瘀止痛药膏、七厘散等；中后期可内服小活络丹，外贴狗皮膏、伤湿止痛膏，并可配合活血舒筋的外洗药物，如四肢损伤洗方等。

四、腘绳肌损伤

（一）概述

临床常将半腱肌、半膜肌及股二头肌大腿屈肌群称为腘绳肌。腘绳肌损伤多见于赛跑、跳跃及跨栏运动员。腘绳肌损伤愈合缓慢，且复发率高。

腘绳肌的损伤可分为慢性劳损型和急性外伤型。慢性劳损型分为：坐骨结节腱止点末端病合并坐骨结节慢性滑囊炎；腘绳肌及腹部肌肉劳损；腘绳肌下部肌腱腱围炎。急性损伤型与牵拉、离心负荷相关。跳远踏跳后蹬时、跨栏运动员过栏时、短跑屈膝向前摆腿或加速时，都可能拉伤腘绳肌。这类损伤以坐骨结节止点多见，肌腹区下部腱伤少见。

肿胀和疼痛是主要症状，肿胀因血管损伤程度而有不同表现，慢性劳损型主要表现为重复损伤动作或被动牵拉时疼痛，急性损伤轻者在重复损伤动作时疼痛，重者走路困难并伴有跛行。肌肉断裂者，下肢多处于屈曲位，步行困难，上部断裂肌肉收缩时出现“双驼峰”形或球状，部分可出现肌腹凹陷，肌腱张力减弱或消失。

（二）康复评定

1. 中医辨证 请参见“股四头肌挫伤”。

2. 康复医学评定方法 肌力评定、肢体围度测量、关节活动范围测量及疼痛评定内容同“股四头肌挫伤”。

（三）康复治疗

急性损伤后应立即加压包扎、冰敷、抬高患肢并将肌肉置拉长位。轻度肌腹拉伤者，24小时后可予按摩和低频电治疗。

坐骨结节部损伤，应充分休息，辅以短波、超短波或脉冲磁疗，痛点用泼尼松龙封闭。

严重损伤特别是完全断裂或部分断裂合并出血血肿者，应早期手术治疗。

慢性劳损型，以蜡疗、短波或超短波治疗及手法治疗为主。影响训练或经久不愈的陈旧损伤可手术治疗，切除围腱、滑囊或行腱止点剥离。

各类损伤疼痛减轻后，逐步开展膝关节屈伸活动训练至ROM完全恢复正常，渐进增加伸膝抗阻的力量，适时开始慢跑活动，逐渐增加运动量及运动强度。

中医药治疗请参见“股四头肌挫伤”。

五、内收肌群损伤

（一）概述

内收肌群包括大收肌、短收肌、长收肌、耻骨肌和股薄肌。髋内收肌拉伤分为急性损伤和过度使用综合征，损伤好发于肌肉肌腱连接处，有时发生于肌腹，肌腹的损伤一般不严重。患者自觉大腿内侧疼痛、内收无力，不能外展髋关节及跑步。疼痛和无力可进行性加重，疼痛可从腹股沟放射至股四头肌。

（二）康复评定

1. 中医辨证 请参见“股四头肌挫伤”。

2. 康复医学评定方法 肌力评定、肢体围度测量、关节活动范围测量及疼痛评定内容同“股四头肌挫伤”。

（三）康复治疗

1. 急性损伤后处理原则 同上述的肌肉损伤。对于内收肌损伤，弹力胶布贴扎效果较好。热疗、按摩、超声波、电刺激等均可减轻症状，冲击波可用于慢性期的治疗。症状减轻后逐渐增加内收肌群、腘绳肌和股四头肌肌力训练，增加柔韧性练习。运动疗法目标是内收肌肌力达到外展肌肌力的80%。

2. 中医药治疗 请参见“股四头肌挫伤”。

六、网球腿

（一）概述

网球腿是跖肌腱和小腿三头肌损伤所致的一系列临床表现。发生损伤的运动项目很多，常见于网球、赛跑、跳高和跳远，因膝关节伸直时突然蹬地提踵而伤。另外，直接撞击也可以造成小腿内侧肌肉的损伤，肌肉剧烈收缩时肌肉突然受到外力撞击，常造成肌肉的部分或完全断裂。

患者在受伤即刻觉小腿后侧出现棒击或中弹似的疼痛，不能跑跳。之后症状多表现为小腿后疼痛、跛行、肿胀，提踵后蹬时疼痛加重。

（二）康复评定

1. 中医辨证 请参见“股四头肌挫伤”。

2. 康复医学评定方法

（1）肌力评定：常用徒手肌力测定法进行小腿肌力评定，也可用特殊器械进行肌群的等张肌力测定及等速肌力评定。

（2）肢体围度测量：髌骨下缘10cm处测量小腿周径，应与对侧对比。

（3）关节活动范围评定：测量膝关节和踝关节的活动范围。

（4）疼痛评定：常用VAS法评定疼痛的程度。

（三）康复治疗

肌肉损伤分为3级。

Ⅰ级：肌肉损伤在影像学中表现为局部存在积液、瘀血，肌肉形态正常。康复治疗方法：适当休息、冰敷、无热量超短波治疗。

Ⅱ级：部分撕裂除积液外还表现为局部肌纤维连续性破坏变细甚至缺如。康复治疗方法：急性期，制动、休息、冰敷等，逐渐从保护下负重过渡到全负重。在屈膝位开始踝关节的主动关节活动练习，疼痛减轻后可进行等长肌力练习和屈伸练习，可配合热疗和电刺激缓解疼痛。

Ⅲ级：肌肉完全撕裂。治疗方法：一般需要手术治疗，但目前尚有争议，如不进行手术缝合，可采用垫高鞋跟的方法进行早期活动。

中医药治疗请参见“股四头肌挫伤”。

第二节　韧 带 损 伤

一、韧带损伤治疗原则

韧带止点是典型的末端结构，在解剖上是相对薄弱的部位，因此韧带断裂多数在止点部位而不是在韧带中间。

韧带断裂如果不进行及时处理，断端部位常常不能在原来的解剖位置愈合，会导致关节不稳。康复训练也是以恢复关节的稳定为主要目的。韧带断裂的康复程序必须要兼顾以下几个因素：一是尽可能恢复原有韧带的张力；二是保持关节的正常活动范围；三是恢复肌肉力量；最后是恢复关节的本体感觉。

二、膝关节前交叉韧带损伤

（一）概述

前交叉韧带是膝关节最重要的前向稳定结构，同时也对限制膝关节旋转、内外翻具有重要意义。断裂后，膝关节会产生多向不稳，其中以前向不稳为甚。另外，韧带断裂后，本体感受器的缺失也会使膝关节本体感觉下降，所以膝关节会出现反复扭伤，随着时间推移，膝关节及周围组织损伤加重。

膝关节前交叉韧带分为前内束及后外束两束，膝关节于近伸直位内旋内收时（膝内翻）可损伤其后外束。膝关节于屈曲 90° 位外展外旋（外翻）时，可损伤前内束，多为部分断裂，如果暴力过大则两束同时断裂，即为完全断裂。

有急性膝损伤史，损伤时关节内有组织撕裂感或撕裂声，随后产生疼痛及关节不稳，不能完成正在进行的动作和行走，关节肿胀。陈旧性损伤者多有膝关节关节不稳、疼痛、肿胀。MRI 检查可以显示韧带是否有断裂，是部分断裂还是完全断裂，诊断很有价值。

（二）康复评定

康复医学评定方法如下。

1. 前交叉韧带强度（KT-2000）评定　分别于膝关节屈曲 90° 及 30° 时用 15、20、30 磅的拉力测量双侧前交叉韧带强度，两侧对比若胫骨移位差值大于 3mm 为前交叉韧带松弛。

2. 肌力评定　用徒手肌力测定法进行下肢肌力评定，也可用特殊器械进行肌群的等张肌力测定及等速肌力评定，等速肌力的腘绳肌/股四头肌（H/Q）比值，对于判断肌力的恢复具有重要意义，以 H/Q 比值 >85% 作为恢复运动的标准之一。

3. 肢体围度测量　可以发现有无肌肉萎缩，测量髌骨上缘 10cm 处的大腿周径，髌骨下缘 10cm 处的小腿周径，应与对侧对比。

4. 膝关节活动范围评定　用于判断伤后膝关节障碍程度以及康复治疗后关节功能的恢复情况。

5. 疼痛评定　通常用 VAS 法评定疼痛的程度。

6. 关节功能评定　膝关节 Lysholm 评分。

（三）康复治疗

前交叉韧带部分断裂者石膏外固定3~4周：新鲜完全断裂者手术重建，宜在2周内进行；陈旧性断裂者可行关节镜下自体韧带重建术。

在确定接受重建手术后，首先要考虑到的就是控制关节的炎症反应。可以通过适度的关节活动度训练、冰敷以及合理的物理因子治疗，使关节在术前达到基本消肿，活动自如的状态；患者还应该熟练掌握拐杖使用。对于前交叉切带重建术来说，术后一段时间内需要使用拐杖助行，以减少在日常活动时关节承受的压力。术后患者首先注意的就是体位摆放。对于膝关节来说，伸膝是功能性体位。患者回到病床以后，应将足部或小腿适当垫高，同时使腘窝悬空，这样在自重的作用下，膝关节会处于过伸位，良好的伸膝功能对于下肢运动非常重要。

1. 术后第1阶段（术后0~2周） 康复目的：减轻疼痛及关节肿胀；早期进行肌力练习及关节活动度练习，以防止粘连及肌肉萎缩。

（1）手术当天：活动足趾、踝关节；如疼痛不明显，可尝试股四头肌等长收缩练习。

（2）术后第1天：术后24小时可扶双拐患肢不负重下地行走。踝泵练习：用力、缓慢、全范围屈伸踝关节以促进循环、消退肿胀、防止深静脉血栓。股四头肌及腘绳肌等长练习。股薄肌、半腱肌重建前交叉韧带患者，开始尝试直抬腿；髌腱重建前交叉韧带患者，如髌腱切口处的疼痛较明显，可2~3日后再行上述练习。

（3）术后第2天：继续以上练习；抗重力踝泵练习；开始侧抬腿练习及后抬腿练习。

（4）术后第3天：根据情况由医生决定开始关节活动度练习；开始负重及平衡练习，保护下双足左右分开，在微痛范围内左右交替移动重心，争取可达到单腿完全负重站立。

（5）术后第4天：加强负重及平衡练习，逐渐至可用患腿单足站立，开始使用单拐（扶于健侧）行走。0°~60°ROM训练。

（6）术后第5天：继续并加强以上练习：屈曲练习至70°~80°，并开始主动屈伸练习，训练后冰敷。

（7）术后1~2周：主动屈曲达90°；髌腱重建前交叉韧带患者，开始俯卧位“勾腿”练习，练习后即刻冰敷。股薄肌、半腱肌重建前交叉韧带患者，术后4~6周开始立位“勾腿”练习。

2. 术后第2阶段（术后3~5周） 康复目的：加强关节活动度及肌力练习：提高关节控制能力及稳定性；逐步改善步态。

（1）术后3周：被动屈曲至90°~100°；强化肌力练习；如可单足站立1分钟，即可用单拐行走并于室内可脱拐行走；伸膝角度达与健侧基本相同；开始指导下练习主动屈曲。调整支具至0°~70°范围屈伸，并每3~5天加大角度，术后4周达到110°。

（2）术后4周：被动屈曲至100°~110°；加强主动屈伸练习，强化肌力练习；尝试脱拐行走；髌腱重建者，开始立位“勾腿”练习。

（3）术后5周：被动屈曲达120°；调整支具在0°~110°范围屈伸；开始前后、侧向跨步练习。静蹲练习下肢肌力。力求达到正常出态行走。

3. 术后第3阶段（术后6周~3个月） 康复目的：关节活动度至与健侧相同。强化肌力训练，改善关节稳定性。恢复日常生活活动能力。

（1）术后6周：被动屈曲达130°；开始患侧屈45°位屈伸膝练习；功率自行车练习，无负荷至轻负荷。

（2）术后 7~10 周：被动屈曲角度逐渐至与健侧相同；“坐位抱膝”与健腿完全相同后，开始逐渐保护下全蹲；强化肌力，使用皮筋进行股四头肌腘绳肌等肌力训练。

（3）术后 11 周 ~3 个月：主动屈伸膝角度基本与健侧相同；每日俯卧位屈曲使足跟触臀部，持续牵伸每次 10 分钟。坐位抱膝角度与健侧完全相同后，开始跪坐练习。开始蹬踏练习；术后 3 个月可进行各项功能测试，为下阶段日常生活及正常运动提供客观的依据。

4. 术后第 4 阶段（术后 4~6 个月） 目的：强化肌力及关节稳定训练，全面恢复日常生活各项活动，逐渐恢复体育运动。

（1）开始膝绕环练习。

（2）开始跳箱跳上跳下练习。

（3）开始侧向跨跳练习。

（4）开始游泳（早期禁止蛙泳），跳绳及慢跑。

（5）运动员开始基项动作的专项练习。

在此期间重建的韧带尚不足够坚固，故练习应循序渐进，不可勉强或盲目冒进。且应强化肌力以保证膝关节在运动中的稳定及安全，运动中戴护膝保护。

5. 术后第 4 阶段（术后 7 个月 ~1 年） 为恢复运动期，强化肌力，及跑跳中关节的稳定性，全面恢复体育运动，与运动员的教练配合逐步恢复专项训练。

（四）药物治疗

（1）内服药：瘀血留滞证治宜活血化瘀，消肿止痛，方用桃红四物汤加味；筋脉失养证治宜养血壮筋，方用壮筋养血汤或补筋丸；湿阻筋络证治宜除湿通络，佐以祛风，方用羌活胜湿汤、薏苡仁汤之类。

（2）外用药：局部瘀肿者，可外敷消瘀止痛药物或清营退肿膏。伤后日久关节活动不利者，可用四肢损伤洗方或海桐皮汤熏洗患膝，洗后外贴宝珍膏。

三、膝关节内侧副韧带损伤

（一）概述

膝关节内侧副韧带呈扇形，上下两端附着于股骨及胫骨的内髁。膝屈曲时，小腿突然外展外旋，或大腿突然内收内旋使膝关节内侧副韧带损伤，损伤分为部分损伤及完全断裂。

受伤时膝部内侧常突然剧痛，韧带受伤处有压痛，以股骨上的韧带附着点最为明显。

（二）康复评定

肌力评定、肢体围度测量、关节活动范围测量及疼痛评定内容同“膝关节前交叉韧带损伤”。

（三）康复治疗

损伤的早期治疗主要是防止创伤部继续出血，并予以适当固定，以防再伤。弹力绷带压迫包扎，局部敷冰袋并抬高患肢。24 小时后出血停止，局部可热疗外敷中药。内侧副韧带的不全断裂，10 天至 3 周后即可恢复运动，但必须按照膝内侧副韧带的作用方向；完全断裂应尽早手术缝合，手术时机最迟不超过 2 周。陈旧性内侧副韧带断裂且有关节不稳的，可行韧带重建术。

1. 术后第 1 阶段（0~4 周） 石膏固定期。目的：减轻疼痛、肿胀；尽早肌力练习，以防止肌肉萎缩。手术当天开始活动足趾；可尝试收缩股四头肌；术后第 1 天开始踝泵及股四头肌、腘绳肌等长练习。术后第2天可扶拐下地，开始直抬腿、外侧抬腿练习及后抬腿练习。

2. 术后第2阶段(5~8周) 活动度及肌力练习期。目的：加强活动度练习，强化肌力练习，本体感觉练习，逐步改善步态。

（1）术后5周开始屈膝练习，屈曲角度在0°~60°范围，如基本无痛可达接近90°。伸展练习：放松肌肉使膝关节自然伸展。每次30分钟，每日1~2次。负重及平衡，如可患腿单足站立，则开始单拐行走。

（2）术后6周：伸膝与健侧基本相同，开始坐或卧位抱膝练习屈曲，调整支具至0°~70°范围。肌力较好患者，可不用支具。开始俯卧位“勾腿”练习，并加强主动屈伸练习。脱拐行走，调整支具至0°~110°范围。开始立位“勾腿”练习，前后、侧向跨步练习及静蹲练习。力求达到正常步态。

（3）术后7周：被动膝关节屈曲练习达140°，开始患侧单腿蹲起练习。

（4）术后8周：强化膝关节被动屈曲练习，被动屈曲角度达到与健侧相同。尝试保护下全蹲，强化肌力，使用沙袋坐位抗阻伸膝。

3. 术后第3阶段(9周至3个月) 功能恢复期。目的：关节活动度与健侧相同；强化肌力，改善关节稳定性；恢复日常生活并初步恢复运动能力。

（1）每日俯卧位屈曲使足跟触臀部，持续牵伸每次10分钟。

（2）前向下台阶练习，要求动作缓慢、有控制、上身不晃动。

（3）开始游泳、跳绳及慢跑。

（4）运动员开始基本动作练习。

由于此期韧带尚不足够坚固，练习应循序渐进，不可勉强或盲目冒进，运动时戴护膝保护。

4. 术后第4阶段(3个月后) 恢复运动期。强化肌力跑跳时关节的稳定性，逐步恢复运动或专项训练。

药物治疗：局部瘀肿者，可外敷消瘀止痛药膏或三色敷药。伤后日久者，用下肢损伤洗方或海桐皮熏洗患处，洗后擦干贴宝珍膏。

四、踝关节侧副韧带损伤

(一)概述

踝关节侧副韧带损伤常由于下楼踏空楼梯，篮球、排球、足球、现代舞、芭蕾舞等运动中跳起落地不稳或脚被踩被绊等引起足内翻、内旋或过度的外翻、外旋，导致踝关节外侧或内侧韧带损伤，以外侧韧带损伤为最多，尤其以距腓前韧带（ATFL）损伤最常见。

踝关节扭伤后出现局部疼痛、肿胀，韧带断裂者受伤时有撕裂感，伤后踝关节不稳。伤处明显压痛，12小时内出现皮下瘀血。踝关节侧副韧带损伤分为三度。Ⅰ度损伤为轻度扭伤，侧副韧带仅有扭伤而无撕裂。Ⅱ度损伤为中度扭伤，侧副韧带有部分撕裂。Ⅲ度损伤为重度扭伤，侧副韧带完全撕裂。

(二)康复评定

1. 关节活动范围评定　评定踝关节的屈伸及内外翻活动度，用于判断伤后关节障碍程度以及康复治疗后关节功能的恢复情况。

2. 肢体围度测量、关节活动范围测量及疼痛评定内容同“膝关节前交叉韧带损伤”。

（三）康复治疗

伤后初期的重点是止痛、止血，防止肿胀。应立即行弹力绷带加压包扎，冰敷 30 分钟，抬高患肢休息。

如果有韧带断裂或骨折，应用石膏固定 3~4 周。关节脱位闭合复位困难者应手术治疗。陈旧损伤有关节不稳的也应手术治疗。

1. 石膏固定期 活动足趾，股四头肌等长练习，扶双拐患足不负重下地，直抬腿练习。

2. 伤后 4 周 石膏拆除，开始踝关节主动屈伸练习，逐渐增大活动度。在 1~2 个月内使踝关节的活动度达到与健侧相同。开始各项肌力练习，包括静蹲练习、抗阻勾足、抗阻绷足，扶单拐脚着地行走，开始负重及重心转移练习。本体感觉、平衡及协调性训练：从部分负重到完全负重渐进性进行本体感觉、平衡训练；平衡板站立，每次 10~15 分钟，每天 2 次；单腿站立训练，每次 15~20 分钟，每天 2 次，从用肋木到不用肋木，有条件可以在平衡仪上进行平衡训练。逐步开始踝关节及下肢功能性练习：前向跨步练习，力量增强后可双手提重物为负荷或在踝关节处加沙袋为负荷；后向跨步及侧向跨步练习。

3. 伤后 8 周 此期韧带已愈合，可以进行以下训练：①巩固关节活动度的训练：使关节活动度达到正常。②加强小腿各群肌肉的肌力训练，使用弹力带进行各方向的等张抗阻力训练；提踵训练，静蹲训练，上下楼梯训练；牵伸练习：小腿三头肌、跟腱的牵伸练习。③加强日常生活活动训练，恢复后，要加强关节功能训练，进行跑步，跳跃，“8”字跑、“Z”字跑等训练；对于专业运动员，应用 SAID 原则，针对专项进行某些运动素质、肌肉功能及柔韧性训练，以及专项运动所需要的平衡、协调性的训练，之后逐步恢复一般体育运动及专项运动训练。

第三节 肌腱损伤

一、概述

肌腱损伤（tendon injury）是常见的运动创伤，也是临床软组织损伤中的常见类型。肌腱损伤可以是急性损伤，也可以是慢性劳损。严重的肌腱损伤可以导致肌腱断裂或肌肉肌腱结合部断裂，一般的肌腱损伤则多表现为肌腱和/或腱止点结构的急性或慢性炎症。其中腱止点结构处的慢性损伤又称末端病。

（一）肩部和上臂肌腱的损伤

1. 肩袖损伤 肩袖又称腱袖或旋转袖，由肩胛下肌（肱骨内旋）、冈上肌（肱骨 90°范围内外展）、冈下肌及小圆肌（肱骨外旋）等肌腱组成。肩袖损伤统指肩袖肌腱的损伤及继发的肩峰下滑囊炎，其中冈上肌腱在肩外展外旋时易受肩峰碾压而受损、变性及断裂。肩袖损伤多见于标枪、铅球、排球、体操及举重等项目的运动员。

肩袖损伤的临床表现主要为肩袖创伤性肌腱炎和肩袖肌腱的断裂。主要症状是伤后肩痛，呈撕裂样痛、肩上举反弓痛、外展痛、内外旋痛及抗阻痛。临床特征是 60°~120°疼痛弧征阳性，即肩主动或被动外展 60°~120°时疼痛，外旋时疼痛加重，外展超过 120°时疼痛减轻或消失。肩峰前外缘压痛，肱骨大结节压痛。

2. 肱二头肌长头肌腱损伤 肱二头肌长头腱起自肩胛盂的上缘，紧贴肱骨头关节面向前下行于结节间沟内，再穿出盂肱关节及腱鞘之外。其主要功能是屈肘关节并使前臂旋后。长头肌腱在结节间沟内走行时，因盂肱关节的运动而上下滑动或折屈成角，因此容易因反复摩擦而受损。肱二头肌长头肌腱损伤多见于标枪、铅球、吊环、单杠、举重及排球运动员。

（1）肱二头肌长头肌肌腱炎和/或腱鞘炎：多数病例呈慢性发病过程。有外伤史，不论是一次致伤还是慢性病例再伤，均有肩前部酸痛不适，随即疼痛加剧，并向三角肌放射，肱二头肌长头肌腱处有锐利压痛，关节活动明显受限。

（2）肱二头肌长头肌腱断裂：可以是肌腱在正常活动情况下的自发性断裂，也可以是突然用力，肱二头肌抗阻力强烈收缩而引起断裂。

3. 肱三头肌肌腱损伤 肱三头肌位于上臂后面。长头起于肩胛骨的盂下粗隆，经大、小圆肌之间下行，是三边孔及四边孔的分界标志。外侧头起于肱骨大结节的下部至三角肌粗隆之骨嵴，在桡神经沟之上。内侧头在桡神经沟之下，起于肱骨干后面及臂内、外侧肌间隔。该肌主要功能是伸肘，并助上臂内收。肱三头肌肌腱损伤多见于棒球、垒球投手，高尔夫球及体操运动员。

（1）肱三头肌肌腱末端病：患者主要症状为肩后部疼痛，可向三角肌放射，也可能出现局部麻木感或其他感觉异常。

（2）肱三头肌肌腱断裂：患者伤时多有响声，伤处疼痛，肿胀，伸肘无力或不能主动完全伸时，抗阻力伸肘时疼痛加重。

（二）股部肌腱的损伤

1. 股内收肌腱损伤 股内收肌群包括股薄肌、长收肌、耻骨肌、短收肌、大收肌等，起于耻骨上支的前面，除股薄肌止于胫骨上端的内侧以外，其他都止于股骨嵴。其功能是内收大腿及使大腿外旋。股内收肌腱损伤临床较为常见，主要表现为股内收肌耻骨腱止点处损伤和股内收长肌肌腹与肌腱部的损伤。

该病最常见于骑马者，亦可见于体操、滑冰、自行车、足球、舞蹈、杂技以及短跑运动员。损伤后患者大腿内侧近端疼痛，可为撕裂样痛、牵扯痛或胀痛，疼痛呈持续性，髋关节内收、外展时疼痛加剧。若有肌肉肌腱断裂者，在肌肉抗阻收缩时有异常隆起，并可扪及凹陷存在。

2. 髂胫束损伤 多见于需反复屈伸髋膝关节者，如足球、冰球、手球守门员，跨栏运动员，自行车运动员及军人等。髂胫束挛缩症者主要表现为弹响髋，即当髋关节屈曲、内收、内旋时，能听到髋外侧股骨大粗隆处有清脆的响声，但无明显症状。

髂胫束摩擦综合征者多有膝部劳累史，其早期可有膝部外侧疼痛，多发生于膝部反复屈伸和劳累时，且疼痛于伸直膝关节行走时消失。进而伸屈膝关节时不仅诱发疼痛，还可伴有局部摩擦感或弹响，弹响声多呈低调钝声。

（三）膝部肌腱损伤

1. 股四头肌腱损伤 多见于跳跃、足球、排球、篮球运动员，多与频繁伸膝股四头肌肌腱受到反复牵拉产生的慢性损伤有关。

（1）股四头肌腱末端病：患者可有外伤史或劳损史，主要症状为髌骨上缘腱止点处疼痛，轻者仅跳跃时痛，重者上下楼、坐位站起，甚至走路时都疼痛，或有局部轻微肿胀，膝打软。

（2）股四头肌腱断裂：急性断裂者可有局部疼痛、肿胀，伸膝功能障碍。完全断裂者，早期多肿胀明显，常有血肿或积血。部分断裂，可摸到断裂凹陷，直腿抬高无力。有时可见近端肌肉回缩隆起。陈旧性断裂可触到瘢痕硬结，有压痛。

2. 髌腱断裂 是一种较少见的运动损伤。多有明显外伤史，伤部疼痛、肿胀，压痛，主动伸直抬腿不能或无力，被动将膝屈曲时，可以清楚看到并摸到断裂部的凹陷。

3. 髌腱末端病 又称髌尖末端病、“跳跃膝”，是由于跳跃时髌腱在髌尖附着点处受到反复的大力牵拉从而使髌腱腱止结构组织出现损伤性改变。患者主诉髌尖处痛，多为跳时、上下楼、半蹲位站起时痛，重者行走时也痛。另有打软腿现象。

（四）踝足部肌腱的损伤

1. 跟腱断裂 多数患者有外伤史。多于提踵发力瞬间感到跟腱部位受到沉重打击，有时可闻撕裂声，同时跟腱部位发生剧烈疼痛，出现小腿跖屈无力。

2. 跟腱止点末端病 主要为慢性劳损所致，由于长期反复提踵发力训练过于集中，跟腱止点处因受到反复过多的牵拉而使其腱止装置产生退行性改变和炎症。少数为急性拉伤，系一次突然提踵发力所致。主要表现为足跟后部痛，早期一般只于踏跳时痛，准备活动后即不痛，以后转为持续性痛，踏跳、劳累后加剧，严重者静息时也痛。

二、康复评定

肌腱损伤对骨关节的运动功能影响很大，从损伤到康复也是一个较为缓慢的过程。定期进行康复评定对制订正确的康复治疗计划，判断康复治疗效果，确定能否恢复正常训练及参加体育比赛，均有着非常重要的临床意义。

（一）疼痛评定

临床常采用视觉模拟评分指数（VAS）。

（二）肌力评定

徒手肌力检查对肌腱损伤的诊断和疗效评定有着重要的作用，尤其对肌腱断裂的临床诊断有着重要意义。通常肌腱断裂者，其肌肉或所在肌群的肌力明显减低。肌腱完全断裂者，在进行徒手肌力检查时，可见近端肌肉回缩隆起。另外，进行肌力抗阻检查时，肌腱损伤部位出现疼痛有助于肌腱损伤的诊断和鉴别诊断。

（三）关节活动度测定

不论是肌腱损伤后的疼痛或炎症粘连、继发性或失用性关节挛缩及肌肉短缩，均可引起关节活动障碍及肢体柔韧性障碍，从而影响关节活动度。

（四）肌腱活动度测定

手指屈指肌腱或伸指肌腱损伤时常进行肌腱活动度测定。

（五）肢体围度的测量

主要了解肌腱损伤后患肢的肌肉有无萎缩或肿胀。

（六）上肢功能评定

1. UCLA（The University of Califormia-Los Angeles）肩关节评分系统，由 Ellman 1986 年设计并得到广泛应用。

2. HSS（hospital for special surgery shoulder-rating score sheet）肩关节评分系统，比较注重对于疼痛的评定。

3. JOA 肩关节疾患治疗成绩判定标准。

4. 美国特种外科医院肘关节评定表 HSS。

（七）下肢功能评定

下肢肌腱损伤，影响到下肢功能时要进行下肢功能评定。临床常用的下肢功能评定量表如下。

1. Harris 髋关节功能评定标准 是目前国内外最常用的髋关节评定标准，内容主要有疼痛、功能、关节活动度和关节畸形4个方面。

2. 膝关节功能评定 可采用HSS膝关节评定标准。

3. 足功能评定 可采用Maryland足功能评分标准。

（八）步态检查

下肢肌腱损伤患者患侧下肢可因步行时疼痛出现"疼痛步态"，临床表现为患者尽量缩短患肢的支撑期，使对侧下肢摆动加速，步长缩短，又称短促步态。下肢肌腱损伤后，患者还常出现肌肉软弱步态。

（九）平衡和协调功能评定

下肢肌腱损伤主要影响人的平衡功能和下肢协调功能；而上肢肌腱损伤，尤其手指肌腱损伤主要影响上肢的协调功能。

（十）ADL能力评定

肌腱损伤患者，其日常生活活动可受到不同程度的影响。目前临床常用的ADL评定量表主要有Barthel指数和功能独立性评定（FIM）。

三、康复治疗

1. 肩袖损伤

（1）轻度和中度肩袖损伤：多采用非手术治疗，急性肩袖损伤按PRICE常规处理，局部制动常采用石膏或支架将肩关节固定在外展、前屈、外旋位3~4周，在疼痛许可的情况下应尽早开始肩关节主动功能练习。疼痛明显者，予以消炎镇痛药和缓解肌肉痉挛的药物，同时配合理疗。痛点局限者，可予皮质激素加普鲁卡因或利多卡因痛点注射。

（2）重度肩袖损伤（肩袖肌腱完全断裂）或部分肩袖肌腱断裂：症状严重疼痛持续者，应争取早期手术，伤后3周内手术效果最好。

（3）肩袖肌腱断裂术后康复程序

1）早期（手术后0~6周）：为保护期。

康复目的：减轻疼痛及关节肿胀、早期肌力练习、早期关节活动度练习，以避免粘连及肌肉萎缩。术后即刻至术后3周应予三角巾舒适体位悬吊保护，不应负重及过分用力。否则将影响组织愈合及功能恢复。

康复程序：如下所示。

手术当天：麻醉消退后，患侧手臂下垫枕，活动手指和腕关节。

术后1天：进行"张手握拳"练习（缓慢用力张开手掌，保持2秒，再用力握拳保持2秒，反复进行），鼓励在不增加疼痛情况下尽可能多练习。

术后3天：由医生决定开始进行。可以进行"摆动"练习、"耸肩"练习、"扩胸"练习、"含胸"练习等。

术后1周：开始进行肘关节主动运动练习和肩关节被动关节活动度练习，包括肩关节前屈、外展。

术后 2~3 周：可进行手臂前抬、体侧抬起、“耸肩”、屈伸肘关节等练习。

术后 4~6 周：除继续进行以上练习、肩外展 45°位外旋、内旋练习外，还应进行肌力练习。

2）中期（7~12 周）

康复目标：为无痛全范围关节活动、改善肌力、增加功能活动、减少残余疼痛。

康复程序：如下所示。

术后 7~10 周：继续并加强关节活动度练习。肩关节前屈练习、肩外展 90°位内/外旋练习、肩 0°屈肘 90°位外旋练习，8~10 周基本达到全范围活动。

术后 10~12 周：开始强化肌力，进行各方向肌力抗阻练习，并逐渐增加负荷。

3）后期（13~26 周）

康复目标：为保持全范围无痛活动、强化肩部力量、改善神经肌肉控制、逐渐恢复各项功能活动。

康复程序：①哑铃等进行肩关节和上肢肌力抗阻练习。②不可参加对抗性训练。③18~21 周开始间断体育活动。④21~26 周继续活动度及力量练习。⑤进行肌力检查，决定可否恢复运动或体力劳动。

2. 肱二头肌长头肌腱损伤

（1）肱二头肌长头肌肌腱炎或腱鞘炎：急性期主要是休息，用颈腕吊带或三角巾悬吊患肢，限制各种引起患部疼痛的活动，口服消炎镇痛药，局部物理治疗或予以湿热敷或热敷散。采用皮质激素加普鲁卡因或利多卡因腱鞘内注射，有较好效果。在患者能耐受情况下，强调尽早开始患肩关节的主动活动练习。按摩疗法对该病亦有较好效果。

（2）肱二头肌长头肌腱断裂者：如果是完全断裂或撕脱者，应做手术修补。术后用石膏托固定于屈肘 110°位，前臂轻度旋后位 4~5 周。对陈旧性断裂无症状者，或部分断裂，年龄偏大，症状较轻者可以不做手术。用颈腕吊带或三角巾悬吊患肢 2~3 周。但鼓励早期运动，每天可进行几次无痛范围内的摆动，2~3 周后去除悬吊带，开始正常活动，同时物理治疗，予以超短波、中频电疗或中药局部熏洗，热敷等。

3. 肱三头肌肌腱损伤

（1）肱三头肌长头腱起点末端病：其康复治疗，多以推拿疗法为主，配合理疗，局部湿热敷或热敷散。疼痛严重者，予以消炎镇痛类药物。用醋酸泼尼松龙等皮质激素加普鲁卡因或利多卡因痛点注射有较好效果。

（2）肱三头肌长头腱断裂：急性按 PRICE 常规处理，其中部分撕裂者可用石膏托于伸肘位固定，使断端靠拢逐渐愈合，鼓励患者早期做主动伸肘运动。完全断裂者应手术修复，术后用棉花夹板加压包扎肘伸直位石膏托固定 4 周，保证患肘有 10°~15°的伸屈活动以防止关节粘连。4 周后去除固定，练习屈肘活动，辅以转轮运动；术后 6 周开始进行肱三头肌伸肘抗阻练习，同时继续练习被动屈肘以恢复屈肘角度。在此期间，配合理疗，消炎镇痛药物和按摩等疗法，可促进肌腱断裂的愈合。

4. 股内收肌腱损伤　急性期按 PRICE 常规处理，即冷敷（氯乙烷喷敷，冰袋，冰块或冰水等外用），加压包扎（用弹性绷带从膝部到腹股沟做全大腿包扎），抬高患肢，休息位固定或制动，避免做任何牵拉股内收肌群的动作，须避免按摩揉搓或热敷。疼痛剧烈者可予口服消炎镇痛药。理疗可选择微波、超短波等以促进渗液吸收。肌肉肌腱完全断裂者，或有血肿形成则应手术治疗。术后进行适当的功能训练，约 6 周后开始正规训练。

5. 髂胫束损伤 急性损伤患者，按 PRICE 常规处理，局部冷敷，加压包扎，抬高患肢，休息制动，避免膝关节的屈伸活动，口服消炎镇痛药。痛点局限者，可予皮质激素加普鲁卡因或利多卡因局部注射。亦可予以理疗，如温热疗法、超短波、中频电疗和超声波等。晚期非手术治疗无效者可行股骨外上髁滑囊切除术或行髂胫束松解延长术。如髂胫束萎缩引起屈膝畸形或小腿外旋畸形，可行膝关节后方松解术和股骨髁上截骨术。

6. 股四头肌肌腱损伤

（1）股四头肌腱部分断裂者：可采用非手术治疗，即以石膏固定 5~6 周，同时进行固定部位等长肌力训练。去除石膏后，予以理疗、按摩与膝关节屈伸膝功能锻炼，以恢复膝关节正常功能。对部分年老体弱的股四头肌腱部分断裂者可穿戴膝关节伸展支具，以防止膝关节打软屈曲。股四头肌腱完全断裂者应立即进行手术治疗，术后用长腿石膏固定膝关节于伸直位 4~6 周。去除石膏后，予以股四头肌肌力训练和患膝关节活动训练，但应避免大强度的股四头肌肌力训练。配合理疗、按摩、中药熏蒸等疗法，鼓励早期下地拄拐行走。在恢复训练阶段应减少速度练习和避免在硬场地上跑跳。

（2）股四头肌腱末端病：主要以非手术治疗为主，可用理疗、中药熏洗、按摩，配合消炎镇痛药物。症状明显时应适当减少伸膝活动的强度。亦可予以皮质激素加普鲁卡因或利多卡因痛点注射。

7. 髌腱断裂 髌腱断裂急性期按 PRICE 常规处理。髌腱断裂可为单纯断裂，也可与膝的韧带断裂和半月板损伤同时发生。通常需手术治疗，术后用厚棉花夹板加压包扎固定，作股四头肌抽动练习，配合低频电疗，刺激肌肉收缩运动。术后 3~4 周去除固定后，在卧位下进行膝关节的屈伸活动。

术后 6 周在治疗师的帮助下练习直腿抬高，同时在床边做垂腿的膝关节屈伸练习。鼓励早期下地拄双拐行走。术后 8 周可去拐行走。

8. 髌腱末端病 主要采用非手术治疗，理疗（超短波、中频电疗法、蜡疗等）、中药熏洗或湿热敷、按摩均有较好的效果。对症状顽固者，可予皮质激素加普鲁卡因或利多卡因痛点注射，每周 1 次，重复 2~3 次。注射时应注意将药注射到髌腱的周围而不是髌腱内。

9. 跟腱断裂 急性期按 PRICE 常规处理，局部冰敷，制动、加压包扎，休息、抬高患肢。暂时停止训练或比赛，尤其应暂停跑跳动作的训练。疼痛明显者可服用消炎止痛药。

（1）跟腱部分断裂者：伤后长腿棉花夹板压迫包扎，并以石膏托将膝屈曲位、踝关节跖屈位固定，48 小时后做趾的屈伸活动，鼓励小腿三头肌收缩以防止局部粘连。3 周后将长腿石膏固定除去，在床上练习踝的伸屈活动。鼓励拄双拐下地并穿戴踝足矫形器保护。5 周后可穿高跟鞋行走，并逐渐将后跟降低。同时练习辅助下蹲以恢复踝背伸的范围。8 周后可作提踵练习。理疗、按摩有助于跟腱修复。慢性期可行理疗，按摩，中药熏洗及皮质激素加利多卡因痛点注射封闭等。

（2）跟腱完全断裂和陈旧性跟腱断裂：多需手术缝合修补。术后先开始做股四头肌锻炼，拆除石膏后做踝关节功能锻炼，以免造成跟腱粘连。

（3）跟腱断裂的术后康复程序

1）术后麻醉消退后，尽早开始活动足趾，以促进血液循环。抬高患肢 3~5 天，防止肿胀。

2）术后第 1 天开始每天进行小腿三头肌等长收缩练习（绷脚尖练习），在床上练习上肢力量，练习进行床上直抬腿和侧抬腿练习。

3）术后第 1 天即可拄拐不负重下床活动。

4）术后第 3 天切口换药。

5）满 2 周切口拆线。

6）满 3 周门诊石膏去短至膝关节以下，开始膝关节屈伸活动。

7）满 4 周开始中药洗剂或者温水泡脚，每日 2 次，每次 20 分钟，然后伤口局部按摩，以改善局部粘连，并开始在床上练习踝关节的屈伸活动，下地时一定要戴石膏（弹力绷带自行固定）并扶拐。

8）满 5 周去除石膏，开始用滚筒练习踝关节的活动度。

9）满 6 周垫后跟穿鞋，持拐踩地走路。门诊找手术医生复查（后跟高度 3~3.5cm，用踩实的硬纸板十余层制成，逐渐减少后跟高度，3 周逐渐去完纸板）。

10）满 9 周以后穿平跟鞋练习走路，逐步由双拐到单拐，然后去拐。

11）满 3 个月后可以开始慢跑和提脚后跟练习，此时跟腱容易发生再断裂，应避免突然猛跑，防止意外摔倒。采用循序渐进的方式，由慢跑到快跑，再到跳。

12）6 个月后练习专项训练。

13）若出现活动后术区肿胀疼痛，应休息、冰敷，去门诊复查。

保守治疗者或者陈旧性跟腱断裂后的康复　可根据具体情况进行康复治疗，石膏固定的时间较急性跟腱断裂术后康复可适当延长 1~2 周。

10. 跟腱末端病

（1）急性期：暂时停止跑跳动作的训练，按 PRICE 常规给予局部冰敷，用黏膏支持带限制踝背伸动作，症状较重患者要卧床休息，疼痛明显者可予服用消炎镇痛药。

（2）慢性期：可予物理治疗，推拿及中药熏洗。皮质激素加利多卡因痛点注射封闭，效果较为显著。

（3）晚期顽固病例，腱内有钙化或骨化者：可施行手术，纵行切开腱组织，切除变性、钙化或骨化的硬块，并松解粘连。

第四节　软骨损伤

一、概述

关节软骨损伤机制包括直接创伤、间接撞击，或者膝关节扭转负荷时损伤。膝关节软骨损伤后会导致疼痛，关节灵活性降低，并且通常最终将发展为骨关节炎。膝关节软骨损伤的主要临床表现为疼痛，大多在屈膝 30°~50° 时出现疼痛，以上下楼痛、半蹲痛为主要特征，在疼痛角度下负重时出现膝无力现象。有关节游离体时，膝关节伸屈时可有弹响，并出现交锁征。

二、康复评定

（一）中医辨证

1. 寒湿阻滞型　表现多见于肢体沉重，抬举无力，肢体寒凉掣痛，阴天雨水多时加重，脉沉细或弦，舌淡苔白为主。

2. 湿热蕴结型 多见到筋脉抽掣热痛，肢体沉重，苔黄腻，脉濡等特征。

3. 气血瘀阻型 多表现为针扎样疼痛、固定不移，可伴有局部瘀紫，面色晦暗，舌质隐青或瘀斑，脉弦涩。

4. 肝肾亏虚型 常表现为腰膝酸软，年老体衰，关节隐痛，耳鸣头晕，苔薄白，脉沉细。

（二）康复医学评定方法

1. 疼痛评定 用 VAS 法评定疼痛的程度，观察治疗效果。

2. 肌力评定 徒手肌力检查法进行大小腿肌力评定，等速肌力评定，以 H/Q 比值 >85% 作为恢复运动的重要标准。

3. 肢体围度测量 大腿围度、小腿围度测定，与对侧对比判断有无肌肉萎缩及恢复情况。

4. 关节活动范围评定 用于判断伤后关节障碍程度以及康复治疗后关节功能的恢复情况。

三、康复治疗

（一）针灸疗法

治疗主要选取足阳明胃经、足太阴脾经、足少阳胆经上的穴位，临床主要选择阴陵泉、阳陵泉、足三里、犊鼻、血海、膝眼为使用频率较高的腧穴。常规方法针刺上述穴位，每日或隔日针刺 1 次，一般 15 天为 1 个疗程，每次留针 20~30 分钟。

针刀主要选择膝周股内侧肌肌腱附着点、股外侧肌肌腱附着点、股直肌肌腱附着点、股二头肌肌腱附着点，鹅足腱囊点为针刀松解点。每周 1 次，6 周为 1 个疗程。

（二）推拿疗法

治疗筋伤的推拿手法上以柔和、持久、渗透为主，达到疏肝理筋的作用。采用拿、按、揉等手法在患膝周围反复操作，并揉、研磨、推动髌骨，同时配合屈伸膝关节的功能训练；最后用手指弹拨关节周围的切带、肌腱，并点按膝眼、阳陵泉、委中、承山等穴；隔日 1 次，10 次为一个疗程，治疗 1~4 个疗程。

（三）中药疗法

1. 中药内服

（1）寒湿阻滞型：治以温补肾阳、散寒除湿、舒筋活络。可选用乌头汤合薏苡仁汤加减，药用川乌、麻黄、芍药、黄芪、甘草及薏苡仁、瓜蒌仁、牡丹皮、桃仁；慢性缓解期亦可服用金匮肾气丸。

（2）湿热蕴结型：治以祛风清热、除湿通络。可选用白虎加桂枝汤加减，药用石膏、知母、粳米、桂枝、甘草、芍药等。

（3）气血瘀阻型：治以活血逐瘀通络。可选择身痛逐瘀汤加减，药用秦艽、川芎、桃仁、红花、甘草、羌活、没药、当归、五灵脂、香附、牛膝、地龙、桂枝。

（4）肝肾亏虚型：治以温补肝肾，舒筋活络，强健筋肉。可选用右归丸加减，药用熟地黄、附子、肉桂、山药、山茱萸、菟丝子、鹿角胶、枸杞子、当归、杜仲、牛膝、黄精。

2. 中药外治 中药封包外治法具有温阳祛风、通络活血作用，能够改善局部血液循环，消除肿胀、解除痉挛、缓解疼痛，改善关节功能。淫羊藿、威灵仙、伸筋草、姜黄、艾叶、马钱子、木瓜、独活、千年健、细辛、川乌、草乌、桂枝、苏木、骨碎补、续断、白芍粉末各 30g 加热，热疗时封包温度一般控制在40℃为宜，以不烫伤皮肤为度，每次20~30分钟，每日2次，5次为1个疗程，连用3次。

（四）传统运动疗法

软骨损伤的初期，适当免负重进行功能锻炼，主要以维持关节正常活动度为主，防止关节粘连，包括被动屈伸膝关节锻炼，卧床膝关节主动功能锻炼，同时维持关节周围肌肉力量，防止萎缩。后期可以部分负重进行功能锻炼，或是坐床边踢腿训练，逐渐恢复至正常受力状态。

（五）手术治疗

关节镜下微骨折软骨成形术，可为软骨再生提供良好环境，增加软骨的修复。术后康复应遵循个体化原则，根据软骨缺损的面积和部位制订康复计划。康复治疗的目的是通过提供适当的应力刺激，促进软骨愈合，同时恢复关节活动度、灵活性、肌肉力量和本体感觉，达到日常生活或体育活动的功能需要。

1. 术后康复第1阶段（术后0~6周）　最大限度保护软骨修复，术后使用膝关节角度可调支具，股骨或者胫骨病变者支具固定伸直位，髌股关节病变者，支具锁定为0°~20°。局限性损伤的患者，扶拐用足尖触地负重，由50%开始，在可以耐受范围逐渐增加。

鼓励患者在手术后早期关节活动度训练以减少粘连减轻疼痛，术后6周膝关节活动度达到0°~120°。持续被动活动（CPM）仪在术后立即应用，开始在0°~45°的范围，以后可以渐进加大，膝关节被动完全伸直，恢复正常的髌骨活动度。

使用生物反馈和肌肉电刺激与股四头肌收缩练习相结合，促进股四头肌再学习。鼓励患者进行亚极量股四头肌等长收缩。当关节活动度增加时，增加多角度股四头肌等长练习。但应避免直接接触病变关节软骨的角度。开始多平面直腿抬高（SLR）练习，通过渐进性抗阻练习逐渐恢复正常的髋部肌力。

膝关节活动角度达到85°的时候，可以使用短臂（90mm）功率自行车练习；关节活动度为110°~115°时可以使用标准阻力固定自行车练习。水中练习可以从术后2~3周开始，应用冰敷和经皮神经电刺激（TENS）控制疼痛。

2. 术后康复第2阶段（术后7~12周）　重点在于恢复正常的关节活动度并开始步态训练。当直腿抬高没有疼痛和迟缓时，可以除去支具，在日常生活活动中使用护膝。过度内翻或者外翻畸形的患者，建议其使用免负荷支具。

负重的进程视病变大小、位置和性质而定。通常术后6周，纤维软骨将开始填充关节缺损，同时开始渐进性负重。有条件时使用计算机压力测定系统辅助患者逐渐增加相关肢体的负荷；也可以采用减重训练系统和水下跑台治疗。进展到正常步态常需要2~3周。继续进展辅助下主动关节活动度练习，在术后12周或12周以前达到全范围的关节活动。

肌力的增加对于康复过程安全进行和获得最佳功能恢复结果至关重要。可使用开链运动与闭链运动肌力练习相结合的方法，避免在病变部位产生高负荷。闭链运动活动应在60°~0°范围内进行，关节活动度和负重逐渐增加后，可增加在45°~0°范围内的小角度静蹲练习，并与渐进性抗阻练习相结合。在术后3个月之内不应进行开链伸膝运动。

患者达到50%负重的能力时，可以开始本体感觉和平衡训练，在矢状面和冠状面的平衡板上进行，有条件时在平衡系统训练仪上进行。当肌力和平衡功能增加后，患者可以进行弹力带肌力练习，在倾斜跑台上逆向行走可以增加股四头肌肌力。继续进行患侧下肢灵活性练习，当膝关节活动度增加后增加股四头肌牵伸练习。

3. 术后康复第3阶段（术后13~18周） 重点在于恢复正常功能活动所需要的肌力。继续第2阶段中使用的治疗措施，闭链运动可以在更大的关节活动度范围内进行。开始下台阶练习，在不接触病变位置的角度下，增加开链伸膝练习，可由40°~90°的范围开始，并进展到全范围角度。髌骨或者股骨滑车手术的患者在进行这项练习时应格外小心。开始进行持续抗阻下腘绳肌力量练习，使近端肌力进一步增加。在多平面和干扰情况下进行平衡和本体感觉练习。在术后16周时进行等速肌力测试，肌力预期目标为达到对侧肢体的85%。如果达到该目标，患者可以进入健身房和家庭训练。

4. 术后康复第4阶段（术后18周后） 本阶段为运动员重返体育运动进行准备。当手术侧肢体的肌力达到对侧肢体的85%时，可以开始在跑台上进行向前跑动练习。根据患者需要进行的体育活动训练进行单腿跳测试和交叉单腿跳测试，根据情况做出是否参加体育运动的决定。在重返体育活动之前应该达到关节活动度、灵活性、肌肉力量和耐力全部正常。

四、健康教育

针对关节软骨损伤的特点，讲解该病的病因，预防的办法，如保暖、避免关节受凉，减少爬山、上下楼梯等活动，多走平路，多晒太阳，多食含钙量多的食物。

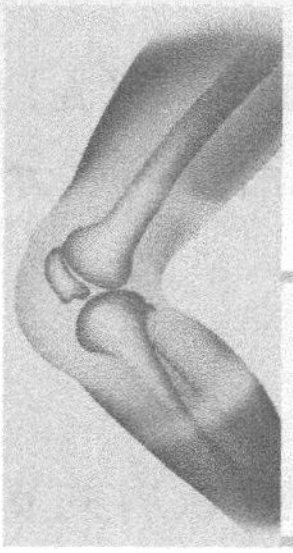

第六章

慢性运动系统疾病康复

第一节　粘连性肩关节囊炎

一、概述

原发性粘连性肩关节囊炎又称冻结肩，发病率高。冻结肩一词最早于1934年由Codman提出，但这个概念包括了由外伤等继发性因素引起的肩关节僵硬，因此人们又将排除继发性因素的关节僵硬称作冻结肩，多年来人们提出了很多种肩关节僵硬的分类方式，其中最常见的分类方式是将肩关节僵硬分为原发性和继发性两类。

本病在中医学属“痹证”范畴。中医学认为，本病是年老体衰，气血虚损，筋失濡养，风寒湿邪侵袭肩部，经脉拘急而致。肝肾亏虚、气血不足、血不荣筋是内因，外伤劳损、风寒湿邪侵袭为外因。

二、康复评定

（一）中医辨证

1. 风寒湿阻证　肩部窜痛，畏风恶寒，或肩部有沉重感，肩关节活动不利，遇寒痛增。得温痛减。舌质淡，苔薄白或腻，脉弦滑或弦紧。

2. 脉络瘀滞证　外伤筋络，瘀血留着，肩部肿胀，疼痛拒按，或按之有硬结，肩关节活动受限，动则痛剧。舌质暗或有瘀斑，苔白或薄黄，脉弦或细涩。

3. 气血亏虚证　肩部疼痛日久，肌肉萎缩，关节活动受限，劳累后疼痛加重，伴头晕目眩，气短懒言，心悸失眠，四肢乏力。舌质淡，苔少或白，脉细弱或沉。

（二）康复医学评定方法

1. 疼痛评定　常用疼痛评定方法有视觉模拟评分法（VAS）、数字疼痛评分法、麦吉尔（McGill）疼痛调查表等。

2. 肩关节活动度评定　通常在治疗前后采用关节角度尺测量患者的前屈、后伸、外展、内旋和外旋等活动度。正常肩关节活动度为前屈0°~180°、后伸0°~50°、外展0°~180°、内旋80°、外旋30°。

3. 肌力评定　通常采用徒手肌力评定法对肩关节前屈、外展、后伸、外旋、内旋五大肌群进行肌力评定，并与健侧对照。

4. 肩关节功能评定 根据患者肩部疼痛（P）、关节活动度（R）、日常生活活动能力（A）、肌力（M）及关节局部形态（F）5个方面进行综合评定，总分（T）为100分。在治疗前后分别进行评测，分值愈高，肩关节功能愈好。

三、康复治疗

肩周炎的治疗主要是非手术治疗，虽然部分患者可自行痊愈，但时间长、痛苦大、肩关节功能恢复不全。由于肩周炎的主要临床问题是肩关节周围疼痛和活动受限，故康复治疗目的主要是缓解疼痛和恢复关节活动度。本病中医康复治疗效果良好。

（一）针灸疗法

常用毫针刺法，取穴为肩髃、肩髎、肩井、肩贞、肩外俞、巨骨、天宗、曲池、阿是穴、"条口透承山"等，采用平补平泻或泻法，可结合灸法或用温针灸，每日1次，10次1个疗程。

（二）推拿疗法

常用手法有推、揉、提、捏、拿、弹拨、抖、搓、扳、点按等。

1. 在早期宜采用轻手法，可用提捏拿肩周肌肉、点揉肩周穴位等方法，目的是改善患肢血液、淋巴循环，消除水肿，缓解疼痛，保持肩关节活动功能。待疼痛减轻可增加主动运动。

2. 在粘连期或中末期，可采用稍重的推拿手法，主要目的是缓解疼痛、松解粘连、增加关节活动度。

患者取坐位或卧位，术者用提、捏、拿、揉等手法放松三角肌、胸肌、冈上肌、冈下肌、斜方肌、大小圆肌等肩周肌肉，用踇、示、中指三指对握三角肌束，做垂直于肌纤维走行方向拨动5~6次，再拨动痛点附近的冈上肌、胸肌各5~6次，然后按摩肩前、肩后、肩外侧，点揉肩髃、肩髎、肩贞、肩井、秉风、天宗、臂臑、曲池、手三里、合谷等穴位；继之术者一手握住肩部，一手握患者手腕部，做牵拉、抖动、旋转活动；最后帮助患者做外展、上举、内收、前屈、后伸、内旋、外旋等动作。施以上述手法时会引起不同程度疼痛，要注意力度以患者能耐受为宜。每日或隔日治疗1次，10次1个疗程。

（三）中药疗法

1. 中药内服

（1）风寒湿阻证：治以祛风散寒，宣痹通络，方用蠲痹汤加桑枝、海桐皮等。

（2）脉络瘀滞证：治以活血化瘀，通络止痛，方用身痛逐瘀汤加减。

（3）气血亏虚证：治以益气养血，舒筋通络，方用黄芪桂枝五物汤加鸡血藤、当归等。

2. 外治药 可外贴关节止痛膏、宝珍膏、伤湿止痛膏等，亦可选用海桐皮汤热敷熏洗。

（四）传统运动疗法

根据个人情况选择练习五禽戏、八段锦、太极拳等保健功法以改善关节活动度，增加肌肉力量。

（五）运动疗法

1. 肩关节环绕练习 患者在早晚做内旋、外旋、外展、环转上臂动作，反复锻炼，锻炼时必须缓慢持久。

2. 爬墙锻炼 患者侧面靠墙站立，以手指接触墙壁缓慢逐步向上移动，做肩外展上举动作，在墙壁上做高度标记，逐日增加上臂外展上举的高度，每日2~3次，每次5~10分钟。

3. 拉环运动 双手分别握住滑轮拉环的两个环，以健侧上肢间下牵拉以帮助活动患侧肩关节外展、上举功能。锻炼必须循序渐进，持之以恒，避免操之过急。

（六）其他疗法

1. 关节松动术 是治疗粘连性肩关节囊炎疼痛及活动受限的一种有效实用的手法。据 Maitland 手法分级，对早期疼痛为主者，采用Ⅰ~Ⅱ级手法；病程较长以关节活动障碍为主者，采用Ⅲ~Ⅳ级手法。针对不同方向的活动障碍，分别应用分离、长轴牵引、外展向足侧滑动、前后向滑动和后前向滑动等手法进行治疗。

2. 物理因子治疗 具有解除痉挛、消除炎症、改善局部循环、松解粘连等作用。在早期使用物理因子治疗，不仅能缓解症状，还能延缓病变进展、缩短病程。可采用超短波、光疗、中频电疗、超声波、磁热疗、蜡疗等方法。对老年患者不可长期电疗，以防软组织弹性更加减低，有碍功能恢复。

3. 麻醉下扳法 对病程较长，关节广泛粘连，疼痛轻微或消失，以关节僵硬活动受限为主者，可在臂丛麻醉或全麻下采用手法扳法，以松解肩关节周围粘连。手法松解后应立即冰敷，以止血、止痛，减轻关节肿痛，术后鼓励患者进行主动锻炼。

四、健康教育

1. 疾病发作期应注意休息和局部防寒保暖，防止不正确的运动方式造成进一步损伤。

2. 取仰卧位，在患肩下垫一个薄枕，保持肩关节水平位，使肩关节及其周围肌肉、韧带获得最大程度的放松和休息：健侧卧位，在胸前放一高度适中枕头，患侧上肢放在枕头上，防止肩关节过度内收、内旋，造成疼痛：患侧卧位，不建议体位，该体位对患侧肩关节有挤压。

3. 患者尽可能使用患侧上肢进行日常生活活动，如穿脱衣服、梳头、洗脸等动作，以增强患侧肩关节的运动功能。尽量减少使用患侧上肢提举重物。

4. 指导患者自我进行功能锻炼，如医疗体操、肌肉按摩、肌肉放松运动等。应在无痛或轻痛范围内进行，注意避免肩关节的再次受损伤。

5. 本病为自限性疾病，多数人常可以不治自愈，更不会发展为严重的残疾。

第二节 狭窄性腱鞘炎

腱鞘炎为慢性损伤所致，手与腕部狭窄性腱鞘炎是最常见的腱鞘炎，好发于长期、快速、用力使用手指和腕部的中老年妇女、轻工业工人和管弦乐器演奏家等。

一、康复评定

（一）腱鞘炎的康复评定

主要从关节活动度及疼痛方面评定。

1. 关节活动度不同的关节各异，按病变部位关节活动度评定。

2. 疼痛评定采用视觉模拟评分法（VAS）。

（二）腕管综合征的康复评定

见第八章第二节“周围神经损伤”中的评定方法。

二、康复治疗

（一）制动

采用夹板或支具制动。桡骨茎突狭窄性腱鞘炎患者。将手固定于腕关节背伸 15°~20°。踇趾外展 30°，伸直 30°。不固定踇趾指间关节，固定 6~8 周最初 2 周全天固定，之后仅晚上佩戴支具，根据病情，决定支具佩戴的时间。

（二）药物治疗

口服非甾体消炎药或局部外用双氯芬酸乳胶，有良好的止痛效果。

（三）注射治疗

腱鞘内醋酸泼尼松龙局封治疗有很好的疗效，每周注射一次，连续两次。但注射一定要准确，皮下注射则无效。注入药物时，局部应该有明显的胀痛，并向指端及腕部放射，术者可感到注射药物有阻力方证明确实注入鞘内。

（四）物理治疗

冲击波治疗是狭窄性腱鞘炎常用的物理治疗方法。定位以体表解剖标志作为定位依据，并以触痛点为冲击点，避开重要的血管和神经。可由患者感觉，把冲击能量由低向高微调，以患者能耐受为度，每次冲击 2 000~3 000 次。

其他物理治疗包括有：蜡疗、磁疗、超短波、超声波、中频电治疗，均有不同的疗效。

（五）针刀治疗

病程长，出现交锁、弹响，是小针刀治疗的适应证。可部分替代手术，利用针刀在皮下挑开狭窄的鞘管，能得到显著的效果。

（六）手术治疗

少数非手术治疗无效，病变迁延不愈。症状较严重，影响日常生活者，考虑手术治疗，行腱鞘切开松解术。

1. 腱鞘炎松解术后康复方案

（1）术后 1~2 天：伤口包扎时敷料不限制踇趾指间关节活动，用石膏托或支具将手固定手腕背伸 15°~20°，踇趾外展 30°，伸直 30°，适当腕关节制动，缓慢活动踇趾。

（2）术后 2~14 天：佩戴支具保护，定时脱去支具进行腕关节和踇趾功能活动。同时加入物理因子治疗。

（3）术后 14 天后：拆除缝线，继续坚持踇趾手腕屈伸功能训练，术后 1 个月避免腕及手指手工活动。

2. 腕管松解术后康复方案

（1）术后 3 周内：抬高手和腕部，以减轻水肿；肩肘关节的全范围主动活动为腕关节的伸直、桡侧偏和尺侧偏，主要不进行腕关节的主动屈曲，手指，包括踇趾的肌腱滑动，手伸直至钩握拳位，一组 10 次；直拳位；全握拳位。物理因子：超声波、离子导入法、热敷，运动后冷敷。

（2）术后 4~6 周：进行肩肘关节抗阻活动、腕关节主动运动、腕关节适量屈曲活动、手部主动活动，持续的物理因子治疗。

（3）术后 7~12 周：上肢肌力和耐力强化训练，手功能恢复性训练，工作模拟训练。

三、健康教育

1. 本病疗程长，开始治疗 7~10 天后症状可明显缓解，但需要坚持 1~2 个月治疗。
2. 局部休息，避免腕和踇趾反复用力活动，改变工作方法，建议用电脑时使用臂托。
3. 每三个月随访一次，直至症状完全消失。

第三节　肱骨外上髁炎

一、概述

西医认为，肱骨外上髁炎是一种肱骨外上髁处伸肌总腱起点附近的慢性损伤性炎症。前臂伸肌起点特别是桡侧腕短伸肌的慢性撕拉伤，这些肌肉反复收缩牵拉肌肉的起点，造成累积性损伤，少部分由肘部直接创伤引起，或与关节炎有关。主要症状表现为肘关节外侧疼痛。因早年发现网球运动员易发生此种损伤，故又称网球肘。网球肘对应中医学“筋伤”“肘痹”“肘劳”等病名。

二、康复评定

（一）中医辨证

1. 风寒阻络证　肘部酸痛麻木，屈伸不利，遇寒加重，得温痛缓，舌苔薄白或白滑，脉弦紧或浮紧。

2. 湿热内蕴证　肘外侧疼痛，有热感，局部压痛明显，活动后疼痛减轻，伴口渴不欲饮。舌苔黄腻，脉濡数。

3. 气血亏虚证　起病时间较长，肘部酸痛反复发作，提物无力，肘外侧压痛，喜按喜揉，并见少气懒言，面色苍白，舌淡苔白，脉沉细。

4. 瘀血阻络证　肘外侧疼痛日久，逐渐加重，拒按，活动后疼痛加重，舌暗或舌下瘀青，脉涩。

（二）疼痛程度的评估

采用 Nirschl 肌腱病疼痛分期（表 6-3-1）。

表 6-3-1　Nirschl 肌腱病疼痛分期

1 期	运动后轻度疼痛，24 小时内缓解
2 期	运动后疼痛超过 48 小时，通过热身缓解
3 期	运动时疼痛但不影响运动
4 期	运动时疼痛且影响运动
5 期	日常重体力活动引起疼痛
6 期	间歇性静息痛但不影响睡眠，日常轻体力活动可引起疼痛
7 期	持续性的静息痛，影响睡眠

(三) 网球肘的疗效评估

采用 Verhaar 网球肘疗效评分，分优、良、可、差 4 个等级(表 6-3-2)。

表 6-3-2 Verhaar 网球肘疗效评分

评分	等级	临床表现
1	优	外上髁疼痛完全解除，患者对治疗结果满意，没有感到握力下降，腕关节背伸时不诱发疼痛
2	良	外上髁疼痛偶尔发生，用力活动以后出现疼痛，患者对治疗结果满意，没有或感到握力有轻微下降，腕关节背伸时不诱发疼痛
3	可	用力活动后外上髁感到不舒服，但是与治疗前相比要好得多，患者对治疗结果满意或中等满意，感到握力轻度或中度下降，腕关节背伸时诱发轻度或中度疼痛
4	差	外上髁的疼痛没有减轻，患者对治疗结果不满意，感觉握力明显下降

三、康复治疗

(一) 治疗原则

网球肘为自限性疾病，非手术治疗常能奏效。早期或病程短，症状轻微的患者，注意休息，避免引起疼痛加重的前臂活动，如腕部用力、前臂的旋转动作等。为预防症状复发，在疼痛缓解至少 1 个月后尽量避免损伤性动作。极少数症状严重、非手术治疗 1 年无效者，可考虑行手术治疗。

(二) 治疗方法

1. 针灸 以舒筋活血、通络止痛为基本治则，取穴以肘关节局部手阳明经腧穴为主，如曲池、肘髎、手三里、手五里、阿是穴；下臂旋前受限者加下廉；下臂旋后受限者加尺泽；肘内侧疼痛加少海；肘尖疼痛加天井。

按常规针刺，泻法为主，阿是穴可作多向透刺或多针齐刺；并可同时施灸，也可在痛点拔一个小火罐。还可取阿是穴行火针或刺络拔罐等。

2. 推拿治疗 患者取坐位，患臂外展前屈置于治疗台上，肘关节微屈，肘下垫枕；操作者立于患者右侧，在前臂桡侧肌群用滚法，同时配合前臂旋前、旋后的被动运动 5 分钟；然后一手托住患侧肘部，另一手握住患侧腕部，做肘关节屈伸的被动运动 10 次；接着按揉阿是穴、曲池、手三里等穴位 3 分钟；最后弹拨、捏拿、搓擦桡侧伸腕肌及肱骨外上髁部位 5 分钟。

3. 中药疗法

(1) 风寒阻络证：治以祛风散寒、通络止痛，方用防风汤加减。

(2) 湿热内蕴证：治以清热化湿止痛，方用四妙丸汤加减。

(3) 气血亏虚证：治以益气血、补肝肾、止痹痛，方用独活寄生汤加减。

(4) 瘀血阻络证：治以活血化瘀止痛，方用身痛逐瘀汤加减。

4. 运动疗法 由肌肉放松、被动牵拉、主动前臂伸肌训练和肌力增强训练四部分内容组成。

(1) 肌肉放松训练：首先让患者做经常导致患部疼痛的前臂肌肉收缩动作，然后放松，反复多次，让患者充分感觉紧张与放松的区别，感受疼痛的原因。

(2) 被动牵拉训练：让患者保持放松状态，治疗师一手握住上臂，另一手握住腕部使腕关节屈曲，前臂完全旋前，肘关节屈曲，然后牵伸肘关节使其伸直，重复数次。

（3）主动前臂伸肌训练：患者面对墙 30~50cm 处站立，上肢伸直向前，手指向下，手背触及墙并加压，然后将伸直的手和前臂缓慢向上滑动，数次即感觉到前臂伸肌有紧张感，继续抗阻向上滑动，伸肌牵拉感更明显，当达到最大的牵拉感觉时，保持该位置不动，持续 1 分钟，重复 5~10 次，每日练习至少 2 次。

（4）肌力增强训练：针对腕伸肌、腕屈肌、肱二头肌、肱三头肌、肩袖肌群等制订肌力训练方法，开始进行肌力训练前 2 周，应坚持无痛原则，训练结束后加冰敷，预防水肿发生。训练方法：手部的等张离心训练；腕部屈伸训练，患者手抓握重量为 0. 5~1kg 的物体进行缓慢腕屈伸练习，先掌屈，然后背伸，每个方向保持 1 分钟，重复 5~10 次，每日练习至少 2 次；肘部屈伸训练，患者手抓握重量为 0. 5~1kg 物体进行缓慢的腕屈伸练习；肩部各个方位活动。

5. 物理因子治疗

冲击波：可根据病情严重程度及患者对治疗的耐受程度，选择输出的能量密度、每次冲击的次数为 2 000~3 000 次，每周 1 次，3 次为一个疗程。

其他的物理治疗方法有：蜡疗、红外线局部照射、超短波治疗、超声波治疗、经皮神经电刺激疗法等。

6. 其他药物治疗　对于疼痛症状明显者，口服非甾体类消炎药物止痛，局部可外用消炎止痛药物。

7. 局部制动　一般可使用宽度为 6~8cm 的带搭扣的弹性绷带固定肘部，轻度限制肘部运动。对于疼痛严重者，建议使用夹板或石膏托固定肘关节，使关节制动，减轻疼痛及缓解无菌性炎症的进展。

8. 局部注射治疗　局部注射使用醋酸泼尼松龙、利多卡因等药物混合剂，根据痛点在蹋伸肌肌腱和示指固有伸肌肌腱之间刺入，或尺骨茎突的外侧横行刺入，注射药物，穿刺注射过程避免针尖刺入肌腱或韧带，注射过程无阻力，方可推送药物。注射后 2~3 周避免患臂过量活动。症状复发者可重复注射治疗。

9. 贴扎技术　贴扎技术的作用：减轻疼痛、放松肌肉、增加肘关节的稳定性、消除局部水肿等，效果较明显。具体方法：减轻疼痛可用 X 形贴布自然拉力，中间为锚，固定于肘关节外侧痛点，尾向两端延展；放松肌肉可用 Y 形贴布自然拉力，锚固定于背侧掌指关节处，两尾沿桡侧和尺侧腕伸肌走向延展止于肱骨外上髁；固定肘关节可用 I 形贴布中度拉力，中间为锚，固定于肱骨外上髁，尾向肘关节延展。此技术可在本病的各个阶段应用。

10. 手术治疗　95% 的肱骨外上髁炎患者采用非手术治疗效果良好，一般不考虑手术治疗，极少数症状严重、非手术治疗 1 年无效者，可行手术治疗。常用的术式可选用伸肌腱起点剥离松解、环状韧带部分切除、桡侧腕伸短肌腱延长、肌皮神经血管术切除或旋后肌浅层筋膜弓切开，以及桡神经深支松解术。术后要尽早进行规范的康复治疗。

11. 其他疗法　小针刀、浮针、温针灸、中药外敷、穴位注射等。

四、健康教育

1. 网球肘为一种自限性疾病，非手术治疗常能奏效，患者配合医生治疗很重要。
2. 暂停能引起肱骨外上髁痛的日常生活动作，如限制用力握拳伸腕动作，是治疗和预防复发的基本原则。

3. 职业运动员在训练时，采用正确的姿势。

4. 控制运动量，本病在治疗后，应加强防护，防止复发。

第四节 跟痛症

一、概念

跟痛症是由一系列疾病导致的跟骨跖面疼痛、行走困难为主的综合征，是一种慢性损伤，常伴有跟骨结节部前缘骨质增生。

二、病因病机

本病由于长期累积性损伤导致的退行性变，常见原因如下。

1. 跖腱膜炎 足底的跖腱膜起自跟骨跖面结节，向前伸展，止于5个足趾近侧趾节的骨膜上，中老年人的足部肌肉力量减弱、韧带退变，足弓变化，跟骨结节被牵拉的力量增大，经过长期、持续地牵拉，可在跖腱膜的跟骨结节附着处发生慢性劳损或骨质增生，导致无菌性炎症，引起疼痛。

2. 跟腱炎 分为止点性和非止点性，跟腱距跟骨止点4cm处的跟腱是一个相对缺血区域，此处跟腱直径较细，容易发生损伤。或是由于运动量的突然改变、经常在不平整地面活动，发生的微小损伤，跟骨后结节增生肥大，刺激跟腱囊炎症反应。

3. 足跟脂肪垫炎或萎缩 脂肪垫具有防止滑动和吸收震荡的作用，由于长期慢性损伤、劳累、外伤、局部受到风寒湿邪，其发生炎性改变，表现为跟骨跖面的疼痛肿胀、影响行走。

4. 跟骨骨刺 跟痛症患者常可在影像学上看到跟骨结节的骨刺，但其大小与疼痛的程度无明显相关性，有时骨刺存在，但并无疼痛。

跟痛症病机为肝肾不足或久病体虚，气血衰少，筋脉懈惰，加之体态肥胖，体重增加，久行久站造成足底部皮肉筋脉损伤、气滞血瘀，发为此病。

三、临床特点

好发人群为肥胖中年女性、舞蹈者和运动员，发病缓慢，多为单侧发病，可有数月或数年的病史，足跟部疼痛，行走加重。患者晨起后站立或久坐起身站立时足跟部疼痛剧烈，行走片刻后疼痛减轻，但行走或站立过久后疼痛又加重。体查发现跟骨跖面和侧面，或者跖腱膜起点处有明显压痛，常无明显肿胀，若跟骨骨质增生明显可触及骨性隆起。X线表现为跟骨局部骨质增生，骨刺大小与临床表现不成比例，多数患者有跟骨骨质疏松，B超或MRI可见跖腱膜增厚、水肿。

四、康复治疗

1. 手法治疗 在跖腱膜的跟骨结节附着处、跟腱前的内外侧凹陷处、足跟痛点处作按压、推揉手法，每天按摩1~2次，使气血疏通，松解粘连，缓解疼痛。

2. 药物治疗 内服药治宜养血舒筋、温经止痛，内服当归鸡血藤汤。肾虚者治宜滋补肝肾、强壮筋骨，内服六味地黄丸、金匮肾气丸。外用药可用八仙逍遥汤熏洗患足，或用熨风散作热敷。西药主要为口服非甾体类止痛药物，或者局部痛点封闭治疗，抑制局部炎症反应，缓解疼痛。

3. 固定 晨起疼痛较重时，可夜间夹板或石膏托固定踝关节背伸5°~10°，急性期跟痛症患者应尽量减少患足负重，为局部损伤愈合创造条件。

4. 练功

（1）足底筋膜自我伸展训练：患者坐在床上或椅子上，用手抓足趾向上、向后牵拉，使足底有牵伸感，维持15~30秒，然后放松，重复5次为一组，每天3组训练。

（2）被动伸展训练：患者坐位，保持患膝伸直，将一块毛巾或弹力带放置在足前部，向头侧牵拉足部，感觉小腿三头肌有牵拉感，足底被充分牵开。维持15~30秒，然后放松。开始每组10下，之后增加到每组30下，每次做3组，每天3次。

（3）站立位腓肠肌伸展训练：患者面墙站立，双臂前举扶墙至肩水平，健侧膝关节屈曲，患腿尽量向后伸，脚跟尽量不离地，身体前倾，感觉小腿三头肌有牵拉感时，维持20~30秒。每3~5次为一组，每天3组。

5. 理疗 冲击波治疗是跟痛症常用的物理治疗方法，一般用体表解剖标志结合痛点定位，在足跟触摸压痛点，以压痛点为治疗点。

五、健康教育

选择大小合适、柔软、宽松的鞋子，鞋底厚薄、软硬适中，可在鞋内放置海绵垫，分散足跟承重压力。每日热水泡足，促进局部气血循环。避免劳累，减少进一步损伤。注意足部保暖，防止风寒湿邪侵入，加重病情。增加摄入高钙食物，多晒太阳，预防骨质疏松。肥胖者需减轻体重，减轻足部负担。

第五节 腰肌劳损

一、概述

腰肌劳损，又称功能性腰痛、慢性下腰损伤、腰臀肌筋膜炎等，为腰部肌肉及其附着点筋膜或骨膜的慢性损伤性炎症，是腰痛的常见原因之一，主要症状是腰或腰骶部胀痛、酸痛，反复发作，疼痛可随气候变化或劳累程度而变化，如日间劳累加重，休息后可减轻，时轻时重，为临床常见病、多发病，发病因素较多。其日积月累，可使肌纤维变性，甚而少量撕裂，形成瘢痕、纤维索条或粘连，遗留长期慢性腰背痛。

二、康复评定

（一）中医辨证

腰肌劳损的中医辨证要从辨表里虚实和辨证型两方面着手。

1. 辨表里虚实 辨证宜首分虚实。感邪新发，多为风寒湿型或气滞血瘀型，以实证为主；病证日久，耗伤气血，损及脏腑，肝肾不足，一般为虚证；病程缠绵，日久不愈，常表现为虚实夹杂之证。

2. 辨证型 该病临床常见证型有肾虚型、气滞血瘀型、风寒湿型、湿热型。

（二）康复医学评定方法

1. 疼痛视觉模拟标尺评估（VAS）疼痛测定 治疗前及治疗后均应由患者画出疼痛所在的位置、最后由医师判定疼痛的程度并进行评分。

2. 改良中文版 Oswestry 腰痛评估表 根据患者最近一天的情况，包括疼痛的程度、日常活动自理能力、提物、行走、坐、站立、睡眠、性生活、社会活动、旅行（郊游）10 个项目。在每个项目下选择一个最符合或最接近的答案，所有项目分值累加后进行评价。

3. JOA 下腰痛评价表 根据患者最近一天的自觉症状、体征、日常生活动作及膀胱功能，主要包括腰痛、下肢痛及麻木、步行能力、直腿抬高试验、肌力等情况，选择相应的分值，所有项目分值累加后进行评价。

4. 腰椎活动度测量（ROM） 腰椎活动角度测量包括屈伸角度测量和侧屈角度测量。

三、康复治疗

（一）针灸疗法

针灸具有疏通经络、调整阴阳、增强免疫力、改善体质等作用，临床适应证广泛。作为非手术疗法的突出代表，针灸目前已成为治疗腰肌劳损的重要手段，具有疗效显著、不良反应少等优点。主要包括毫针疗法、灸法、刺络放血、火针、针刀、皮肤针、电针、浮针等。

（二）推拿疗法

对于老年患者手法宜轻，尤其扳动手法应慎用，以免引起不良反应。手法治疗隔日 1 次，10 次为 1 个疗程，治疗期间不宜劳累，并避免受凉。一般先按揉腰腿部，再揉两侧竖脊肌，推理腰部肌肉，推拿或弹拨腰肌或韧带，必要时施以过度屈、伸腰部或扳腰手法。手法应轻快、柔和、灵活、稳妥，忌用强劲暴力，以免加重损伤。

（三）中药疗法

1. 中药内服 治疗当以补肾为主，佐以活血、祛邪、通络之品。但单纯中药内服疗程较长，且容易复发，通常以中药内服加外敷相互配合，疗效较为显著。

肾虚型：肾阳虚者，治宜温补肾阳，用补肾活血汤加减；肾阴虚者，治宜滋补肾阴，用知柏地黄丸、大补阴丸加减，或内服壮腰健肾丸等中成药。

气滞血瘀型：治宜活血化瘀、行气止痛，用地龙散加杜仲、续断、桑寄生、狗脊等。

风寒湿型：治宜祛风散寒胜湿，方用羌活胜湿汤或独活寄生汤加减。

湿热型：治宜清化湿热，用二妙汤加木瓜、薏苡仁、生地黄、黄柏、豨莶草之类。

2. 外治药 中药外用治疗腰肌劳损具有简、便、廉、效的特点，以不同剂型和方法，将药物作用于局部病变部位或腧穴，直达病所，疗效显著。可用外擦药，如正红花油、正骨水、骨友灵等，或外贴伤科膏药。

（四）传统运动疗法

太极拳、八段锦均可使腰腿的筋骨得到缓和而充分的活动。可练太极拳、八段锦，也可着重练腰背功。还可坚持每天做广播操及散步、慢跑，均有助于本病的康复。

（五）运动疗法

1. 背伸锻炼 患者俯卧，双下肢伸直，两手放在身体两侧，双腿固定，抬头时上身躯体向后背伸，每日 3 组，每组做 20~50 次。经过一段时间的锻炼及适应后，改为抬头后伸及双下肢直腿后伸，同时腰部尽量背伸，每日5~10组，每组50~100次，以锻炼腰背部肌肉力量，对腰痛后遗症的防治起着重要作用，最好在发病早期就开始锻炼。

2. 拱桥 患者取卧位，以双手叉腰作为支撑点，两腿半屈膝成90°，脚掌放在床上，以头后部及双肘支持上半身，双脚支持下半身，成半拱桥形，当挺起躯干架桥时，膝部稍向两旁分开，速度由慢而快，每日3~5组，每组10~20次，身体适应后可加至每日10~20组，每组30~50次，以锻炼腰、背、腹部肌肉力量，解除劳损，治疗损伤所致的腰背痛。

3. 直腿抬高法 患者取仰卧位，双下肢自然伸直，两手自然放至身体两侧。伤肢做直腿抬高动作，开始时抬高45°，以后锻炼至90°时，在踝部系沙袋增加重量进行直腿抬高，重量在1~1.5kg，渐增至5kg，以增加下肢肌肉力量，缓解肌肉萎缩。

四、常见并发症的防治

少数患者症状较重时，对其进行限制活动之后，可能会出现肌肉萎缩。针对此种情况，早期预防是关键，可在康复医师指导下选择相对合适的运动方法。患者若未能及时治疗，或病情控制不佳，容易导致病情反复，疼痛加重，影响生活质量，严重者甚至可因肌肉痉挛导致脊柱侧弯。

五、健康教育

1. 使用正确的重物搬运方式，例如蹲举以抬起重物，不要弯腰抬起重物。如有条件，可以佩戴护腰后搬运。
2. 保持正确的站姿和坐姿，并且避免久坐久站。
3. 戒烟酒，吸烟和饮酒可导致腰痛和退行性脊柱疾病。
4. 保持健康的体重，过度肥胖会给腰部增加额外的负担，加速腰椎退变。
5. 注意腰部的防寒保暖，避免潮湿，根据气温变化及时增减衣物。
6. 使用较硬的床垫，以保持脊柱的正常生理弯曲。

第七章

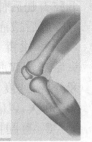

骨病康复

第一节 颈椎病

一、概述

颈椎病又称颈椎退行性骨关节病、颈肩综合征等，多属中医学“痹证”“项筋急”“眩晕”等范畴。西医学认为，颈椎病是指颈椎椎间盘组织退行性改变及其继发病理改变累及其周围组织结构（神经根、脊髓、椎动脉、交感神经及脊髓前中央动脉等），并出现与影像学改变相应的临床表现。这一定义包含4个基本内容：颈椎间盘退变或椎间关节退变；累及周围组织；出现相应的临床表现；相应的影像学改变。临床常分为颈型（软组织型）颈椎病、神经根型颈椎病、脊髓型颈椎病、椎动脉型颈椎病、交感型颈椎病及混合型颈椎病。本病的主要临床症状有头、颈、肩、臂、手及前胸等部位的疼痛，并可有进行性肢体感觉及运动功能障碍，重者可致肢体软弱无力，甚至大小便失禁、瘫痪，累及椎动脉及交感神经可出现头晕、心慌等相应的临床表现。

二、康复评定

（一）中医辨证

1. 风寒袭络证 上肢窜痛麻木，以痛为主，颈项部僵硬，活动不利，疼痛，惧怕风寒，舌淡苔薄白，脉弦紧。此型多见于急性发作期。

2. 气滞血瘀证 颈肩部、上肢疼痛，痛处固定，可伴有麻木，舌质暗，脉弦或弦涩或弦紧。

3. 痰湿互阻证 颈肩臂痛，上肢麻木，头重头晕，四肢倦怠，乏力，呕恶痰涎，纳差，舌苔腻或厚腻，脉弦滑或濡。

4. 气虚寒凝证 上肢麻木疼痛，以麻木为主，怕冷，四肢欠温，疲乏无力，舌体胖大苔白，脉弦细或弦细无力。

5. 肝阳上亢证 上肢麻木，头痛眩晕，耳鸣，眼干目涩，失眠多梦，夜寐不安，舌红少津、苔少，脉弦细。

6. 气血亏虚证 上肢麻木，头晕目眩，耳鸣，心悸气短，四肢乏力，肌肤蠕动，舌质淡苔薄，脉细无力。

(二) 康复医学评定方法

1. 疼痛评定 常用疼痛评定方法有视觉模拟评分法(VAS)、数字疼痛评分法、麦吉尔(McGill)疼痛调查表等,但治疗前后应采用同一种评定方法。

2. 颈椎活动度评定 颈椎的屈伸活动度寰枕关节占50%,旋转活动度寰枢关节占50%。

(1) 屈曲:颈椎主动屈曲时应尽可能使下颌触到前胸部,下颌与前胸间有两指宽的距离属正常范围,如大于两指宽则为颈椎屈曲活动受限。

(2) 伸展:颈椎主动伸展时应尽可能舒适地向上看,正常应该可以舒适地看到天花板,面部与天花板近于平行,注意保持身体直立,避免腰背部伸展的代偿动作。

(3) 侧屈:颈椎主动侧屈时尽可能使耳朵向肩部靠,正常侧屈活动范围约45°。

(4) 旋转:颈椎主动旋转时尽可能舒适地向一侧转头,然后再向另一侧转头,正常旋转活动范围约70°。

3. 肌力评定

(1) 徒手肌力评定:以徒手肌力评定法对易受累及的肌肉进行肌力评定,并与健侧对照。常评定的肌肉有:①冈上肌(冈上神经 C_3)作用为外展、外旋肩关节。②三角肌(腋神经 C_5、C_6)作用为屈曲、外展、后伸、外旋、内旋肩关节。③胸大肌(胸内、外神经 C_5~T_1)作用为肩关节屈曲、内收、内旋。④肱二头肌(肌皮神经 C_5、C_6)作用为肘关节屈曲前臂旋后。⑤肱三头肌(桡神经 C_5、C_6)作用为肘关节伸展。⑥伸腕肌(桡神经 C_6、C_7)作用为腕关节伸展。⑦骨间肌(尺神经 C_8~T_1)作用为手指内收、外展。

(2) 握力测定:使用握力计进行测定,测试姿势为上肢在体侧下垂,用力握2~3次,取最大值。握力反映屈指肌肌力,正常值为体重的50%。

4. 特征性检查

(1) 前屈旋颈试验:令患者颈部前屈、嘱其向左右旋转活动。如颈椎处出现疼痛,阳性结果一般提示颈椎小关节有退变。

(2) 椎间孔挤压试验(又称压头试验或压颈试验):患者坐位,用双手重叠按压患者头顶,并控制颈椎在不同角度下进行按压,如引起颈部疼痛和放射痛者为阳性,说明颈神经根受压。典型神经根型颈椎病患者一般为阳性。

(3) 臂丛神经牵拉试验:患者颈部前屈,以一手抵住患侧头部,一手握患肢腕部,反方向牵拉。如患者出现麻木或放射痛时,则为阳性,表明有神经根型颈椎病的可能。

(4) 旋颈试验(又称椎动脉扭曲试验):主要用于判定椎动脉状态。患者坐位,头略后仰,并自动向左、右作旋颈动作。如患者出现头昏、头痛、视力模糊症状,提示为椎动脉型颈椎病。因为转动头部时椎动脉受到扭曲,加重了椎-基底动脉供血不足,头部停止转动,症状亦随即消失。该试验有时可引起患者呕吐或猝倒,故检查者应密切观察,以防意外。

(5) 病理反射检查:常用的病理反射检查有霍夫曼征、罗索利莫征、巴宾斯基征等。在进行病理反射检查时,要注意观察深、浅反射是否同时有异常,对于霍夫曼征,要注意少数正常人也可出现阳性,只有明显的阳性或两侧不对称时,才具有临床意义。

5. 影像学的评定 X线、CT和MRI的改变有助于判断颈椎病的严重程度、病变节段。如X线片显示的颈椎曲度的改变、椎体后缘、钩椎关节侧方或后关节部骨质增生,CT、MRI显示的椎间盘突出的情况、脊髓及神经根受压的情况等均对临床诊断具有重要的意义。椎动脉造影或MRA可见椎动脉扭曲、畸形。

6. 肌电图和强度-时间曲线的评定 肌电图对确定神经系统有无损伤及损伤部位，区分神经源性异常与肌源性异常，对发现早期神经损害有重要意义。强度-时间曲线作为低频电诊断的一种，对神经损伤程度的判断、恢复程度的判断和损伤部位、病因、预后的判断均有重要的意义，并能指导康复治疗。

三、康复治疗

（一）治疗原则

目前，国内外治疗颈椎病的方法很多，我国多采用中西医综合疗法治疗颈椎病，中医康复治疗技术在颈椎病的预防、治疗中有较大优势，包括针灸、推拿、中药和传统运动疗法等，临床常根据其分型进行诊治。大多数患者通过非手术疗法可获得较好的疗效。只有极少数病例，神经、血管、脊髓受压，症状进行性加重或反复发作，严重影响工作和生活，才需手术治疗。

1. 软组织型颈椎病 以非手术治疗为主。牵引、按摩、理疗、针灸均可选用。

2. 神经根型颈椎病 以非手术治疗为主。牵引有明显的疗效，理疗、药物治疗也较明显。

3. 脊髓型颈椎病 部分患者虽 MRI 显示脊髓压迫明显，但脊髓损害症状较轻或有明显症状而无明显体征，应当先行非手术治疗并严密观察、定期复查。非手术治疗后症状、体征缓解者可继续康复治疗。非手术治疗 3~6 周后症状、体征不缓解或加重者可考虑手术治疗。该类型较重者禁用牵引治疗，特别是大重量牵引，手法治疗多视为禁忌证。

4. 椎动脉型和交感型颈椎病 以非手术治疗为主。90% 的病例均可获得满意疗效。具有以下情况者可考虑手术，如有明显的颈性眩晕或猝倒发作；经非手术治疗无效者；经动脉造影证实者。

5. 混合型颈椎病 混合型颈椎病的临床表现复杂，但常以某种类型为主要表现，除比较严重的脊髓受压的情况外，其他表现应以非手术治疗为主。

（二）治疗方法

1. 针灸疗法 针灸具有疏通经络、调畅气血、镇静止痛的作用，临床应用可根据颈椎病不同类型选择穴位。常用毫针刺法，每日针刺 1 次，留针 20~30 分钟，每 5~10 分钟行针一次。使用电针治疗时，可选用疏密波或断续波。

（1）毫针刺法：常选择后溪、悬钟、颈夹脊穴、风池、风府、天柱、大椎、肩井、天宗、合谷等穴位。

（2）艾灸疗法、拔罐疗法、刮痧疗法：可选择大椎、肩井、天宗、气海、关元等穴艾灸，在大椎、肩井、天宗等穴及颈肩部肌肉拔罐、刮痧。这些方法均可选用于各型颈椎病，有温阳益气、疏经通络、散寒祛瘀的功效。

2. 推拿疗法 推拿可以促进局部血液循环、缓解颈肩肌群的紧张和痉挛、镇静止痛，并能理筋整复、松解软组织粘连、恢复颈椎活动。

（1）舒筋：患者取俯卧位，术者用双手掌根部沿斜方肌、背阔肌、骶棘肌纤维方向，分别向项外侧沟及背部推揉分舒，再用滚法进行放松舒筋。手法力度适中，反复 8~10 次。

（2）提拿：患者取俯卧位或坐位，术者用双手或单手提拿颈后、颈两侧及肩部的肌肉，反复 3~5 次。

（3）揉捏：患者取坐位，术者立于患者身后，用双手踇趾或小鱼际置于颈后两侧，着力均匀，上下来回揉捏 10~20 次。

（4）点穴拨筋：患者取卧位，术者用踇趾或中指或小鱼际点按揉肩井、天宗、阿是穴、臑会、曲池、手三里、阳溪等穴位，以有酸胀感为宜。然后拨腋下臂丛神经、桡神经和尺神经，以麻窜至手指端为宜。在背部拨两侧骶棘肌，与肌肉垂直方向从外向内拨 3~5 次。

（5）端提运摇：患者取坐位或仰卧位，术者在患者身后或坐于患者头前，双手置于枕后、颌下部，缓慢向上提颈或牵伸，并慢慢做颈项部的旋转、屈伸和侧屈动作，使头部向左右两侧旋转角度为 30°~40°，重复 8~10 次。此法慎用于脊髓型、椎动脉型颈椎病。

（6）拍打叩击：患者取坐位或俯卧位，术者握拳或用空心掌拍打、叩击项背部和肩胛部，力度适中，以患者舒适为宜，反复 3~5 次。

（7）旋转复位：患者取坐位或卧位，术者立于患者身后或坐于患者头前进行操作，该法难度较大，必须经过专业培训才能进行。适用于颈椎小关节紊乱、颈椎半脱位、部分颈椎间盘退突出等，一般禁用于脊髓型、椎动脉型颈椎病。

3. 中药疗法

（1）风寒袭络证：治以祛风散寒、通络止痛，方用桂枝附子汤加葛根、鸡血藤、木瓜等。

（2）气滞血瘀证：治以行气活血、通络止痛，方用活血止痛汤加减。

（3）痰湿互阻证：治以化痰利湿、通络止痛，方用温胆汤加片姜黄、木通、桑枝等。

（4）气虚寒凝证：治以温阳益气、通络止痛，方用黄芪桂枝五物汤加细辛、附子等。

（5）肝阳上亢证：治以平肝潜阳、通络止痛，方用天麻钩藤饮加络石藤、路路通等。

（6）气虚亏虚证：治以益气养血、通络止痛，方用归脾汤加熟地黄、木瓜、威灵仙等。

4. 传统运动疗法 可选择练习太极拳、八段锦、易筋经、五禽戏等功法。通过躯体活动促进气血的运行，调畅气机，舒筋通络，灵活关节。运动量可根据个人具体情况而定，一般每次练习 20~30 分钟，每日 1~2 次。

5. 牵引疗法 颈椎牵引疗法可以缓解肌肉痉挛、扩大椎间隙、调整小关节，是应用广泛且较为有效的一种方法。临床应用必须掌握牵引力的方向、重量和牵引时间。此疗法适用于各型颈椎病，但对脊髓型颈椎病须谨慎使用或不用，对椎动脉型和交感型颈椎病牵引时应密切观察，如有不适应立刻停止使用。

（1）牵引方法：通常采用枕颌带牵引法，患者可以取坐位或卧位，衣领松开，自然放松。牵引带的长带托于下颌，短带托于枕部，调整牵引带的松紧，通过重锤、杠杆、滑轮、电动机等装置牵拉。一般轻症患者采用间歇性牵引，重症患者可行持续牵引，持续牵引多采用仰卧位。每日 1 次，15~20 次为 1 个疗程。

（2）牵引参数设置

1）牵引时间：生物力学的有关研究证实，牵引时间以 10~30 分钟较为合适。

2）牵引角度：牵引角度虽然报道不一，但大多认为以颈椎前倾 10°~20° 较合适。亦有学者提出，颈型颈椎病宜颈椎前倾 10°~20°，神经根型颈椎病宜颈椎前倾 20°~30°，脊髓型颈椎病宜颈椎后仰 10°~15° 牵引，并在牵引过程中注意观察患者的反应，做适当调整。

3）牵引重量：与患者年龄、身体状况、牵引时间、牵引方式等有很大关系，一般为 6~15kg；牵引时间短、身体状况好，牵引重量可适当增加，若牵引时间长则重量要小，持续牵引多从 2kg 开始调整。

6. 物理因子治疗 在颈椎病的治疗中，物理因子治疗可起到多种作用，也是较为有效和常用的治疗方法。物理因子治疗可以消除神经根及周围软组织的炎症、水肿，改善脊髓、神经根及颈部的血液供应和营养状态，缓解颈部肌肉痉挛，延缓或减轻椎间关节、关节囊、韧带的钙化和骨化过程，增强肌肉张力，改善小关节功能，改善全身钙磷代谢及自主神经系统功能。常用的方法有直流电离子导入疗法、低中频电疗、高频电疗法、石蜡疗法、磁疗、超声波、光疗、水疗、泥疗等。

7. 卧床休息 可减少颈椎的负荷，有利于症状的减轻或消除。注意选择合适的枕头和颈部姿势。注意卧床时间不宜过久，以免发生肌肉萎缩，肌肉、韧带、关节囊粘连，关节僵硬等变化，造成慢性疼痛及功能障碍，不易恢复。还需强调的是在各型颈椎病的间歇期和慢性期，除症状较重的脊髓型患者外，应根据患者的具体情况，安排适当的工作，不需长期卧床休息。

8. 矫形支具治疗 颈椎的矫形支具主要用于固定和保护颈椎，矫正颈椎的异常力学关系，减轻颈部疼痛，防止颈椎过伸、过屈、过度转动，避免造成脊髓、神经的进一步受损，减轻脊髓水肿，减轻椎关节间创伤性反应，有助于组织的修复和症状的缓解，配合其他治疗方法同时进行，可巩固疗效，防止复发。最常用的有颈围、颈托，可应用于各型颈椎病急性期或症状严重的患者。颈托也多用于颈椎骨折、脱位，经早期治疗仍有椎间不稳定或半脱位的患者。但应避免不合理长期使用，以免导致颈肌无力及颈椎活动度不良。

9. 其他药物治疗 药物在颈椎病的治疗中可以起到辅助的对症治疗作用，常用的药物有非甾体类消炎止痛药（NSAID），血管扩张药物，营养和调节神经系统的药物，解痉类药物，中成药，外用药。

四、健康教育

随着年龄的增长，颈椎椎间盘发生退行性变几乎是不可避免的。但是，如果在生活和工作中注意避免促进椎间盘退行性变的一些因素，则有助于防止颈椎退行性变的发生与发展。

（一）正确认识颈椎病，树立战胜疾病的信心

颈椎病的病程比较长，椎间盘的退变、骨赘的生长、韧带钙化等与年龄增长、机体老化有关。病情常有反复，发作时症状可能比较重，影响日常生活和休息。因此，一方面要消除恐惧悲观心理，另一方面要防止得过且过的心态，放弃积极治疗。

（二）建立良好的生活习惯

1. 戒烟酒 颈椎病患者戒烟或减少吸烟对其缓解症状、逐步康复意义重大。饮酒要适量，最好每餐饮酒不超过 100ml 白酒。避免过度劳累而致咽喉部的反复感染炎症，避免过度负重和人体震动进而减少对椎间盘的冲击。

2. 良好姿势 避免长期低头姿势，要避免长时间低头或固定一个方向工作，银行与财会专业人士、办公室伏案工作、电脑操作等人员，这种体位使颈部肌肉、韧带长时间受到牵拉而劳损，促使颈椎椎间盘发生退变。应在工作 1 小时左右改变一下体位。改变不良的工作和生活习惯：如卧床阅读、看电视，无意识的甩头动作等。

3. 避免颈部外伤 乘车外出应系好安全带并避免在车上睡觉，以免急刹车时因颈部肌肉松弛而损伤颈椎。不要互做拧头搂颈的动作，以免拧伤颈椎。出现颈肩臂痛时，在明确诊断并除外颈椎管狭窄后，可行轻柔按摩，避免过重的旋转手法，以免损伤椎间盘。

4. 避免风寒、潮湿 夏天要注意避免风扇，特别是空调直接吹向颈部。出汗后不要直接吹冷风，或用冷水冲洗头颈部，或在凉枕上睡觉。注意颈部的保暖。

5. 选择合适的枕头 枕头的合适高度是自己拳头的 1.5 倍高。枕芯填充物不要太软，最好用荞麦皮、稻壳、绿豆壳等透气好、经济实惠的物质作为枕芯。

（三）重视青少年颈椎健康

随着青少年学业竞争压力的加剧，长时间的看书学习对广大青少年的颈椎健康造成了极大的伤害，从而出现颈椎病发病低龄化的趋势。应在青少年中宣传有关颈椎的保健知识，教育学生们树立颈椎的保健意识，重视颈椎健康，树立科学学习、健康学习的理念，从源头上堵截颈椎病。

第二节 腰椎间盘突出症

腰椎间盘突出症是临床常见病和引起腰腿痛最主要的原因，长期从事重体力劳动、剧烈体育运动、伏案工作及弯腰工作者易患本病，常给患者的生活和工作带来诸多痛苦，甚至造成残疾，使其丧失劳动能力。临床上 80%~85% 的腰椎间盘突出症患者经非手术疗法进行康复治疗可以得到缓解和治愈。对症状严重影响工作生活者，经严格非手术治疗 3~6 个月无效或经保守治疗虽有效但易复发，症状加重者，或椎间盘突出巨大马尾神经受压者，应采用手术治疗。

一、概述

腰椎间盘突出症（lumbar disc herniation，LDH）是指腰部遭受较重的外力作用，使腰椎间盘纤维环部分或全部破裂，髓核向外突出，刺激或压迫硬膜囊、神经根、马尾神经所引起的一种综合征，又称“腰椎间盘纤维环破裂症”，简称“腰突症”，属于中医学“腰痛”“痹证”的范畴。

二、康复评定

腰椎间盘突出症严重影响人们生活和工作。目前非手术综合治疗是腰椎间盘突出症的主要治疗方法，其疗效已在长期的临床实践中得到认可和证实，而在治疗前后及治疗过程中运用合适的康复评定方法对患者病情及疗效进行评估是制订正确治疗计划的基础。

（一）中医辨证

临床上根据其具体症状可辨证分为气滞血瘀、风寒湿痹阻、肾阳虚衰、肝肾阴虚等证。

1. 气滞血瘀证 多数可有明显外伤病史，如跌、仆、闪、挫伤等，发病较急，多见于青壮年。损伤后经脉破损，气血瘀阻经络，运行不畅，不通则痛。腰腿疼痛剧烈，痛有定处，拒按，腰部板硬，俯仰活动受限，两手叉腰，步履艰难，舌质紫暗，边有瘀斑，苔薄白或薄黄，脉涩或弦数。

2. 风寒湿痹阻证 曾感受风、寒、湿之邪，腰腿部冷痛重者，痛有定处，遇寒痛增，得热则减，或痹痛重着，阴雨天加重，麻木不仁，或痛处游走不定，恶风，并有转侧不利，行动困难，日轻夜重，小便利，大便溏，舌质淡红或暗淡或胖，苔薄白或白腻，脉弦紧、弦缓或沉紧。

3. 肾阳虚衰证 腰腿痛缠绵日久，反复发作，腰腿发凉，喜暖怕冷，喜按喜揉，遇劳加重，少气懒言，面白自汗，口淡不渴，小便频数，男子阳痿，女子月经后延量少，舌质淡胖嫩，苔白滑，脉沉弦无力。

4. 肝肾阴虚证 腰腿酸痛绵绵，乏力，不耐劳，劳则加重，卧则减轻，形体瘦削，心烦失眠，口干，手足心热，面色潮红，小便黄赤，舌红少津，脉弦细数。

（二）腰椎活动范围评定

腰椎间盘突出症患者腰椎活动范围均存在不同程度受限，以后伸和前屈为甚。评定包括腰椎屈、伸、侧屈及旋转等方向的活动度（表 7-2-1）。

表 7-2-1 腰椎正常活动度

活动方向	活动度	活动方向	活动度
前屈	90°	后伸	30°
左、右侧屈	25°~30°	左、右旋转	30°

（三）肌张力和肌力的评定

此项评定主要包括触摸肌肉测试腰背部及双侧下肢的肌张力，用背肌拉力器测定腰背肌肉的肌力，徒手肌力检查双下肢肌力，比较双侧足大趾背伸及跖屈的肌力。

（四）日常生活活动能力评定

ADL 能力评定内容主要包括卧位翻身、起坐、站立、行走、弯腰、举物等项目，根据患者能独立完成、能独立完成但有困难、需依赖他人帮助完成或完全依赖他人完成等不同情况给予综合评定。

（五）疼痛与压痛点的评定

疼痛及压痛点的评定内容主要包括疼痛的程度、压痛点的位置两方面。对疼痛的评定可采用 VAS 法或 McGill 疼痛量表进行。

（六）感觉和反射的评定

感觉评定主要对神经支配部位的浅感觉进行检查（表 7-2-2）。反射检查主要为双侧膝反射、踝反射，必要时进行腹壁反射检查。上述检查均要双侧对称进行。

表 7-2-2 脊髓腰神经感觉关键点

脊髓腰神经	感觉关键点	脊髓腰神经	感觉关键点
L_1	T_{12}~L_2 之间上 1/3 处	L_2	大腿前中部
L_3	股骨内上髁	L_4	内踝
L_5	足背第 3 跖趾关节处		

（七）影像学的评定

X 线片主要是对腰椎的曲度、椎间隙等作出初步的判断。可排除腰椎结核、骨性关节炎、骨折、肿瘤和脊椎滑脱等疾患。CT 及 MRI 检查能够对椎间盘的突出位置、突出程度及方向，神经根、硬膜囊等突出物的相对位置作出准确的判断及确切定位，为诊断提供直接的证据，同时对病情作出客观的评价。在临床上有部分患者的疼痛、麻木等症状明显，而影像学的评定未见明显的改变，但并不能据此排除椎间盘突出症诊断，应根据患者病史、症状、体征等情况作出判断。

(八) 肌电图和强度-时间曲线的评定

肌电图对确定神经系统有无损伤及损伤部位,区分神经源性异常与肌源性异常,发现神经早期损害有重要的意义。强度-时间曲线作为低频电诊断的一种,对神经损伤程度的判断、恢复程度的判断和损伤部位、病因、预后的判断均有重要的意义,并能指导康复治疗。

(九) 腰痛评定量表(JOA score)

该量表(详见附录)内容较全面,主要从主观症状、体征、ADL受限、膀胱功能四方面对腰痛患者进行评定。其中主观症状最高分为9分,体征最高分为6分,ADL受限最高分为12分,膀胱功能为负分,最小为-6分。

三、康复治疗

腰椎间盘突出症的康复治疗原则是采用非手术综合治疗,要求患者积极配合,坚持足够疗程,从而缓解和治愈临床症状。急性发作期绝对卧硬板床休息1~2周,并佩戴腰围固定带保护腰部。通过治疗减轻椎间盘内压力,促使突出物缩小、还纳,缓解神经根水肿及受压症状,减轻患者的疼痛症状;恢复期通过增强腰背肌、腹肌肌力训练,恢复脊柱各轴位的运动功能,提高脊柱的稳定性,巩固疗效,防止复发。注意腰部保暖,尽量避免长时间弯腰、站立或突然扭转腰部等动作。

(一) 中医康复方法

1. 针灸疗法

(1) 毫针刺法:选穴时不仅要注意臀、下肢、足部的有关经脉,而且在腰背部选取有关经脉和脏腑腧穴。主穴取肾俞、委中、气海俞、夹脊、次髎、秩边、环跳。风湿型腰痛配阴陵泉、地机、阿是穴;风寒型腰痛配腰阳关、委阳、阿是穴;血瘀型腰痛配肝俞、血海、大椎、支沟、阳陵泉;肾阳虚型腰痛配太溪、命门;肾阴虚型腰痛配太溪、志室、承山。急性期用泻法,慢性期用平补平泻法,或加用灸法。

(2) 耳针疗法:取穴以肾、腰椎、皮质下、坐骨、臀为主,疼痛较剧时用强刺激,留针1小时,腰痛较缓时,可用皮内针埋针或用王不留行穴位贴压。

2. 拔罐疗法 该疗法有疏通气血、消散瘀滞、温通经络、祛湿祛风、散寒活血、舒筋止痛等作用。

(1) 留罐法:在治疗部位上留置一定时间,一般留罐10~15分钟,大而吸力强的火罐5~10分钟,小而吸力弱的时间宜长些。

(2) 闪罐法:火罐吸住后,立即拔下,反复多次,以皮肤潮红为度。

(3) 走罐法:在治疗部位和火罐口的边缘薄薄地涂一层凡士林等油类或水,火罐吸住皮肤后,一手扶罐底,一手扶罐体,在皮肤上、下、左、右慢慢移动,到皮肤潮红或出现瘀血时止。

(4) 针罐法:即扎上针后再拔罐,以增强疗效。

3. 推拿疗法 腰椎间盘突出症的推拿治疗有舒筋通络、活血化瘀、松解粘连、理筋整复的作用。常规手法首先运用摩揉法、攘法及推按法等在脊柱两侧膀胱经及臀部和下肢后外侧施术,使经络通畅,肌肉松弛,再行牵引按压法、斜扳法等用以调理关节,回纳突出的椎间盘,最后可行牵抖法和滚摇法捋顺放松腰及下肢肌肉。针对腰背部及下肢部位,选用肾俞、大肠俞、次髎、环跳、承扶、殷门、风市、委中、血海等穴。同时根据不同突出阶段所导致的下肢受损神经功能分布区（痛区、感觉异常区、肌营养障碍、肌力减退区）进行定位治疗。腋下型腰椎间盘突出症禁用拔伸法，可采用健侧斜扳牵引法。

（1）解除臀部肌肉痉挛：患者俯卧，术者立于患者一侧。术者在患者患侧腰臀及下肢用轻柔的滚、按等手法治疗，以加快患部气血循环，缓解肌肉紧张痉挛状态。

（2）拉宽椎间隙，降低盘内压力：患者仰卧，术者用手法或机械进行骨盆牵引，使椎间隙增宽，降低盘内压力，甚至出现负压，使突出物还纳，同时可扩大椎间孔，减轻突出物对神经根的压迫。

（3）增加椎间盘外压力：患者俯卧，术者用双手有节奏地按压腰部，使腰部振动。然后在固定患部的情况下，用双下肢后伸扳法，使腰部过伸。本法可促使突出物还纳和改变突出物与神经根的位置。

（4）调整后关节，松解粘连：用腰部斜扳和旋转复位手法，以调整后关节紊乱，从而相对扩大椎间孔。斜扳或旋转复位时，由于腰椎及其椎间盘产生旋转扭力，从而改变了突出物与神经根的位置。反复多次进行，可逐渐松解突出物与神经根的粘连。再在仰卧位，用强制直腿抬高以牵拉坐骨神经与腘绳肌，可起到松解粘连的作用。

（5）促使损伤的神经根恢复功能：沿受损伤神经根及其分布区域用滚、按、点、揉、拿等法，促使气血循行加强，从而使萎缩的肌肉和受损神经逐渐恢复正常功能。

4. 中医药疗法 根据临床证候辨证治疗。

（1）气滞血瘀证：治以行气活血、通络止痛。方选复元活血汤加减，药用大黄（后下）、桃仁、当归、红花、穿山甲、柴胡、天花粉、甘草等。

（2）风寒湿痹阻证：治以祛风除湿、蠲痹止痛。方选独活寄生汤加减，药用独活、桑寄生、杜仲、牛膝、党参、当归、熟地黄、白芍、川芎、桂枝、茯苓、细辛、防风、秦艽、蜈蚣、乌梢蛇等。

（3）肾阳虚衰证：治以温补肾阳、温阳通痹。方选温肾壮阳方加减，药用熟附子、骨碎补、巴戟天、仙茅、杜仲、黄芪、白术、乌梢蛇、血竭、桂枝等。

（4）肝肾阴虚证：治以滋阴补肾、强筋壮骨。方选养阴通络方加减，药用熟地黄、何首乌、女贞子、白芍、牡丹皮、知母、木瓜、牛膝、蜂房、乌梢蛇、全蝎、五灵脂、地骨皮等。

5. 传统功法 太极拳、五禽戏、八段锦等。均可使腰腿的筋骨得到缓和而充分的活动。可练太极拳、八段锦、也可着重练腰背功，还可坚持每天做广播操及散步、慢跑，均有助于本病的康复。

6. 其他疗法 如悬吊运动治疗、拔罐、刮痧、中药熏蒸、中药溻渍、中药热敷、小针刀等。

（二）运动疗法

腰椎间盘突出症患者急性期应卧硬板床休息和制动，避免屈髋、屈膝或躯体前倾的坐姿，需3周左右，离床时可用腰围固定带保护。恢复期应积极配合运动治疗，以提高腰背肌肉和腹肌张力，增强韧带弹性，维持脊柱稳定性。

1. 牵引 目前运用较多的牵引疗法包括三维、骨盆及悬吊牵引等。

（1）慢速牵引：即小重量持续牵引，对缓解腰背部肌肉痉挛有明显效果。慢速牵引包括自体牵引（重力牵引）、骨盆牵引、双下肢皮肤牵引等。牵引重量一般为自身体重的40%~70%，牵引时间急性期不超过10分钟；慢性期一般20~30分钟，每日1次，10次为1个疗程。

（2）快速牵引：即三维多功能牵引，由计算机控制，在治疗时可完成三个基本动作，即水平牵引、腰椎屈曲或伸展、腰椎旋转。每次治疗重复牵引 2~4 次，多数一次治疗即可，若需第二次牵引，需间隔 5~7 天，两次治疗无效者，改用其他治疗。重度腰椎间盘突出、高血压病、心脏病患者和孕妇慎用或禁用腰椎牵引。

2. 肌力训练 腰椎间盘突出症患者常存在腰背肌和腹肌力量的减弱，影响了腰椎稳定性，是腰痛迁延难愈的原因之一。只有腰背肌与腹肌保持适当平衡，才能维持良好姿势及保持腰椎稳定性。因此，腰椎间盘突出症患者长期坚持腰背肌和腹肌的锻炼，对预防腰痛的复发有积极作用。

（1）早期康复训练：以卧床腰背肌、腹肌锻炼为主。常用的腰背肌锻炼方法有：①五点支撑法：仰卧位，用头、双肘及双足跟着床，使臀部离床，腹部前凸如拱桥，维持数秒放下，重复进行。②三点支撑法：在五点支撑法锻炼的基础上，待腰背肌力量稍增强后改为三点支撑法，即仰卧位，双手抱头，用头和双足跟支撑身体抬起臀部。③平板支撑：俯卧位，以双肘和脚尖作为支撑点，双肘弯曲垂直支撑于地面，肘关节与肩膀同宽，躯干伸直，腹部收紧，头部、肩部、臀部和踝部保持在同一水平线上，眼睛看向地面，保持均匀呼吸。④飞燕式：俯卧位，两手和上臂后伸至臀部，以腹部为支撑点，胸部和双下肢同时抬起离开床面，如飞燕，维持数秒，然后放松，重复 6~20 次。开始时次数应少，以后酌情增加次数。

常用的腹肌锻炼方法有：①仰卧位，双上肢平伸，上身和头部尽量抬起。②仰卧位，下肢并拢，抬起双下肢离开床面。以上姿势维持 4~10 秒，重复 4~10 次。

（2）恢复期康复训练 其方法多样，除了以上方法外，还有以下练习方法。

体前屈练习：身体直立双腿分开，两足同肩宽，以髋关节为轴，上体尽量前倾，双手可扶于腰部两侧，也可自然下垂，使手向地面接近。维持 1~2 分钟后还原，重复 3~5 次。

体侧弯练习：身体直立双腿分开，两足同肩宽，两手叉腰。上体以腰为轴，先向左侧弯曲，还原中立，再向右侧弯曲，重复进行并可逐步增大练习幅度。重复 6~8 次。

背伸锻炼：患者俯卧，双下肢伸直，两手放在身体两旁，两腿不动，抬头时上身躯体向后背伸，每日 3 组，每组做 20~50 次，经过一段时间的锻炼，适应后，改为抬头后伸及双下肢直腿后伸，同时腰部尽量背伸，每日 5~10 组，每组 50~100 次，以锻炼腰背部肌肉力量。

蹬足练习：仰卧位，右髋、右膝关节屈曲，膝关节尽量接近胸部，足背勾紧，然后足跟用力向斜上方蹬出，蹬出后将大小腿肌肉收缩紧张一下，维持 5 秒左右。最后放下还原，左右腿交替进行，每侧下肢做 20~30 次。

悬腰练习：两手悬扶在门框或横杠上，高度以足尖刚能触地为宜，使身体呈半悬垂状，然后身体用力，使臀部左右绕环交替进行。重复进行 3~5 次。

目前，各种腰背肌功能锻炼的设备已经在临床上广泛应用，这些设备可以客观评价患者腰背部肌肉力量和活动范围，并能制订个性化的肌力训练方案，有效提高腰椎间盘突出症患者肌力训练的质量。

（三）物理因子疗法

1. 超短波疗法 电极片置于腰骶部，或患侧下肢，两个极片对置，微热或温热量治疗，每次 20 分钟，每日 1 次，10 次为 1 个疗程。

2. 微波疗法 治疗时辐射器距离皮肤 3~10cm，微热量（功率密度 88~220mW/cm^2）或温热量（功率密度 220~440mW/cm^2）治疗，每次 10~15 分钟，10 次为 1 个疗程。

3. 中频电疗法 将两片电极贴敷于腰椎间盘突出节段两侧，输出强度调至患者可耐受，每次20分钟，每日1次，10次为一个疗程。

4. 磁疗 在椎旁疼痛点做旋磁治疗，每次20分钟，每日一次，10次为1个疗程。

5. 超声波疗法 采用移动法，剂量：1~2W/cm^2，每次5~10分钟，每日1次，10次为一个疗程。

6. 温热疗法 包括红外线、光浴、蜡疗等，治疗部位为疼痛、麻木部位，治疗时间以20~30分钟为宜，每日1次，10次为一个疗程。

四、健康教育

（一）在腰痛的急性发作期就应开始对患者进行健康教育

告知患者腰痛不是一种严重疾病，多数腰痛预后良好，指导患者保持活动，逐渐增加运动量，尽早恢复工作。早期指导患者克服恐惧心理及病态行为，能够减少慢性腰痛的发病率。

（二）建立良好的生活习惯

1. 避免久坐，若需久坐时应以靠垫支撑下背，并使用高背座椅。且坐时姿势要端正。站立时应维持适当的腰椎前弯角度，久站应该经常换脚，或者利用踏脚凳调整重心。不要长时间维持同一姿势。

2. 平躺时脊椎所受的压力最小，卧床休息时应选用木板床，使腰部自然伸直，可于膝下垫一个枕头。

3. 打喷嚏、咳嗽时，很容易拉伤背肌及增加腰椎椎间盘的压力，此时将膝盖、髋关节稍微弯曲，可以避免腰椎受伤。

4. 日常生活中注意保护背部，如取物品时应将两脚分开约45cm，一脚在前，另一脚稍微在后，膝盖弯曲蹲下，保持背部平直，物品尽量靠近身体，两腿用力站直，将物品举起。避免急速前弯及旋转、身体过度向后仰等可能会伤害背部的动作。转身时，不要只扭转上半身，应尽量整个身体旋转。

5. 适当的运动可以改善及预防腰痛的症状。例如游泳、举哑铃、步行、慢跑等运动。

6. 避免身体过重，减重5~10kg即可有效地减轻腰痛。

7. 避免风寒、潮湿。夏天要注意避免风扇直吹，特别是要避免空调直接吹向腰部。出汗后不要直接吹冷风，或在凉席上睡觉。注意腰背部的保暖。

第三节 脊柱侧凸

一、概述

脊柱侧凸（scoliosis）又称为脊柱侧弯，指的是脊柱在冠状面发生侧向弯曲、矢状面生理曲度改变以及横断面上椎体旋转等三维畸形。国际脊柱侧凸研究学会提出采用Cobb法测量人体站立位下全脊柱冠状面X线片，若Cobb角≥10°则被确诊为脊柱侧凸。

在中医看来，人体作为整体，筋与骨处于动静结合的平衡状态，二者相互协调，任何一方受到侵袭都会造成脊柱稳定被破坏，进而引发筋骨失衡，脊柱侧弯可理解为筋骨失衡，属“龟背”范畴。

早期侧弯畸形常不明显,不容易引起注意。生长发育期,侧凸畸形发展迅速,可出现身高不及同龄人,双肩不等高,胸廓不对称,脊柱偏离中线,一侧腰部皱褶皮纹。侧凸畸形严重者可出现“剃刀背”畸形,影响心肺发育,反复出现呼吸困难及呼吸道感染症状。椎体骨骼畸形发育,将对脊髓神经造成牵拉或压迫并出现神经症状。部分类型脊柱侧凸还合并有咖啡斑、皮下脂肪瘤或血管瘤等症状。老年退变性脊柱侧凸可能合并有腰椎管狭窄,伴有腰腿痛、间歇性跛行等症状。

中医学认为,脊柱侧弯主要是由于孩子先天禀赋不足,或后天长久失养,导致肝肾亏虚、精血不足,无法充养筋脉骨髓,从而导致筋骨痿弱,渐渐发展为畸形,打破“筋骨平衡”而出现疾病。

二、康复评定

(一)中医辨证

1. 肾气不足证 脊柱侧弯畸形,平时神疲乏力,气短、易劳累。舌质淡红,苔薄白,脉细弱。

2. 肾阳亏虚证 脊柱呈侧弯畸形,坐久后腰部隐隐作痛,酸软无力,肢冷,喜暖。舌质淡,脉沉无力。

3. 脾肾阳虚证 脊柱呈侧弯畸形,坐久后腰部隐隐作痛,酸软无力,肢冷,喜暖,纳差,倦怠懒言,气短乏力,大便稀溏。舌质淡红,舌体胖大,脉沉无力。

(二)分型

脊柱侧凸分为非结构性脊柱侧凸和结构性脊柱侧凸。

1. 非结构性脊柱侧凸 是由某些病因引起而脊柱本身并不存在器质性改变的继发性侧凸,不伴有脊柱旋转及椎体楔形变等椎体自身形状改变,只是单纯的脊柱侧向弯曲。针对其病因进行积极治疗后,脊柱侧凸的角度将会消除或减小,本身不具有进展性。非结构性脊柱侧凸可由姿势不良、癔症性、神经根受刺激(如椎间盘突出、肿瘤等)、炎症、下肢不等长、髋关节挛缩等相关原因造成。

2. 结构性脊柱侧凸 又称为器质性脊柱侧凸,是指伴有旋转结构固定的侧方弯曲,侧弯不能通过平卧或侧方弯曲自行矫正,或虽矫正但无法维持,受累的椎体被固定于旋转位。在临床中比较常见的几种结构性脊柱侧凸包括:特发性脊柱侧凸、先天性脊柱侧凸、神经肌肉性脊柱侧凸、脊髓疾病脊柱侧凸和结缔组织疾病脊柱侧凸等。其中最常见的类型为特发性脊柱侧凸,目前已有的病因学研究显示其发病机制十分复杂,病因尚不明确,主流观点认为特发性脊柱侧凸是由多因素复合作用引起(如遗传因素、基因水平、生长发育以及内分泌因素等)。

(三)康复医学评定方法

1. 身体形态检查 从前方、后方和侧方观察结合 Adam 前屈试验。

观察是否存在脊柱外观畸形,棘突偏离中线,双肩及肩胛骨高低不一,胸廓不对称,一侧腰部皱褶皮纹,“剃刀背”征肋骨或椎旁肌的异常隆起。

站立位:正常人直立时从枕骨隆突至臀裂在一条垂线上,各棘突也位于这一条垂线上,胸廓两侧对称,两肩等高,两髂嵴连线与地平面平行。侧弯患者,应记录侧弯最大的棘突偏离垂线的距离以及臀裂偏离垂线的距离,并注意方向。

前屈位：令患者两足并拢，两膝伸直，两上肢自然下垂，两手对合一起，以防肩部旋转，脊柱向前屈曲 90°。检查者从患者身后观察侧弯畸形，用器械量出侧弯隆起处高于对侧的距离（Adam 弯腰实验）。

侧屈位：令患者做左右侧屈活动，观察侧弯弧线的变化，反向侧屈时，侧弯消失者为继发性侧弯，不变或稍减小者为原发性侧弯。

2. 脊柱活动度测量 量角器法测量颈椎及胸腰椎前屈、后伸、侧屈及旋转活动度，了解脊柱活动受限程度。

3. 肌力评定 徒手肌力测定或测力计法测量双侧背肌、腹肌肌力及四肢肌力。

4. 神经系统功能评定 对疑有脊髓和神经受压的患者，详细评定患者的感觉、肌张力、深浅反射、病理反射及有无肌无力，以及鞍区感觉运动功能，确定有无脊髓及神经损伤并判定神经损伤的程度。

5. Cobb 角测量 在脊柱 X 线正位片上，先在弧度最上端椎体上缘画一水平线，再沿弧度最下端椎体下缘再画一水平线，最后画这两条水平线的垂直线，两垂线的交角即为 Cobb 角，代表脊柱侧凸的程度（图 7-3-1）。

6. 侧凸旋转程度测定（Nash-Moe 法） 凸侧椎弓根与对侧对称并紧贴椎体侧缘，为无椎体旋转移位；椎弓根离开椎体缘向中间移位为Ⅰ度旋转；移至中线附件为Ⅲ度；Ⅰ度到Ⅲ度之间为Ⅱ度；越过中线则为Ⅳ度（图 7-3-2）。

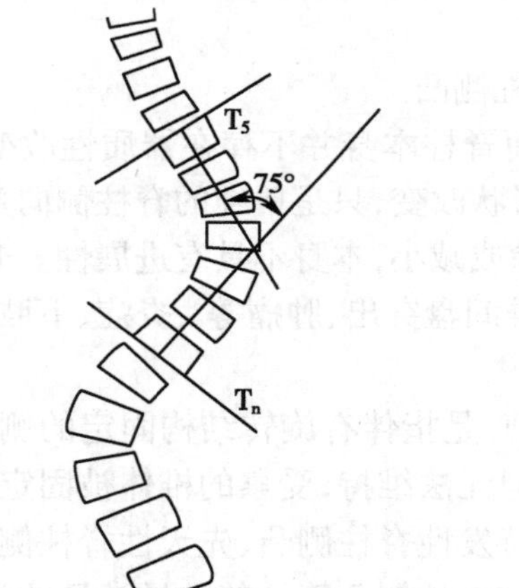

图 7-3-1 Cobb 法脊柱曲度测量

注：上端椎第 5 胸椎，下端椎第 11 胸椎，Cobb 角 75°。

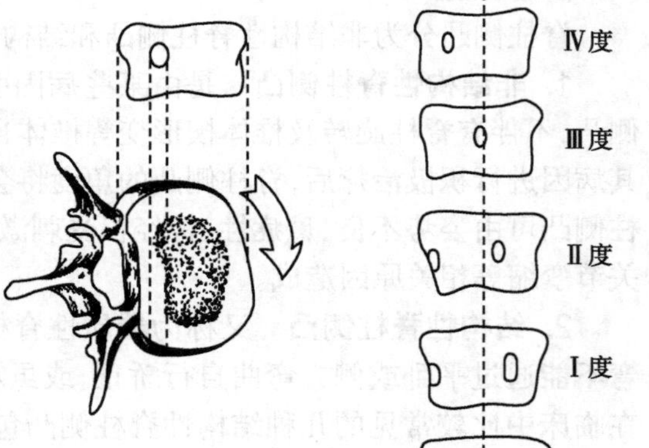

图 7-3-2 侧凸旋转程度测定（Nash-Moe 法）

7. 脊柱柔韧度 通过拍摄仰卧位脊柱侧屈相了解脊柱柔韧度，从而估计可矫正的程度。

8. 骨成熟度评定 依照 Risser 征判断标准，判断骨成熟度。将髂棘等分成四部分来分阶段描述骨成熟度，即骨骺出现至髂棘的 25% 处为 Risser 1，出现至 50% 为 Risser 2，75% 为 Risser 3，骨骺全部出现为 Risser 4，骨骺与髂棘融合为 Risser 5。Risser 5 和身高停止生长有关（图 7-3-3）。

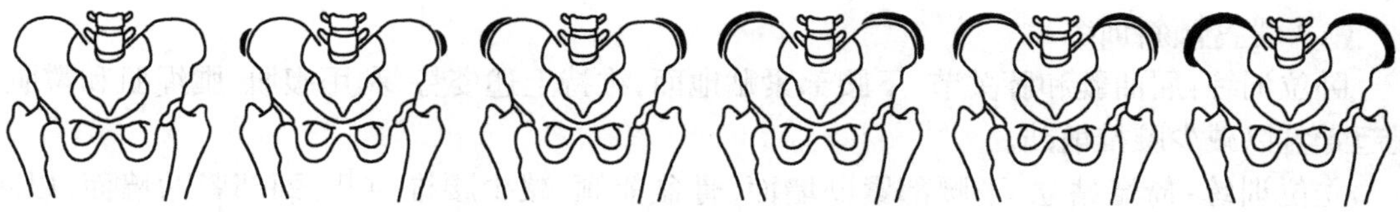

图 7-3-3 Risser 征判断标准

三、康复治疗

(一)治疗原则

矫正侧弯畸形且制止其进一步进展,恢复脊柱的生理弯曲并获得稳定,维持躯干平衡,改变外观畸形,尽可能减少融合范围,减轻或解除腰背部疼痛,最大限度改善和维持心肺功能。

(二)治疗方法

1. 针灸疗法 针灸不仅有助于控制脊柱侧凸疼痛,而且有助于缓解退行性脊柱侧凸导致的弯曲患者的弯曲进展。针灸疗法主要有针刺、电针、温针等,主要作用是疏经通络、活血化瘀、消肿止痛。根据中医辨证分型选穴,常采用肾俞、大肠俞、腰阳关、腰俞、腰眼、环跳、阳陵泉、委中、太溪等穴,每次 30 分钟,每日 1 次,10 次为 1 疗程。

2. 推拿疗法 通过摸、接、端、提、按、摩、推、拿 8 种手法在脊柱和周围肌群上进行手法治疗,改变脊柱异常排列,恢复周围紧张的肌肉。在脊柱侧凸的早期可以使侧凸迅速恢复,而在后期,也可缓解肋间神经痛和肌肉紧张疼痛。在所有类型中,治疗效果最好的是由中枢神经系统障碍引起的脊柱侧凸。

3. 中药疗法

(1)肾气不足证

治法:益气补肾。

推荐方药:补骨脂丸加减,方用补骨脂、菟丝子、胡桃肉、乳香、没药、沉香等。或选用具有同类功效的中成药。

(2)肾阳亏虚证

治法:补肾壮阳。

推荐方药:右归丸加减,方用熟地黄、山药、山茱萸、枸杞子、鹿角胶、菟丝子、杜仲、当归、肉桂、制附子等。或选用具有同类功效的中成药。

(3)脾肾阳虚证

治法:温补脾肾。

推荐方药:右归丸合附子理中丸加减,方用熟地黄、山药、山茱萸、鹿角胶、菟丝子、杜仲、当归、肉桂、制附子、党参、枸杞子、白术(炒)、干姜等。或选用具有同类功效的中成药。

4. 运动疗法 包括肌力训练、Thera-band 弹力带训练、呼吸训练、瑜伽、普拉提、有氧训练等一般运动疗法和脊柱侧凸特定运动疗法(physiotherapeutic scoliosis specific exercise, PSSE),每种疗法的治疗效果不尽相同。

姿势训练:有效减少腰椎和颈椎的前凸来伸长脊柱。包括骨盆倾斜训练、腹肌等长训练、移位训练等。

（1）骨盆倾斜训练

卧位训练：屈曲髋和膝关节，下腰部紧贴地面，维持上述姿势，利用腹肌、腘绳肌和臀肌，提起骨盆以减少腰椎前凸。

立位训练：倚墙站立，下腰部紧贴墙面，骨盆前倾，减少腰椎前凸，颈部紧贴墙面，以减少颈椎前凸，伸长脊柱；两膝屈曲，足跟离墙面 10~20cm，待适应后，两足跟紧贴墙面，两膝伸直。

匍匐位训练：患者手膝位姿势，腰部做拱起、下落运动，腰椎屈曲幅度较大时，骨盆随之产生倾斜运动。腰部可附加重量，以增加训练强度。

（2）腹肌等长训练：患者从端坐位后倾至一定程度后，维持此姿势。然后，逐渐增加后倾角度和维持的时间。

（3）移位训练：患者头顶部承受重物时，脊柱各弯曲均向重心线移位。颈曲和腰曲的前凸减少，骨盆产生倾斜运动。

矫正体操：选择性地增强维持脊柱姿势的肌肉，调整脊柱两侧的肌力平衡，同时牵引凹侧挛缩的软组织，以达到矫正侧凸的目的，以凸侧的骶棘肌、腹肌、腰大肌、腰方肌为重点。通常在卧位或匍匐位进行，这样可以消除脊柱的重力负荷，放松脊柱关节，增加脊柱活动度，同时利用部分体重做肌力练习的负荷，增加锻炼效果。在特定姿势可利用肩带、骨盆的运动进行矫正训练。如抬举左上肢，使胸椎左凸，矫正胸椎右侧凸；提起左下肢，使骨盆右倾，矫正腰椎左侧凸。

呼吸训练：指导患者进行胸腹式呼吸。患者仰卧，双上肢平放身体两侧，手掌向上，双下肢半屈曲，双足掌平放垫上，用鼻孔深吸气，使胸廓扩展，然后轻呼将气慢慢由口吐出，以增加肺活量。

5. 牵引治疗　牵引可加大椎体间隙，使已发生粘连的组织剥离，达到复位的目的。此法更多应用于脊柱侧凸的术前准备，其目的是使手术达到最大限度的矫正，防止手术一次性牵张，可有效缓慢解除脊髓压迫，可以降低缺血再灌注损伤的风险，也可以改善患者的肺功能和消化功能，进而减少围手术期肺部并发症等的发生。

6. 电刺激　主要适应于儿童和青少年的轻度特发性脊柱侧弯。作用机制是电刺激作用于脊柱侧弯凸侧的有关肌肉群，使之收缩，产生对脊柱侧弯的内在矫正力，使凸侧的有关肌肉逐渐变得比凹侧粗壮有力，使脊柱两侧的不平衡肌肉收缩牵拉，达到矫形目的。此法不适用于高位脊柱侧凸患者，精神病患者或有心理障碍者同样也不宜使用。

刺激位置：根据 X 线像找出侧凸的顶椎及与其相连的肋骨，在此肋骨与患者腋后线、腋中线相交点做好标志，作为放置电极板的参考中心。在参考中心上下方向 5~6cm 处的腋中线及腋后线上作标志点，即为放电极板的位置，同一组电极的距离不小于 10cm。

7. 矫形支具治疗　利用生物力学三点或四点矫正规律来矫正侧凸，三点加力用于单纯胸腰段侧凸或腰段侧凸，四点加力多用于双侧凸，是非手术治疗脊柱侧凸最有效的方法。

目前关于支具治疗的有效性已在国际社会达成共识，大量研究已经证明支具是青少年特发性脊柱侧凸的有效干预手段，可显著阻止弯弧进展。青少年特发性脊柱侧凸的角度在 20° 以内时可以观察，如果侧凸角度在骨骼发育成熟以前为 20°~40°，则需要佩戴矫形支具。佩戴支具的时间要求每天不低于 18 个小时，连续佩戴直到度过青春期，骨骼发育成熟。期间每 6~12 个月要复查一次 X 光片，观察脊柱侧凸是否仍然在进展。骨骼发育成熟以后，支具的作用非常有限，不再建议支具治疗。

8. 药物治疗 药物治疗多为对症治疗当患者因脊柱畸形出现背部疼痛不适时，可以使用非甾体抗炎药治疗，起效迅速，能减轻组织炎症、肿胀以缓解疼痛。

9. 观察随访 观察随访由定期的临床评估和特定的随访期组成，主要目的是观察脊柱侧凸是否发展。根据具体的临床情况，随访时间可从 2~3 个月到 36~60 个月，常规行站立位脊柱 X 线检查，前后对比脊柱侧凸角度、旋转程度等。

10. 手术治疗 根据国际脊柱侧凸矫形与康复治疗学会（SOSORT）指南：当使用所有非手术干预措施治疗，但患者的弯弧仍进展到一定阶段，并对患者的呼吸、心肺功能造成影响，就要考虑手术治疗。脊柱侧凸矫形手术的目的不是最大限度地矫正 Cobb 角，而是使脊柱获得最大限度的平衡，要使原来不平衡的脊柱建立新的平衡，同时不能破坏平衡或制造新的不平衡，从而最大限度地恢复脊柱正常的生物力学特性。

一般胸椎侧凸 Cobb 角 >45°，且发育尚未成熟、伴有进行性胸椎前凸、肺功能已受影响的患儿应进行手术矫正；此外，胸腰段或腰段侧凸 >45°，且呈进行性加重、躯干失衡及严重背痛的患者也应接受手术矫正。

四、健康教育

1. 最关键的是早发现、早诊断、早治疗 家长应掌握脊柱侧凸防治基本常识，定期带孩子到正规医院进行脊柱侧弯的检查，同时要积极参加学校内由脊柱外科公益基金会组织的脊柱侧弯筛查。中老年人也要定期体检排查有无退变性侧凸等。

2. 注意站姿和坐姿 站立不要弯腰驼背，注意不要久坐，每隔 40~60 分钟应起来适当地站一站或者活动一下。

3. 注意睡姿和床的选择 睡姿对脊柱发育亦有影响，主要是因为青少年在夜间分泌的生长激素较多，且夜间是骨骼生长的时间，如果睡姿畸形会产生不良影响，建议青少年睡硬床或睡软硬适中床。

4. 注意加强锻炼 脊柱侧弯的青少年中，女孩占的比例较高，这和大多数女孩爱静不爱动不无关系。常见的体育运动如跑步、体操、游泳等，都可以在一定程度上预防脊柱侧凸，其中引体向上是一种效果比较明显却不能持久的简单运动，需长期坚持。

第四节 骨关节炎

一、概述

骨关节炎（osteoarthritis，OA）又称骨关节病、退行性关节炎、增生性骨关节炎、肥大性关节炎、老年性骨关节炎等，是一种常见的、由多种因素引起，发病率随年龄增长而增加的以关节软骨退变、破坏及伴有相邻软骨下骨板病变、关节边缘骨质增生、骨赘形成为特点，导致关节功能受损的慢性进行性关节疾病。骨关节炎主要影响负重大、活动多的关节，如膝关节、髋关节、脊柱关节和手关节。

骨关节炎当属中医学“痹证”范畴：其病位在筋骨，与肝、肾二脏关系密切，肝肾渐虚、筋骨失养是本病发病的病理基础;风、寒、湿是发病的常见诱因;肾虚血瘀贯穿骨关节病整个病理过程;反复发作则津液凝聚而成痰浊,痰瘀交阻于骨节之间,遂致畸形肿痛。

二、康复评定

(一)中医辨证

骨关节炎的中医辨证要从辨表里虚实和辨证型两方面着手。

1. 辨表里虚实 骨关节炎的辨证宜首分虚实。感邪新发,风寒湿热之邪明显者,一般为实证;病证日久,耗伤气血,损及脏腑,肝肾不足,一般为虚证;病程缠绵,日久不愈,常表现为虚实夹杂之证。

2. 辨证型 该病临床常见证有阳虚寒凝、湿热痹阻、肝肾亏虚、痰瘀阻络。

(二)康复医学评定方法

1. 运动功能评定 运动功能测试的指标是关节功能的直接反应,对评价治疗方法的有效性有直观作用,它是临床医学实践中较常用的评定治疗效果的方法之一,主要有关节ROM测试及肌力测试与评定。ROM测试主要评价关节的主动及被动活动范围。肌力测试与评定则包括:采用徒手肌力评定法对患肢和受累关节周围肌群的肌力进行评定,膝关节骨关节炎主要评定股四头肌和股二头肌、半腱肌、半膜肌的肌力。

2. 临床测试及评价方法 疾病严重程度的分级,依照国际医学科学组织理事会(CIOMS)对该病的评定标准,根据X线检查结果,以膝关节为例,可将骨关节炎的严重程度分为0~Ⅳ级(表7-4-1)。

表7-4-1 膝关节骨关节炎影像学Kellgren-Lawrence分级

分级	临床表现
0级	正常
Ⅰ级	关节间隙可疑变窄,可能有骨赘
Ⅱ级	有明显的骨赘,关节间隙轻度变窄
Ⅲ级	中等量骨赘,关节间隙变窄较明确,软骨下骨骨质轻度硬化改变,范围较小
Ⅳ级	大量骨赘形成,可波及软骨面,关节间隙明显变窄,硬化改变极为明显,关节肥大及明显畸形

三、康复治疗

(一)针灸疗法

针刺对于骨关节炎的康复具有较好疗效,可以不同程度地改善症状。根据辨证分型和发病部位的不同,遵循循经取穴与辨证取穴相结合的原则,可以疏通局部经络气血、调和营卫。

1. 毫针刺法 治疗以膝髌周部位的腧穴为主,取犊鼻、膝阳关、膝眼、鹤顶、阳陵泉、足三里、委中等穴。常规方法针刺上述穴位,每日或隔日针刺1次,一般15天为1个疗程,每次留针20~30分钟,适用于慢性膝关节炎病患者。

2. 艾灸疗法 适用于寒性膝关节炎疼痛患者,此证型患者病变有遇寒加重、得热减轻的特点,应温灸祛寒以止其痛。常用方法包括艾条灸、隔盐灸等。此外患者也可以自己常灸足三里、神阙及犊鼻穴和病变局部，起到一定的缓解症状、改善骨关节功能的作用。

（二）推拿疗法

推拿可使僵硬或萎缩的关节和肌肉症状得以缓解，达到一定程度上恢复功能的目的，应用时以局部治疗为主配合点穴，主要选取下肢膝髌周部位的腧穴，如内外膝眼、梁丘、血海、阴陵泉、阳陵泉、足三里、委中、承山、太溪等，以舒筋通络，活血止痛，滑利关节。还可以促进肢体气血运行，有效改善关节部位炎症反应，缓解疼痛。手则以㨰法、按揉法、弹拨法、摇法等为主。

（三）中药疗法

1. 中药内服 中药治疗可有效调理脏腑功能，改善患者膝关节功能，减轻疼痛程度，促进疾病的康复。

（1）阳虚寒凝证：治以温补肾阳，散寒除湿，舒筋活络。可选用乌头汤合薏苡仁汤加减，药用川乌、麻黄、芍药、黄芪、甘草及薏苡仁、瓜蒌仁、牡丹皮、桃仁；慢性缓解期亦可服用金匮肾气丸。

（2）湿热痹阻证：可选用白虎加桂枝汤加减，药用石膏、知母、粳米、桂枝、甘草等；或加味苍柏散加减，药用苍术、白术、独活、羌活、生地黄、知母、黄柏、赤芍、当归、牛膝、甘草、木通、防己、木瓜、槟榔。治以祛风清热，除湿通痹。

（3）肝肾亏虚证：治以补益肝肾，舒筋活络，强健筋肉。可选用六味地黄汤加减，药用熟地黄、山茱萸、山药、茯苓、泽泻、牡丹皮等；或选用独活寄生汤加减，药用独活、桑寄生、杜仲、牛膝、细辛、秦艽、茯苓、肉桂、防风、川芎、人参、甘草、当归、芍药、干地黄。

（4）痰瘀阻络证：治以化痰逐瘀通络。可选择身痛逐瘀汤加减，药用秦艽、川芎、桃仁、红花、甘草、羌活、没药、当归、五灵脂、香附、牛膝、地龙；或用活络效灵丹加减，药用当归、丹参、乳香、没药。

2. 外治药 中药水煎热敷、熏洗等疗法，对于关节炎有明显的消肿止痛、缓解关节痉挛的作用，同时可以改善关节局部循环，增加关节活动范围。常用艾叶、牛膝、乳香、没药、姜黄、威灵仙、透骨草、红花、莪术、海桐皮、骨碎补、鹿衔草，水煎取汁，用时，上药水煎，趁热先熏后洗患处，温热时外洗关节，而后伸屈活动关节，做功能锻炼。每次 20~30 分钟，每日两次，15 日为 1 个疗程。

（四）传统运动疗法

骨关节炎患者病情较轻，可以鼓励患者在避免过度活动的情况下，进行适度的关节活动，建立和维持关节周围肌群的最大肌力，以有效地代偿关节的活动度。对于膝骨关节炎患者可以选择练功十八法中的“左右转膝”，该动作可以起到增加膝关节活动度，防止粘连，提高膝关节平衡力，增强膝关节周围肌肉力量的作用。

（五）运动疗法

康复治疗的主要目的是缓解疼痛、消炎退肿；恢复与保持关节功能，提高患者生活质量；增强肌力和耐力，改善关节的稳定性和灵活性；保护关节，最大限度地延缓病程进展，预防残疾的发生。

1. 准备运动 相当于热身运动，应使用温和的方式、较缓慢的动作开始，逐渐增大运动幅度，并持续 5~10 分钟。如从慢步行走开始，逐渐加大肩关节、肘关节、髋关节、膝关节的摆动度，并持续几分钟。

2. 关节活动度训练 在病情允许的最大范围内，做全关节运动，可促进血液循环，加快慢性炎症和疼痛的消除，增加肌力和耐力，改善关节的活动性和灵活性。同时，训练可使关节软骨面受到适度的加压与减压运动，极大地改善了关节软骨的营养与代谢，有助于关节软骨的修复。具体方法如下。

（1）在被动状态下，由治疗师在允许的最大范围内，帮助患者做全关节运动，以不增加疼痛为度。

（2）在减重状态下，让患者做主动关节运动。如下肢运动时，选择坐位或卧位进行，以减少关节的应力负荷。

（3）使用 CPM 仪做连续被动运动。

（4）牵张关节周围的肌肉、肌腱、韧带和关节囊，以关节周围肌肉感觉中等度紧张为度，并在每个方向上保持 10~20 秒，此法可缓解痉挛。

3. 肌力练习 急性期后，患者在关节活动时，应进行抗阻练习，每周至少 3~4 次，每次每个动作应重复 10~30 次，以肌肉出现轻中度酸痛，次日无疲劳感为度。肌力练习可增加肌力与耐力，增大关节活动度，治疗和预防肌肉萎缩，增强关节的稳定性，保护关节。在训练方式上，等长肌力训练适用于关节活动过程中有明显疼痛的患者，可起到防止肌肉萎缩，消除肿胀，刺激肌肉肌腱本体感受器的作用；等张肌力训练作为动力性肌力训练方法，可增强全关节范围内的肌力，改善肌肉运动的神经控制，促进局部血液、淋巴循环，改善关节软骨营养；而等速肌力训练依靠等速仪器，也是一种动力性肌力训练方法，但兼有等长和等张肌力训练的优点。

4. 有氧运动 在病情稳定期，可根据患者的耐力和兴趣，选择合适的、由全身肌群参加的有氧运动，如慢走、快走、跑步、游泳等。有氧运动有利于人体的正常代谢，保持较高的生活质量。颈、腰背部的有氧运动锻炼对关节炎的康复也起一定的支撑作用。

四、常见并发症的防治

（一）关节强直

过分限制活动，可能会导致关节周围软组织损伤，形成瘢痕、粘连或骨质增生，使得关节间隙变小甚至融合，而导致关节活动不同程度的受限。为避免关节强直发生，治疗过程中应休息与锻炼相结合，并积极采取综合康复治疗措施。为了减轻负重关节的负担，下肢活动时可使用手杖或用支架等局部支持来减轻压力。发生关节强直时，可以采用针刀、闭合性松解术等方法治疗，必要时加强关节活动。

（二）肌肉萎缩

少数膝关节炎患者症状较重时，对其进行限制活动或者肢体制动之后，可能会出现肌肉萎缩。针对此种情况，早期预防是关键，可在康复医师指导下选择相对合适的运动方法。

五、健康教育

针对 OA 患者的健康教育非常重要，其目标包括减轻焦虑、加强治疗方面的合作及增强关节功能和自我行为转变。健康教育的主题包括骨关节炎自然病程及其对运动、心理、工作和休闲活动方面影响的讨论。健康教育能使 OA 患者对其疾病的状况、治疗的选择以及预后等做到心中有数。更重要的是，通过健康教育可使患者了解和重视 OA 预防有关的知识：

如超重的中老年人应控制饮食、适当运动和减重，以免下肢关节负荷过重；OA 患者应调整生活方式，如减少每日运动总量，避免举重物，正确使用受累关节，天气寒冷时注意保暖等，这些将有助于患者改善症状，控制疾病进展，更好地维持关节的正常功能等。

第五节 类风湿关节炎

一、概述

类风湿关节炎（rheumatoid arthritis，RA）是一种以关节滑膜炎为特征的慢性全身性自身免疫病，简称类风关。本病主要侵犯四肢小关节，滑膜病理为滑膜增生、炎性细胞浸润、血管翳形成、侵蚀性软骨及骨组织损伤，会导致关节结构破坏、畸形和功能丧失，其他系统如肺、心、神经、血液、眼等器官和组织亦可受累。

二、康复评定

类风湿关节炎的常见评定方法如下。

1. 疾病活动性评定 参考美国风湿病学会（ACR）制定的疾病活动性标准（表 7-5-1）。

表 7-5-1 类风湿关节炎活动性标准

检查项目	轻度活动	中度活动	明显活动
晨僵时间/h	0	1.5	>5
关节疼痛数	<2	12	>34
关节肿胀数	0	7	>23
握力			
男/kPa（mmHg）	>333.33（250）	18.66（140）	<7.33（55）
女/kPa（mmHg）	>23.99（180）	13.33（100）	<5.99（45）
16.5m 步行秒数/s	<9	13	>27
血沉率/$mm\cdot h^{-1}$	<11	41	>92

2. 疾病稳定期评定 参考美国风湿病学会（ACR）制定的疾病稳定期标准（表 7-5-2）。

表 7-5-2 类风湿关节炎稳定期评估标准

1. 晨僵持续时间不超过 15 分钟
2. 无疲劳感
3. 关节无疼痛
4. 关节无压痛或无运动痛
5. 关节软组织或腱鞘鞘膜肿胀
6. 血沉：女性不超过 30mm/h，男性不超过 20mm/h，持续 2 个月或以上，具有上述 5 项或更多者定为稳定期

3. 关节活动度(ROM)评定 类风湿关节炎患者的关节活动度在一个或者多个关节受到限制时,关节的表面和支持结构被损坏,以至于不能完成正常的活动。检查时,应该判断和记录累及的关节的主动、被动运动情况,确定是否存在半脱位或脱位。检查者还应记录是疼痛限制了活动还是非疼痛限制了活动。每个关节的活动受限要与X线平片作对照,与对侧的关节作对照,并要记录每个关节炎症程度及异常情况。假如关节有肿胀、变形、发热及不稳定,也要记录下来。一般认为手指伸展活动受限不会严重影响手功能;远端指关节屈曲活动丧失稍影响手功能;掌指关节即使轻度丧失屈曲功能,即有明显功能受限,特别应注意跗趾的稳定性。

在测量的方法上,一般采用量角器测量关节活动范围。对于RA患者而言,比较特殊的是一些小关节的关节活动度检查,如有天鹅颈畸形时,可以采用"铁丝"进行检查,其操作如下:利用可塑性金属丝将小关节活动范围描绘于纸上,可用于康复前后对比。另外,还可以用电子角度计测量小关节的关节活动度。

4. 肌力评定 当关节由于肌肉收缩而引起疼痛时,徒手肌力评定不能准确地完成。检查者还应该记录下在肌肉收缩时是否存在疼痛和肌力的情况。当评估肌力时也应该考虑到患者肌力训练的量、状态、性别、年龄、诊断及自身的努力程度。记录肌肉无力的同时,应该将其分布的特点(如近端、远端、侧面)、通常的模式记录下来。

疲劳、疼痛、关节积液、畸形、挛缩以及甾体性肌炎等因素都会导致RA患者肌力下降,重度RA患者的肌力可以比正常人减少33%~55%,常用徒手肌力评定,握力测定可以用血压计或者握力计。由于RA常常累及指间、掌指等关节,一般并不应用常规的徒手肌力检查法进行肌力评定。

手部肌力评估多采用握力计、捏力计法,测定3次,取平均值。当关节肿胀、畸形、挛缩及疼痛明显时,金属的握力计也不再适用,可采用血压计法。具体操作如下:取一汞柱式血压计,将袖带卷折充气形成内压为30mmHg的气囊,令患者用手在无依托的情况下紧握此气囊,所得读数减去30mmHg即为实测握力值。同理亦可测出捏力及夹力。

5. 疼痛评定 可根据患者具体情况,选择适宜的评定方法,如需了解疼痛程度的动态变化可采用VAS评定法;如需了解疼痛对患者情绪的影响可采用Zung氏抑郁量表;如需全面评定可采用麦吉尔疼痛问卷(MPQ)对患者的疼痛水平进行评价。也可以直接对疼痛程度进行描述,压力活动时有疼痛为轻度,非压力活动时有疼痛为中度,休息时有疼痛为重度。此外,还可使用专门针对类风湿关节炎患者关节压痛设计的各种关节指数进行评定。

(1)Ritchie关节指数:通过对指定的28个关节进行压诊,视患者反应对每个关节进行评分并累计。评定标准:无触痛为0分,有触痛为1分,有触痛且患者有躲避为2分,有触痛且患者躲避并回缩为3分。

(2)Fuchs28关节计分法:对指定的28个关节进行3项内容的评定,累计计分。

1)肿胀:正常无肿胀为0分,轻微肿胀为1分,关节区域内肿胀为2分,超出正常范围的肿胀为3分。

2)压痛:无压痛为0分,轻微压痛为1分,按压时肢体有退缩为2分,按压时肢体有躲闪为3分,拒绝按压为4分。

3)活动受限:活动正常为0分,活动受限达25%为1分,活动受限达50%为2分,活动受限达 75% 为 3 分，关节强直为 4 分。

6. 步态评定 疼痛、关节畸形、关节周围组织挛缩都可以引起 RA 患者步态异常，常见的 RA 异常步态如下。

（1）髋关节活动受限步态：腰段出现代偿运动，骨盆和躯干倾斜，腰椎和健侧髋关节出现过度活动。

（2）膝关节活动受限步态：膝关节屈曲挛缩大于 30°，慢走时呈短腿跛行，膝关节伸直位 15°，结果骨盆和重心升高。

（3）马蹄足畸形步态：为跨阈步态，患腿相对变长，摆动期髋、膝弯曲增加，这是由于跟骨畸形影响有效的后蹬动作。

RA 异常步态评定也可以参照 FAC 功能性步行能力分为 6 级。

0 级：不能步行或需 2 人以上的协助。

1 级：需要 1 人连续不断地帮助才能行走。

2 级：需 1 人在旁以间断接触身体的帮助行走，步行不安全。

3 级：需 1 人在旁监护或用言语指导，但不接触身体。

4 级：在平地上独立步行，在楼梯或斜坡上行走需帮助。

5 级：在任何地方都能独立步行。

7. 日常生活活动能力（ADL）评定 由于本病造成患者不同程度的功能障碍，尤其是手关节的畸形，严重影响日常生活，甚至完全不能自理。因此，ADL 评定能够明确患者生活中的困难、所需要的帮助以及亟待解决的问题，以便康复医生和康复治疗师有针对性地进行作业治疗并提供适宜的生活辅助工具。可根据患者进餐、穿衣、个人卫生、如厕、床椅转移、家务、交流等 11 项内容进行评定。也可采用国际通用的 Barthel 指数及改良 Barthel 指数等量表进行评定。

8. 整体功能评定（表 7-5-3）

表 7-5-3 美国风湿病学会（ACR）修订标准（1991 年）

分级	标准
Ⅰ级	完成日常一般活动（自身照顾、职业工作、业余活动）
Ⅱ级	完成日常一般自身照顾和职业工作，但业余活动受限制
Ⅲ级	完成日常一般自身照顾，职业和业余活动均受限制
Ⅳ级	一般自身照顾、职业和业余活动均受限制

三、康复治疗

类风湿关节炎康复治疗的主要目标是帮助患者减轻疼痛，消炎退肿，维持或提高肌力、耐力和关节活动度，预防或矫正畸形，最大限度地改善和恢复患者的功能，保持日常生活活动能力的独立性，使患者重返社会，最大限度地获得高质量的正常生活。

根据类风湿关节炎的病情变化，临床将其分为急性期、亚急性期和稳定期三个阶段，每个阶段的治疗目标有所不同。①急性期：治疗目标是减轻症状和改善患者的全身状况。②亚急性期：治疗的重点是维持全身健康状况，防止疾病加剧及纠正畸形。③稳定期：此期治疗的重点是采用了物理因子来缓解肌肉痉挛和疼痛，并以此改善关节及其周围组织的血液与淋巴循环，减轻关节的退行性变，尽可能增加关节活动度和肌力、耐力及身体协调平衡能力。

1. 休息 要采取最佳姿势，保持功能位。由于疼痛性屈肌痉挛导致关节强直，患者在畸形、多发性关节炎急性发作期应完全卧床休息，卧床姿势要正确，宜用硬垫或硬板床，枕头宜低或不用，仰卧位时上肢取外旋位，大腿保持中立位，注意膝关节不能处于屈曲位，踝关节处于保持 90° 的功能位（以防止足下垂）。每日取俯卧位 1~2 小时，使躯体和四肢都能得到伸展，休息时也不能长时间保持一种姿势，应经常变换体位，卧床休息时间要适度。

2. 矫形器的使用 矫形器具有稳定和支持、助动、矫正、保护等功能。利用矫形器来保护及固定急性炎症组织，防止关节进一步损害和畸形的进展，其目的是保存一个既可活动又具有功能的关节。它的消肿止痛作用优于任何一种其他的方法。在关节具有一定活动度时，应逐步调整矫形器，力争将关节活动保留其最低功能活动度。如关节制动时，应将关节固定于功能位。通常矫形器用于腕、掌指关节及指间关节，使用矫形器期间应定期卸下做关节活动，以预防关节僵硬发生。

3. 物理因子疗法

（1）紫外线疗法：用红斑量照射，能加强分解组胺的能力，使抗风湿药物在治疗部位集中，防止局部炎症扩散。

（2）热疗法：作用于神经终末和肌梭 γ 纤维，有镇静、止痛作用，可促进血液循环，改善骨和软骨的营养，如超短波、微波、蜡疗、红外线等。超短波疗法、微波疗法可以加热到浅表及较深层肌肉，一般无热量，因为温度过高，反而使疼痛加剧，加速病变关节的损伤。

（3）冷疗法：它能降低关节腔的温度，有镇痛、消炎和消肿作用，可以加快局部新陈代谢及增加胶原纤维弹性，有利于肌肉的屈伸功能，但有些患者不愿接受此种疗法。

（4）水疗法：常用矿泉浴、盐水浴、硫化氢浴，也可用水中运动疗法，同时可以进行关节训练和活动。该疗法除了有热作用外，还因水有浮力，可帮助患者做无痛性运动。

（5）低、中频电疗：如经皮神经电刺激、干扰电疗法、电脑中频、低频等，能产生内啡肽，均有很好的镇痛作用。

（6）超声波疗法：可增强组织胶体的分散性，并能改善骨、软骨的营养状态。较大剂量的超声波能使结缔组织纤维束分散和间质松化，还可以用曲安奈德进行超声透入治疗。

4. 运动疗法 类风湿关节炎患者关节灵活性减小，肌肉萎缩，肌力减退，耐力减低且心肺功能低下，通过适宜的运动疗法，能增加和保持关节活动度，增加或维持肌力以满足患者功能的需要，增加各种功能活动的耐力，改善日常生活活动能力，增加社会交往。

当患者无明显疼痛等不适症状，炎症关节用矫形器固定的情况下，就可以考虑关节功能的恢复。一般从被动活动开始，必要时使用主动助力活动，逐渐过渡到主动运动和抗阻运动，鼓励患者在极小的帮助下进行主动活动。主动助力练习方法可减少发生拉伤的可能性，而促进了在被动活动时不能被激发的本体感受反射。治疗师及医生必须仔细地观察患者的耐受性，如在运动后疼痛和痉挛时间超过 1 小时，就意味着运动过度，在下次治疗时必须减少运动强度。对固定于矫形器中的肢体应鼓励患者在白天每小时进行 2~3 分钟的肌肉等长收缩练习，以防止肌萎缩。常见的运动疗法如下。

（1）维持关节功能的训练：对受累关节应在能承受的疼痛范围内进行主动活动练习，每天应进行3~4次，每次活动不同的关节，任何非抗阻活动均不会使畸形加重，应尽可能地进行全范围（各可动轴位）的活动。对手腕病变者，应特别防止作强有力的抓握和提捏，这些可加重畸形的形成。如受累关节无法达到充分活动，则可进行被动活动，应以患者仅感到稍有疼痛为限。在作活动之前先用热疗。

（2）增强肌力的训练：类风湿关节炎的患者由于疾病本身的活动受限、疼痛和关节积液反射性抑制肌肉的收缩，肌力明显下降。通过进行抗阻训练可使肌肉产生较大强度收缩，重复一定次数或保持一定时间可使肌肉产生适度疲劳，以达到肌纤维增粗、肌力增强的目的，这需要在治疗师指导下进行缓慢增量的抗阻训练。

（3）耐力训练：包括步行、慢跑、骑自行车、滑雪、游泳、划船、打太极拳及练太极剑等，这些都可以有效提高RA患者的功能水平。但训练时需要根据关节炎症活动性及患者的心肺功能确定训练强度，一般将目标定为50%最大摄氧量。陆地训练完成困难的患者，可以先进行水下训练以减轻疼痛。

5. 作业疗法 日常生活活动训练的目的在于训练患者在病残范围内发挥最好的功能。患者日常生活活动能力训练以进食、穿脱衣、梳洗、如厕、沐浴、行走等动作为前提。为了达到生活自理，可以根据需要改变某些生活用具的结构，或者设计制作一些自助具，以改善生活自理能力：如增大、增长把柄和加橡胶软套，以减少抓握力；又如晨起时如关节僵硬，进行温水浴或淋浴以减轻僵硬等。作业疗法除改善患者功能外，还能提高其社会适应能力，是对身心进行的一种综合训练。

6. 中医康复疗法 主要有中药疗法、针灸疗法、推拿疗法等。其中推拿疗法主要适用于疼痛、乏力或重症肌无力的患者。

（1）针灸疗法：针灸疗法是以中医基础理论为基础，通过经络穴位的传导功能进行“内病外治”的医疗技能，其机制是通过调节免疫功能、内分泌、滑膜和滑膜细胞信号通路，从而缓解RA关节症状。选穴以气海、肾俞、足三里、关元、脾俞等为主穴，并根据病情选取相应配穴。

（2）中药熏洗疗法：中药熏洗治疗RA由来已久，它的治疗原理是在热效应的作用下，机体疏通腠理，通过皮肤的渗透、运输和吸收来集中药物有效成分，在局部聚集较高的药物浓度，从而发挥更强的药理作用。因其操作简单、安全及绿色纯天然的特点，被医者广泛应用。

（3）推拿疗法：依据患者病变部位采用临近取穴的方法选取穴位，根据受累关节及病情施以不同手法，以推、一指禅、揉、拿、点、按、捻、擦、抹、摇、抖、运、搓、拍打、捶、拔伸等法为主。

（4）针刀疗法：针刀疗法是一种新兴的闭合性微创的治疗疾病的方法，具有疗效好、见效快、损伤小等优点，其具有松解粘连、解痉止痛、消除炎症、改善局部血供等作用。施术时以压痛部位为进针点，依据病变部位及解剖特点确定进针角度，每5天治疗1次，治疗3次，亦可辨证取穴选取少海、曲池、阿是穴等。

7. 自我保健 急性期患者全身症状严重，关节肿痛明显，若不治疗病情会恶化。此时应以卧床休息为主，减少活动，并保持关节处于功能位置；加强饮食营养，注意补充蛋白质与纤维素，适当补充维生素D和钙剂；注意保暖，避免风寒湿；保持良好心态，树立战胜疾病的信心。

第六节 骨质疏松症

骨质疏松症（osteoporosis，OP）是由多因素引起的一种慢性疾病，以骨量的下降和骨微细结构的破坏为主要病理改变，临床表现为骨脆性增加，骨折的危险性增大，同时对患者的生活质量等也具有明显的影响。随着社会生活方式的改变和老年人口的增加，骨质疏松症的发病率逐渐上升，对骨质疏松症的防治已经成为全世界都在普遍关注的健康问题。

一、概述

骨质疏松症是指人体代谢异常所导致的骨量减少，骨组织微细结构破坏，骨脆性增高及易发生骨折为特征的全身性疾病。一般可分为原发性及继发性两种，原发性骨质疏松症是指身体及骨骼本身生理功能退化而引起的骨质疏松，即因为年龄增大而逐渐出现的疾病，原发性骨质疏松症又可分为Ⅰ型和Ⅱ型两种，Ⅰ型主要是指绝经后骨质疏松症，大多由于进入老年后卵巢功能衰减，雌激素水平分泌下降所致；Ⅱ型亦称为老年型骨质疏松症，多见于60岁以上老年患者。继发性骨质疏松症常见于营养缺乏或吸收障碍和内分泌疾病所引起的骨质疏松症。本节主要介绍原发性骨质疏松。

二、康复评定

骨质疏松症的康复治疗，取决于对骨质丢失程度的准确判断、骨质衰弱程度和跌倒倾向的确定。世界卫生组织在1994年发表了骨质分类标准：正常、骨量减少、骨质疏松、严重骨质疏松。目前尚缺乏中国人规范的量化指标，在临床分级上以双能X线吸收仪（DEXA）测值峰值骨量（M±SD）为正常参考值，规定：>M－1SD为正常；M－2.5SD至M－1SD为骨量减少；<M－2.5SD为骨质疏松；<M－3SD无骨折，或<M－2.5SD并伴有一处或多处骨折，为严重骨质疏松。此外，还有原发性骨质疏松症患者生活质量量表，该量表包含75个条目，其中疾病维度20条目，生理维度17条目，社会维度17条目，心理维度13条目；满意度维度8条目，覆盖了与生活质量有关的5个维度（疾病、生理、社会、心理、满意度）和10个方面。

骨质疏松症的中医评价量表，对中医证型（包括痰浊证、肾虚证、脾虚证、血瘀证）进行综合评价，采用五等级选项记分，按患者症状、体征的程度深浅，分1~5个等级，分别取1~5分，依照受试者的主观感受或体验进行自评，量表得分情况分为4个等级：34~68分为较好，69~102分为中等，103~136分为较差，137~170分为差，即量表总分越高表示患者病情越重，生活质量越差。

三、康复治疗

一般认为，骨质疏松症的预防比治疗更为重要。骨矿代谢与光照、运动、食物是密切相关的，如果能够在这三方面加强，可以有效延缓骨的退化和骨质疏松症的过早出现，而运动疗法是防治骨质疏松症最有效、最基本的方法之一。骨质疏松症的康复治疗可以发挥肌力对骨质代谢所起的调节促进作用，纠正骨质疏松患者常见的驼背畸形，防止和减少因肌力不足而导致的易摔倒，同时能够增强患者的身体素质，提高其生活质量。

（一）运动疗法

1. 运动方式

（1）有氧训练：包括走路、有氧操、跳舞、骑车、球类运动、体操等。该类运动能产生多方面的张力作用于整个骨结构，因而能最有效地增加骨强度，更有学者认为这些运动对任何年龄段者来说均比力量、耐力或非负重训练更有效。对于老年人而言，急走、上下楼梯、跳舞、跳老年健身操等运动更为合适。

（2）抗阻力训练：抗阻力训练应包括全身主要的肌群，整个运动应该缓慢且受控制，所加的负荷应在重复运动10~15次之后让患者感到肌肉疲劳为宜，以后应逐渐增加。负重和抗阻力训练可以帮助骨重建，是治疗和预防骨质疏松症的重要措施之一，复合的运动方式比单一的运动方式干预骨质疏松症的效果更好，最好是力量性项目与耐力性项目结合进行，以提高康复效果。

2. 运动强度 运动强度为中等的练习，对于防治骨质疏松症、减少骨折的危险性效果最好。若采用力量性项目的练习，运动强度通常应控制在能重复1次负荷的60%~85%，且每次的运动时间应持续40~60分钟。

3. 运动频率 通常每周运动锻炼的次数以3~5次为宜，年龄较大者可每隔1~2日进行一次运动锻炼。骨的重建周期要经历静止、激活、转换和成型4个过程，每个重建周期要持续4~6个月，要坚持长期进行运动锻炼，才能发挥保持骨密度和增加骨量的作用。

4. 注意事项 中老年人伴随心脑血管系统疾病者较多，运动前应行常规检查，运动项目尽量避免倒立性、屏气性、爆发力等动作，以免意外事故发生。对那些不习惯做运动的老年患者，应该避免跑步，以免发生跌倒和对脊柱、负重骨骼的损伤。骨质疏松症老年患者应该避免划船式训练上肢的动作，因该训练中的极度向前弯腰动作可能引发后背扭伤和脊椎压缩性骨折。

（二）物理因子治疗

常用的方法有超短波、微波、中频、红外线、磁疗、超声波等疗法。电疗、热疗具有改善局部血液循环、消炎止痛、促进神经功能恢复、促进钙磷沉淀以及骨折愈合等功效，且对骨质疏松症引起的麻木、疼痛、骨折等症也有一定疗效。全身低频脉冲弱磁场治疗，可缓解疼痛，增加骨量。利用紫外线的光生物作用，还可进行日光浴、人工紫外线等治疗，以增加内源性维生素D的生成，从而促进钙的吸收和骨的形成，有利于防治骨质疏松症。

（三）中医康复方法

1. 中药疗法 肾阴不足者宜滋阴壮骨，益肾填精，方选左归丸或滋阴大补丸加减。肾阳虚损者宜温肾助阳补虚，方选右归丸加减。肾精不足者宜滋肾填精补血，方选河车大造丸加减。脾气虚衰者宜健脾益气，温阳补肾，方选参苓白术散加减。气滞血瘀者宜行气活血化瘀，方用身痛逐瘀汤加减。

2. 针灸疗法 骨质疏松症以肾虚腰痛为多，治以补肾通阳，舒筋活血。取肾俞、委中、阿是穴、阳陵泉、三阴交、太溪、命门等穴，每次针灸3~5穴，20~30分钟。也可以用电针治疗。

3. 推拿疗法 推拿治疗以足太阳膀胱经及足阳明胃经为主，手法包括㨰法、按揉法、拿法、点法、擦法等。常规操作如下：患者俯卧位，医生用掇法施术于腰背部两侧膀胱经，之后双手叠掌按揉腰部，拿揉双下肢，点按揉脾俞、胃俞、肾俞、委中、承山等穴位，横擦背部膀胱经和腰部以透热为度；患者仰卧位，拿揉双上肢及大腿内侧肌肉，点按曲池、内关、合谷、足三里、伏兔、太溪、三阴交等穴位，牵抖上下肢后结束治疗。治疗时，手法必须轻柔和缓，切忌用力过猛，每次20分钟，10次为1个疗程，疗程间休息2~3日。

4. 传统功法 中医传统功法具有改善体质、增强体力、强筋健骨等作用，对骨质疏松症具有良好的防治作用。常用的功法有易筋经、太极拳、五禽戏、八段锦等，在功法锻炼的过程中，应针对患者的个体差异，从运动的方式、强度、时间及频率等方面综合考虑，制定适合的运动处方，以取得良好的锻炼效果，避免意外损伤。

第八章

神经系统损伤康复

第一节 脊髓损伤

一、概述

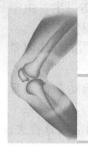

脊髓损伤(spinal cord injury,SCI)是由于各种致病因素引发的脊髓结构和功能的损害,造成损伤平面以下运动、感觉、括约肌和自主神经功能障碍。颈段脊髓损伤表现为四肢瘫痪,称四肢瘫;胸段以下脊髓损伤引起躯干及下肢瘫痪而未累及上肢者,称截瘫。

中医古籍没有关于“脊髓损伤”病名的记载,从其临床表现可归属于中医学“痿证”“痿躄”“痿痹”等范畴,病位在督脉,与肝、脾、肾等脏密切相关。

脊髓损伤的急性期病理变化发展迅速,呈持续性加重,故一般认为,伤后6小时内是抢救的黄金时期。脊髓损伤后神经功能的恢复可能有以下几种途径:早期由于局部水肿消退,消除了神经轴索受压引起的传导阻滞,以及神经失用的恢复;后期可能由于神经轴突再生,轴突末梢发芽,使邻近失神经支配的肌肉重获支配,以及尚有功能的肌纤维因负荷增加而产生适应性肥大。

临床上根据脊髓损伤的程度和类型不同,将脊髓损伤分为以下几种类型。

1. 脊髓震荡 系脊髓的功能性损害,脊髓实质在光镜下无明显改变或有少量渗出甚至出血。伤后早期表现为不完全截瘫,24小时内开始恢复,且在3~6周完全恢复。由于早期其表现与不完全性截瘫难以鉴别,故为一回顾性诊断,即在6周后获得完全恢复者的最后诊断。

2. 脊髓休克 指脊髓被阻断与高级中枢失去联系后,平面以下的脊髓暂时丧失反射活动,处于无反应状态。在平面以下脊髓所支配的骨骼肌紧张性减退或消失,外周血管扩张,血压下降,括约肌功能障碍及发汗反射消失,这表明断面以下躯体和内脏反射均减退或消失。脊髓休克只是暂时现象,损伤后不久可逐渐恢复,约需要数周至数月。

3. 脊髓不完全性损伤 指在损伤神经平面以下包括最低位的骶段(S_4~S_5)保留部分感觉和运动。脊髓不完全性损伤有以下几种特殊类型的损伤:

(1)中央损伤综合征:最常见于颈椎病患者发生过伸性损伤时,损伤多为不完全性,运动功能障碍重于感觉功能障碍,上肢无力重于下肢。

（2）布朗-塞卡综合征（半切综合征）：常见于刀伤或枪伤，脊髓结构只损伤一半。由于痛温觉纤维在脊髓交叉，因此造成同侧运动功能或本体感觉丧失，而对侧的痛温觉丧失。

（3）前束综合征：脊髓前部结构损伤，造成损伤平面以下不同程度的运动功能和痛温觉丧失，而本体感觉存在。

（4）后束综合征：脊髓后部结构损伤，损伤平面以下本体感觉丧失，而运动和痛温觉存在。

（5）脊髓圆锥综合征：脊髓圆锥损伤可致膀胱、肠道和下肢反射消失、会阴区感觉丧失，而下肢运动与感觉功能存在。

（6）马尾综合征：表现为相应节段肌肉的弛缓性瘫痪及膀胱、肛门括约肌和下肢反射消失。

4. 完全性脊髓损伤 临床标准为损伤平面如下：①深浅感觉完全丧失，包括鞍区感觉及震颤感丧失；②运动完全瘫痪，一块肌肉的主动收缩也不存在；③浅反射消失，深反射消失或亢进。以上症状持续24小时以上，或在同期两次躯体感觉诱发电位（SEP）均为阴性，即为完全性脊髓损伤。

二、康复评定

（一）中医辨证

脊髓损伤患者证型的确立主要依据其临床表现，综合运用四诊八纲等方法，从其病症的特点及伴见症状来确定不同证型，临床可辨证分为瘀血阻络、脾肾阳虚、肝肾阴虚等证。

1. 瘀血阻络证 双下肢或四肢痿废无力，脊背处常见痛处固定，疼痛如刺，痛处不移，肢体酸麻或刺痛，唇甲发绀，肌肤甲错，舌质暗有瘀斑，苔薄白或白腻，脉涩。

2. 脾肾阳虚证 双下肢或四肢痿废无力，食少纳呆，腹胀便溏，腹中冷痛，面浮不华，神疲乏力，畏寒肢冷或肢肿，腰膝酸软，小便不利或见小便频数，余沥不尽，或夜尿频，舌质淡胖而有齿痕，苔白滑或薄白，脉沉细或沉弱。

3. 肝肾阴虚证 双下肢或四肢痿废无力，肌肉萎缩，腰脊酸软，少寐，心烦口干，或伴眩晕、耳鸣、遗精早泄，或月经不调，舌红少苔，脉沉细数。

（二）康复医学评定方法

1. 评定常用术语

（1）四肢瘫：指由于椎管内的脊髓神经组织受损，造成颈段运动和感觉的损害和丧失。四肢瘫导致上肢、躯干、下肢及盆腔器官的功能损害，但不包括臂丛损伤或者椎管外的周围神经损伤。

（2）截瘫：指脊髓胸段、腰段或骶段椎管内脊髓损伤之后，造成运动和感觉功能的损害或丧失。截瘫时，上肢功能不受累，但是根据具体的损伤水平，躯干、下肢及盆腔脏器可能受累。包括马尾和圆锥损伤，但不包括腰骶丛病变或者椎管外周围神经的损伤。

（3）皮节和肌节：皮节是指每个脊髓节段感觉神经轴突所支配的相应皮肤区域。肌节是指受每个脊髓节段运动神经轴突所支配的相应的一组肌群。

（4）神经平面、感觉平面和运动平面：神经平面指在身体两侧有正常的感觉和运动功能的最低脊髓节段。感觉平面指身体两侧具有正常感觉功能的最低脊髓节段。运动平面的概念与此相似，指身体两侧正常运动功能的最低脊髓节段。

（5）椎骨平面：指 X 线检查发现损伤最严重的脊椎节段。

2. 脊髓损伤神经功能分类

目前，国际上通常采用美国脊柱损伤委员会（American Spinal Injury Association，ASIA）在 2013 年修订的脊髓损伤神经学分类国际标准（附录 15）。该标准的详细评定内容包括以下内容。

（1）感觉功能评定：感觉检查必查项目是检查身体两侧各自的 28 个皮节的关键点（附录 15）。每个关键点要检查两种感觉，即针刺觉和轻触觉。除对这些两侧关键点进行检查外，还要求做肛门周围感觉检查，感觉分为存在或缺失（即在患者的总表上记录有或无）。鞍区存在任何感觉，都说明患者的感觉是不完全性损伤。

（2）运动功能评定：主要采用代表脊髓有关节段的神经运动功能肌肉的徒手肌力评定法（MMT）进行评定。运动检查必查项目为检查身体两侧各自 10 个肌节中的关键肌，检查顺序为从上而下。上肢包括屈肘、伸腕、伸肘、屈指及小指外展肌群的肌力测试，分别代表 C_5、C_6、C_7、C_8 及 T_1 节段；下肢包括屈髋、伸膝、踝背伸、趾伸及踝跖屈肌力测定，分别代表 L_2、L_3、L_4、L_5 及 S_1 节段。还要检查肛门括约肌，以肛门指检感觉括约肌收缩情况，评定为存在或缺失。

（3）神经平面的确定

1）感觉平面确定：是指感觉平面正常（针刺觉评分和轻触觉评分）的最低脊髓节段。

2）运动平面确定：由于邻近神经节段对同一肌肉的重叠支配，如果 1 块肌肉肌力在 3 级以上，则该肌节的上一个肌节存在完整的神经支配。在确定运动平面时，相邻的上一个关键肌肌力必定是 5 级，因为预计这块肌肉受 2 个完整的神经节段支配，可判定损伤平面在肌力为 3 级的这一节段。

3）特殊节段损伤平面确定：对于应用徒手肌力检查法无法检查的肌节，如 C_1~C_4、T_2~L_1 及 S_2~S_5，运动平面请参见感觉平面来确定。如果这些节段的感觉是正常的，则认为该节段的运动功能正常；如果感觉有损害，则认为运动功能亦有损害。

4）部分保留带（zone of partial preservation，ZPP）：此术语只用于完全损伤，指感觉和运动平面以下一些皮节和肌节保留部分神经支配。保留感觉和（或）运动功能的最低节段即为感觉和运动 ZPP 的范围，应分为 4 个平面分别记录（R-感觉、L-感觉、R-运动和 L-运动）。

3. 康复医学相关评定 临床常用的有肌张力和关节活动度评定等。

（1）肌张力评定：临床上评定肌张力常采用 Ashworth 痉挛量表和改良 Ashworth 量表（Modiffed Ashworth Scale，MAS），两者具有良好的效度和信度。

（2）关节活动度（ROM）评定：脊髓损伤患者由于卧床时间长，往往容易出现受累肢体关节活动受限，因此，脊髓损伤后需进行受累关节的活动度评定。

（3）步行运动指数（ambulatory motor index，AMI）：是对截瘫患者步行能力的预测。AMI 达 6 分才有可能步行；达 12 分才有可能在社区内步行；大于 6 分但小于 8 分时需用 KAFO+双拐才能步行。

4. 脊髓损伤程度评定 采用 ASIA 残损分级对脊髓损伤的残损程度进行分级。损伤一般根据鞍区功能的保留程度分为神经学“完全损伤”和“不完全损伤”（详细分级见附录 16）。

5. 损伤平面与功能预后 由于脊髓节段与脊椎节段在解剖位置上不一致，脊髓损伤水平不能根据脊椎损伤水平判断，而需根据各节段脊髓所支配肌肉的肌力检查及皮肤感觉检查来判定，代表脊髓各节段肌肉及该节段功能保留时的活动功能恢复的预计（详见附录 17）。

6. 心理和综合功能评定

（1）心理评定：脊髓损伤后患者会产生一系列心理变化，一般要经历五个不同的心理过程：震惊阶段、否定阶段、抑郁或焦虑反应阶段、对抗独立阶段、适应阶段。经过上述几个阶段后，患者逐渐认识到残疾的现实，并且从心理到行为逐渐开始适应。以上 5 个阶段中，抑郁或焦虑反应阶段对患者的影响最大，因此也是治疗的重点。

（2）综合功能评定：包括截瘫患者的 ADL 评定（采用 Barthel 指数进行评定）和四肢瘫患者的 ADL 评定，采用四肢瘫功能指数（quadriplegic index of function，QIF）的评定。

三、康复治疗

脊髓损伤的患者经过早期治疗，脊柱恢复稳定后，应早期进行康复介入。对于神经受损严重者，虽然神经功能不再恢复，但其运动功能仍然可以有明显改善，而且康复治疗可以减少并发症的发生。

（一）康复训练的原则

1. 早期开始 神经系统功能下降，肌肉萎缩，骨质疏松，关节活动度因瘫痪日久而逐渐下降。功能锻炼越早开始越易恢复，越晚进行则功能恢复所需的时间越长。

2. 循序渐进 从易到难。

3. 从功能需要进行锻炼 不论对于神经系统，还是肌肉本身，只有进行该项功能所需的动作训练，才能达到恢复该功能的康复要求。例如行走功能，只有进行行走所需的各项功能训练，才能学会行走。

4. 进行力量与耐力训练 肌肉力量的增长是渐进的，只有坚持不懈锻炼才能逐渐增强。达到一定力量之后，才能完成某项功能要求的动作。

（二）中医康复疗法

1. 分期

（1）急性期：急性期康复指患者脊髓受伤后，经住院临床抢救及对症治疗，生命体征和病情基本平稳后，即可开始康复。急性期康复主要采取床边康复训练方法，训练内容包括：体位摆放、体位转换、针灸、推拿、关节被动活动及早期坐起训练等，主要康复目标是预防可能出现的并发症，如压疮、下肢深静脉血栓形成等，防止废用综合征，为以后的康复治疗创造条件。

（2）恢复期：恢复期的康复是指患者发病 3~4 周后，骨折部位稳定、神经损伤或压迫症状稳定、呼吸平稳后所进行的训练。恢复期治疗除了急性期的训练内容外，还要依据患者病情，注意防止异常肌张力和挛缩的发生，进行肌力训练、翻身训练、坐起训练、转移训练、步行训练、日常生活活动能力训练、轮椅训练及矫形器的使用等，加强患者残存和已有的功能，同时还可根据患者的心理及恢复情况，进行心理治疗及职业康复训练。

2. 治疗方法

（1）针灸疗法：针灸是脊髓损伤的主要治疗手段之一。对改善脊髓损伤患者的膀胱功能，减轻肌肉萎缩、神经痛及恢复运动功能有促进作用。临床应用常根据脊髓损伤的病症特点，采取“治督”与“治痿独取阳明”相结合，并随症配穴。

1）毫针刺法：以督脉、足阳明经脉腧穴和夹脊穴为主，根据病症加选手足阳明经脉及其他经脉的腧穴。

主穴：根据脊髓损伤的节段，选取督脉的百会、风府、大椎、陶道、身柱、神道、至阳、筋缩、脊中、悬枢、命门、阳关、长强，脊髓损伤平面上下各1~2个棘突旁的夹脊穴2~4对，以及环跳、阳陵泉、足三里、三阴交、绝骨、昆仑。随证配穴，上肢瘫者加肩三针、曲池、手三里、内关、合谷等；排便障碍者加天枢、支沟、照海等；排尿障碍者加气海、中极、秩边、水道等。

2）头皮针疗法：取顶颞前斜线，顶旁1线，顶旁2线，消毒后，针与头皮呈30°斜刺，快速刺入头皮下推进至帽状腱膜下层，针后捻转，200次/min，每根针捻转1分钟，留针30分钟或数小时，其间捻转2~3次，直至出针。可在留针期间进行肢体的功能训练。

3）艾灸疗法：采用温灸箱疗法，将艾灸做成小段点燃放入灸箱中，放置在腹部、腰骶部及四肢的穴位上进行熏灸，尤其对脊髓损伤造成的神经源性膀胱效果明显。

（2）推拿疗法：推拿可以促进经络气血运行、降低肌张力、改善肢体功能，能加快肢体功能的康复，同时也可预防并发症的发生，具体操作可以根据不同的部位采用不同手法。

1）背脊部手法治疗：首先从上至下揉按患者脊背部，采用平补平泻法，沿督脉和两条足太阳膀胱经推拿脊背部；然后再点揉督脉和足太阳膀胱经在背部的穴位大椎、命门、肺俞、肾俞等；最后采用擦法，以补法为主，从下至上以掌根按摩背脊部。

2）四肢手法治疗：硬瘫时采用提捏、点按、摇法等手法按摩手、足三阳经；软瘫时采用指针点按手、足三阳经，配合四肢关节摇法。

（3）中药疗法：中药治疗对促进机体康复具有显著作用，临床根据不同证型辨证用药，以调理脏腑，促进机体整体康复。

1）瘀血阻络证：治以活血化瘀，理气通络。方选桃红四物汤加减，药用桃仁、红花、当归、赤芍、川芎、生地黄等。中成药可选用血府逐瘀颗粒、七厘散等。

2）脾肾阻虚证：治以健脾益气，补肾通督。方选参苓白术散合肾气丸加减，药用人参、白术、山药、扁豆、茯苓、薏苡仁、陈皮、砂仁、熟地黄、山药、山茱萸、牡丹皮、泽泻、茯苓、肉桂、附子等。中成药可选用济生肾气丸、金匮肾气丸等。

3）肝肾亏虚证：治以滋养肝肾，养阴填精。方选六味地黄丸加减，药用熟地黄、山药、山茱萸、牡丹皮、泽泻、茯苓、枸杞子、菟丝子、牛膝、杜仲等。若久病阴损及阳，症见怕冷，阳痿，小便清长，舌淡，脉沉细无力者，可加补骨脂、肉桂、附子、肉苁蓉、巴戟天等温肾壮阳。中成药可选用杞菊地黄丸、二至丸等。

因本病病程长，除以上三型外，临床多有变证，可根据具体病情辨证施治。

（4）传统运动疗法：在脊髓损伤后的卧床阶段即可进行床上锻炼，以上肢和腰背的肌肉锻炼为主，运动量由小到大，由弱到强。如上肢可做太极拳中的云手、倒卷肱等动作，重复练习。还可结合其他传统养生运动等。

（三）康复训练的方法

主要进行运动功能的训练，增强损伤平面以下残留肌力训练和未损伤肌群肌力的强化训练，以及增强代偿功能，训练内容主要包括：①肌力训练。②ROM训练。③抑制痉挛的训练等。

（四）早期康复

“早期”是指脊髓损伤发生后到骨科情况允许患者伤区脊柱适当负重以采取直立位的这一段时间。一般是发病后6~8周内，此阶段压疮、挛缩、上呼吸道问题的预防是最重要的。此时患者处于卧床阶段，为防止患者在卧床期间出现的各种并发症，应采取以下措施：保持呼吸道清洁与畅通；进行ROM训练和保持瘫痪肌肉长度；加强失神经瘫痪肌及膈肌的力量；加强皮肤护理，预防压疮，保持会阴部清洁，预防泌尿系感染。

1. 呼吸道护理 深呼吸、震动、叩击、间歇性正压呼吸、辅助咳嗽技术等。

2. 主动或被动活动关节 适当的关节活动是预防压疮、关节挛缩、呼吸道问题的重要措施。当患者躺在床上和翻身架上时，全范围ROM训练应每天进行。被动ROM活动时，动作应轻柔、缓慢，尽可能在各轴向生理活动范围内进行。

3. 维持关节功能活动 采用功能性夹板使腕、手关节保持在一定功能位。为了功能性活动或以后安装动力性夹板，维持手指、蹈趾和腕的线性关系。对于高位脊髓损伤者，手腕应处于中立位，手指屈曲。踝靴或夹板可预防足跟部压疮，足下垂及跟腱紧张挛缩。大转子处放毛巾卷可以维持髋处于中立位，避免外展、外旋位。

4. 体位 骨折稳定后，提倡患者仰卧、侧卧及俯卧位变换，并逐步增加俯卧位的耐力。即使对佩戴颈部支撑架的患者，在胸部放上1~2个枕头也可尝试俯卧位，并逐渐增加俯卧位的耐力，争取达到整夜或部分时间在这种体位下安睡。此种体位可使髋伸，膝踝屈曲90°，可有效地预防身体后部的压疮、髋膝屈肌紧张的产生，有效地促进膀胱排空。

5. 选择性肌力训练 在康复进程中，所有健存的骨骼肌都希望达到最大力量。损伤后头几周，四肢瘫的患者应避免进行肩胛及肩部肌肉的抗阻力训练，截瘫患者应避免进行髋部及躯干肌肉的抗阻力训练。急性期应强调双侧上肢肌群活动，这将避免脊柱的不对称及旋转。对于四肢瘫患者，肌力训练的重点应放在三角肌前部，肩伸肌、肱二头肌、斜方肌下部，如果有主动活动，桡侧腕伸肌、肱三头肌、胸大肌也应纳入训练之中，这些肌肉在改善功能性能力方面将起重要作用。对于截瘫患者，所有上肢骨骼肌都应训练，重点放在肩部肌群、肱三头肌、背阔肌，转移及扶杖行走时这些肌肉将发挥重要作用。

6. 直立活动 一旦X线检查确定骨折已趋稳定或早期对骨折进行充分的内固定，患者应当直立活动，为了防止体位性低血压，采取渐进性适应最有效，常用方法如下：①利用摇床，逐步抬高床头角度，当患者有不适时即放下，维持时间逐步延长。②利用斜板或电动斜床，逐步让患者处于直立位。站立初期，患者双下肢可采用弹性绷带包扎或穿弹力袜，加速下肢静脉淋巴回流。对于佩戴颈部支撑架或进行外科脊柱固定的患者，不应局限于斜躺体位，可采用同样的方式逐步过渡到直立位。

7. 日常生活活动训练 当患者仍躺在床上时，应开始简单的ADL，如借助棱镜式望远镜、翻书页器等设备增加四肢瘫患者的阅读能力，在倾斜台上安装托盘有助于这些患者在站位下活动上肢及平视电视能力。

（五）中后期康复

当患者生命体征平稳、骨折部位稳定、神经损害或压迫症状稳定、呼吸平稳后，应在早期康复训练的基础上开始进行中后期的康复治疗。脊髓损伤中后期的康复治疗目标为：进一步改善和加强患者残存功能，训练各种转移能力、姿势控制能力及平衡能力，尽可能使患者获得独立生活活动能力。

1. 垫上训练 是SCI患者恢复期康复的主要组成部分，经典的康复训练过程是先通过训练获得躯干的稳定控制，之后在此基础上训练日常生活中功能活动需要的其他技能。早期的垫上训练往往强调双侧、对称性的训练，随着患者的进步，可以强调单侧肢体的负重及重心转移。

（1）翻身训练：正常人的翻身动作在身体任何部位都可开始，但脊髓损伤患者的翻身动作则常由上肢与头颈部的旋转开始，顺次向尾部传递，最后旋转下肢而结束。截瘫患者可采用抓住病床床栏翻身，也可以借助摆动势能不抓物品翻身。四肢瘫患者的翻身训练基本方法与截瘫相同，但需要更多时间，具体方法有：可以通过前屈及旋转头、颈帮助从仰卧位向俯卧位翻身；可以通过后伸及旋转头、颈帮助从仰卧位向俯卧位翻身；可以通过双侧上肢伸直上举及左右摇摆帮助从仰卧位向俯卧位翻身；下肢的合理放置能够用于促进翻身，如从仰卧位向左侧翻身时，可以将右侧下肢置于左下肢之上，同时通过屈髋、屈膝促进翻身；在从仰卧位向俯卧位翻身时，可以在肩胛及骨盆下垫置枕头制造躯干旋转，帮助实现翻身。

（2）肘支撑俯卧位：肘支撑位可以为四点跪位及坐位做准备，开始时需要治疗师辅助，患者要独立完成这个体位转换（从俯卧位），可以将双侧肘关节尽可能置于躯干侧，将双手置于肩关节下，然后通过肘关节将身体撑起。但是胸腰段脊柱损伤患者需谨慎，因该体位胸腰段后伸剪切力会增加。

（3）手支撑俯卧位：在手支撑俯卧位下，患者的髋关节及腰椎处于过伸状态，使髋关节进入过伸位，这在SCI患者的站立、步行以及穿戴大腿矫形器时，使用拐杖从轮椅站起有重要意义。

（4）肘支撑仰卧位：可强化肩关节伸肌及肩胛内收肌群的力量及控制，改善患者的床上活动能力，也可为长腿坐位做准备。

2. 坐位训练 独立实现长腿坐位及短腿坐位并稳定维持躯干平衡，患者的穿衣、转移、轮椅等功能活动才能实现，稳定进入坐位也是站立的必要条件。

（1）坐位保持的必要条件：保持躯干能有屈曲活动，能避免因骨盆倾斜而不能保持平衡；上肢有充分的功能，在无靠背的垫上能保持躯干的相对稳定；克服直立性低血压。

（2）截瘫患者的坐位训练

1）轮椅坐位训练：刚开始坐轮椅时，尽量选择姿势稳定的高靠背轮椅，一定要穿鞋，轮椅座面上放10cm厚的垫子。

2）长坐位训练：在有稳定的轮椅坐位后，可以开始无靠背状态下的长坐位训练，保持长坐位平衡是起坐和转移动作的基础，应熟练掌握。可先在垫上开始髋关节屈曲90°、膝关节完全伸展的长坐位保持训练。在坐位平衡训练中，需先进行睁眼状态下的平衡训练，再逐步过渡到闭眼状态下的平衡训练。可让患者坐在镜子前面，通过视觉反馈来建立新的姿势感觉。首先进行自我支撑的坐位训练，即双手在身体两侧支撑着训练椅，尽可能保持躯体直立位；接着训练抬起一侧上肢，只用一侧支撑再训练抬起双侧上肢而不需支撑；然后进行不用镜子的双上肢抬起训练；最后康复治疗师有意图地推其身体破坏平衡，再恢复平衡。在无靠背的长坐位下练习篮球的传球也是一个好的平衡训练方法。

3）端坐位训练：床边坐位保持平衡，是横向转移动作的重要基础。训练中，为安全起见，可在患者前方放上床，康复治疗师在后方，按长坐位同样顺序进行训练。

（3）四肢瘫患者的坐位训练

1）床上被动坐位：四肢瘫患者，坐位训练早期多出现直立性低血压症状，此时多用起立床慢慢增加直立性低血压的耐受。摩擦应力及压迫力易使骶尾部发生压疮，预防方法为被动坐起后使躯干前倾，后背离开床，去除皮肤的摩擦力及压力。

2）轮椅坐位：颈髓损伤轮椅坐位训练的早期，为增加稳定性、减少直立性低血压，多使用高靠背轮椅，待坐位稳定、低血压症状减少后，再换至普通型轮椅。如在普通型轮椅上发生低血压，则由辅助人员抬起轮椅的前轮即可。压疮预防的动作，患者自己多不能完成，有必要选择压力分散性能好的垫子。

3）长坐位与轮椅坐位的训练：训练顺序与截瘫相同，损伤水平在脊髓 C_6 节段以上者，肱三头肌无残存功能，需练习在伸展位下锁住肘关节以支撑体重。

3. 起坐动作训练

（1）起坐动作的必要条件：起坐动作也是决定脊髓损伤患者 ADL 能力的基本动作，起坐动作不能完成时，患者不能离开床边。脊髓损伤者由上肢及颈部肌力来进行仰卧位到坐位的动作，故动作中必需的肩伸展肌、水平外展肌、伸肘肌必须强而有力。高位脊髓损伤患者的躯干是否有充分的活动度，也是获得起坐动作的决定性因素。此外，起坐动作中要很好地掌握时间来移动重心位置而不失去平衡。

（2）起坐训练方法：截瘫患者一般采取用肘起坐方法，上肢肌力弱和训练早期多使用翻身起坐的方法。四肢瘫者起坐动作的方法有多种，可根据瘫痪水平和残存肌力、关节活动范围等来选择合适的方法进行训练。为了能够在任何情况下都能坐起，患者要学会多种方法，包括抓住几根绳或床上吊环的起坐、抓住床栏的起坐方法和不抓物体的起坐方法。

4. 支撑动作训练

（1）支撑动作的必要条件：支撑动作是预防压疮和自己变换姿势位置的基本动作。要完成支撑动作，上肢要有充分的肌力，尤其肩胛带周围的肌力是必需的。

（2）截瘫者支撑动作训练：将手撑在股骨大粗隆的侧方，肘伸展，肩胛带下掣，抬起臀部。开始训练时用支撑台，由此使有效上肢长度加长，易于完成上提臀部动作。在抬起状态下，臀部可向左右前后活动。练习中，在足跟与垫子之间可铺上滑行板而减轻摩擦，此动作可由康复治疗师帮助完成。在臀部能抬高后可开始练习向高处转移，此时需把垫子铺在台上以保护臀部皮肤。

（3）四肢瘫者的训练：四肢瘫患者中，支撑动作对恢复失去的姿势非常重要。为提高姿势复原的能力，可在垫上、轮椅上向前后左右破坏平衡，然后做恢复姿势的训练。

5. 四点跪位训练 四点跪位时，患者可通过双手或双肘及双膝支撑体重，四点跪位是从卧位变换为站位的重要过渡体位。在此体位下髋关节开始负重，故该体位还可用于训练髋周肌肉的力量及控制。要实现该体位，可先进入肘支撑俯卧位，之后通过双肘间的重心转移交替后行，并逐渐用手承负体重，然后通过头、颈、上躯干的快速屈曲将重心后移，从而屈曲髋关节，患者继续交替后移双手直至髋关节移至膝关节正上方。

6. 膝跪位训练 膝跪位对于强化躯干和骨盆的控制及力量，改善直立平衡有重要意义，也是 SCI 患者从地面站起（双拐及 KAFO 辅助）必须掌握的技能。实现膝跪位最简单的方式是从四点跪位过渡。四点跪位时，患者通过交替后移双手而将重心向后转移，进一步屈曲髋及膝关节，直至骨盆坐落于踝关节上实现膝跪位。患者也可以通过借助肋木的帮助，患者呈四点跪位于肋木前，双手交替上爬，直至实现膝跪位，治疗师可在患者身后帮助控制骨盆。

7. 转移训练 独立的转移技能可为患者的日常生活提供更多选择的机会，使患者不再依赖护理人员及家属的帮助，而能独立地从床转移到轮椅，从轮椅转移到坐便器或汽车，或在摔倒后能够不借助他人帮助重新回到轮椅上。转移训练包括帮助转移和独立转移：帮助转移指患者在他人的帮助下转移体位，可有两人帮助和一人帮助；独立转移指患者独立完成转移动作。

8. 轮椅训练 轮椅是替代脊髓损伤患者下肢的终身伴侣，即使是具有拐杖步行能力的患者，在距离较长或复杂路面等许多场合都需要使用轮椅。脊髓损伤后2~3个月，患者脊柱稳定性良好，坐位训练已完成，可独立坐15分钟以上时，即可开始进行轮椅训练。上肢力量及耐力是良好轮椅操纵的前提。轮椅训练首先是轮椅上平衡训练，其次是轮椅操纵训练。轮椅训练的注意事项：①配合轮椅的减压训练，每坐15~30分钟，必须使用上肢撑起或侧倾躯干，使臀部减压，以避免坐骨结节处发生压疮。②防止骨盆倾斜和脊柱侧弯。

9. 站立训练 截瘫或不完全性四肢瘫患者，站立训练为双手抓住平行杠并向下支撑，身体向上伸展，双脚承重后伸髋；完全性四肢瘫患者可由治疗师帮助进行站立训练，患者双臂抱住治疗师颈部，必要时身体前倾，下颌钩住治疗师的肩部以保持稳定。

10. 步行训练 步行训练是脊髓损伤患者重返社会最为重要的康复治疗。完全性脊髓损伤患者步行的基本条件是上肢有足够的支撑力和控制力；不完全性脊髓损伤患者则要根据残留肌力的情况确定步行能力。并非所有脊髓节段损伤患者都能步行，脊髓 C_2~C_4 损伤是不能步行的，C_5~C_6 损伤只能在平行杠内站立，而 C_8~T_5 损伤可在平行杠内步行，T_6~T_9 损伤可用拐杖步行，T_{10} 及以下损伤具有功能性步行能力，功能性步行又有家庭功能性步行和社区功能性步行之分。

11. ADL 能力训练 基本的ADL活动包括各种移动（翻身、坐起、转移）、进食、更衣、梳洗修饰、洗澡及如厕等自理活动。工具性的ADL活动包括做家务、交通工具的使用、娱乐设施的使用、购物、维护轮椅、矫形器或行走辅助器具、阅读、打电话以及应对火灾和突然发病等。

12. 物理因子疗法

（1）功能性电刺激疗法（functional electrical stimulation，FES）：在脊髓损伤中后期，FES疗法的治疗目的主要是帮助患者重建上下肢和膀胱功能，完成如抓握、步行等功能活动，促进随意协调控制运动的恢复。

（2）神经肌肉电刺激疗法：应用低频脉冲电流刺激神经肌肉引起的肌肉收缩，可加速神经的再生和传导功能的恢复，促使失神经支配的肌肉恢复功能。常用频率为70~110Hz，脉宽为0.04~0.3ms的双相波，每次30~60分钟，每天1次，10~15次为1个疗程。注意治疗中不能使患者有过度疲劳和疼痛的感觉。

（3）经皮电神经刺激疗法：SCI患者在中后期可出现肢体烧灼感及疼痛感，应用经皮电神经刺激作用于体表刺激感觉神经，可达到镇痛的目的。治疗时电极与皮肤应充分接触，否则会产生电热烧伤。治疗采用频率100Hz，波宽100μs的方波，每次15~45分钟，每天1次，10~15次为1个疗程。

（4）肌电生物反馈疗法：通过肌电生物反馈调练可使患者自主提高患肢肌肉张力，增强肌肉功能，使松弛肌肉的收缩功能得以恢复。每次40~60分钟，每天1~2次，10~15次为1个疗程。

（5）磁疗法：对SCI患者肩关节炎症水肿疼痛及异位骨化症有较好的抗炎退肿及镇痛效果。治疗多采用低频交变磁，每次10~20分钟，每天1~2次。另外，磁疗对长期卧床的SCI患者可以起到抗骨质疏松的作用，治疗时采用骨质疏松仪，每次20~30分钟，每天1次，10~15次为1个疗程。

（6）水疗法：温水浴（36~38℃）可使血管扩张、充血，促进血液循环和新陈代谢，降低神经的兴奋性，缓解痉挛，减轻疼痛。另外，水中运动疗法适用于不完全性脊髓损伤患者，患者在水上进行功能锻炼时，利用水的浮力，可降低训练时的难度。水疗应在餐后1~2小时进行，运动池训练温度以36~38℃为宜。每次15~30分钟，每日1次或隔日1次，15~20次为1个疗程。

（7）石蜡疗法：对存在关节挛缩或肌肉痉挛的患者可用石蜡疗法，以温热来缓解肌肉痉挛，以机械压迫来促进水肿消散，可采用蜡饼法、浸蜡法、刷蜡法。每次20~30分钟，每天1次，20次为1个疗程。

13. 心理疗法 脊髓损伤中后期，患者心理主要会经历抑郁或焦虑阶段、对抗独立阶段和适应阶段等过程。除了急性期运用的心理康复治疗方法外，在中后期也需要对患者进行心理干预。在抑郁或焦虑反应阶段，患者可能会产生自杀想法和自杀行为，此时要注意观察可能出现的自杀倾向以及自杀行为，帮助制订预防自杀的措施。在对抗独立阶段，针对患者对生活缺乏自信心而产生的依赖性心理反应，在对其进行物理治疗、作业治疗、日常生活技能训练和职业技能训练的同时，还应鼓励患者树立生活的信心，通过展示过去的康复案例，帮助其在日常生活和训练中建立新的应对行为模式。在适应阶段，由于生活方式的变化和由此产生的社会角色转变，患者面对新生活会感到选择职业困难，需要重新择业，因此要帮助患者进行求职咨询、职前培训，帮助其看到自己的潜能，扬长避短，努力适应环境。

14. 康复工程 辅助器械的应用是脊髓损伤患者康复治疗的重要组成部分，正确根据适应证选择相应的矫形器或支具和合理安装使用其他辅助器械，不仅可以改善患者的生活自理能力，而且有利于患者心理和体质的全面康复，对患者早日开始自理的、创造性的生活有重要意义。脊柱稳定是脊髓损伤患者应用步行矫形器的必要条件之一。

（六）常见并发症防治

常见的有中枢性疼痛、深静脉血栓、异位骨化症、压疮、神经源性膀胱、大肠功能障碍、痉挛、骨质疏松症、泌尿系统感染、性功能障碍等。对这些并发症的处理显得尤为重要，若处理不当，会严重影响患者的后期康复，甚至危及生命。

（1）疼痛：脊髓损伤后，疼痛属于中枢性疼痛的范畴，不论是完全断离性损伤还是部分损伤都可出现中枢性疼痛。脊髓损伤后中枢性疼痛的评估，主要采用视觉模拟评分法（VAS）以确定患者疼痛的程度，并根据评分结果采取必要的治疗。治疗主要包括：合理应用阿片类药物、非甾体类药物以及抗抑郁药物等。

（2）预防压疮：要教育患者及家属早期正确认识，积极预防，关键是预防骨突部位的压力。要求家属帮患者每隔 1~2 小时翻身 1 次,用软而厚的垫子保护骨突部位不受长时间的压迫,或用防压疮气垫并定期按摩,促进局部血液循环,保持床褥的清洁、干燥、平整。

(3)预防呼吸道感染:高颈段脊髓损伤或老年患者回家后长期卧床均易发生呼吸道感染,要鼓励患者咳嗽,压住胸廓或腹壁辅助咳痰,进行体位排痰等。

(4)预防尿路感染:早期教会患者家属导尿,后期可教患者自行导尿,鼓励患者适量饮水,保持小便通畅。

(5)预防骨质疏松和骨折:告知患者及家属,若长期卧床,很少进行治疗性站立和治疗性步行者,易患骨质疏松症,应加强离床的站立和行走,每天 2 小时以上,必要时进行抗骨质疏松的药物治疗。同时,患者可因为骨质疏松而增加骨折的危险性,在家中和社区进行关节活动度练习或在转移过程中,应有人保护,避免跌倒而致骨折发生。

(6)预防麻痹性肠梗阻:要早期预防,软化大便或定期排大便。超过 3~7 天无大便,要在肛门内快速注入开塞露 1~2 支,大便过于干燥要戴乳胶手套挖出,手要轻柔,防止肛裂,同时可口服一些蜂蜜或缓泻药润肠通便,如番泻叶泡水喝或口服中药麻仁丸等。

(7)深静脉血栓:患者因长期卧床和运动受限,下肢静脉壁处于松弛状态,静脉内血液较长时间淤滞,易导致深静脉血栓,临床上容易被忽视,若血栓脱落易形成肺栓塞,危及生命。常规应监测患者下肢的周径、皮温,一旦疑诊应立即行双下肢血管彩超及胸部增强 CT 检查。

(8)饮食起居:给患者提供充足的营养品,定时饮水,限制入量,每小时饮水 1 次,每次不超过 125ml,不要一次大量饮水。

第二节 周围神经损伤

一、概述

周围神经是指嗅、视神经以外的脑神经、脊神经、自主神经及其神经节。多数周围神经为混合神经,包含感觉纤维、运动纤维及自主神经纤维。周围神经损伤是指周围神经丛、神经干或其分支受到外界直接或间接力量作用而发生的损伤,主要病理变化是损伤远端神经纤维发生瓦勒变性。损伤后的典型表现:运动障碍、感觉障碍和自主神经功能障碍。常见的周围神经损伤有:臂丛神经损伤、尺神经损伤、桡神经损伤、正中神经损伤、股神经损伤、胫神经损伤、腓总神经损伤等。

二、康复评定

周围神经损伤后,除了详细的病史采集和全身体格检查外,还必须进行一系列的康复评定。康复评定的目的在于正确判断病损的部位、性质、程度,确定康复目标,制订康复计划,评价康复疗效,作出预后判断。

(一)形态观察

主要观察皮肤是否完整、肌肉有无肿胀或挛缩、肢体有无畸形,步态和姿势有无异常等。

（二）运动功能评定

1. 肌力评定 常用徒手肌力检查法，当肌力达到3级以上时，也可用器械测试法，包括握力测试、捏力测试、背肌肌力测试、四肢肌群肌力测试等。

2. 关节活动范围测定 测量患肢各关节、各轴位的关节活动范围，包括主动、被动关节活动范围测定，并与健侧对比。

3. 患肢周径测量 用尺或容积仪测量受累肢体周径，并与其相对应的健侧肢体周径对比。

4. 反射检查 主要包括肱二头肌反射、肱三头肌反射、桡骨膜反射、膝反射、踝反射等。检查时需患者充分合作，并进行双侧对比检查。

（三）感觉功能评定

包括浅感觉检查（痛觉、触觉、温度觉）、深感觉检查（位置觉、运动觉、振动觉）、复合感觉检查（皮肤定位觉、两点辨别觉、实体觉、体表图形觉）。

（四）自主神经功能检查

常用发汗试验。无汗表示神经损伤，从无汗到有汗则表示神经功能恢复，而且恢复早期为多汗。常用方法有以下两种。

1. 碘淀粉试验 在患肢检查部位涂抹2.5%碘酒，待其干燥后再敷以淀粉，若有出汗则局部变为蓝色。

2. 茚三酮试验 将患手指腹印压在涂有茚三酮的试纸上，出现蓝紫色指纹，则表示有汗。

（五）神经干叩击试验（Tinel test）

按压或叩击神经干，局部出现针刺样疼痛，并有麻痛感向该神经支配区放射，则为阳性，表示为神经损伤部位。或从神经修复处向远端沿神经干叩击，蒂内尔征（Tinel sign）阳性则是神经恢复的表现。该方法既可帮助判断神经损伤的部位，亦可检查神经修复后再生神经纤维的生长情况。

（六）周围神经电生理学评定

对周围神经病损具有重要意义，能较好地反映出神经肌肉所处的功能状态，对判断周围神经病损的部位、范围、性质、程度和预后等均有重要价值。定期进行评定，可监测病损神经的再生与功能恢复情况。常用方法有以下几种。

1. 直流-感应电测定 应用间断直流电和感应电刺激神经、肌肉，根据阈值的变化和肌肉收缩反应状况来判断神经肌肉的功能状态。

2. 强度-时间曲线 强度-时间曲线是神经肌肉兴奋性电诊断方法。通过时值测定和曲线描记判断肌肉有无失神经支配、是完全或是部分，还可反映神经是否再生。

3. 肌电图检查 肌电图检查对周围神经病损有重要的评定价值，可判断失神经的范围与程度以及神经再生的情况。由于神经损伤后，受累神经出现变性和坏死，这种变化多在神经损伤后3周左右才出现，故最好在损伤后3周进行肌电图检查。

4. 神经传导速度测定 神经传导速度测定对周围神经病损是最为有用的，既可用于感觉神经，也可用于运动神经的功能评定，以及确定受损部位。

5. 体感诱发电位 在重度神经损伤和神经吻合术后初期，记录运动和感觉神经的传导速度比较困难，此时可从头部记录诱发电位，测定周围神经的传导速度，判定障碍的程度，了解神经再生的情况。

（七）手功能评定

包括抓、握、捏等。可采用 Carroll 手功能评定法等。

（八）日常生活活动能力评定

日常生活活动能力（ADL）评定包括躯体的日常生活活动能力（PADL）和工具性日常生活活动能力（IADL）。常用的标准化的 PADL 评定有 Barthel 指数、Katz 指数、PULSES 评定、修订的 Kenny 自理评定等。常用的 IADL 评定有功能活动问卷（FAQ）、快速残疾评定量表（RDRS）等。

三、康复治疗

周围神经损伤的治疗原则为不论手术与否，均应尽早消除病因，减轻对神经的损伤，并采取综合治疗措施，改善神经损伤所致的功能障碍。

康复治疗的目的是防治并发症，预防肌肉肌腱挛缩、关节僵硬，防止肌肉挛缩，促进受损神经再生、增强肌力、恢复运动与感觉功能，最终恢复患者的生活和工作能力。对于功能恢复不完全或不能恢复的功能，可使用矫形器代偿以最大限度地恢复其生活能力。

康复治疗应早期介入，越早介入，效果越好。根据周围神经损伤的不同时期进行有针对性的治疗。

（一）早期

一般为发病后 5~10 天，此期的治疗重点是首先要去除病因，及早消除炎症、水肿，减轻对神经的损害，预防关节挛缩的发生，为神经再生做好准备。具体措施如下。

1. 运动疗法 为防止关节出现挛缩和畸形，故早期受累肢体应在无痛范围内做各关节全范围、各轴向的被动运动，每天至少 1~2 次，以保持受累关节正常活动范围。若受损程度较轻，出现主动运动时则进行主动运动，可刺激相应运动皮质及脊髓前角细胞，促进轴突再生。神经吻合术后的患者，术后 2~3 周内避免进行牵拉神经的运动。

2. 关节保持功能位 周围神经损伤后，由于肿胀、疼痛、不良的肢位、受累肌与拮抗肌之间失去平衡等因素的影响，常易出现肌肉肌腱挛缩。防止挛缩最好的方法是肢体保持良肢位，应用矫形器、石膏托、三角巾、夹板等，将受累肢体各关节保持在功能位，防止挛缩等畸形发生。

3. 物理因子疗法 早期可应用超短波、微波、激光等疗法，通过扩张血管，改善神经及周围组织的血液循环和营养代谢，提高免疫细胞吞功能，既有利于消除炎症、促进水肿吸收，又有利于促进神经再生。

4. 肢体肿胀的处理 周围神经损伤后肢体出现肿胀，与损伤后血液与淋巴回流受阻、组织液渗出增多有关。一般采用抬高患肢，弹力绷带包扎，被固定的肢体做肌肉等长性收缩运动，患肢做轻柔的向心性按摩和受累肢体的被动活动，以及冰敷等措施。此外，物理因子，如超短波等均可改善局部血液循环，促进组织水肿和积液的吸收。

5. 受损部位的保护 受损肢体因感觉障碍，易发生继发性外伤（如烫伤等），且由于局部营养障碍，一旦发生损伤治疗困难且不易恢复，故应注意对受累部位多加保护，如戴手套、穿袜等。若出现外伤，可选择适当的物理因子进行治疗，如紫外线、超短波、激光等，促进伤口早期愈合。

6. 药物疗法 肌内注射或静脉滴注神经生长因子（NCF）可促进神经再生；维生素 B_1、维生素 B_{12}、复合辅酶、甲钴胺片等神经营养药物亦有促进神经再生的作用。如病情需要还可选用适当的抗生素以控制外伤感染，减少对神经的损伤。

（二）恢复期

急性期炎症水肿消退后，即进入恢复期。此期的治疗重点是促进神经再生、保持肌肉质量、增强肌力和促进感觉功能恢复，防止肢体发生挛缩畸形，最大限度地恢复其功能，提高患者的日常生活和工作能力，提高患者的生活质量。对于功能恢复不完全或不能恢复的功能，可使用矫形器代偿。

1. 运动疗法 目的是改善和维持关节活动范围，增强肌力和耐力。采用被动运动、主动助力运动、主动运动、抗阻运动等训练。

当肌电图检查出现较多动作电位时应开始增强肌力训练，以促进运动功能恢复。根据肌力检查结果：受累神经支配肌肉肌力为 0~1 级时，施行电刺激、电针、针灸、中枢冲动传递训练、被动运动、肌电生物反馈、等长收缩等治疗；受累神经支配肌肉肌力为 2~3 级时，进行主动助力运动、主动运动及器械性运动，随着肌力的增强，逐渐减少助力，但应注意运动量不宜过大，以免肌肉疲劳；受累神经支配肌肉肌力为 3 级以上时，可以进行抗阻力运动，以争取肌力的最大恢复，同时进行速度、耐力、灵活性、协调性与平衡性的专门训练。

2. 作业疗法

（1）作业治疗：根据功能障碍的部位及程度、肌力及耐力的检测结果，进行有关的作业治疗。上肢周围神经损伤患者可进行木工、编织、泥塑、打字、修配仪器、套圈、雕刻、缝纫、刺绣、拧螺丝等操作；下肢周围神经损伤患者可进行蹬自行车、缝纫机等练习。同时进行 ADL 训练，如上肢练习洗脸、梳头、穿衣、伸手取物等动作。也可选择文艺和娱乐活动以改善心理状态。治疗中不断增加训练的难度与时间，以增强肌肉的灵活性和耐力，并应注意防止由于感觉障碍而引起机械摩擦性损伤。

（2）感觉训练：针对患者的不同情况，采取相应的治疗方法。

1）患者病损区如有感觉过敏现象，可用不同程度的连续刺激进行脱敏，即选用不同质地、不同材料的物品，如棉花、棉布、毛巾、毛刷、米粒、沙子等刺激敏感区，刺激量逐渐加大，使之产生适应性和耐受性，刺激程度由弱到强，刺激物由软到硬。

2）感觉减退或消失、实体感缺失者，需要采用感觉重建训练法进行训练。感觉训练时先进行触觉训练，选用软物（如橡皮擦）摩擦手指掌侧皮肤，然后是振动觉训练。

3）后期训练重点是辨别觉，涉及对多种大小、形状、质地和材料不同的物体鉴别训练。可将一系列不同大小、形状、质地、材料制成的日常用品，如钥匙、螺钉、曲形针、纽扣、硬币、手表、橡皮块等放在布袋中让患者用手触摸辨认。采用循序渐进的训练原则，即由大物体到小物体、由简单物体到复杂物体、由粗糙质地到纤细质地、由单一类物体到混合物体。

3. 物理因子疗法 神经肌肉电刺激疗法可使神经肌肉兴奋性和生物电活性升高，利于损伤神经的修复再生，防止和延缓肌肉挛缩的发生和发展，保持和恢复肌肉质量以迎接神经再支配。以能输出指数曲线波或三角波的低频脉冲电刺激疗法为首选。调制中频电疗法亦可达到此作用。失神经支配后的第 1 个月，肌肉挛缩最快，故宜及早进行神经肌肉电刺激，且失神经后数月仍有必要进行神经肌肉电刺激治疗。

4. 心理疗法 周围神经损伤患者常常伴有不同程度的心理问题，表现为情感脆弱、焦虑、抑郁等。故有必要让患者了解疾病的性质、程度和康复治疗方案，通过医学宣教、心理疏导等方式来消除或减轻患者的心理障碍，使其发挥主观能动性，积极地进行康复治疗，也可通过作业疗法来改善患者的心理状态。

5. 康复工程　对于功能恢复不完全或不能恢复的功能，应根据患者的具体情况选择合适的矫形器进行代偿。矫形器在周围神经损伤中的应用可预防、矫正挛缩畸形，动力性矫形器可帮助瘫痪肢体完成某些功能性活动，下肢的某些矫形器还有承重作用。注意矫形器重量宜轻，尺寸要合适，避免对感觉丧失部位的压迫。如足部肌力不平衡所致足内翻、足外翻、足下垂，可用下肢短矫形器矫正；大腿肌群无力致膝关节支撑不稳、小腿外翻、屈曲挛缩，可用下肢长矫形器矫正。

6. 促进神经再生疗法　可选用神经营养药物以及超短波、微波、激光、红外线等物理因子治疗，有利于损伤神经的再生。有条件也可行高压氧治疗。

7. 中医康复疗法

（1）中药疗法：依据中医理论进行辨证论治，以活血化瘀、益气补血为主。常用的有参苓白术散、六味地黄丸、独活寄生汤加减、大活络丹、小活络丹等。

（2）针灸疗法：按受损局部取穴为主、远端取穴为辅的原则，根据辨证虚实，采取或泻或补或平补平泻的手法，也可选用脉冲电针仪治疗。

（3）推拿疗法：以受损局部治疗为主，手法宜轻柔。主要作用是改善血液循环、防止粘连、促进肌肉功能恢复。

8. 手术疗法　对保守治疗无效而又有手术指征的周围神经损伤患者，应及时进行手术治疗。如神经探查术、神经松解术、神经移植术等。

第三节　常见周围神经损伤的康复治疗

一、臂丛神经损伤

（一）概述

臂丛神经由 C_5~C_8 前支和 T_1 前支大部分纤维组成。临床上常将臂丛神经分为上臂丛（C_5~C_7）和下臂丛（C_8~T_1）。

臂丛神经损伤多由牵拉所致，如上肢过度牵拉或过度伸展、肩关节脱位、高处坠落、重物压伤颈肩部以及胎儿娩出时过度牵拉等，皆可引起臂丛神经的全部或部分损伤。

上臂丛神经损伤时，腋神经、肌皮神经、肩胛上下神经、肩胛背根神经发生麻痹，桡神经和正中神经部分麻痹。冈上肌、肩胛提肌、大小菱形肌、三角肌、肱二头肌、肱桡肌、桡侧腕屈肌、指伸肌及踇展肌等出现瘫痪或部分瘫痪。肩关节外展与外旋障碍，肘关节屈曲障碍，腕关节屈伸肌力弱，手指活动尚可，上肢伸侧感觉大部分缺失。下臂丛神经损伤时，尺神经及部分正中神经和桡神经麻痹，表现为手的功能障碍，即手指不能伸屈，而肩、肘、腕关节活动基本正常。全臂丛神经损伤时，则引起整个上肢弛缓性瘫痪及感觉障碍、腱反射消失、肌肉萎缩、自主神经功能障碍及 Horner 征，此型比较严重而少见。

（二）康复评定

1. 形态观察　肌肉有无肿胀或萎缩、肢体有无畸形等。

2. 运动功能评定　包括肌力评定、关节活动范围测定、患肢周径测量、反射检查等。

3. 感觉功能评定　包括浅感觉、深感觉、复合感觉。评定请参见英国医学研究会的分级评定表。

4. 手功能评定　包括抓、握、捏等。

5. 蒂内尔征检查。

6. 周围神经电生理学评定　电诊断、肌电图、神经传导速度等对判断周围神经损伤的范围、部位、性质与程度有重要价值。

7. 自主神经功能检查　常用发汗试验。

8. 日常生活活动能力评定。

（三）康复治疗

1. 损伤早期　去除病因，消除炎症、水肿，减轻对神经的损害，预防关节的挛缩畸形。

（1）运动疗法：损伤上肢受累关节进行无痛范围的被动活动，每天1~2次，以保持受累关节正常活动范围，防止肌肉萎缩和关节僵硬。当患肢出现主动运动时，应积极进行主动活动。神经吻合术后的患者，术后2~3周内避免进行牵拉神经的运动，必要时可采用夹板限制过度活动。

（2）关节保持功能位，预防关节挛缩变形：上臂丛神经损伤时，采用外展支架或腋下垫一棉纱卷支撑，手部用踇外展支具以预防肩关节内收、内旋及踇趾内收挛缩，三角巾悬吊患肢，肘关节屈曲90°；下臂丛神经损伤时，采用支具使腕关节保持在功能位，手呈半握拳状。

（3）物理因子疗法：根据具体情况可选择下列疗法进行治疗。包括：①超短波疗法，板状电极，损伤上肢，对置法，无热量，每次10~12分钟，每天1次，15~20次为一疗程。②直流电碘离子导入疗法，对置法或并置法，每次15~20分钟，每天1次，15~20次为一疗程。③紫外线疗法，I级红斑量，于损伤上肢隔1~2天照射一次，6~10次为一疗程。④氦-氖激光或半导体激光沿神经走行之表浅部位选穴位照射，每次3~5分钟，每天1次，5~10次为一疗程。⑤超声波疗法：声头置于损伤上肢或手术伤口周围，接触移动法，强度0.5~1.5W/cm，每次5~10分钟，每天1次，10~15次为一疗程。

（4）防止肢体肿胀：一般采用抬高患肢、弹力绷带包扎、被固定的肢体作肌肉等长性收缩运动、患肢作轻柔的向心性按摩、受累肢体的被动活动、冰敷等措施。

（5）药物疗法：肌内注射或静脉滴注神经生长因子（NCF）可促进神经再生；维生素B_2、复合辅酶、甲钴胺片等神经营养药物亦有促进神经再生的作用。

2. 恢复期　促进神经再生、保持肌肉质量、增强肌力和促进感觉功能恢复，防止肢体发生挛缩畸形，最大限度地恢复其功能。对于功能恢复不完全或不能恢复的功能，可使用矫形器代偿。

（1）运动疗法：①臂丛神经上部损伤时，进行肩关节和肩胛带肌肉的被动运动、主动助力运动和主动运动、渐进抗阻运动、短暂最大负荷训练、等长收缩训练等。②臂丛神经下部损伤时，进行踇趾、示指屈伸运动，踇趾与小指对掌运动，分指运动，肩胛带肌肉运动训练等。③全臂丛神经损伤时，进行患肢各关节的被动运动、主动助力运动、主动运动等。

（2）作业疗法：可编排一些有目的、有选择的活动，如木工、编织、泥塑、雕刻、缝纫、刺绣、拧螺丝等操作，增强患者的肌力、耐力和协调性。同时进行ADL训练，如练习洗脸、梳头、穿衣、伸手取物等动作。选择娱乐活动以改善心理状态。对感觉过敏患者可采用脱敏疗法，鼓励患者使用敏感区。在敏感区逐渐增加刺激，可选用不同质地、不同材料的物品如棉花、毛巾、毛刷、沙子等刺激敏感区，刺激量逐渐加大，使之产生适应性和耐受性，刺激程度由弱到强，刺激物由软到硬。对感觉丧失患者可采用感觉重建的方法，用不同的物体放在患者手中，不靠视力帮助而进行感觉训练。开始让患者识别不同形状、大小的木块，然后用不同质地、不同材料的物品进行识别和训练，最后用一些常用的家庭器皿训练。

（3）物理因子疗法：根据具体情况可选择下列疗法进行治疗。包括：①神经肌肉电刺激疗法，以能输出指数曲线波或三角波的低频脉冲电刺激疗法为首选。一般以阴极为刺激电极，将点状刺激电极置于患肌或患肌的运动点上，另一个较大的辅极置于肢体近端或躯干。电流的强度以能引起肌肉明显可见收缩而无疼痛为度，避免波及邻近肌肉或引起过强的收缩。肌肉收缩的次数以不引起过度疲劳为宜，每天 1 次。②超短波疗法，板状电极，损伤上肢，对置法，微热量，每次 10~15 分钟，每天 1 次，15~20 次为一疗程。③其他如音频电疗法、直流电碘离子导入疗法、调制中频电疗法、光疗法（激光、红外线等）、超声波药物透入疗法、磁疗法、石蜡疗法、水疗法等。

（4）心理疗法：周围神经损伤患者常常伴有急躁、焦虑、抑郁等情绪，让患者了解神经损伤的性质、程度和康复治疗方案，从而增强战胜疾病的信心，使其发挥主观能动性，积极地进行康复治疗。

（5）中医康复方法：中药依据中医理论进行辨证论治，以活血化瘀、益气补血为主。针灸采用局部取穴为主、远端为辅的原则，可选择肩髃、肩髎、臂需、曲池、手三里、外关、合谷、中渚等穴位。推拿手法应轻柔。

（四）健康教育

必须让患者认识到单靠医生和治疗师，不能使受伤的肢体完全恢复功能，患者应积极主动地参与治疗。周围神经损伤的恢复过程中有许多注意事项：如早期就应在病情允许下，在肢体受限范围内尽早活动，以预防水肿、挛缩等；对于有感觉缺失的患者必须教育其不要用无感觉的部位去接触危险的物体，如运转中的机器、搬运重物，对有感觉缺失的手、手指，应经常保持清洁、戴手套保护。

二、桡神经损伤

（一）概述

桡神经由 C_5~C_8 组成。桡神经来自臂丛后束，在腋动脉之后，于肩胛下肌、大圆肌表面斜向后下，绕经肱骨后方桡神经沟至臂外侧，沿肱三头肌外侧头下行。分深、浅两支。浅支与桡动脉伴行，在肱桡肌深面于桡骨茎突上 5cm 转向背侧，至手背桡侧及桡侧三个半手指皮肤；深支又称骨间背侧神经，在进入旋后肌之前发出分支至桡侧腕短伸肌，穿经旋后肌并于其下缘分成数支，支配旋后肌、尺侧腕伸肌、指总伸肌、示指和小指固有伸肌、踇长展肌和踇长、短伸肌。

桡神经损伤常见的原因为外伤、手术、骨折、酒醉睡眠或极度疲劳后不良的睡姿史等。

高位损伤：指在腋下桡神经发出肱三头肌分支以上部位受损，表现为上肢各伸肌完全瘫痪，肘关节不能伸直，垂腕，前臂伸直时不能旋后，指关节屈曲，踇趾不能外展；肘关节、上臂和前臂后面、手背桡侧部位感觉障碍；在肱骨中 1/3，即发出肱三头肌分支以下部位受损时，肱三头肌功能完好；前臂中1/3以下受损时，主要表现为伸指障碍而无垂腕。腱反射：桡骨膜反射、肱三头肌反射减弱或消失。

（二）康复评定

请参见“臂丛神经损伤”。

（三）康复治疗

1. 器具辅助 为保持关节功能位，预防关节挛缩变形，可使用伸腕关节固定夹板或动力型伸腕伸指夹板，维持腕关节呈背屈、掌指关节伸直、踇趾外展位。进行腕关节背伸，前臂伸直旋后和手指被动运动、主动助力运动和主动运动，重点训练伸腕、伸指功能。

2. 其他治疗 请参见“臂丛神经损伤”。

（四）健康教育

请参见“臂丛神经损伤”。

三、尺神经损伤

（一）概述

尺神经由 C_8~T_1 神经组成。尺神经来自臂丛内侧束，沿肱动脉内侧下行，于上臂中段逐渐转向背侧，经肱骨内上髁后方的尺神经沟，向下穿过尺侧腕屈肌并发出分支至尺侧腕屈肌，然后于尺侧腕屈肌与指深屈肌间进入前臂掌侧，发出分支至指深屈肌尺侧半，再与尺动脉伴行，于尺侧腕屈肌桡侧深面至腕部，于腕上约5cm发出手背支至手背尺侧皮肤。

尺神经损伤常见的原因为压迫、牵拉、手术、外伤等。

尺神经损伤表现为屈腕能力减弱，环指和小指远节指关节不能屈曲，小鱼际肌、骨间肌萎缩，手指分开、合拢受限，踇趾不能内收，小指、环指掌指关节过伸，呈“爪形手”畸形。感觉障碍主要位于手掌面的尺侧部，小指和环指尺侧半，以及手背部的小指、环指和中指的一半。

（二）康复评定

请参见“臂丛神经损伤”。

（三）康复治疗

1. 保持关节功能位，预防关节挛缩变形 可用掌指关节阻挡夹板，使掌指关节屈曲到半握拳状，以预防小指、环指掌指关节过伸畸形。进行手指的分合运动、伸直运动，第5指对掌被动运动和主动运动。

2. 手功能康复训练 尺神经损伤通常无须重建屈指功能，只有在尺神经和正中神经同时损伤时，才需要进行屈指功能重建。

3. 其他治疗 请参见“臂丛神经损伤”。

（四）健康教育

请参见“臂丛神经损伤”。

四、正中神经损伤

（一）概述

正中神经由 C_6~T_1 神经组成。正中神经有分别发自臂丛内、外侧束的内、外侧两根，两根夹持腋动脉向下，呈锐角汇合成正中神经干。在臂部，正中神经沿肱二头肌内侧下行，在肱动脉内侧与之伴行至肘窝。从肘窝向下穿旋前圆肌及指浅屈肌腱弓，于指浅屈肌与指深屈肌之间下行，发出分支支配旋前圆肌、指浅屈肌、桡侧腕屈肌、掌长肌。在旋前圆肌下缘发出骨间掌侧神经，沿骨间膜与骨间掌侧动脉同行于指深屈肌与拇长屈肌之间，至旋前方肌，发出分支支配上述三肌。其主干至前臂远端于桡侧腕屈肌腱与掌长肌腱之间，发出掌皮支，分布于掌心和鱼际部皮肤。然后经过腕管至手掌部发出分支，支配拇短展肌、拇短屈肌外侧头、拇趾对掌肌和第一、二蚓状肌、桡侧三个半手指掌面及远节指背的皮肤。

正中神经损伤常见的原因为骨折（肱骨髁上骨折）、肘关节脱位、刀枪伤、腕部切割伤等。

低位损伤（腕部）时，所支配的鱼际肌和蚓状肌麻痹及所支配的手部感觉障碍，临床主要表现是拇趾不能对掌、手的桡侧三个半指感觉障碍，特别是示、中指远节感觉消失；高位损伤（肘上）时，则所支配的前臂肌亦麻痹，除上述表现外，另有前臂不能旋前，屈肌群挛缩，屈腕力下降，拇趾、示指不能屈曲，不能做对指动作，不能捏物，大鱼际肌明显萎缩，手掌变平，拇趾紧靠示指，呈“猿手”畸形。正中神经富有交感神经纤维，患者常表现为烧灼性疼痛。腱反射：桡骨膜反射减弱或消失。

（二）康复评定

请参见“臂丛神经损伤”。

（三）康复治疗

1. 保持关节功能位，预防关节挛缩变形 可应用夹板固定掌指关节及指关节呈半屈状位置，应用拇外展夹板。进行屈腕运动、屈手指运动、拇趾对掌运动及整个手臂的被动运动和主动运动。

2. 其他治疗 请参见“臂丛神经损伤”。

（四）健康教育

请参见“臂丛神经损伤”。

五、腋神经损伤

（一）概述

腋神经由 C_5~C_6 前支组成。腋神经发自臂丛后束，与旋肱后血管伴行向后外，穿过腋窝后壁的四边孔，绕肱骨外科颈至三角肌深面，发出分支分布于三角肌、小圆肌，余部纤维，称为臂外侧上皮神经，自三角肌后缘穿出，分布在肩部、臂外侧区上部的皮肤。

腋神经损伤常见的原因为肱骨外科颈骨折、肩关节脱位或被腋杖压迫。

腋神经损伤时，三角肌瘫痪、挛缩，肩外展功能丧失，外旋无力，肩部、臂外上部感觉障碍，肩部失去圆隆的外形。腱反射：三角肌反射减弱或消失。

（二）康复评定

请参见“臂丛神经损伤”。

（三）康复治疗

1. 保持关节功能位，预防关节挛缩变形 可采用外展支架或腋下垫一棉纱卷支撑肩关节以预防内收、内旋挛缩。

2. 其他治疗 请参见“臂丛神经损伤”。

（四）健康教育

请参见“臂丛神经损伤”。

六、腓总神经损伤

（一）概述

腓总神经是坐骨神经在腘窝处的两个终末分支之一。腓总神经自腘窝近侧部由坐骨神经分出后，沿腘窝上外侧界的股二头肌内缘斜向外下，继而弯曲绕过腓骨颈向前，穿过腓骨长肌，分为腓浅、腓深神经。腓总神经分布范围包括小腿前、外侧肌群、足背肌和小腿外侧、足背、趾背的皮肤。腓总神经损伤在下肢神经损伤中最多见，常见的原因为膝关节外侧脱位、腓骨头骨折、小腿石膏或夹板固定太紧、手术时膝带捆绑过紧等。

腓总神经损伤时，导致小腿前外侧伸肌麻痹，出现足背屈、外翻功能障碍，呈内翻下垂畸形，晚期形成马蹄内翻足。小腿前外侧与足背皮肤感觉障碍。

（二）康复评定

1. 形态观察　肌肉有无肿胀或萎缩、肢体有无畸形等。

2. 运动功能评定　包括肌力评定、关节活动范围测定、患肢周径测量、反射检查等。

3. 感觉功能评定　包括浅感觉、深感觉、复合感觉。评定可参考英国医学研究会的分级评定表。

4. 蒂内尔征检查。

5. 周围神经电生理学评定　电诊断、肌电图、神经传导速度等对判断周围神经损伤的范围、部位、性质与程度有重要价值。

6. 自主神经功能检查　常用发汗试验。

7. 日常生活活动能力评定。

（三）康复治疗

1. 损伤早期　去除病因，消除炎症、水肿，减轻对神经的损害，预防关节挛缩畸形。

（1）运动疗法：受累下肢应在无痛范围内做各关节全范围、各轴向的被动运动，每天至少1~2次，以保持受累关节正常活动范围。若受损程度较轻、出现主动运动时，则进行主动运动，可刺激相应运动皮质及脊髓前角细胞，促进轴突再生。神经吻合术后的患者，术后2~3周内避免进行牵拉神经的运动。

（2）关节保持功能位，预防关节挛缩变形：对损伤所致运动障碍、肌肉瘫痪者，宜佩戴支具或穿矫形鞋，以防止膝、踝关节挛缩及足内、外翻畸形，维持踝足稳定等。进行跟腱牵伸，足背屈、跖屈被动运动、主动助力运动和主动运动，足趾伸展运动。进行足跟着地、足尖提起练习或足尖着地、足跟提起练习，并进行穿矫形鞋的步态训练。

（3）物理因子疗法：早期可应用超短波、微波、激光等疗法，通过扩张血管，改善神经及周围组织的血液循环和营养代谢，提高免疫细胞吞功能，这些既有利于消除炎症、促进水肿吸收，又有利于促进神经再生。

（4）防止肢体肿胀：一般采用抬高患肢，弹力绷带包扎，被固定的肢体作肌肉等长性收缩运动，患肢作轻柔的向心性按摩，受累肢体的被动活动，冰敷等措施。

（5）药物疗法：肌内注射或静脉滴注神经生长因子（NCF）可促进神经再生；维生素 B_2、复合辅酶、甲钴胺片等神经营养药物亦有促进神经再生的作用。

2. 恢复期　促进神经再生，保持肌肉质量，增强肌力和促进感觉功能恢复，防止肢体发生挛缩畸形，最大限度地恢复其功能。对于功能恢复不完全或不能恢复的功能，可使用矫形器代偿。

（1）运动疗法：由助力运动-主动运动-抗阻力运动循序渐进，动作应缓慢，范围应尽量大，运动疗法与温热疗法、水疗配合效果更佳。

（2）作业疗法：选择娱乐活动以改善心理状态。对感觉过敏患者可采用脱敏疗法，鼓励患者使用敏感区，在敏感区逐渐增加刺激。可选用不同质地、不同材料的物品如棉花、毛巾、毛刷、沙子等刺激敏感区，刺激量逐渐加大，使之产生适应性和耐受性，刺激程度由弱到强，刺激物由软到硬。对感觉丧失患者可采用感觉重建的方法。可行蹬自行车、缝纫机等练习。

（3）物理因子疗法：根据具体情况可选择下列疗法进行治疗。①神经肌肉电刺激疗法，以能输出指数曲线波或三角波的低频脉冲电刺激疗法为首选。一般以阴极为刺激电极，将点状刺激电极置于患肌或患肌的运动点上，另一个较大的辅极置于肢体近端或躯干。电流的强度以能引起肌肉明显可见收缩而无疼痛为度，避免波及邻近肌肉或引起过强的收缩。肌肉收缩的次数以不引起过度疲劳为宜，每天 1 次。②超短波疗法，板状电极，损伤下肢，对置法，微热量，每次 10~15 分钟，每天 1 次，15~20 次为一疗程。③其他如音频电疗法、直流电碘离子导入疗法、调制中频电疗法、光疗法（激光、红外线等）、超声波药物透入疗法、磁疗法、石蜡疗法、水疗法等。

（4）心理疗法：周围神经损伤患者常常伴有急躁、焦虑、抑郁等情绪，让患者了解神经损伤的性质、程度和康复治疗方案，从而增强战胜疾病的信心，使其发挥主观能动性，积极地进行康复治疗。

（5）中医康复方法：中药依据中医理论进行辨证论治，以活血化瘀、益气补血为主。针灸采用局部取穴为主、远端为辅的原则，可选择足三里、阴陵泉、丰隆、悬钟、解溪、公孙、隐白等穴位。推拿以受损局部治疗为主，手法宜轻柔。

（四）健康教育

必须让患者认识到单靠医生和治疗师，不能使受伤的肢体完全恢复功能，患者应积极主动地参与治疗。同时周围神经损伤的恢复过程中有许多注意事项：如早期就应在病情允许下，在肢体受限范围内尽早活动，以预防水肿、挛缩等；对于有感觉缺失的患者必须教育其不要用无感觉的部位去接触危险的物体，下肢注意保暖及注意烫伤、防止跌倒等。

七、坐骨神经损伤

（一）概述

坐骨神经是全身最粗大、最长的神经，坐骨神经穿梨状肌下孔至臀大肌深面，在坐骨结节与大转子之间下行至股后区，在股二头肌与半膜肌之间走行，沿途分支支配股后部的股二头肌、半腱肌和半膜肌，一般在腘窝上方分为胫神经和腓总神经两大终支。

坐骨神经损伤常见原因为臀部或股部外伤、股骨干骨折、髋关节骨折或脱位、臀部肌内注射不当等，可为完全性或部分性损伤。

坐骨神经高位损伤时，引起股后部肌肉及小腿和足部所有肌肉全部瘫痪，膝关节屈曲障碍，踝关节与足趾运动完全丧失，跟腱挛缩，出现足下垂。由于股四头肌正常，膝关节呈伸直状态，行走时呈跨越步态。小腿后外侧及足部麻木、感觉丧失、皮肤干燥；股后中、下部损伤时，则膝关节屈曲功能正常。腱反射：踝反射减弱或消失。

（二）康复评定

请参见“腓总神经损伤”。

（三）康复治疗

请参见“腓总神经损伤”。

（四）健康教育

请参见“腓总神经损伤”。

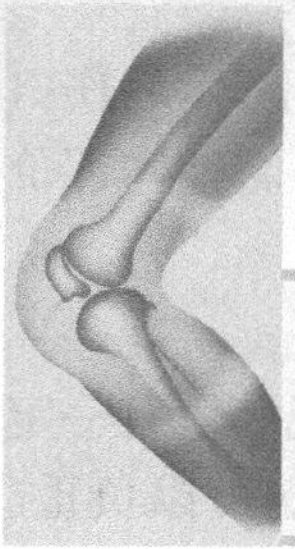

第九章

截肢后的康复

随着自然灾害、交通事故及周围血管疾病患病率等因素的增加,截肢人数不断上升。截肢不但给患者带来巨大的身心伤害,也严重影响了其工作、生活、学习,给家庭和社会带来沉重的负担。因此,让截肢患者及时安装理想假肢,积极地康复治疗,使受损的功能得以最大限度恢复和重建,对提高截肢患者的生活质量具有重要的现实意义。创伤、肿瘤、周围血管疾病和感染是截肢的主要原因。

一、概述

截肢(amputation)是指肢体全部或部分切除,其中经关节的截肢称为关节离断。目的是将没有生机或没有生理功能、因局部疾病严重威胁生命的肢体截除,以挽救患者生命。

截肢后康复是指以假肢装备和使用为中心,重建丧失肢体的功能,减轻截肢对患者身心造成的不良影响,重建具有生理功能的残肢,使患者早日重返社会。截肢主要表现为肢体缺失,会带来一系列功能障碍,如运动功能障碍、感觉功能障碍、心理障碍、参与障碍以及疼痛等。患者会产生严重的心理障碍,表现为极度痛苦、自卑、抑郁、焦虑等,常常阻碍截肢后康复的进程。截肢后常见并发症有幻肢痛、残端肿胀、感染、瘢痕、残肢关节挛缩畸形等。

二、康复评定

(一)中医辨证

截肢患者的中医辨证多为本虚标实,要从辨本虚及标实的类型着手。

1. 辨本虚类型 辨证宜首分虚实。病证日久,耗伤气血,损及脏腑,肝肾不足,一般为虚证;病程缠绵,日久不愈,常表现为虚实夹杂之证。就正虚而言,主要为气阴两虚,日久累及脾肾,以致脾肾阳虚,阳气不能温煦推动血液运行,脾虚而气血生化无源而致血虚血瘀,筋脉失养。

2. 辨标实类型 该病临床常见证有气滞血瘀型、风寒湿型、湿热型。就标实而言,血瘀、痰湿、蕴久化热,或正气亏虚,外毒内侵,外邪与内邪相和,毒气深沉而致筋损肉腐;本虚标实日久而正衰邪愈深,肾亏而精气虚衰,无以充骨髓,故骨质破坏而邪留其内,足渐萎废;在本病发展到终末期,无论何种证型的患者都有趋向于一个证型的情况,即向湿毒瘀阻、脾肾阳虚的方向发展。

（二）全身状况的评定

此评定主要评价患者的年龄、性别、截肢原因、截肢日期、截肢部位、截肢水平、术后伤口处理、患者心理素质、患者精神状态、家庭情况、经济情况、是否患有其他疾病等。整体评价患者是否具备安装假肢及使用假肢的能力。

（三）残肢的评定

残肢状况对假肢的安装和假肢佩戴后的代偿功能有着直接的影响。理想残肢应有一定的长度，无畸形，呈圆柱状外形，关节活动、肌力、软组织条件良好，无疼痛，残端可以负重。残肢的评定主要内容如下。

1. 残肢外形 不良外形直接影响假肢接受腔的佩戴，残肢形状以圆柱形为佳，而不是传统的圆锥形。

2. 关节活动度 关节活动度受限直接影响假肢的代偿功能，甚至不能安装和佩戴假肢。

3. 残肢畸形 残端畸形直接影响假肢的穿戴，如膝上截肢伴有髋关节的屈曲外展畸形。

4. 皮肤情况 皮肤条件的好与坏，如瘢痕、溃疡、窦道等直接影响假肢的佩戴。

5. 残肢长度 残肢长度影响假肢种类及残肢对假肢的控制能力，如假肢的悬吊能力、稳定性、步态和代偿功能等。理想的膝下截肢的长度为15cm左右，膝上截肢的长度为25cm左右。

6. 肌力 肌力的大小直接影响假肢佩戴和功能发挥。上肢残存肌肉的多少及其产生的肌电信号，是判断能否佩戴肌电假手的重要依据。若下肢肌力不良，佩戴假肢后会出现异常步态。

7. 残肢痛 明确疼痛程度、疼痛发生的时间及引起残肢痛的原因。

8. 幻肢痛 一部分患者截肢后有残端钳夹样、烧灼样或刺割样疼痛感觉，其原因尚不清楚，多在数周内自行消退。

（四）假肢的评定

假肢是用于替代整体或部分缺失或缺陷的肢体的体外使用装置，用于弥补截肢者缺失的肢体，代偿其失去的肢体功能的辅助工具。一般假肢分为临时假肢与正式假肢。临时假肢是在截肢后，残肢尚未定型良好，为穿着训练制作的接受腔。为这种训练临时接受腔上安装骨骼式支撑部件等以用于训练的假体，称为临时假体。正式假肢是残肢状态稳定后，使用耐久性强的材料制作接受腔，并且支持部和外装饰用材料也是可长期使用的材料，由这些部件制作成的假肢，称为正式假体。

1. 穿戴临时假肢的评定

（1）临时假肢接受腔的适合情况：临时假肢接受腔应该与残肢完全适合良好，残肢表面整体与接受腔内壁也要紧密接触相适配，不产生局部压迫和疼痛，残肢末端与接受腔底部同样要紧密接触。

（2）假肢悬吊能力：这主要取决于残肢长度及接受腔的适应程度，如果悬吊能力差，行走时假肢上下窜动，会影响其代偿功能。具体评定时可以通过站立位残存负重与不负重时拍摄残肢的X线片，测量残端皮肤或骨端与接受腔底部的距离变化来判断。一般负重与不负重位的距离变化不应超过2cm，超过2cm时悬吊能力不良。如果悬吊能力不良，就要对假肢进行处理。

（3）假肢对线：对线是指为使假肢发挥出所期望的功能，确定关节、支撑部件及其他部件相对于接受腔所构成的位置和角度关系。对线主要起运动身体作用，根据人体解剖学的构造和各部分的配合关系，通过对线来调整和确定假肢、关节和接受腔之间的位置和角度关系，使之既符合人体的自然体位，又便于假肢在日常生活和工作中发挥代偿作用。

（4）上肢假肢背带与控制索系统：对背带与控制索系统的安装是否符合要求，开闭假手时所需要的拉力是否合适，假手捏和握的力量是否满意及控制索的性能、质量均要进行认真的评估。

（5）假手功能：要评估假手的开闭功能（分别在口的附近和会阴附近水平处检查假手的开闭功能）、灵活性、协调性，尤其是日常生活活动能力的评估。

（6）穿戴下肢假肢后残肢情况：了解穿戴假肢后残肢情况可以进一步判断假肢接受腔的适合程度，残肢有无局部受压，皮肤有无红肿、硬结、破溃、皮炎及疼痛，残肢末端有无因与接受腔接触不良、腔内负压造成局部肿胀等。

（7）步态：注意穿戴后行走时的各种异常步态，综合分析产生的原因，步态与截肢水平、残肢状况、其他肢体情况等有直接关系。

2. 穿戴正式假肢后的评定

（1）上肢假肢的评估：主要包括假肢长度；接受腔适配情况；肘关节屈伸活动范围；前臂旋转活动范围；肘关节完全屈曲所需要的肩关节屈曲角度；肘关节屈曲所需要的动力；控制系统的效率要在 50% 以上；肘关节屈曲 90° 假手动作；假手在身体各部位的动作；肘关节组件的不随意动作，即步行及外展 60° 位时，肘关节不得锁住；对旋转力和拉伸力的稳定性。

（2）下肢假肢的评定

1）假肢本身的评定：下肢假肢是否严格按照假肢处方制作、接受腔上缘及接受腔内壁加工的情况是否良好，重量是否控制在最小限度，与健肢侧比较，膝关节及踝关节的动作，关节活动时有无异常声音。

2）站立位的评定：检查残肢是否完全纳入接受腔内，即坐骨结节是否在规定的位置上，从阀门口挤出的软组织情况是否适当。然后使双足跟部间隔 5~10cm，在双腿平均承重状态下，进行下列检查。残肢长度（小腿假肢，双侧下肢应等长；大腿假肢，假肢侧一般较健侧短 1~2cm）、坐骨承载面、膝关节轴、假脚底部是否呈水平（也就是足底的内外侧是否完全与地面接触），膝关节前后方向及内外侧方向的稳定性检查。

3）坐位的评定：截肢者呈坐位时，接受腔是否有脱出现象；膝关节 90° 屈曲时，假肢侧膝部比健侧高出的最小量；接受腔前上缘有无压迫，接受腔坐骨承载部位对大腿后肌群的压迫，或者坐在椅子上时，小腿部分是否垂直。

4）步态：分析下肢假肢步行时，是从截肢者前后和左右来观察，一般的方法是寻找步行过程中出现的异常步态。大腿假肢的步态分析比小腿假肢的步态分析要困难得多。首先存在截肢者方面的问题，大腿截肢与小腿截肢相比下肢功能缺损大，再加上假肢方面的因素，所以步态问题就复杂多了。对异常步态首先要客观正确地判断，并分析产生异常步态的原因。如对大腿假肢就要考虑两个方面的问题。其一是截肢者方面的问题，心理影响如怕跌倒、对假肢功能有疑问、依赖心理等；全身状态如视觉、听觉功能降低、平衡感差等；髋关节与残肢异常如髋关节屈曲或外展挛缩，外展肌力不足，残肢痛等。其二是假肢方面的问题，如接受腔适配不良、对线不良、假肢重量及重心位置不合适、关节和假脚结构及功能不合适。

5）行走能力：一般以行走的距离、上下阶梯、过障碍物等指标对行走能力进行评估。截肢部位不同，水平不同，行走能力各异，除去其他因素外，一般截肢水平越高行走能力也越差，一侧小腿、另一侧大腿截肢者行走能力更差，以双侧大腿截肢的行走能力最差。

3. 假肢装配后的整体功能评定

假肢装配后的整体功能分为：Ⅰ级为完全康复，仅略有不适感，能完全自理生活，恢复原工作，照常参加社会活动；Ⅱ级为部分康复，仅有轻微功能障碍，生活能自理，但不能恢复原工作，需改换工作；Ⅲ级为完全自理，生活完全自理，但不能参加正常工作；Ⅳ级为部分自理：生活仅能部分自理，相当部分需要依赖他人；Ⅴ级为仅外观、美容改善，功能无好转。

（五）日常生活能力（ADL）评定

由于患者已经截肢，对日常生活能力影响较大，故ADL评分有重要意义，如Barthel指数评定法等。

三、康复治疗

1. 针灸推拿 针灸对于截肢的康复治疗原则是：行气活血、舒筋通络、消肿止痛，取穴以局部取穴为主，手法以平补平泻为主。近年来开展针灸推拿治疗截肢术后不适的临床及实验研究，进展显著。主要立足于辨证论治，调和脏腑、疏通经络。针刺疗法对截肢改善疼痛、麻木症状效果显著，可提高神经传导速度。

推拿则以舒经通络为原则，以残肢为主要施术部位，手法施以按法、揉法、擦法等。伴有局部疼痛患者在疼痛部位腧穴或阿是穴，施以点按或一指禅推法，每穴位3~5次。临床多是在内服治疗的基础上配合使用，常用的手段有针刺、电针、耳针、梅花针、穴位注射、穴位贴敷、推拿以及综合治疗。

2. 外治法 截肢多出现肢体凉、麻、痛等，病位在四肢，除了中药内服，中药泡洗等外治法可以直接作用于病位，药物浓度高，药力专注，是临床有效方法之一，受到了广大医家的关注。临床多在内服治疗的基础上配合使用，常用的中药有鸡血藤、生艾叶、忍冬藤、五加皮、透骨草、丹参、赤芍、伸筋草、桂枝、桑枝、生川乌、生草乌、全当归、花椒、白芥子等。

常用的熏洗泡足方：通络活血化瘀方（桂枝、桑枝、鸡血藤、伸筋草各20g，麻黄、细辛各10g，红花、姜黄、赤芍、延胡索各15g；气虚肢麻加黄芪30g；肢冷刺痛加附子15g；灼热胀痛加忍冬藤20g、威灵仙10g；肢体肿胀、按之凹陷加苍术、木瓜各15g）；糖尿病痛外洗方（生川乌、生草乌各10g，当归、赤芍各15g，川芎12g、花椒10g、白芥子6g、土元、鸡血藤、透骨草各30g等）；温经通络方（艾叶、桂枝、苏叶、白芷、独活、五加皮、海风藤、伸筋草、枳壳、花椒）。

3. 中药内服康复治疗 一般将截肢患者状态分为早、中、晚三期：气阴两伤，脉络瘀阻→阴损及阳，痰瘀互阻→气血逆乱，气血阴阳俱伤，痰湿瘀郁互结。本病病位在肝、脾、肾，以肾为主。病机以气阴亏虚、阴阳失调、瘀血阻络为主，故治疗原则以调和阴阳，益气养阴，健脾补肝益肾，兼以活血化瘀通络为法。若临床兼见痰浊、寒湿、湿热则佐以化痰、祛湿、清热等法。一般根据常见的7种类型分型论治。

（1）肺脾气阴两虚

症见：面色㿠白，头晕目眩，神疲倦怠，口干咽燥，气短自汗，肢体麻木、肢凉刺痛或隐隐作痛，痛势缓而喜按，或如触电感、蚁行感，活动后疼痛稍缓解，感觉过敏，疼痛夜间加重，剧烈拒按，得温痛减，遇寒加重。伴见肌肤甲错，痛有定处。麻木为早期常见症状，其次为刺痛，随病情进展而痛势加重。舌淡苔白，脉虚细无力。

治则：益气养阴，温经通络为法。

方药：参芪地黄汤合黄芪桂枝五物汤加减。药用：太子参、生黄芪、生地黄、山药、山茱萸、茯苓、牡丹皮、当归、赤芍、白芍、桂枝、生姜、大枣等。气虚明显，以五子衍宗丸加参芪，阴虚肾者用大补元煎加减。

（2）脾肾气阴两虚

症见：神疲乏力，四肢酸软，头晕目眩，胸闷纳呆，腰膝酸软，遗精滑泄，肢体麻木重着，隐痛刺痛，或有蚁行感，常有手套、袜套感觉。舌淡苔白腻，脉沉细。

治则：益气养阴，健脾益肾为法。

方药：参芪地黄汤合补中益气丸加减。

药用：太子参、生黄芪、生地黄、山药、山茱萸、茯苓、牡丹皮、白术、防风、丹参、当归、升麻、柴胡、陈皮、甘草等。

（3）肝肾阴虚

症见：头晕头痛，急躁易怒，四肢乏力，筋骨痿软，麻木疼痛，肌肤犹如触电及蚁行感，甚至抽搐挛急，腰膝酸软，五心烦热，四肢如有手套、袜套感觉，腰臀疼痛引及髋膝，逐步肌肉萎缩，步履艰难，舌红少苔，脉弦细数。

治则：滋补肝肾，强壮筋骨。

方药：虎潜丸合芍药甘草汤加减。药用：熟地黄、龟板、牛膝、当归、白芍、牡丹皮、枸杞子、黄柏、知母、甘草等。

（4）脾虚痰阻

症见：乏力倦怠，头晕目眩，头重如裹，胸闷纳呆，腹胀便，肢体重着，麻木不仁，或如蚁行感，肩脚、腰骼及大腿内侧对称性无力萎软，重者疼痛，步履艰难，舌淡体胖苔白腻，脉濡滑为主者。

治则：温阳健脾，化痰通痹。

方药：指迷茯苓丸合补中益气丸加减。药用：茯苓、半夏、枳实、陈皮、党参、苍术、白术、砂仁、大腹皮、当归、独活等。

（5）肾虚血瘀

症见：神疲乏力，面色晦暗，腰膝酸软，遗精滑泄，形寒肢冷，四末不温，周身浮肿，下肢为甚，肢体麻木、腰臀冷痛引及髋膝，痛彻骨髓，步履艰难，舌淡黯苔白腻，脉沉迟无力。

治则：温补肾阳，化瘀通络。

方药：右归饮合复元活血汤加减。药用：黄芪、淫羊藿、金樱子、制附片、山药、枸杞子、熟地黄、桂枝、当归、细辛、延胡索、苏木、乳香、没药、红花、三七等。

（6）寒凝血瘀

症见：四肢发凉，肤温减低，皮肤苍白，肢体肿胀疼痛，常有沉重感，呈袜套样分布，痛有定处，痛势较剧，刺痛不已，以冷痛为特点，遇冷痛剧，得温痛减，可有间歇性跛行，舌淡暗苔白，脉沉迟细。

治则：温经散寒，活血止痛。

方药：独活寄生汤合六味地黄丸加减。药用：川乌、桂枝、独活、桑寄生、当归、赤芍、桃仁、红花、牛膝、续断、生地黄、熟地黄、山药、山茱萸、山药、茯苓、泽泻等。

（7）脉络瘀阻

症见：面色黧暗，口唇紫暗，肌肤干燥，渴不欲饮，周身关节疼痛剧烈，痛如针刺感，痛有定处，肌肤甲错，舌暗有瘀斑，脉涩。

治则：活血化瘀，通络止痛。

方药：桃红四物汤加减。药用：当归、赤芍、白芍、川芎、桃仁、红花、牛膝、生地黄、乳香、没药、地龙等。

本病以本虚为主，但是常合并兼夹证，以瘀血、水湿、痰浊为多见。临证时重视治标祛邪能够提高疗效。如：①瘀血兼证，常表现为肢体瘀痛（参见前述脉络瘀阻证型），可酌加炮山甲、地龙、僵蚕等。②水湿兼证，常表现为肢体肿胀，宜酌加牛膝、车前子、防己、赤小豆、木香、槟榔等。③痰浊兼证，常表现为肢体重着不仁，宜酌加半夏、茯苓、竹茹、胆南星、白芥子、石菖蒲等。

除辨证论治外，根据周围神经病变病机以气阴亏虚、阴阳失调、瘀血阻络为主，根据病机特点，以一方一法为基础，辅以随证加减，应用于临床，收到了较好的疗效。

除了随证加减，还可循经选药。足厥阴肝经：柴胡、赤白芍、木瓜、山茱萸、丹参、鸡血藤、川芎、桑枝、当归。足厥阴脾经及足阳明胃经：党参、黄芪、苍白二术、山药、天花粉、麦冬、甘草。足少阴肾经及足太阳膀胱经：生熟地黄、五味子、玄参、肉苁蓉、淫羊藿、制附片、桂枝、茯苓、泽泻。督脉用药：金毛狗脊、鹿角胶。另外，据“初病在经，久病入络”“邪留经络，须以搜剔动药”“若非迅疾飞走，不能效”等理论，还可加用搜剔走络的虫类药：如水蛭、乌梢蛇、九香虫、僵蚕、地龙、全蝎、蜈蚣、蕲蛇等。

4. 运动训练 运动治疗主要包括改善关节活动度、增强肌力、预防肌肉萎缩、改善有氧运动能力及缓解疼痛等，一般术后第二天可给予运动训练，主要包括关节活动度训练、肌力训练、增强残肢皮肤强度的训练等。

（1）关节活动度训练：上肢截肢早期训练肩关节活动可以防止肩关节挛缩。前臂截肢后加强肩、肘关节活动，以防止肘关节僵直。大腿截肢后早期一定要强调髋关节的内收和后伸运动训练，防止髋关节屈曲外展畸形的发生。小腿截肢时膝关节的屈曲运动训练是很重要的，尤其是伸直的运动训练更重要，一旦发生膝关节屈曲畸形，将严重影响假肢的穿戴。关节活动度训练时要以主动功能训练为主，兼顾被动关节活动度训练。当患者残端主动关节活动受限或发生关节挛缩时，重点进行被动关节活动度训练。

（2）肌力训练：前臂截肢者应做抗阻力肘关节屈伸活动，来增强肘关节屈伸肌力，并要训练前臂截肢后前臂残留的肌肉，其方法是进行幻手的用力握拳和伸直手指的活动。大腿截肢者主要训练髋关节的屈、伸、外展和内收肌肉，可以做抗阻力的外展、前屈、后伸活动。小腿截肢者主要训练股四头肌，可以做抗阻力的伸膝和屈膝活动，并要训练小腿残留的肌肉，避免残肢肌肉萎缩。残肢肌力良好才能更好带动和控制假肢。

（3）增强残肢皮肤强度的训练：采用按摩的方法，对下肢截肢残肢端皮肤进行承重能力的训练;在安装假肢之前在垫子上进行站立负重训练,以强化残端皮肤功能。

5. 物理因子康复疗法 针对患者的残肢采用声、光、电、热、磁等人工或自然物理因子治疗,例如超声波、音频治疗、红外线疗法等,主要作用包括消炎、镇痛、松解粘连、软化瘢痕、改善残端血液循环。

6. 心理康复疗法 截肢后患者的心理变化主要会经历抑郁或焦虑阶段、对抗的独立阶段和适应阶段。

截肢后康复初期截肢者精神上所受的打击胜过身体所受的打击,患者会有自杀的想法或者自杀的行为。针对患者对生活缺乏自信心产生的依赖性心理反应,应鼓励患者树立生活的信心,可通过展示过去成功康复的患者的例子,助其重新认识自我的价值,帮助患者尽快在日常生活和训练中建立新的应对行为模式。截肢后康复后期,由于生活方式的变化和由此产生的社会角色的转变,患者面对新生活、工作感到选择性困难,此时,要帮助患者进行求职咨询、职前培训等,帮助其看到自己的潜能,努力适应新环境,早日回到生活中并重返社会。

7. 作业康复疗法 此疗法主要是进行术后的日常生活活动能力指导。患者术后第一天即可在床头进行辅助移动训练,如翻身、坐起、进出轮椅、轮椅操作、如厕、洗漱等日常生活动作,应根据截肢的部位和患者的病情给予指导。

8. 假肢训练技术

(1)临时假肢的训练

1)穿戴临时假肢的方法:穿戴大腿临时假肢时,患者坐位,在残端包裹绸布,将残肢插入接受腔内,再从阀门口处将绸布拉出,关闭阀门。小腿临时假肢的穿戴方法是患者坐位,断端穿上袜套,将屈曲膝关节穿上内衬套,然后将残肢插入接受腔,系好固定带。将残肢先穿戴柔软的袜套,然后再套上软衬套,最后残肢插入接受腔内,残肢末端与接受腔底部是不能留有空隙的,如有空隙则造成残肢末端局部负荷压力,使残肢端红肿、疼痛、破溃及角化。

2)站立位平衡训练:①患者站立于平行杠内,手扶双杠反复训练重心转移,体会假肢的负重感和控制假肢支撑体重的方法。②训练双手脱离平行杠的患肢负重,单腿平衡等。③传接篮球训练,将篮球抛向上下左右各个方向,使患者在改变体位时掌握身体的平衡。

3)迈步训练:开始在平行杠内进行,双足间隔保持 10cm 左右。①假肢的迈步训练:将假肢退后半步,使假肢承重;在假肢脚尖接触地面的状态下,将体重移向健肢侧;迈出下肢假肢,使其跟部落在健肢脚尖前面;为使膝关节保持伸展位,臀大肌应用力收缩,防止膝打软腿。对此项训练,既要体会用力屈曲残肢使小腿摆出,又要有伸展膝关节的感觉。②健肢的迈步训练:此项训练要比假肢的迈步训练困难,首先是将健肢后退半步,使健肢完全承重;将体重移向假肢侧,腰部挺直迈出健肢,尽量使迈步距离大些;提起假肢跟部,使脚尖部位承重,弯曲假肢膝关节。此项训练是通过大幅度迈出健肢来伸展假肢侧的髋关节,掌握假肢后蹬时的感觉。

4)步行训练:在完成迈步训练以后,在平行杠内进行交替迈步训练,即步行训练。由平衡杆内到平衡杆外,从单手扶杠到完全单独步行训练,也可以借助手杖进行步行训练。注意健肢步幅不要过短,腰部要挺直,残肢要向正前方摆出。应该强调的是,一旦穿用临时假肢就不要再乘坐轮椅,更不是仅进行每天 1 小时的运动训练,而应该坚持每天 5~6 小时的各种训练。

（2）正式假肢的训练

1）穿戴正式假肢的条件：残肢成熟定型是基本条件，即经过临时假肢的应用、残肢弹力绷带的缠绕，残肢已无肿胀，皮下脂肪减少，残肢肌肉不再萎缩，连续两周以上残肢无变化，接受腔良好。

2）上肢假肢的训练：上肢假肢使用训练远比下肢训练复杂和困难，基本操作从训练截肢者熟悉假肢和假肢控制系统开始，然后训练手部开闭动作和抓握不同形状和大小的物体。单侧上肢截肢的患者首先要进行利手交换的训练，使原来不是利手的健肢变成功能性更强的手，而假手主要是起辅助手的作用。对双侧上肢截肢、安装假肢的患者来说，假肢的功能训练就要更加困难和复杂，训练要求所达到的标准也相对高得多。通常要为截肢者选用各种工具性手部装置，进行实际操作训练。

3）下肢假肢训练：在训练初期，不能让截肢者过于着急，在平衡问题上，冠状面与矢状面相比，冠状面的平衡较难掌握。在指导截肢者使用臀中肌的方法时，让截肢者掌握只用假脚外侧站立的方法会收到较好的效果。让截肢者面对镜子观看自己用假肢行走的步态，对各种异常步态予以纠正。还要能在沙土地、石子路等不平整的路面上行走，要进行上下阶梯、迈步、跨过窄沟及障碍物的训练，灵活性训练，以及倒地后站立、搬运物体、对突然意外做出快速反应的训练等。

9. 残肢并发症的康复治疗

（1）残肢皮肤破溃、窦道、瘢痕、角化：常见的原因有假肢接受腔的压迫、摩擦，尤其是残端的皮肤瘢痕更容易破溃。治疗方法：①修整接受腔。②换药。③对经久不愈的窦道需进行手术扩创。④紫外线、超短波等配合抗生素药物治疗。⑤可使用硅橡胶制成的软袜套，套在残肢上，减少和避免皮肤瘢痕受压或摩擦。

（2）残肢关节挛缩：常见原因有术后关节长期处于不合理的位置，如长时间残肢后侧垫枕；截肢术后残肢关节没有合理固定，如小腿截肢后膝关节未固定在伸直位；瘢痕挛缩。术后尽早进行功能锻炼是预防挛缩的最有效方法。一旦发生挛缩，其纠正方法为：①加强主动和被动关节活动。②更换体位，用沙袋加压关节。③严重者需手术治疗。

（3）残肢痛：原因主要有神经断端部刺激、断端循环障碍、断端肌肉异常紧张、中枢神经因素等。应根据致痛原因进行治疗，如果是残端骨刺，可将骨刺切除，修正残端；如果是神经瘤造成，则切除神经瘤。

（4）幻肢痛：幻肢是主观感觉已切除的肢体仍然存在，以远端肢体部分更为清晰，有些患者甚至觉得自己可随意运动幻肢，并能感受到外界对幻肢的刺激，这种现象称为幻肢觉。处理方法有：①心理疗法，利用催眠、松弛、合理情绪等疗法等。②物理因子治疗，超声治疗、低中频脉冲电疗等。③中枢性镇静剂，一般疼痛可用阿米替林、丙米嗪等。④针灸疗法。⑤其他方法，如尽早穿假肢、运动疗法等。

截肢的发生与发展与社会、心理、饮食、运动、遗传等因素有关，单靠药物治疗难以取得满意的疗效，常需配合多种疗法，外治法也是最常用的方法之一。常用的外治法有：中药泡洗疗法、针灸疗法、推拿疗法、敷贴疗法、温熨疗法、磁疗、沙疗、沐浴疗法等。各种疗法用法、机理虽不同，特点亦各有千秋，但是不外乎通过作用于肌表、经络、患病部位、皮肤黏膜等，达到改善微循环，增强血液循环，促进新陈代谢，消炎消肿，镇静止痛，行气活血，通经活络，调和营卫，恢复功能等功效，从而使气血运行，腠理疏通，经络通畅，阴阳调和。

四、幻肢痛的中医康复

传统医学并未明确提出“幻肢痛”的概念，中医经典疼痛大量的治疗经验和深入的认识：《素问·阴阳应象大论》云：“寒伤形，热伤气。气伤痛，形伤肿。故先痛而后肿者，气伤形也；先肿而后痛者，形伤气也。”说明了寒、热邪气伤人形体及一身之气导致疼痛。《素问·五脏生成》云：“多食甘，则骨痛而发落”“卧出而风吹之，血凝于肤者为痹，凝于脉者为泣，凝于足者为厥。此三者，血行而不得反其空，故为痹厥也。”说明风邪可致气血凝滞不畅，产生痹痛和厥冷。《素问·举痛论》指出：“经脉流行不止，环周不休，寒气入经而稽迟，泣而不行，客于脉外则血少，客于脉中则气不通，故卒然而痛。”《内经》对疼痛症状的认识可以概括为“通则不痛，痛则不通”。

后世医家对疼痛的认识秉承《内经》精神，将疼痛病因分为内因、外因及不内外因等三类范畴。如《张氏医通·诸痛门》曰：然痛证亦有虚实，治法亦有补泻，辨之不可不详。须知痛而胀闭者，多实。不胀不闭者，多虚。拒按者，为实。可按者，为虚。喜寒者，多实。爱热者，多虚。饱则甚者，多实。饥则甚者，多虚。脉实气粗者，多实。脉虚气少者，多虚。新病年壮者，多实。久病年衰者，多虚。补而不效者，多实。攻而愈剧者，多虚。痛在经者，脉多弦大。痛在脏者，脉多沉微。故表虚而痛者，阳不足也，非温经不可，里虚而痛者，阴不足也，非养营不可。上虚而痛者，心脾伤也，非补中不可。下虚而痛者，肝肾败也。指出了痛证虚实鉴别与治则。

现代学者经过一系列的研究对幻肢痛中医传统的病因病机也有自己的见解，如名医张世来认为：①气血瘀阻不畅，血瘀而痛。患者截肢手术以后，破坏了人体的经络。气血不能正常运行，气血运行不畅，气血失调使经气紊乱、人体机能得不到濡养，血脉无濡养则气血亏虚，脉内瘀阻不通就发生疼痛。并且还认为幻肢痛患者一般都属于手术后自身正气不足，脉络疲乏，大脑气血亏虚而引起幻觉从而疼痛。截肢的位置经脉受损导致气血淤阻而导致残端疼痛。②情志所伤，气滞而痛。患者受伤后不能接受事实七情内伤，忧伤肝，气滞血瘀而疼痛。胡乃武经过对系一列的幻肢痛的患者进行研究发现幻肢痛多属于“不通则痛”，在对幻肢痛的症状进行临床分析以后发现患者截肢后其身体完整的经脉循行被破坏。截肢部位周围的脉络瘀滞，经气紊乱。久而久之导致局部经气“不通”。临床报道部分医者还认为由于幻肢痛患者受伤后多忧郁压抑，思想上多哀愁，导致气机逆乱，上扰大脑导致神失所养、髓海失养，久而久之则瘀血内生，阻滞神经脉络，导致经络传导输送功能失调，故产生幻肢痛。

总结上述，幻肢痛可以归纳为两种，一是不通则痛，二是不荣则痛。目前多认为是外部损伤或者切割肢体，痰浊瘀血阻滞经络，久而久之心肝血虚，脑失荣养，神魂失调，从而引起幻肢痛。脉络循行经脉之间，彼此衔接构成一个整体，周而复始。经气随脉络在体内运行，血为气之母，气为血之帅。气行则血脉充盈。当人体的肢体通过手术被截肢后，其整个脉络的循环系统被破坏，经气在脉络中受阻，无法正常运行。截肢后残肢的肌肉得不到血液的濡养，残肢局部的瘀阻情况更加明显，经脉不通，气机受阻，进而发生幻肢痛。

目前治疗幻肢痛有体针治疗、手法治疗、中药治疗等。包括中医推拿、中药熏洗、针灸等。其中针灸疗法对幻肢痛有一定的疗效，得到国内外许多专家的认可。幻肢痛病程一般较长，选择中医中药治疗能减轻患者痛苦，和西药、手术相比副作用更小、操作简便、疗效明显。目前幻肢痛患者更多尝试中医疗法如针灸、耳针疗法来治疗疼痛：耳针治疗通过经络原理调理阴阳、扶正祛邪，特别对镇痛有着积极重要的作用；针灸治疗，研究证明其可通过疏通经络，特别是心经、督脉、肝经和脾经，调理经气，养气血安神智；推拿按摩也是重要的康复治疗，通过手法按法、摩法、二指禅推等改善患者经脉，能取得理想的效果，并且按摩对舒缓患者精神，使患者充分放松，对后期治疗也有帮助。

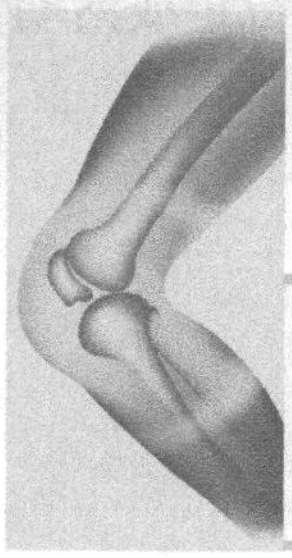

第十章

人工关节置换术后的康复

随着人口老龄化加剧，关节病发病率增高和人们对生活质量要求提高，接受人工关节置换的人数近年来在成倍增长。关节置换术增加了患者的活动能力，减轻了患者疼痛。关节置换术后的康复治疗不仅是提高手术疗效的有效手段，也是提高患者日常生活活动能力，减少术后并发症，使其最终回归社会的关键。

一、概述

1. 疼痛 关节置换手术的主要目的是缓解疼痛、重建关节功能，其中缓解疼痛尤为重要，绝大多数患者因为疼痛而要求行关节置换手术，但是术后早期疼痛仍然是最常见的并发症，由多种原因引起，早期多因手术创伤、血肿、组织反应和功能康复锻炼引起。

2. 关节活动度受限 术前缺乏活动的关节，关节液不能有效循环，使纤维蛋白沉积，同时滑膜细胞活跃增生，产生大量液体和纤维蛋白组织，使得关节粘连和僵硬。术后如不及时活动患肢，新生胶原组织在术后第 2 天即开始迅速沉积在关节周围，肌腱滑膜组织肥厚粘连，必将限制关节活动。

3. 肌力低下 术前患者由于患侧关节疼痛、水肿、关节活动受限，常导致关节周围肌肉不同程度的肌肉萎缩、肌力下降，加上手术损伤关节周围组织，进一步削弱关节周围肌肉力量。

4. 常见的并发症

（1）骨折：关节置换术后骨折多发生在假体周围，初次人工关节置换术后假体周围骨折较为少见，但翻修术后骨折的发生率相对有所提高。

（2）脱位：手术因素或术后使用不当等原因可致假体脱位。髋关节置换术后若出现活动受限，下肢处于缩短、内收、内旋或外旋位时，应该怀疑脱位。如有膝前疼痛、膝无力、活动时关节摩擦感、髌骨弹跳感等症状说明髌股关节不稳，应怀疑髌骨半脱位。X 线检查有助于诊断。

（3）深静脉血栓形成：是人工关节置换术后围手术期最为严重的并发症之一，深静脉血栓可以造成肢体血循环异常，主要症状是下肢局部发红、肿胀、疼痛等，可触及条索状肿物并有压痛，但有许多患者是无症状性的。但其真正的危险性在于由血栓继发的肺栓塞。因此，要对关节置换术后特别是有血栓栓塞史、使用激素、肥胖、糖尿病、下肢静脉曲张等危险因素的患者进行早期诊断和治疗。

（4）假体松动：假体无菌性松动的主要症状是疼痛，髋臼假体松动可引起腹股沟处疼痛，股骨假体松动可引起大腿疼痛，膝部假体松动引起局部疼痛。往往在负重、行走或活动时加重，休息或静息时消失或减轻。

二、康复评定

（一）全身状况的评定

此评定主要是对患者原发疾病、全身健康状况、心肺功能、精神状态的评估。

（二）术后伤口愈合情况

检查局部皮肤有无红、肿、热等感染体征，观察伤口有无渗出、化脓等情况。

（三）关节肿胀情况

由于手术反应，患者会出现局部关节肿胀，但需区分是由于关节积液还是关节周围软组织水肿造成的，关节周围软组织的围径可作为客观指标。

（四）患肢肌力

对关节周围肌力进行测评，评定肌肉力量是否影响手术关节稳定性情况。采用 MMT 评定，必要时进行器械评定。

（五）关节活动度

对手术关节活动度进行主动和被动关节活动度测定，以寻找关节活动障碍的原因，指导康复训练。

（六）步态分析

主要进行一般步态分析，包括：步长、步频、行走速度、步态周期。全髋关节置换术后患者常见的异常步态为步长、步频、步速明显变小，患肢支撑相缩短、摆动相延长，双支撑相延长，髋关节活动范围减小。

（七）功能性活动能力

可采用纽约特种外科医院（hospital for special surgery，HSS）的人工全髋关节置换术 Harris 评分表（附录 18）和 HSS 膝关节评分表（附录 19）。

三、康复治疗

1. 艾灸 适用于寒性膝关节炎疼痛患者，此证型患者病变有遇寒加重、得热减轻的特点，应温灸去寒以止其痛。常用方法包括艾条灸、隔盐灸等。此外患者也可以自己常灸足三里、神阙、犊鼻和病变局部，起到一定的缓解症状、改善骨关节功能的作用。

2. 针刺 对于骨关节炎的康复具有较好的疗效，可以不同程度地改善症状。根据辨证分型和发病部位的不同，遵循循经取穴与辨证取穴相结合的原则，以疏通局部经络气血、调和营卫。

3. 中药内服 中药治疗可有效调理脏腑功能，改善患者关节功能，减轻疼痛程度，促进疾病的康复。

（1）阳虚寒凝证：治以温补肾阳，散寒除湿，舒筋活络。可选用乌头汤合薏苡仁汤加减，药用川乌、麻黄、芍药、黄芪、甘草及薏苡仁、瓜蒌仁、牡丹皮、桃仁；慢性缓解期亦可服用金匮肾气丸。

（2）湿热痹阻证：治以祛风清热，除湿通痹。可选用白虎加桂枝汤加减，药用石膏、知母、粳米、桂枝、甘草等；或加味苍柏散加减，药用苍术、白术、独活、羌活、生地黄、知母、黄柏、赤芍、当归、牛膝、甘草、木通、防己、木瓜、槟榔。

（3）肝肾亏虚证：治以化痰逐瘀通络。治以补益肝肾，舒筋活络，强健筋肉。可选用六味地黄汤加减，药用熟地黄、山茱萸、山药、茯苓、泽泻、牡丹皮等；或选用独活寄生汤（《备急千金要方》）加减，药用独活、桑寄生、杜仲、牛膝、细辛、秦艽、茯苓、肉桂、防风、川芎、人参、甘草、当归、芍药、干地黄。

（4）痰瘀阻络证：可选择身痛逐瘀汤加减，药用秦艽、川芎、桃仁、红花、甘草、羌活、没药、当归、五灵脂、香附、牛膝、地龙；或用活络效灵丹（《医学衷中参西录》）加减，药用当归、丹参、乳香、没药。

四、具体关节的康复

（一）髋关节

1. 术前康复指导和训练 术前康复训练是为术后关节和全身功能恢复建立基础的预防性训练。术前康复训练主要包括良肢位摆放，训练引体向上运动，训练床上排便习惯，指导下肢肌肉锻炼方法，包括等长和等张收缩训练，关节活动训练，指导正确使用拐杖等的训练程序等内容。

2. 术后康复治疗

（1）术后第 1 周康复目的是减轻患者症状，促进创口愈合，防止肌肉萎缩，改善关节活动度。

1）物理因子疗法：①术后第 1 天，可使用冰袋置于手术的髋关节部位进行冷疗，每次 30~60 分钟，每日 1~2 次。②经皮电刺激疗法：采用频率为 100Hz 的双通路四电极，分别置于手术切口两侧，每次 20~40 分钟，每日 1~2 次。

2）体位摆放：仰卧位时髋关节可轻度外展 20°~30°，防止患肢内收内旋，用箱型足夹板或“丁”字鞋防止髋关节伸髋外旋。患者翻身时伸直术侧髋关节，保持旋转中立或在两腿之间垫一枕头。对于髋关节置换术患者，应避免四种危险体位：①屈髋超过 90°。②患肢内收超过身体中线。③屈髋内旋。④伸髋外旋。

3）肌力训练：①股四头肌、腘绳肌、臀大肌等静力性收缩。②术后第 3 天开始被动屈髋，外侧路入口患者为 15°~30°，后侧路入口患者被动屈髋 <10°，被动屈髋可借助吊带或健肢带动患肢或膝下垫枕或用 CPM 机完成。③膝下垫枕直腿抬高，持续 10 秒，每天 10~20 次。此动作是为了加强股四头肌的肌力训练，注意在早期不宜用直接直腿抬高进行股四头肌的力量训练。④抬臀训练，一般在术后第 5 天完成。在完成此动作时应注意在膝下垫枕使髋屈曲 10°~20°。治疗师双手托住双侧髋关节，防止动作完成的过程中出现髋关节的旋转。⑤患膝下垂摆动，以增加膝关节的活动范围和肌力，防止膝关节周围软组织粘连。

4）转移训练：①主要为床上转移以锻炼髂腰肌，即向侧方移动。注意在他人帮助下抬患髋或患膝时，患髋勿内收。②翻身训练，鼓励患者向患侧翻身，早期向健侧翻身，必须在他人的帮助下维持患髋于外展中立位，翻身时两腿间需夹垫枕。

（2）术后第 2 周要加强患侧下肢不负重下的主动运动，改善关节活动范围，进一步提高肌力，增加床上自主活动能力。

1）关节活动训练：在无痛范围下进行主动的患侧髋膝屈伸能力训练或逐渐抬高床头高度，直至患者能在床上半坐位。侧入路切口患者屈髋 45°~60°。后入路切口患者 <30°。有

条件的患者做直立床训练。

2）股四头肌肌力训练：①助力下直腿抬高30°，持续10秒，重复20~30次，每天3组。②小腿自然垂于床边，做主动伸膝运动。活动中避免髋部的旋转。

3）床边体位变换及转移训练

半坐位→仰卧位→半坐位转移练习：利用双上肢和健腿支撑力向侧方移动身体，并与床边成一定角度。患侧下肢抬离床面与身体同时移动，使得双小腿能自然垂于床边。然后双上肢及健腿用力支撑半坐起。患髋弯曲不要超过70°（后入路切口）或90°（侧入路切口）并保持两腿分开，半坐起后可在背部用支持垫稳住。仰卧则是上面的逆向重复。要求高床脚、硬板床，以减轻患者坐起时患髋的屈曲程度。

坐起→站立→坐的转换练习：患者在高床边坐位下，健腿在后着地，患腿朝前放置（防止内收及旋转），利用健腿的蹬力和双上肢在扶手的支撑力下站起，注意在转换过程中避免身体向两侧转动。有条件时，利用直立床帮助患者从卧位→站位→卧位的体位转换。站立位下健腿完全负重，患腿可不负重触地。

4）健腿支撑站立平衡练习（患肢为不负重触地）。

（3）术后第3周继续巩固以往的训练效果，提高日常生活自理能力，患腿逐渐恢复负重能力，加强步行训练。

1）仰卧位空踩自行车20~30次，注意患髋屈曲应在90°以内，10次为1组，每天3组。

2）站立位髋关节前屈、后伸、外展、内收肌群的等长收缩练习。

3）四点支撑半桥运动，保持10秒，每天10~20次，要求缓慢进行。

4）继续加强患侧股四头肌渐进抗阻练习。

（4）术后4周~3个月康复的重点是进一步改善和提高第3周的治疗效果，逐渐改善患髋的活动范围，增加患髋的负重能力，使人工置换的髋关节功能逐渐接近正常水平，达到全面康复的目的。

1）步行训练：首先利用平行杆或四脚助行器，再扶双拐行走或健腿支撑三点式步行。练习时以不疲劳为度。患者在3个月内持拐步行、过障碍时患腿仅为触地式部分负重。从扶拐杖步行逐渐到扶手杖步行，要求具备下面两个条件：①患者能借助手杖，有足够的支撑力完成步行中支撑期患肢的负重。②患侧股四头肌能完成抗阻的阻力至少8kg。

上、下楼梯活动，早期主要是扶拐下，健腿支撑上。患腿部分负重时，要求健腿先上，患腿先下，减少患髋的弯曲和负重。

2）在平衡器上训练身体重心转移，逐渐增加患腿的负重量。

3）下肢肌力训练和转移训练同上，让患者自已能正确掌握，以便出院后按要求练习。

4）改善及提高日常生活活动能力训练：穿鞋时用长鞋拔，洗澡入浴盆或上下车时尽可能在髋关节伸展状态下做膝关节的屈曲动作。

3. 注意事项 人工关节的活动范围有限，患者需要特别注意避免关节移位，包括：①3个月内卧位时，在双腿之间放一个三角枕垫，使关节保持在适当的位置。②在坐、站、躺时避免交叉腿和膝。③坐位时保持双足分开15cm。④坐位时保持双膝在髋以下水平。避免坐太矮的椅子，加高厕位，使如厕时膝盖保持在髋以下。⑤避免弯腰动作。患者可以考虑购买长柄鞋拔或软鞋，以免穿脱鞋袜时弯腰。⑥避免在双膝并拢双足分开的情况下，身体向术侧倾斜取物、接电话。

（二）膝关节

1. 术前康复指导和训练

（1）指导患者进行患肢股四头肌的静力性收缩练习，以及踝关节的主动运动。

（2）指导患者进行患肢的直腿抬高运动及踝关节抗阻屈伸运动练习。

（3）指导患者使用步行器或拐杖，为术后执杖行走作准备。

2. 术后康复治疗

（1）术后第1周此期的目的是减轻患者的症状，促进伤口愈合，防止肌肉萎缩，改善关节活动范围，提高肌力。

1）物理因子疗法：①手术当天，可采用冷疗以减轻和消除肿胀和疼痛。②经皮电刺激疗法，采用频率为100Hz的双通路四电极，分别置于手术切口两侧，每次20~40分钟，每天1~2次。

2）良肢位摆放：维持关节功能位，用石膏托固定膝关节，并保持足高髋低位。

3）肌力训练：术后第2~7天，患肢做股四头肌静力性收缩，每次保持10秒，10次为1组，每天10组。做患侧踝关节的背伸运动，每次重复15次，每天完成2~3次。

4）关节活动度训练：应用CPM机给予患肢在无痛状态下的被动运动，起始角度为0°，终止角度为20°，每天4小时，在1周内尽量达到或接近90°。

5）推拿疗法：对术侧下肢做轻手法推拿，从肢体远端至近端。

（2）术后第2周重点加强患侧肢体不负重状态下的主动运动，改善关节主动活动度，预防膝周围肌肉组织肌力丧失和挛缩。

1）肌力训练：①卧床直腿抬高练习，抬30°即可，保证膝关节伸直及背部展平，坚持5~7秒，重复30次，每天练习3~4次。可由助力逐步过渡到主动完成直腿抬高运动。避免侧卧外展抬腿（直腿抬高锻炼）。②股四头肌、腘绳肌渐进性肌力训练。

2）关节活动度训练：CPM机使用角度增大至90°~100°。

3）负重练习：在平行杠内练习站立，前半周重心在健侧，患侧不负重触地；后半周，重心逐渐向患侧过渡，直至直立于平行杠内。

4）关节松动：关节活动度训练采用Maitland手法第Ⅰ级，使患膝在无痛范围内，在关节活动的起始端，小范围有节律地活动。

5）肌肉牵伸：牵伸腘绳肌以防止膝关节屈曲挛缩，股四头肌被动牵伸训练，以增加膝关节的屈曲度。

（3）术后第3周继续训练膝周围肌力，恢复患肢负重能力，加强行走步态训练，训练患者平衡能力，进一步改善关节活动度。

1）肌力和耐力训练：股四头肌、腘绳肌的肌力和肌肉耐力的训练，可从主动训练过渡到抗阻训练。

2）关节活动度训练：①俯卧主动屈膝练习，站立位屈膝练习。②在固定自行车上进行蹬车动作，坐垫由最高开始逐渐下调以增加屈膝角度。

3）平衡训练与步行训练：可利用各种平衡装置或在治疗师帮助下练习站立平衡。步行训练可先在平行杠内进行，逐渐过渡到平行杠外的扶拐练习（三点式步态）。拐杖或手杖应在健侧手，这样可以提供最佳平衡并减缓术侧下肢负重。随后在跑步器上进行行走训练，患者目视前方抬头挺胸，臀部不能翘起。

4）ADL训练：独立完成穿裤、袜，如厕，洗澡等日常生活活动。

（4）术后第4周至3个月进一步加强前面的训练效果，增加患肢活动范围及负重能力，以及生活自理能力。

1）屈膝、伸膝训练：如果有膝关节屈曲或伸展挛缩，可以采用低强度、较长时间的自我牵拉练习，也可以借助治疗师或其他外力训练。

2）膝关节短弧度下蹲训练：患者双手扶杠，双腿分开与骨盆同宽，缓慢屈曲髋和膝关节（开始双侧膝关节屈曲控制在30°~45°范围）。足跟不要离开地面，蹲到目标位置时保持5分钟，然后缓慢站起。每组15~20次，每天3组。

3）膝关节小弧度弓步训练：患者双足并立，然后术侧足向前小弓步，使膝关节微屈，再伸直膝关节，接着回到开始位置。每组15~20次，每天3组。注意，患者屈曲的膝关节应与足趾呈一直线，不可超越足趾上方的垂直线。

4）上、下楼梯活动：初期依靠拐杖上下，健腿支撑，逐步过渡到部分负重，要求健腿先上，患腿先下，待患者适应后脱离拐杖。

5）斜坡行走训练：可在轻度倾斜坡面上独立行走，单腿站立，侧步走，跨越障碍物，以改善在不同方向和地面上的活动能力。

6）耐力训练：采用固定自行车或游泳等非冲撞性活动以改善心肺功能和肌肉耐力，使患者获得重返社会所需的力量和耐力。

3. 几种特殊情况的康复注意事项

（1）膝关节的完全伸直是保证良好功能与正常步态的重要条件，若膝关节屈曲挛缩仅10°，就会明显影响膝关节功能。因此，要求全膝关节置换术后患者的伸膝正常，但屈膝达105°就可以保证膝的良好功能。某些活动如骑自行车则屈膝要求大于105°。

（2）膝关节屈曲挛缩后即使手术中纠正了屈膝挛缩畸形，但术后仍易复发。术后要坚持将术侧膝关节置于伸直位的处理原则。对屈曲挛缩若使用CPM，宜在手术后4天或5天，夜间术侧下肢仍置于伸直位支架。

（3）伸膝肌腱装置断裂缝合或者胫骨结节截骨术后，患者的膝关节要固定于伸直位，这样易造成膝关节屈曲受限，但是这种情况的影响要小于伸膝受限造成的步态不稳。在膝伸肌腱装置愈合之前应小心被动活动膝关节，以预防膝关节软组织挛缩。

第十一章

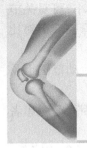

临床常见问题的康复处理

第一节　关节挛缩

一、概述

关节挛缩（joint contracture）系指各种原因造成关节周围肌肉、韧带、关节囊等组织发生病理改变而导致的关节活动度范围减小，它是临床上常见的症状。本病常见于外伤或关节周围组织发生病变或手术及关节固定治疗后，各种原因类型的神经瘫痪后以及长期卧床的患者，由于关节内外纤维组织挛缩或瘢痕组织粘连造成的肢体功能障碍。引起关节活动受限的主要原因有疼痛、关节病、关节囊或关节周围组织的纤维化、关节周围肌肉的失用性萎缩等。

二、康复评定

（一）中医辨证

本病属于中医“挛”“拘挛”“收引”“筋挛”范畴。多出现于疾病的后期，是临床治疗的难点之一，《灵枢·小针解》曰：“节之交，三百六十五会者，络脉之渗灌诸节者也。”说明络脉是关节部位的营养供应的主要通路。

挛的主要病因在热、寒、虚、实，证型主要包括热挛、寒挛、血虚挛、风挛。

（二）康复医学评定方法

1. 详细了解患者的基础身体状况，关节挛缩的致病原因，发生、发展过程及治疗的情况，注意是否曾有过粗暴牵拉关节史等。

2. 仔细查看关节周围瘢痕情况及特点，应注意关节周围局部温度、湿度、肌肉弹性等。对烧伤后的肥厚性瘢痕应注意其质地、色泽、弹性、厚度、感觉等。

3. 疼痛评定通常用视觉模拟评分法（visual analogue scale，VAS）对患者疼痛的程度进行评定。

4. 手法检测关节周围肌肉肌力、肌肉周径、关节的活动范围，对于下肢关节，还需评估患者的步态。

（1）关节挛缩发生后，挛缩关节周围肌肉常发生萎缩，需对关节周围肌肉肌力进行评定，临床常用的是徒手肌力评定法（MMT）。

（2）关节挛缩发生后，由于肌肉萎缩等的发生，关节周围肢体周径也会减小，可对关节周围肢体周径进行测量。为了解肌肉萎缩程度，常选择肌腹位置进行测量，测量需双侧对比进行。

（3）关节挛缩形成后，受累关节的活动范围会不同程度受限，因而，关节活动范围也是关节挛缩发生后评定的一项重要内容，常采用量角器进行测量。

（4）下肢关节如膝关节、踝关节等发生关节挛缩后常可引起步态的改变，因而需对患者步态进行评定。

5. 由于受累关节的活动能力不同程度受限，关节挛缩患者的日常生活活动能力降低，日常生活活动能力主要有用手的活动能力，床上活动能力，站立行走和自理活动能力（如穿衣、洗漱、进食、自行如厕、户外运动等）。

6. 结合X线片，必要时进行CT和MRI检查，了解骨关节及关节周围组织内的异常改变，严重的关节挛缩和皮肤瘢痕常会导致关节脱位和畸形。

三、康复治疗

关节挛缩形成后，根据患者病情轻重，可行相应的康复治疗或者手术治疗促进患者关节功能的恢复。关节挛缩康复治疗的基本目的是恢复正常的关节活动范围、关节周围肌肉的肌力以及减轻疼痛等。目前治疗方法主要是非手术康复治疗以及手术松解治疗。

（一）中医药康复治疗

中药内服：热挛者，治疗以清热利湿为法，用薏苡仁散加减；寒挛者，治疗应以温阳散寒为主，宜用乌头汤、《千金》薏苡仁汤；血虚者，治宜养血活血通经为法，可用四物汤、养血地黄丸加减；风挛者多有腰膝疼痛，多处关节挛痛，治宜祛风通经为主，用防风散加减。

临床上对于关节挛缩的药物治疗，可采用多种中药熏蒸处理。中药熏蒸治疗可以有效减少瘢痕形成，促进局部血液循环，减少瘢痕对关节的限制性和关节囊的挛缩，能够改善关节的运动范围。同时，中药有消炎、止痛等治疗效果，可以有效预防和治疗关节挛缩。气流中微小的固体颗粒也可对患处起到刺激、摩擦、按摩等作用，可有效软化、松解瘢痕组织。

（二）一般治疗

可保持或改善挛缩关节的活动范围，防止肌萎缩，增强韧带弹性，增加肌力，提高关节的灵活性。一般治疗可采取以下几种方式进行。

1. 保持关节的功能位 功能位是关节能够进行基本功能活动的体位。如肩关节功能位为肩关节外展45°、前屈30°、内旋15°；肘关节功能位为肘关节屈曲90°左右；腕关节功能位为腕关节背屈20°~30°；髋关节功能位为前屈15°~20°、外展10°~20°、外旋5~10°；膝关节功能位为膝屈曲5°~10°；踝关节的功能位是0°（即足与小腿成90°，垂直位），在此位置能完成站、走等动作。常见的由体位不正确而引起的关节挛缩变形有上肢肩关节内收、内旋，肘关节屈曲，前臂旋前，腕关节屈曲，手指屈曲，下肢髋关节外旋，膝关节伸展，踝关节内翻，足下垂等。

保持关节功能位必须24小时连续进行，卧位时可用枕头、毛毯等物垫于相应部位保持关节固定。对有明显关节挛缩者可用石膏或塑料夹板矫形器固定在功能位。

2. 经常变换体位 对于卧床等存在运动障碍的患者，维持正确的体位、保持关节的功能位，对于关节挛缩的预防是非常重要的。但无论什么体位，如果长期保持不变，都容易在该姿势下发生挛缩。因此，保持良好体位必须与体位变换相结合进行。

3. 等长性肌肉收缩　对于一些发生创伤的关节，在关节外伤早期阶段，为了避免关节损伤的进一步加重，不能进行关节活动，特别是骨折复位固定后尚未愈合时，或关节肿胀疼痛影响活动者，此时，可进行关节周围肌肉等长收缩训练，即所谓“绷劲”，可嘱患者每天行多次有关肌肉的等长收缩训练，防止肌肉萎缩，也能避免关节挛缩的发生。例如在肘关节周围骨折患者进的关节固定阶段，可嘱患者进行肱二头肌等长收缩训练；在膝关节周围骨折患者的关节固定阶段，可嘱患者行股四头肌等长收缩训练。

（三）运动疗法

运动疗法以增加关节运动范围为目的，一般性的关节可以做主动运动、主动助力运动、被动运动、抗阻力运动，同时增强肌力、耐力和功能性运动。可以根据患者的具体情况选择其中的一项或组合多项治疗方法。可通过关节松动和关节牵张技术、关节牵引术，使关节周围组织及关节囊松弛，恢复弹性，能使中、轻度的瘢痕组织柔软、弹性和长度得到改变。严重的关节外瘢痕必要时可经手术松解和整形延长术，改善局部条件，术后再进行关节的功能训练可以辅助徒手牵伸、外力牵伸的方法，改善关节功能。

（四）物理因子治疗

物理因子治疗常与运动疗法同时进行以促进关节功能的恢复。在治疗前后均可采用蜡疗、光疗、红外线、超声波、超短波、微波治疗等手段，缓解关节的紧张性，改善局部血液循环，增强关节周围组织和皮肤的弹性，软化瘢痕等，这些方法对关节的功能恢复有明显促进作用。

（五）矫形器的应用

矫形器是目前康复中的一个重要辅具，矫形器之所以能用于纠正畸形和提高关节活动度，是由于它可以提供一个温和持久的牵伸力，并长时间作用于肌腱、韧带和关节囊等部位或瘢痕组织，影响其胶原重塑和组织生长，提高组织延展性。通过装配合适的支具或夹板，在关节功能训练后，用支具或夹板将关节固定在一个比较适当的抗挛缩位置，治疗性张力应作用于挛缩关节的周围结缔组织和肌肉，经过一段时间，张力引导这些组织重新塑形，其长度增加，防止挛缩进展，保持关节治疗的效果。还可以装配上弹性牵引装置，主、被动对小关节（腕、掌、手指）进行练习。治疗关节挛缩的矫形器有静力型、静态进展型和动力型三大类型。

（六）牵引术

通过有支架的牵引床和支具的牵引装置及徒手对肢体的牵引，产生足够大的机械力，使关节间隙拉长，关节周围组织及关节囊处在一个松弛状态。牵引的生物力学机制，即通过缓慢渐增及持续的牵引，使病变周围软组织的张力明显下降，在牵引力的作用下，关节远端出现一定的位移，使关节间隙增宽，恢复或重建关节的生物力学关系，从而调整和恢复破坏了的关节内外平衡，增加关节活动范围，起到治疗作用。

（七）压力治疗

压力治疗又称加压疗法，是指通过对人体体表施加适当的压力，以预防或抑制皮肤瘢痕增生，防治肢体肿胀的治疗方法。早期的瘢痕组织可以采用弹性的压力绷带、压力性装置（间歇式梯度压力治疗仪）对瘢痕进行压力治疗，可以有效地减少瘢痕生长，使其变软，增强弹性。压力疗法用于治疗瘢痕的机制尚不清楚，目前普遍认为压力疗法对瘢痕治疗作用的关键在于通过持续加压，局部的毛细血管受压萎缩，数量减少，内皮细胞破碎等，从而造成瘢痕组织局部的缺血、缺氧,进而抑制瘢痕生长。

(八) 作业疗法

作业疗法可以帮助患者增强自主生活的能力,辅助行走步行器、轮椅车等进行室外活动,一方面可以促进患者关节功能的恢复,另一方面有利于患者与人群的交流沟通,增强生活的自信心。

(九) 步态训练

关节僵硬和瘢痕挛缩可造成不同程度的步态改变,加之肌力减退,常可出现行走障碍和步态的改变。要将增加关节活动度、增强肌力训练和步态训练结合起来。用行走辅助装置,增加其站立、行走的时间,纠正错误步态。

(十) 术后康复

手术后的康复非常重要,一般在2~3天后即行康复治疗,以主动运动为主,辅助被动功能训练,并且逐日加强训练时间和运动强度,防止挛缩和粘连的发生。辅助CPM机治疗,也能较好地防止挛缩和改善关节的活动度。通过CPM机带动关节缓慢持续屈伸运动,可防止关节内外粘连,同时通过持续运动,可将关节液均匀涂布于关节面上,加速关节液的更新代谢,进而增加关节软骨的营养和代谢,同时可加快关节内外组织血液循环,促进消肿和纤维素的吸收,松解关节粘连,有利于关节活动度的恢复。

(十一) 心理治疗

患者因长期卧床,不适当的姿势摆放,关节的局部病理性改变及烧伤的瘢痕挛缩等因素,造成的关节功能障碍,可产生较严重的心理疾患,对功能的恢复信心不足,加之关节功能恢复训练时间较长,可能会加重患者的心理负担,此时的心理治疗尤为重要,能使其增强战胜疾病的自信心,主动配合康复治疗,达到事半功倍的效果。心理治疗要有医务人员和患者家属亲属共同参与,心理治疗人员应注意建立良好的医患关系,使患者身心放松,解除其内心痛苦,矫正或重建某种行为等。

四、健康教育

对关节挛缩患者进行健康教育,可以帮助患者减轻焦虑情绪,增强患者治疗的积极性,从而达到更好的治疗效果。让患者对关节挛缩发生的自然过程、病因和发病机制以及对患者日后正常生活可能造成的影响等方面有一个初步的认识。告知患者日常生活中要注意适当调整生活方式,尽量避免可能使关节挛缩加重的不利因素。让患者了解其关节挛缩发生的具体部位、病情严重程度等,告知患者及其家人最适宜的治疗方法和预期恢复的结果,并说明可能出现的意外,以取得患者及其家人的理解和配合,减少医疗纠纷的发生。让患者及家属明白家庭的支持、乐观的心态在康复过程中所起的积极作用。

第二节 异位骨化

一、概述

异位骨化(heterotopic ossification,HO)是指在正常情况下没有骨组织的组织内的骨形成,根据成因可分为获得性及原发性两大类型。其中获得性异位骨化主要包括创伤性骨化性肌炎，可以源于任何形式的肌肉骨骼系统的损伤，如较常见的骨折、脱位、人工关节置换术、肌肉或软组织挫伤，异位骨化可影响关节活动，严重者可导致关节僵直。如果压迫了局部神经，还会引起相应部位的肢体麻木、感觉减退、肌力减弱等神经症状。

二、康复评定

1. 根据 X 线片来确定骨化范围及程度。

X 线 Hemblem 分级法：Ⅰ级异位骨累及患病区的范围不超过 1/3；Ⅱ级受累范围在 1/3~2/3 之间；Ⅲ级受累范围超过 2/3，关节活动受限。

2. 疼痛程度评定 VAS 评分、疼痛评分量表。

3. 关节活动度的评定 对受损关节活动范围进行测量。

三、临床及康复治疗

如前所述，创伤性骨化性肌炎一旦出现，处理起来十分棘手，所以对于创伤性骨化性肌炎的处理，预防及治疗是密不可分的。

（一）运动疗法

推荐在无痛范围内进行渐进性活动度与肌力训练的运动方式。正确的运动训练方法可以有效预防骨化性肌炎发生，促进关节功能恢复。创伤与术后切忌进行暴力推拿或被动关节活动练习，以免加重软组织损伤。

（二）物理治疗

理疗被认为是有效的预防和治疗方法，常用的理疗措施有冰敷、超短波、微波、直流电碘离子导入等。在骨化进展期，冰敷是最为推荐的理疗，每次 15~20 分钟，每日可治疗数次。产热类理疗的应用须避开骨化进展期，以免加重骨化。

（三）药物治疗

非甾体抗炎药其作用机制为通过抑制环氧化酶阻止前列腺素的合成，从而改变触发骨质重建的局部炎症反应，并抑制间充质细胞向成骨细胞分化。比较经典的用药为吲哚美辛（消炎痛），每日口服 3 次，每次 25mg。

抑制维生素 K 类药物可以抑制维生素 K 的自身还原反应，防止其参与短化反应，因此从理论上讲能够抑制骨钙素、骨基质形成及骨质矿化。

骨化性肌炎在中医学属于瘀血痹范畴，病机为外伤停瘀，血气凝结，瘀血蕴结肌肉组织，日久形成包块硬结，痹阻经脉，现已有相关研究证实了中医药在骨化性肌炎治疗中的作用，并形成了各种方剂。如清化止痛散：红花、乳香、没药、黄连各 9g，白及、栀子各 15g，黄柏、苦参各 30g，研成粉末，用蜂蜜调后外敷骨化局部，每天 1 次。

第三节 骨折延迟愈合与不愈合

一、概述

骨折是指骨的完整性和连续性中断。骨折经治疗，超过一般愈合所需的时间，骨折断端仍未出现骨折连接，称为骨折延迟愈合（delayed union）。若在此基础上再度延长治疗时间，仍看不到骨性愈合，称为骨折不愈合或骨不连（nonunion），通常指在骨折后 8 个月未愈合者。临床上大部分骨折患者经有效治疗后均能愈合，但仍有 5%~10% 患者可能会出现骨不连（图 11-3-1）。骨折愈合障碍发生受全身因素如年龄、激素、药物、营养等及局部因素如生物活性因子、血供等影响。骨折延迟愈合主要表现为骨折局部软组织水肿和压痛持续存在。化验血沉可增快。骨不连表现为患肢持续性疼痛、不稳定、使用无力，检查时骨折部有异常活动或假关节形成，局部可有肿胀及压痛。

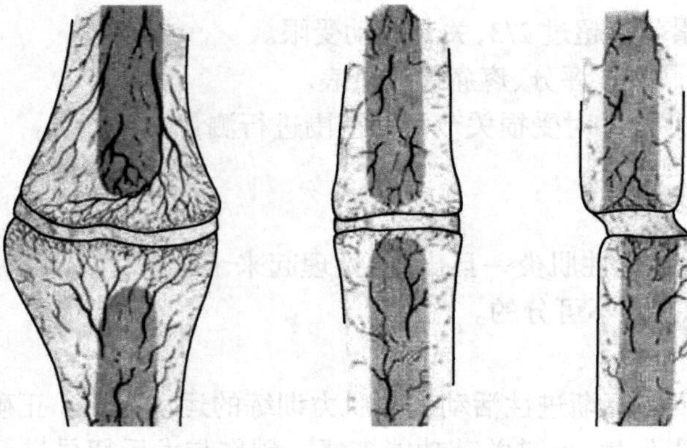

图 11-3-1　骨不连

二、康复评定

（一）中医辨证

主要为本虚标实，骨折不愈合，肾精不足为主要的本虚，多有脾胃气虚，标实可有气滞血瘀，脾虚湿盛，寒湿痹阻等型。

（二）康复医学评定方法

评价骨折延迟愈合、骨不连的标准，主要是通过 X 线检查骨折线是否消失、骨痂生长情况，通过骨折线的显现程度、局部有无异常活动、肢体功能恢复程度等作为愈合标准。

骨折延迟愈合患者 X 线片显示骨折端骨痂出现较晚，骨痂量少，长期不能相连续；骨折端有吸收现象，骨折线仍明显，但无骨硬化表现。骨不连患者 X 线片显示为肥大型骨端硬化，骨髓腔封闭，有时两骨折端形成杵臼状假关节；有时骨折端萎缩疏松，骨端间隙增大，为萎缩型。

详细了解骨折愈合延迟的原因、发生、发展过程及治疗的情况。仔细查看骨折部位是否仍存在疼痛、异常活动，通常用 VAS 法评定疼痛的程度。

手法检测骨折部位周围肌肉肌力、肢体周径、关节的活动范围。临床常用的是徒手肌力评定法（MMT）。同时，由于肌肉萎缩等原因，关节周围肢体周径也会降低，可对关节周围肢体周径进行测量。为了解肌肉萎缩程度，常选择肌腹位置进行测量，测量需双侧对比进行。由于长期制动，骨折处邻近关节的活动度常会受到影响，视具体情况进行主、被动关节活动度的测量。

日常生活活动能力（ADL）主要有用手的活动、床上活动、站立行走和自理活动能力（如穿衣、洗漱、进食、自行如厕、户外运动等）。

结合 X 线片,观察骨折处骨折线是否消失、骨痂生长情况。

三、康复治疗

康复治疗的最终目标:①准确复位,闭合断端间隙,固定可靠。②对于骨不连部位充分植骨,或诱导成骨,促进断端血运重建,保证骨折愈合过程的顺利进行。③纠正畸形,消除感染,物理治疗促进骨折端愈合,通过运动训练最终恢复功能。因此,康复治疗主要针对促进骨折愈合,增强和恢复正常功能为目标。

采用物理治疗和运动训练结合的方式,如植入性直流电刺激、非侵入性诱发或电感偶联刺激、低频超声有促进新鲜骨折愈合的作用,功能性低负荷训练有助于达到治疗目的。

(一) 中药疗法

以补肾强骨、养血活血为法,中药方剂可予六味地黄丸、补肾活血汤辨证加减。

(二) 物理康复治疗

1. 超声波治疗 超声波治疗被认为是一种有效的治疗方法,应用超声波治疗是利用超声波的三种效应,即机械效应、温热效应和理化效应。超声波是一种机械能,以声波形式通过生物组织传递,治疗用超声频率为 1.0~1.5MHz,骨折部位强度一般在 1~300W/cm^2,低强度的脉冲超声 1~50mW/cm^2,每次治疗时间 20 分钟。

2. 电刺激和电磁刺激治疗 电刺激和电磁刺激治疗对骨生长具有促进作用。通常用于骨折间隙小于 5mm,若是骨折端间隙大于 10mm 者不适合采用电磁刺激疗法。常用方法有 3 种:①植入性骨生长刺激器,需要植入电极,经皮或皮下植入直流电极。②半植入性骨生长刺激器,要在皮下埋入多个电极。③非植入性骨生长刺激器,通过电导或电感偶联刺激。直接将电极放置于肢体相向对面,围绕肢体产生脉冲电磁场,在骨折愈合部位产生电磁效应。

3. 冲击波(shockwave,SW)治疗 研究发现,体外冲击波治疗 3 周后骨皮质厚度变厚,骨小梁、成骨细胞数目增加,成骨细胞功能活动 性明显增强,从而有效地促进骨折的修复愈合。该方法的优良率为 75.7%,并推荐作为骨不连或骨折延迟愈合的首选方法。一般治疗 3 个月后可以在 X 线片上显示骨痂形成。治疗剂量的能量流密度高低与骨折线的面积相关。在肩胛骨的强度最低,SW 治疗参数:电压 20~24kV,能量流密度为 0.25~0.35mJ/mm^2,脉冲次数为 1 000~2 500 次。股骨和胫骨的强度最高,SW 治疗参数:电压 28kV,能量流密度为 0.4~0.62mJ/mm^2,脉冲次数为 6 000~12 000 次。肱骨:电压 24kV,能量流密度为 0.56mJ/mm^2,脉冲次数为 3 000 次。尺、桡骨:电压 24kV,能量流密度 0.56mJ/mm^2,脉冲次数 2 000 次。距骨:电压 20kV,能量流密度 0.47mJ/mm^2,脉冲次数 1 000 次。

(三) 运动疗法

负重:在制定康复治疗计划、确定功能恢复运动训练方式及负重程度时,要考虑骨折端的愈合对应力的承受情况。骨折治疗中强调在监控下早期进行合理功能训练,给予一定程度负重或者压力,以促进骨折端的愈合和功能恢复。结合临床实际情况,根据术后 X 线片提供的骨折愈合情况及内固定器材稳定度,早期在控制下使患肢承受一定负荷的状态下,有利于避免骨骼失应力性退变,反而有利于促进骨生长。

关节活动度训练:检查骨折端固定可靠后,可进行无负重关节活动度训练,鼓励主动运动训练,如不能主动训练,则给予被动运动训练结合辅助主动训练。

肌力训练:主要是主动肌肉等长收缩,随患肢恢复情况给予逐渐负荷训练,辅以肌力训练设备。

减重步态训练：减重步态训练可以减少下肢负重，提高步行能力，综合训练可以促进下肢骨折的愈合。

高压氧（hyperbaric oxygen，HPO）：国际上普遍认同的机制是HPO能够改善骨折部位的氧分压，为骨痂生成创造条件，同时骨折部位氧分压的升高还有抗感染作用，尤其是厌氧菌感染，因此常与抗生素协同作用。高压氧作为一种辅助性手段在临床已被广泛应用，但也应注意高气压、高浓度氧和操作不当给患者带来的副损伤。

四、健康教育

骨折延迟愈合和骨不连患者健康教育的目标：减轻患者焦虑情绪、增加患者治疗的依从性，从而缩短骨折愈合时间。健康教育包括：①告知患者骨折延迟愈合或骨不连的可能因素有哪些，应如何避免，减轻患者的心理负担，增加治疗的依从性。②术后指导患者注意观察切口，若有红肿流脓现象及时告知医生。③指导患者不要吸烟，不要吃辛辣刺激食品，并注意饮食，不要迷信骨头汤补钙促进骨折愈合的错误观念，要适当吃些含钙较高的食品，如牛肉、瘦肉，适当户外活动和阳光照射，有利于骨折愈合。

第四节　压　疮

一、概述

压疮，俗称褥疮，又称压迫性溃疡，是指不同程度的压力或剪切力造成皮肤及局部组织缺血、缺氧而形成的坏死和溃疡。常见于长期卧床或坐轮椅的患者、中枢神经系统损伤患者（如偏瘫、截瘫和四肢瘫患者）。任何部位长时间受压都可以出现压疮，原因是压力阻断了调节皮肤血液循环的自主神经反射弧，破坏了组织对压力的防卫反应使组织长期缺血。压疮好发于缺乏脂肪保护、无肌肉包裹或肌层较薄的骨突起部位，包括枕部、双肩胛部、双肘部、骶尾部、股骨大粗隆部、腓骨小头部、外踝及足跟部位等。其中骶尾部、坐骨结节部及股骨大粗隆部发生率最高。一旦发生压疮不仅会给患者带来痛苦，加重病情，延长康复时间，严重时还会因继发感染而危及生命。

二、康复评定

（一）中医辨证

根据病因病机，多从压疮溃后初期、中期、后期进行辨证。压疮初起，气虚血瘀，热入营血，见皮肤暗红或暗紫；溃后初期，湿热瘀结，热盛肉腐，疮面除渗液外亦存在大量腐肉及焦痂，或因缺血疮面色黑干燥，日久液化溃烂，渗液臭秽，腐肉难脱，疮周漫肿；溃后中期，气血虚弱，无力托毒，随着腐肉渐脱，疮面见腐烂坏死黑色组织和新鲜红色肉芽间杂的情况，疮周平塌散漫；溃疡后期，阳气渐衰，寒凝经脉，虽腐肉尽脱，新肉已生，但疮面新肌色淡，愈合缓慢，疮周无红肿，疼滞消退。

（二）康复医学评定方法

一般采用美国压疮协会压疮分级法（表11-4-1）。

表 11-4-1　美国压疮协会压疮分级法

评定分级	评定标准
Ⅰ度	局部皮肤有红斑但皮肤完整
Ⅱ度	损害涉及皮肤表层或真皮层，可见皮损或水疱
Ⅲ度	损害涉及皮肤全层及皮下脂肪交界处，可见较深创面
Ⅳ度	损害涉及肌肉、骨骼或结缔组织（肌腱、关节、关节囊等）

三、康复治疗

压疮的治疗应根据它的严重程度来决定。首先应明确并去除产生压疮的病因，否则即使给予了正确的局部和全身治疗也能导致创面不愈。使用敷料、特制床垫及软垫保护创面，关注全身情况，会有助于创面的愈合。

（一）中医治疗

压疮的治则，治疗多采取内外兼治，内服宜扶正托里生肌、活血解毒，外用宣化腐生肌，促使坏死组织脱落，新生内芽愈合。这种内外合治的方法符合压疮自身的疾病发展规律，只有改善全身状况，并及时处理局部，二者相辅相成，才能促进创面愈合，避免病情加重。

1. 针刺法　强调“以痛为腧”，故治疗压疮以局部围刺、傍刺为主，针尖朝向病灶中心，“以疮为腧”而达到病变部位，具有疏通病灶局部经络，调和阴阳气血，祛瘀生肌长肉的功效。

2. 热敏灸法　热敏点是人体一种新形式的病理反应点，其原理是对艾热刺激敏感而对光、电、力等刺激不敏感。所谓“气至而有效”，热敏灸疗法是指利用点燃的艾条悬灸热敏化穴位，激发感传经络使气至病所，具有祛腐生肌、活血化瘀、消肿止痛之效，能改善压疮局部血液循环，增强组织代谢能力。

3. 火针法　火针为高温工具，其借助针法的机械性刺激和火力的温热性刺激，相当于针刺和艾灸的结合体，使之更容易在人体扩散吸收，迅速使病灶变性坏死并脱落，这种损伤可调动自身调节机制，促进肉芽组织生长和血管再生，发挥温通阳气、化腐生新、消散瘀结的功效。

4. 中药疗法　中医内治法以补益气血为主，佐以活血解毒，寓有“扶正达邪”之意，内服汤剂常用四君子汤、四物汤、内补黄花汤、托里消毒散、神功内托散等。中医外治之理即内治之理，外治之药即内治之药，故遵循祛腐、生肌、收口等原则，根据病因病机，分期辨证用药。压疮初起，中医外治宜“提脓祛腐”，外用药以五五丹或黑虎丹等治疗；溃后中期，中医外治宜“托里生肌”，外用药可选七三丹、八二丹、回阳玉龙散等；溃疡后期，中医外治宜“生肌收口”，药用生肌散、玉红散等。综上，从“寒、热、虚、实”多方面综合辨证治疗压疮，内服和外用结合治疗，标本兼顾，方可共奏良效。

（二）生活干预治疗

Ⅰ度压疮可通过变换姿势、调整矫形器等方法设法减压，多处压疮可用气垫床解除受累部位的压力，压迫消除后即可愈合，不需用其他治疗。Ⅱ度、Ⅲ度、Ⅳ度压疮需予以下治疗。

1. 压疮创面处理　换药或更换敷料是治疗压疮的基本措施，创面的愈合要求适当的温度、湿度、氧分压及 pH。换药或更换敷料也是保证创面愈合的必要条件，局部应少用或不用抗生素，重要的是保持创面清洁，对创面局部不主张使用任何药液，而是普遍采用等渗盐水敷料。创面须以敷料覆盖，以便保护创面，维持其内环境的稳定和生理完整性，加快创口愈合，压疮创面如有坏死组织则易发生感染且阻碍创面愈合。可通过对创面的彻底清洁和机械性方法，如剪除、化学腐蚀或纤维酶溶解的方法来清除坏死组织，促进健康组织生长，但应尽量避免损伤正常肉芽组织或引起感染扩散。

2. 感染处理 控制感染的主要方法是加强局部换药，保证伤口引流良好，必要时可用浸透到半湿的生理盐水敷料，创口引流要好，可用 2% 硼酸溶液，3% 的过氧化氢溶液冲洗创面。局部一般不使用抗菌药物，以免影响肉芽组织的生长。个别患者因伤口处理不当，已造成严重感染而出现全身症状时，应做伤口细菌培养和药敏试验，考虑用敏感的抗生素控制感染。

3. 物理因子疗法

（1）紫外线疗法：治疗前应清洁创面，有坏死组织应先清除，不涂任何药物，以利于对紫外线的吸收。早期皮肤损害未累及肌肉者，采用Ⅱ~Ⅲ级红斑量，每日或隔日 1 次，4~6 次为 1 个疗程；累及肌肉、骨骼者，Ⅲ~Ⅳ级红斑量，每隔 1~2 天照射 1 次，中心重叠照射法；创面肉芽新鲜，为促进愈合，剂量应小于Ⅰ级红斑。

（2）超短波疗法：早期皮肤损害，尚未累及肌肉者采用无热量或微热量，每次治疗 10~15 分钟；累及肌肉或骨骼者采用微热量，每次治疗 10~15 分钟。治疗前均应清洁创面，尽少用外用药。

（3）红外线疗法：适用于各期溃疡创面，感染已完全控制，创口肉芽新鲜、无脓性分泌物的患者。每天 1~2 次，每次 20~25 分钟，15~20 次为 1 个疗程。

（4）超声疗法：超声能刺激巨噬细胞释放因子和趋化因子，可促进损伤部位新生结缔组织的生长。超声还能促进慢性缺血肌肉内毛细血管的生成，加快循环恢复。

除了上述的局部处理外，还应加强营养，改善全身营养状况，纠正缺血和低蛋白血症，有助于压疮创面的愈合。应叮嘱患者多食高蛋白、高热量、高维生素食品等。

四、压疮预防

压疮的预防是基于对病因学的理解，着重于能影响患者损伤的危险因子。对于压疮，预防重于治疗，因此充分注重预防可以防止其发生；相反，一旦已形成压疮，在治疗上耗费的人力、物力、财力是大量的，而且还常因压疮的存在而严重影响了主要疾病的治疗。

预防压疮的方法主要为定期给受压严重的部位减压，超长时间受到超限的压力是压疮的成因，因此应当使用各种方法避免出现此类现象。

（一）定时翻身或变换体位

正确体位能使压力分布在最大体表面积上，避免骨突起处受压，过度肥胖、痉挛、挛缩、矫形支具、牵引及疼痛会加大体位摆放的困难。对运动障碍患者进行身体抬高和翻身是避免持久受压的最简单和最常用的方法。对卧床患者每 2 小时进行一次翻身。在座位上，每隔 15 分钟，用各种方法给坐骨结节区减压 15 秒左右。体位姿势的改变按计划安排进行，主要有 4 种体位：仰卧位、俯卧位、右侧和左侧卧位。俯卧位可在标准平面上依靠桥式技术完成或不依靠桥式技术而在水床上完成，侧卧位应避免转子区直接受压。

（二）避免由压力造成的损伤

穿用合适的衣服、鞋、矫形器；在床上，通过翻身或使用减压垫（如用厚塑料块架空骨突部位、蛋篓型床垫、分段轮流充放气的床垫、沙床、水床等);使用合适的轮椅及坐垫,良好的轮椅坐姿应保证所达座位区域的最大支撑面,足踏板应置于不将重量传送到坐骨而是让大腿承重的高度。坐轮椅时至少每半小时调整一次姿势。

(三)综合调护

1. 避免由于剪力、摩擦力、钝力造成的损伤,应特别注意避免碰到热源造成烫伤、改善全身营养状况,保证均衡饮食。

2. 保持皮肤清洁、干燥。

3. 每天至少需要两次全面检查皮肤,监视皮肤的完整性,特别注意骨突部位的皮肤情况,早期发现,早期处理。

第五节　慢 性 疼 痛

一、概述

国际疼痛研究学会(International Association for Study of Pain,IASP)提出:疼痛是与组织损伤或潜在的组织损伤有关的一种不愉快的躯体主观感觉和情感体验。疼痛的定义包括痛觉和痛反应两种成分,痛觉即躯体某一部分厌恶和不愉快的感觉,主要发生在大脑皮质;痛反应发生在中枢神经系统的各级水平,主要表现有屈肌反射、心率加快、血压升高、呼吸运动改变、瞳孔扩大、出汗、呻吟、恐惧、烦躁不安及痛苦表情等。临床特征包括:运动功能障碍、感觉功能障碍、心理功能障碍,另有一些神经病理性疼痛,其疼痛的性质为烧灼痛、放射痛、刺痛、电击样痛、发作性撕裂痛、搏动性疼痛等,可出现痛觉过敏和/或痛觉异常。心理功能障碍慢性疼痛及精神(心理)性疼痛患者多伴有焦虑、抑郁等心理功能障碍。

二、康复评定

(一)中医辨证

从辨表里虚实和辨证型两方面着手。

1. 辨表里虚实　辨证宜首分虚实。感邪新发,多为风寒湿型或气滞血瘀型,以实证为主;病证日久,耗伤气血,损及脏腑,肝肾不足,一般为虚证;病程缠绵,日久不愈,常表现为虚实夹杂之证。

2. 辨证型　该病临床常见证有肾虚型、气滞血瘀型、风寒湿型、湿热型。

(二)康复医学评定方法

1. 视觉模拟评分(VAS)　见图 11-5-1。

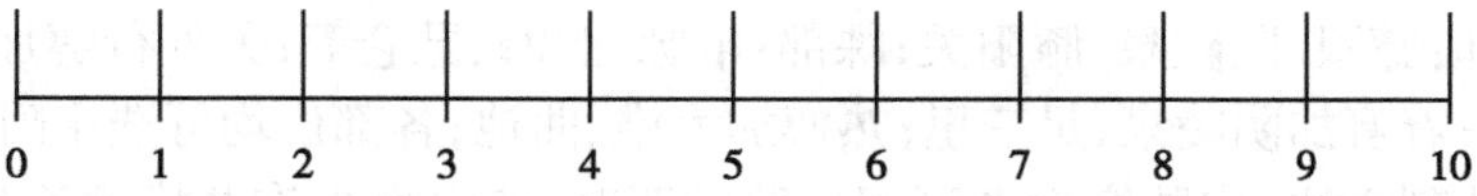

0~2:表示舒适;3~4:表示轻度不舒适;5~6:表示中度不舒适;7~8:表示重度不舒适;9~10:表示极度不舒适

图 11-5-1　视觉模拟评分(VAS)

2. 数字评价量表 此法是由 0 到 10 共 11 个数字表示疼痛强度,0 表示无痛,10 表示剧痛。被测者根据个人疼痛感受选择一个数字表示疼痛程度,见图 11-5-2。

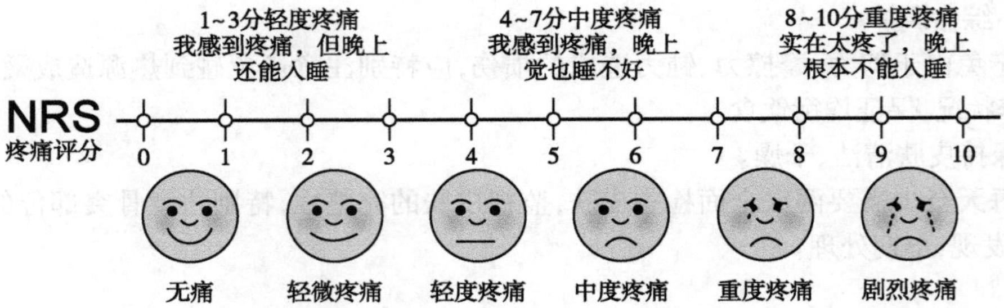

图 11-5-2 数字评价量表(NRS)

3. 语言评价量表 是患者用口述描绘对疼痛程度进行评分(图 11-5-3)。VRS 将疼痛用“无”“轻微痛”“中度痛”“重度痛”“极重度痛”“难以忍受痛”等词汇来表达该评分法,有 4 级评分、5 级评分、6 级评分、12 级评分和 15 级评分等。其中以 4 级评分和 5 级评分较简便实用。

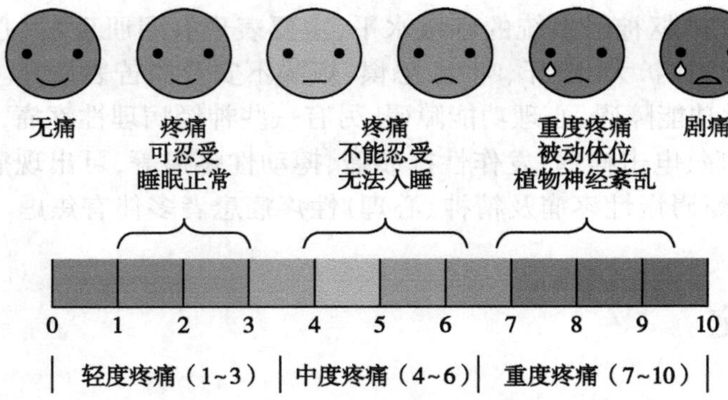

图 11-5-3 语言评价量表(VRS)

三、康复治疗

(一) 中医康复方法

1. 针灸疗法 操作时一般对行痹、痛痹、着痹可针灸并用,热痹只针不灸。

(1) 普通针刺一般根据病变部位局部取穴。肩部:肩贞、肩髎、臑俞;肘部:曲池、尺泽、少海;腕部:阳池、外关、阳溪;脊背:大椎、腰阳关、夹脊;髀部:环跳、居髎、秩边;股部:伏兔、承扶、风市;膝部:膝眼、阳陵泉、膝阳关;踝部:申脉、照海、昆仑等;另外行痹加膈俞、血海;痛痹加肾俞、关元;着痹加阴陵泉、足三里;热痹加大椎、曲池;各部位均可选用阿是穴。

(2) 其他针刺方法:皮肤麻木者可用皮肤针叩刺,使出血少许并拔罐治疗;针刀与密集型银质针疗法对慢性软组织损伤相关疼痛疗效确切,另外还有穴位注射、电针、腕踝针、火针、耳针、穴位贴敷等均可应用。

2. 中药治疗 中医学认为风、寒、湿三气杂至，合而为痹。其病机关键在于经脉闭阻，气血不通。治疗时以祛邪通络为基本原则，依邪气的偏盛辨证论治。其中行痹：以防风汤祛风通络，散寒除湿；痛痹：以乌头汤散寒通络，祛风除湿；着痹：以薏苡仁汤除湿通络，祛风散寒；风湿热痹以白虎加桂枝汤合宣痹汤清热通络，祛风除湿；痰瘀痹阻者以双合汤化痰行瘀，蠲痹通络；肝肾两虚者以补血荣筋丸培补肝肾，舒筋止痛；阳虚畏寒肢冷，加附子、干姜；肝肾阴亏，低热心烦，或午后潮热，加龟板、熟地黄；另证可选取青风藤、鸡血藤、乳香、没药、巴戟天、牛膝、当归等中药外敷患处或熏洗治疗。

3. 推拿疗法 以病变局部治疗为主，以促进局部血液循环，消除肿胀，缓解疼痛，促进肢体、关节功能的恢复。手法可选用点、按、揉、拿、弹拨等，若合并关节活动障碍，可配合各关节的被动活动，应注意活动幅度不宜过大、手法轻柔，以患者耐受为度。

4. 传统功法 八段锦、太极拳、五禽戏等传统功法能够改善肢体乃至全身的血液循环，畅通气血运行，调节脏腑功能，达到缓解疼痛的目的。

5. 中药内服 治疗当以补肾为主，佐以活血、祛邪、通络之品。但单纯中药内服疗程较长，且容易复发，通常以中药内服加外敷相互配合，疗效较为显著。

肾虚型：肾阳虚者，治宜温补肾阳，用补肾活血汤加减；肾阴虚者，治宜滋补肾阴，用知柏地黄丸、大补阴丸加减，或内服壮腰健肾丸等中成药。

气滞血瘀型：治宜活血化瘀、行气止痛，用地龙散加杜仲、续断、桑寄生、狗脊等。

风寒湿型：治宜祛风散寒胜湿，方用羌活胜湿汤或独活寄生汤加减。

湿热型：治宜清化湿热，用二妙汤加木瓜、薏苡仁、生地黄、黄柏、豨莶草之类。

（二）心理康复治疗

心理治疗是综合治疗方法中的一个重要组成部分。认识疼痛的主观性，尊重患者评价自身疼痛的权利，关键是帮助他们正确认识和对待自己的病情，改变患者对疾病不符合实际的目标和不正确的想法，使患者相信疼痛是可以治愈的，积极主动参与治疗。心理康复治疗主要包括如下方法：

1. 认知行为疗法 大多数的慢性疼痛患者均伴有认知行为和精神心理的改变，从而进一步加重疼痛，若不及时进行干预，易形成恶性循环。认知行为疗法是略去患者对疼痛的诉说，修正痛苦表情和不良的保护性动作与行为，鼓励患者增加一些体力活动，将止痛药物用量减到最低限度，以减轻疼痛行为和药物成瘾。

2. 行为重塑 鼓励患者按计划完成能够达到的积极行为目标，并给予赞扬鼓励，这样新的行为被强化，不良行为则被削弱。

总之，心理疗法是针对慢性疼痛患者的综合性多方面的治疗，其目的是鼓励患者积极参与，从而帮助患者学习自我控制和处理问题的能力，改善与疼痛相关的认知结构与过程及功能状态。

（三）物理因子康复疗法

1. 电刺激疗法

（1）经皮神经电刺激疗法（transcutaneous electric nerve stimulation，TENS）：通过皮肤将特定的低频脉冲电流输入人体以治疗疼痛的电疗方法。在止痛方面收到较好的效果，因而在临床上得到了广泛的应用。TENS疗法与传统的神经刺激疗法的区别在于：传统的电刺激，主要是刺激运动纤维；而TENS则是刺激感觉纤维。适应证包括：术后伤口痛、神经痛、扭挫伤、肌痛、关节痛、头痛、截肢后残端痛、幻肢痛、癌痛等。禁忌证包括:置有心脏起搏器、颈动脉窦部位、孕妇下腹部与腰部,局部感觉缺失和对电过敏患者。

(2)经皮脊髓电刺激疗法:将电极安放在相应脊髓的外部进行刺激,使用高频率、短时间的电流刺激,使上行神经传导路径达到饱和,难以感觉疼痛。用此短时间刺激可以产生较长时间的止痛效应。

(3)脊髓刺激:用导管针经皮穿刺或椎板切除术时,在相应脊髓节段的硬膜外间隙安置电极,导线引出体外。硬膜外弱电流可以兴奋后索的粗神经纤维,抑制痛觉传入而止痛。对血管性疼痛尤为有效。

(4)深部脑刺激:通过神经外科手术,将电极置入脑部,电刺激垂体,可治疗一些顽固性疼痛。

2. 热疗 热疗可扩张血管,加快血液循环,促进炎症吸收;提高痛阈,使肌梭兴奋性下降,放松肌肉,减少肌肉痉挛。常用电热毯、电光浴等。对软组织、关节及脊柱相关疼痛具有很好的治疗作用,还可缓解胃肠道和泌尿道平滑肌痉挛。

3. 冷疗 可以减少出血、渗出,减少疼痛介质的释放,缓解痉挛以及降低痛阈。应用时要注意预防冻伤、冷变态反应(表现为面部充血、全身瘙痒、血压下降、心率加快等),冷疗忌用于雷诺病、外周血管病变和结缔组织疾病。

4. 光疗 包括红外线、紫外线照射,激光等治疗方法。

(1)红外线:利用它改善血液循环、促进炎症消散、可降低神经系统兴奋性的作用治疗慢性疾患引起的痉挛、软组织疼痛,以及促进神经功能恢复。

(2)紫外线:红斑量紫外线照射具有显著的镇痛作用,无论对感染性炎症、非感染性炎症痛、风湿性疼痛及神经痛均有良好镇痛效果。

(3)激光疗法:以激光作为能量载体,利用激光对组织的生物学效应进行治疗。多年来,激光技术已成为临床治疗的有效手段。激光还广泛应用于肿瘤、癌症等疾病方面的治疗。

5. 超声波疗法 通过产生热缓解疼痛。超声波还有微细按摩作用,能增加局部组织血液循环和改善细胞缺血缺氧状态,使坚硬的结缔组织延长、变软,使粘连组织松解,从而使疼痛减轻。

(四)运动疗法

运动疗法治疗慢性疼痛的目的有:牵张短缩的肌肉、肌腱、关节囊及其他软组织,扩大关节活动度;增强肌肉的肌力和肌肉活动的耐力;抑制肌肉的异常张力,使肌肉松弛,缓解其紧张度;通过运动疗法的活动刺激,改善心脏,肺脏等内脏器官的功能;通过运动训练预防或治疗各种临床并发症,如压疮、肌肉痉挛、关节挛缩、骨质疏松等。

运动疗法包括手法治疗、局部运动疗法及整体运动疗法三个方面。

1. 手法治疗 根据引起疼痛的具体情况,使用相应的治疗技术对软组织、关节及肌肉行手法治疗,减轻患者疼痛。包括推动、牵拉和旋转。这种被动活动具有一定的节律性,且患者可以对其进行控制或因疼痛产生抵抗。目前临床应用的麦肯基疗法,是一种已被多国医学实践证明非常有效的治疗颈腰痛的新非手术疗法,其特点是:安全、见效快、疗程短、预防复发。

2. 局部运动疗法 有肌力、耐力、关节松动等疗法,主要保持和促进肌力恢复,改善运动功能，缓解疼痛。

3. 整体运动疗法　主动整体锻炼是慢性疼痛康复治疗的基本方式，最好选择集体运动的健身操、街舞、羽毛球、游泳、医疗体操和太极拳等，一起活动或锻炼便于交流和分享运动训练的经验，可以相互影响，容易坚持。

参考文献

[1] 黄桂成,王拥军. 中医骨伤科学[M]. 北京:中国中医药出版社,2021.

[2] 王瑞辉,冯晓东. 中医康复学[M]. 北京:中国中医药出版社,2023.

[3] 胥少汀. 实用骨科学[M]. 郑州:河南科学技术出版社,2019.

[4] 周红海. 中医筋伤学[M]. 北京:中国中医药出版社,2021.

[5] 刘志纯,刘磊. 风湿免疫病临床诊治手册[M]. 苏州:苏州大学出版社,2021.

[6] Rodrigo L.Osteoporosis-Recent Advances,New Perspectives and Applications [M].London:IntechOpen,2021.

[7] Harvey N. Osteoporosis [M]. London:Taylor and Francis,2018.

[8] Toumi H . Rheumatoid Arthritis [M]. London:IntechOpen,2022.

[9] Mohammed AHR . Rheumatoid Arthritis-Other Perspectives towards a Better Practice [M].London:IntechOpen,2020.

[10] 薛兵. 中药配合针刺联合腰部力量康复训练对慢性腰肌劳损患者疼痛程度及腰部功能障碍的影响[J]. 光明中医,2020,35(10):1523-1525.

[11] 卡热买提. 阿布都克然木. 推拿促进慢性腰肌劳损功能康复的研究进展[J]. 新疆中医药,2020,38(5):94-96.

附　录

附录 1　躯干肌肉的手法测试

运动	主动肌	测试方法图解	评定
颈屈	斜角肌 颈长肌 头长肌 胸锁乳突肌	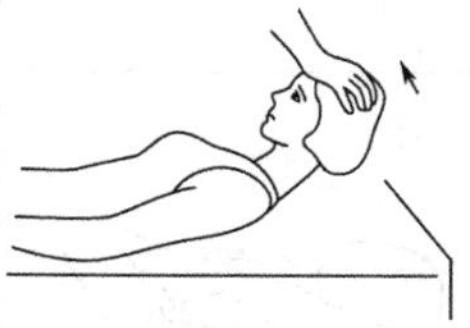	5 级:仰卧抬头,能抗较大阻力 4 级:同上,能抗中等阻力 3 级:同上,不能抗阻力,只能抗重力 2 级:侧卧托住头部可屈颈 1 级:同上,可扪及肌肉活动
颈伸	斜方肌 颈部骶棘肌	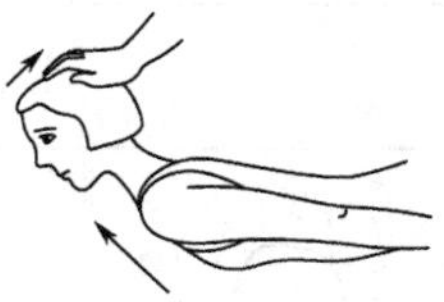	5 级:俯卧抬头,能抗较大阻力 4 级:同上,能抗中等阻力 3 级:同上,能抬头,不能抗力 2 级:侧卧托住头部可仰头 1 级:同上,可扪及肌肉活动
躯干屈	腹直肌	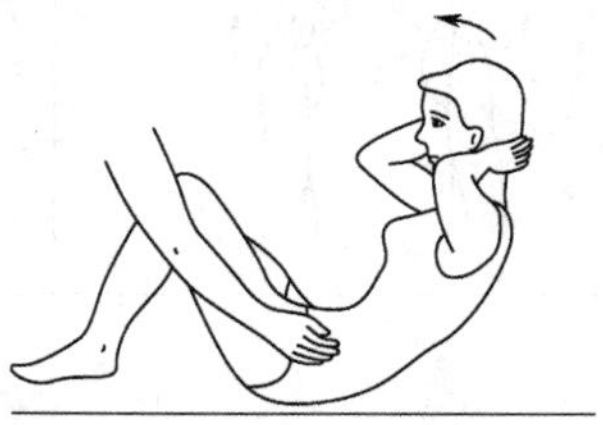	5 级:仰卧,髋及膝屈,双手抱头后能坐起 4 级:同上,双手前平举能坐起 3 级:同上,能抬起头及肩胛部 2 级:同上,能抬起头部 1 级:同上,能完成上腹部肌活动
躯干伸	骶棘肌 腰方肌	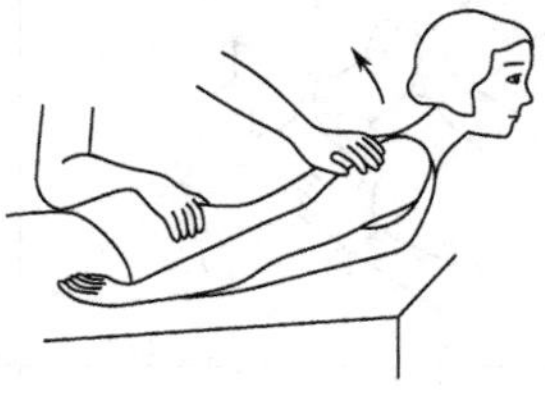	5 级:俯卧,胸以上在桌缘外,固定下肢,抬起上身时能抗较大阻力 4 级:同上,能抗中等阻力 3 级:同上,能抬起上身,不能抗阻 2 级:俯卧位能抬头 1 级:同上,能扪及背肌收缩
躯干旋转	腹内斜肌 腹外斜肌	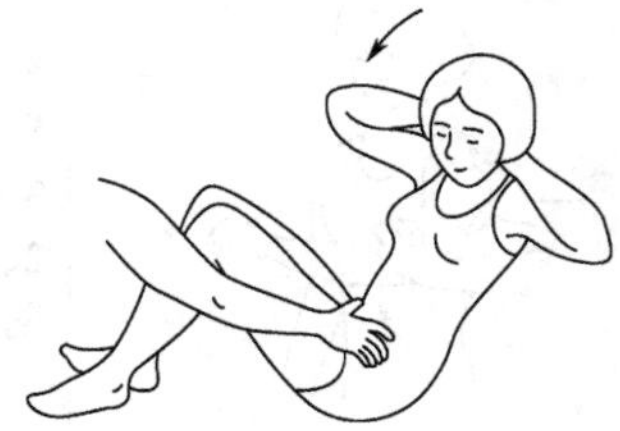	5 级:仰卧,下肢屈曲固定,抱头能坐起并向一侧转体 4 级:同上,双手前平举坐起并转体 3 级:仰卧能旋转上体使一肩离床 2 级:坐位能大幅度转体 1 级:同上,能完成腹外斜肌收缩
骨盆侧向倾斜	腰方肌	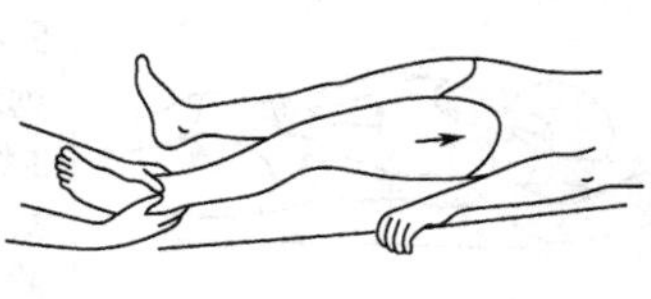	5 级:仰卧,向头侧提拉一腿能抗较大阻力 4 级:同上,能抗中等阻力 3 级:同上,能抗较小阻力 2 级:同上,能拉动一腿不能抗阻 1 级:腰部扪及腰方肌收缩

附录 2　上肢肌肉的手法测试

关节	运动	主动肌	测试方法图解	评定
肩胸	内收	斜方肌 菱形大、小肌	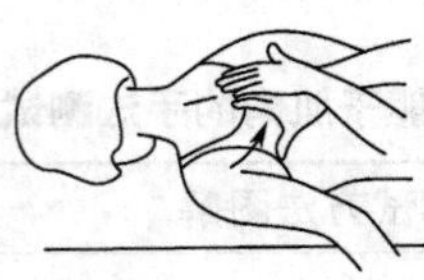	5、4 级：俯卧，两臂后伸使肩胛骨内收，阻力将肩胛骨外推 3 级：体位同上，两臂后伸可做全范围肩胛骨内收动作 2 级：坐位可见肩胛骨运动 1 级：坐位可扪及肌收缩
	内收 下压	斜方肌下部	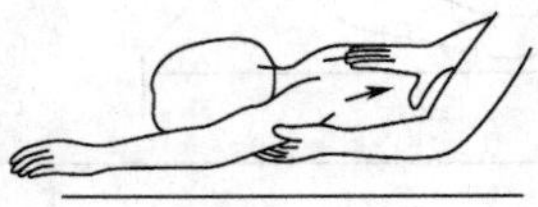	5、4 级：俯卧，臂前伸位下拉，阻力将肩胛下角向上外推 3 级：体位同上，两臂前伸位可做全范围下拉动作 2、1 级：同上，可见肩胛骨运动或扪及肌收缩
	耸肩	斜方肌上部 肩胛提肌	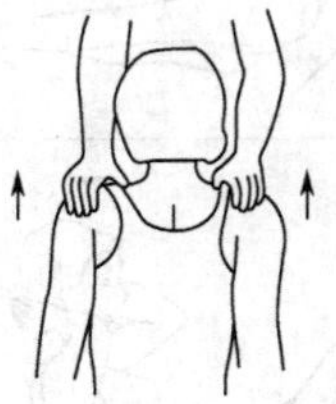	5、4 级：坐位，耸肩，阻力在肩锁关节上方向下压 3 级：体位同上，可做全范围耸肩动作 2、1 级：俯卧能耸肩或扪及肌肉收缩
肩肱	外展 外旋	前锯肌	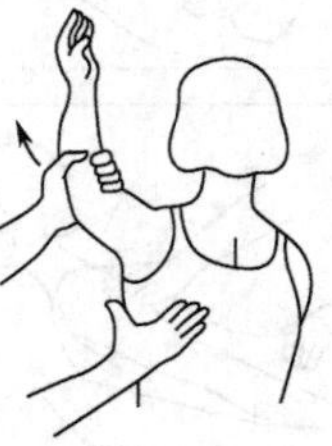	5、4 级：坐位，上臂前平举，肘屈，上臂向前移，阻力将肘部后推 3 级：体位同上，上臂可做全范围向前移动作 2、1 级：体位同上，托住上臂可见肩胛骨活动或扪及肌收缩
	前屈	三角肌前部 喙肱肌	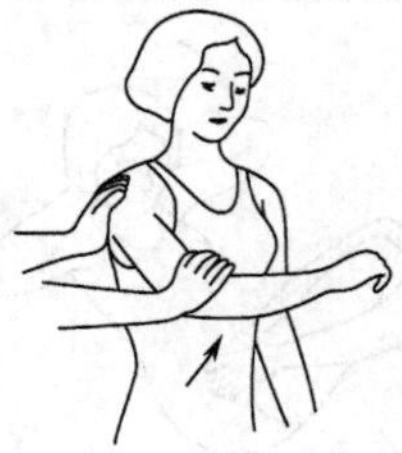	5、4 级：坐位，上肢前平屈，阻力加于上臂远端向下压 3 级：体位同上，上肢能抗重力前平屈 2、1 级：向对侧卧，悬挂起上肢可主动前屈或扪及三角肌前部收缩
	后伸	背阔肌 大圆肌 三角肌后部	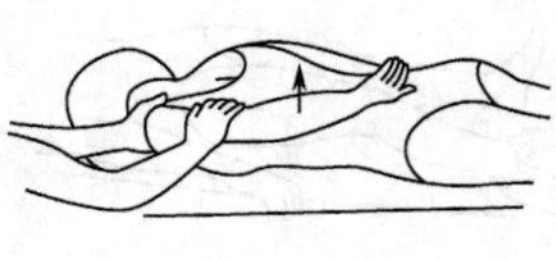	5、4 级：俯卧，上肢后伸，阻力加于上臂远端向下压 3 级：俯卧，上肢能抗重力后伸 2、1 级：向对侧卧，悬起上肢可主动后伸或扪及肌收缩

续表

关节	运动	主动肌	测试方法图解	评定
肩肱	外展	三角肌中部 冈上肌	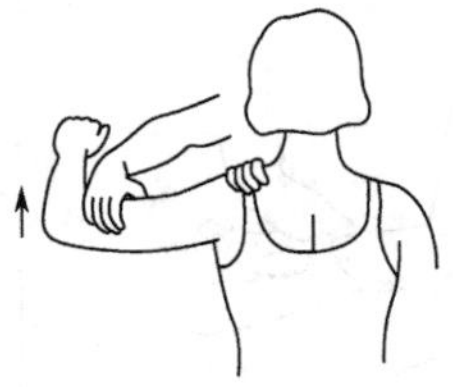	5、4 级:坐位,肘屈,肩外展,阻力加于上臂远端向下压 3 级:体位同上,上臂能抗重力外展 2、1 级:仰卧,悬起上肢能主动外展或扪及肌收缩
	后平伸	三角肌后部	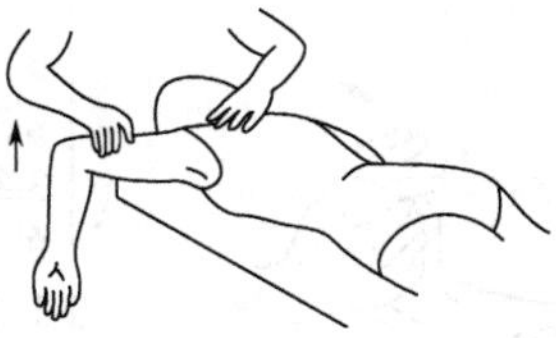	5、4 级:俯卧,肩外展,肘屈,上臂后平伸,阻力于肘后下压 3 级:体位同上,上臂能抗重力后平伸 2、1 级:坐位,悬起上肢能后平伸或扪及肌收缩
	前平屈	胸大肌	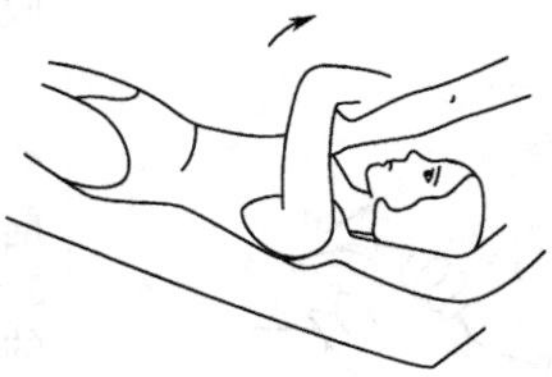	5、4 级:仰卧,上臂前平屈,阻力加于上臂远端向外拉 3 级:仰卧,上肢能抗重力前平屈 2、1 级:坐位,悬起上肢能主动前平屈或扪及肌收缩
	外旋	冈下肌 小圆肌	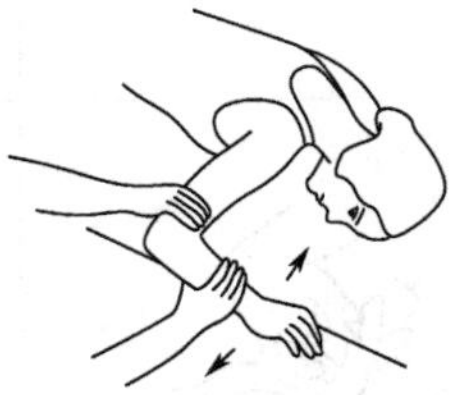	5、4 级:俯卧,肩外展,前臂桌外下垂,肩内、外旋,阻力加于前臂远端 3 级:体位同上,不加阻力时肩可做全范围内、外旋动作 2、1 级:同上,可作一定幅度内外旋或扪到肩胛外缘肌收缩
	内旋	肩胛下肌 胸大肌 背阔肌 大圆肌		
肘	屈	肱二头肌 肱肌 肱桡肌	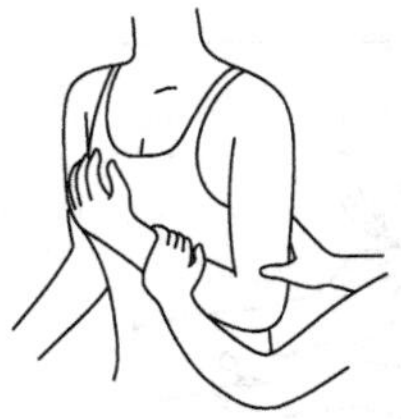	5、4 级:坐位,测肱二头肌时前臂旋后,测肱桡肌时旋前,阻力加于前臂远端 3 级:坐位,上臂下垂,前臂可抗重力屈肘 2、1 级:坐位,肩外展悬起前臂时可屈肘或扪及肌收缩
	伸	肱三头肌 肘肌	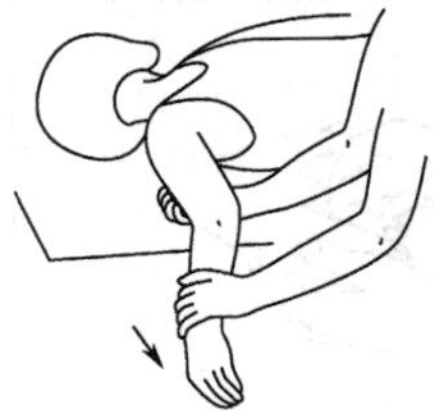	5、4 级:俯卧,肩外展,前臂桌外下垂,伸肘,阻力加于前臂远端 3 级:俯卧,可抗重力伸直肘关节 2、1 级:坐位,肩外展,悬起前臂时可伸肘或扪及肌收缩

续表

关节	运动	主动肌	测试方法图解	评定
前臂	旋后	肱二头肌 旋后肌	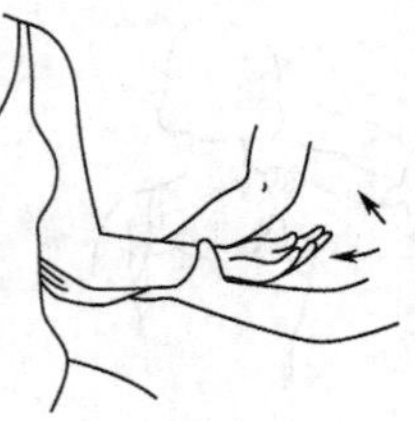	5、4 级:坐位,肘屈 90°,握住腕部施加相反方向阻力 3 级:坐位,无外加阻力时前臂可做全范围旋后、旋前动作 2、1 级:俯卧,肩外展,前臂桌外下垂,可主动旋转或扪及肌收缩
	旋前	旋前圆肌 旋前方肌		
腕	掌屈	尺侧屈腕肌 桡侧屈腕肌	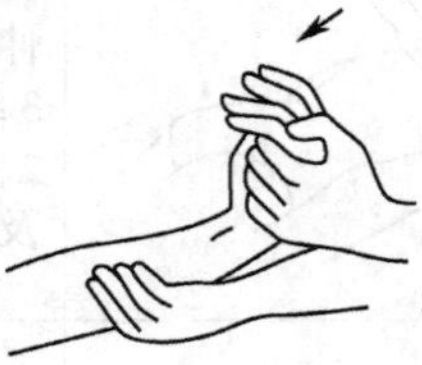 掌侧屈	5、4 级:坐位,前臂旋后,手放松,固定前臂做屈腕动作,阻力加于手掌侧 3 级:坐位,无外加阻力时能做全范围的屈腕动作 1、2 级:坐位,前臂中立位,固定前臂,能做全范围的屈腕动作或可扪及肌肉收缩
	背伸	尺侧伸腕肌 桡侧伸腕肌	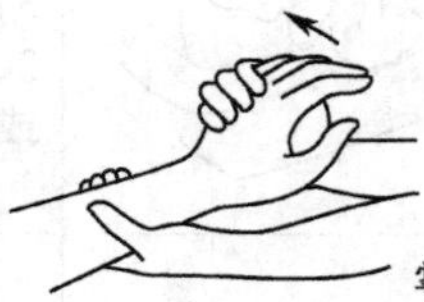 掌侧伸	5、4 级:坐位,前臂旋前,手放松,固定前臂做伸腕动作,阻力加于手背侧 3 级:坐位,无外加阻力时能做全范围的伸腕动作 1、2 级:坐位,前臂中立位,固定前臂,能做全范围的伸腕动作或可扪及肌肉收缩
掌指	屈	蚓状肌 掌侧、背侧骨间肌	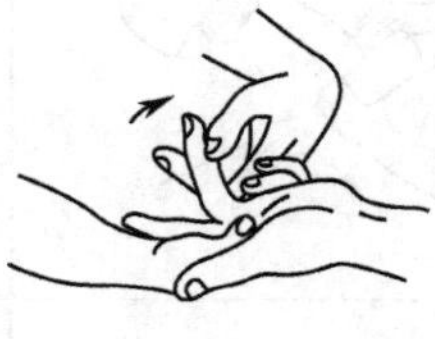	5、4 级:屈掌指关节,同时伸指间关节,阻力加于近节指腹 3 级:无外加阻力时能做全范围掌指关节屈曲动作 2、1 级:稍有屈曲动作或扪及掌心肌收缩
	伸	伸指总肌 伸示指肌 伸小指肌	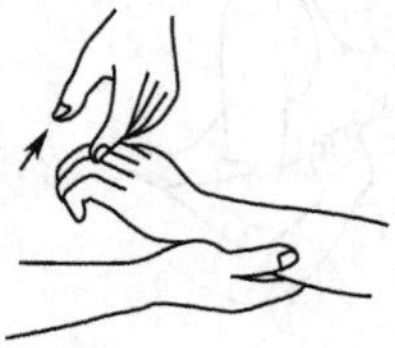	5、4 级:伸掌指关节同时维持指间关节屈,阻力加于近节指背 3 级:无外加阻力时能做全范围掌指关节伸直动作 2、1 级:稍有伸指动作或扪及掌背肌腱活动
	内收	掌侧骨间肌	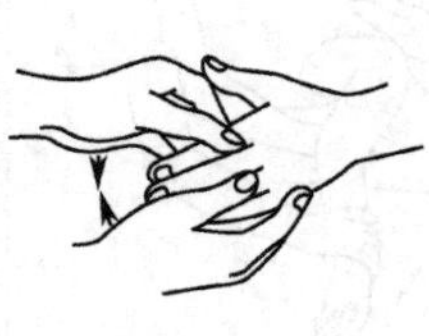	5、4 级:做指内收动作,阻力加 2、4 、5 指内侧 3 级:无外加阻力时能做全范围的指内收动作 2、1 级:稍有内收运动或在指落部扪及肌腱活动

续表

关节	运动	主动肌	测试方法图解	评定
掌指	外展	背侧骨间肌 外展小指肌	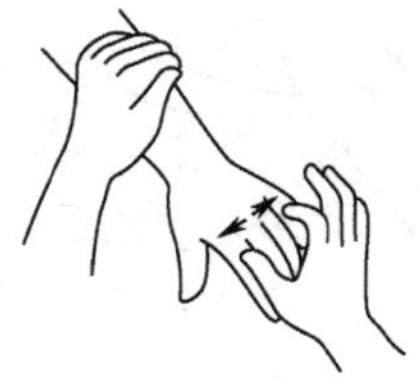	5、4级:指外展,阻力加于手指外侧 3级:无外加阻力时能做全范围的指外展动作 2、1级:有一定外展运动或在指基部扪及肌腱活动
近侧指间	屈	屈指浅肌	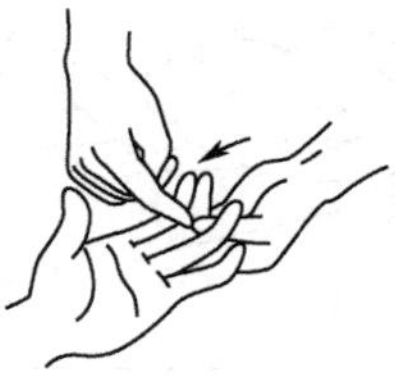	5、4级:屈指,固定关节近端,阻力加于远端 3级:无外加阻力时能做全范围的屈指动作 2、1级:有一定屈指运动或扪及肌腱活动
远侧指间	屈	屈指深肌		
踇趾腕掌	内收	内收踇肌	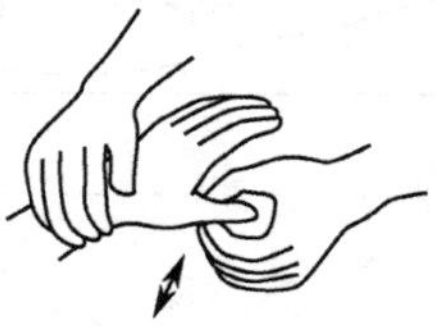	5、4级:踇伸直位内收,阻力加于踇趾尺侧 3级:无外加阻力时能做全范围的踇内收动作 2、1级:有一定内收动作或扪及肌收缩
	外展	外展踇长、短肌		5、4级:踇伸直位外展,阻力加于踇趾桡侧 3级:无外加阻力时能做全范围的踇外展动作 2、1级:有一定外展动作或扪及肌收缩
	对掌	对掌踇肌 对掌小指肌	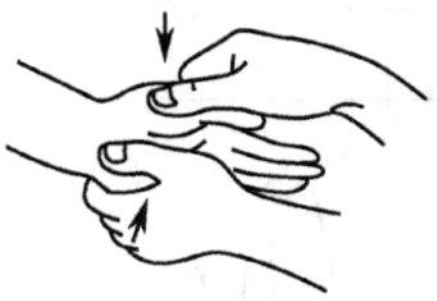	5、4级:踇趾与小指对指,阻力加于踇趾与小指掌骨头掌面 3级:无外加阻力时能做全范围的对掌动作 2、1级:有一定对掌运动或扪及肌收缩
踇趾掌指指间	屈	屈踇短肌 屈踇长肌	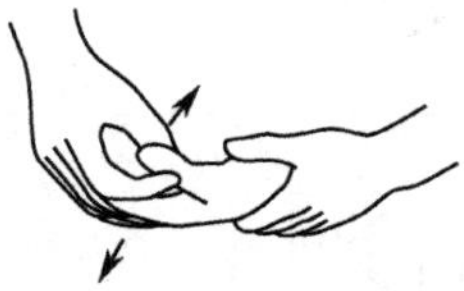	5、4级:屈踇,阻力加于踇趾近节,远节掌侧面 3级:无外加阻力时能做全范围的屈踇动作 2、1级:有一定屈踇运动或扪及肌腱活动
	伸	伸踇短肌 伸踇长肌		5、4级:伸踇,阻力加于踇趾近节,远节背侧面 3级:无外加阻力时能做全范围的伸踇动作 2、1级:有一定伸踇运动或扪及肌腱活动

附录3　下肢肌肉的手法测试

关节	运动	主动肌	测试方法图解	评定
髋	屈	髂腰肌	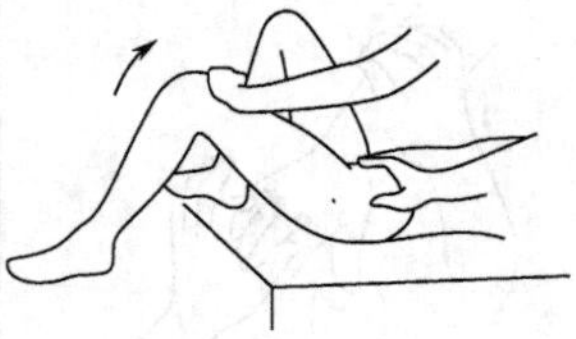	5、4级：仰卧，小腿在桌缘外，屈髋，阻力加于膝上 3级：仰卧，可抗重力做屈髋动作 2、1级：侧卧可主动屈髋或于腹股沟上缘扪及肌活动
	伸	臀大肌 腘绳肌	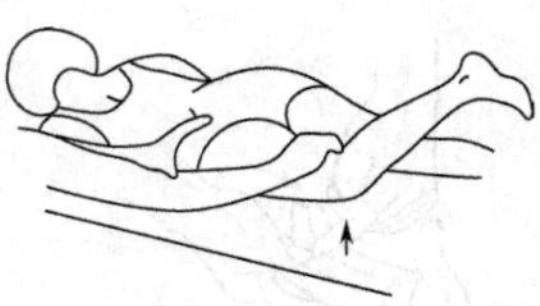	5、4级：俯卧，测臀大肌时屈膝，测腘绳肌时伸膝，髋伸，阻力加于股远端 3级：俯卧，可抗重力做伸髋动作 2、1级：侧卧可伸髋或扪及肌收缩
	内收	内收肌群 股薄肌 耻骨肌	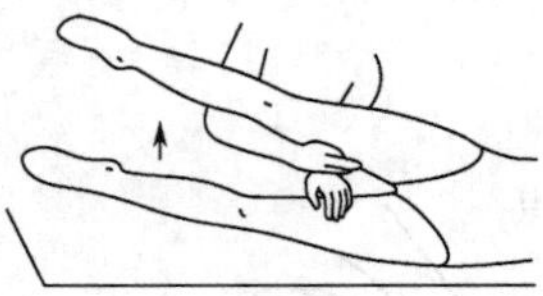	5、4级：向同侧侧卧，托起对侧下肢，髋内收，阻力加于股下端 3级：体位同上，可抗重力做髋内收动作 2、1级：仰卧，可在滑板上作髋内收或扪及肌收缩
	外展	臀中、小肌 阔筋膜张肌	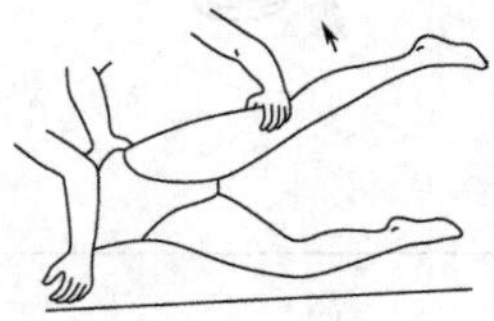	5、4级：向对侧侧卧，髋外展，阻力加于股下段外侧 3级：体位同上，可抗重力做髋外展动作 2、1级：仰卧，可在滑板上作髋外展或扪及肌收缩
	外旋	股方肌 梨状肌 臀大肌 上、下孖肌 闭孔内、外肌	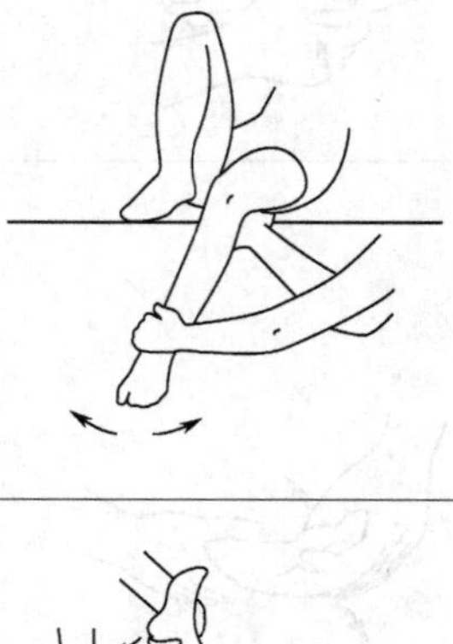	5、4级：仰卧，小腿在桌外下垂，髋外或内旋使小腿向外或向内摆，阻力加于小腿下端 3级：体位同上，可抗重力做髋外、内旋动作 2、1级：仰卧伸腿，髋可向外或内旋，或扪及大转子上方肌收缩
	内旋	臀小肌 阔筋膜张肌		
膝	屈	股二头肌 半腱肌 半膜肌	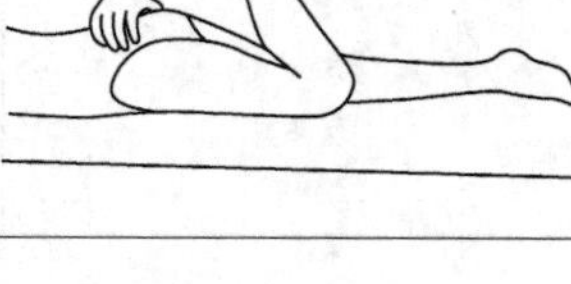	5、4级：俯卧屈膝，阻力加于小腿下端 3级：俯卧，可抗重力做屈膝动作 2、1级：向同侧侧卧可屈膝或扪及肌收缩

续表

关节	运动	主动肌	测试方法图解	评定
膝	伸	股四头肌	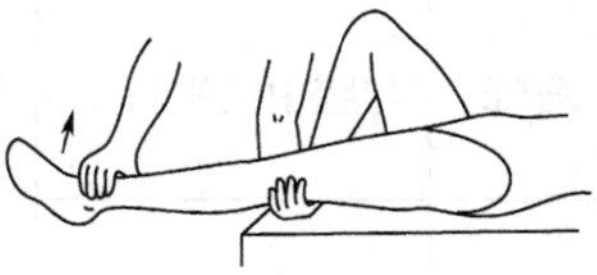	5、4 级：仰卧，小腿在桌外下垂，伸膝，阻力加于小腿下端 3 级：体位同上，可抗重力做伸膝动作 2、1 级：向同侧侧卧能伸膝或扪及肌收缩
踝	跖屈	腓肠肌 比目鱼肌	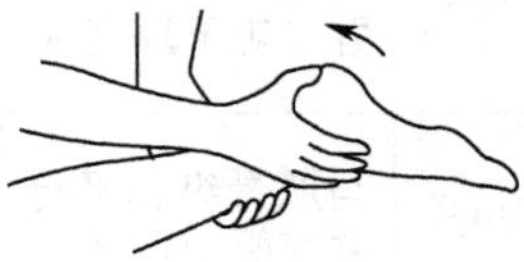	5、4 级：俯卧，测腓肠肌时膝伸，测比目鱼肌时膝屈，踝跖屈，阻力加于足掌 3 级：体位同上，可抗重力做踝跖屈动作 2、1 级：侧卧可跖屈或扪及跟腱活动
	内翻 背伸	胫前肌	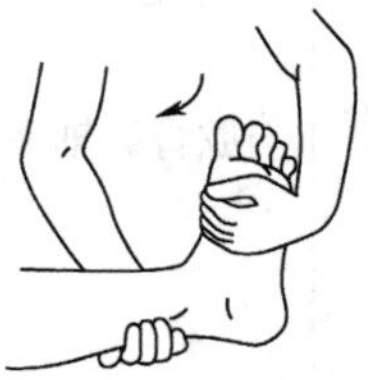	5、4 级：坐位，小腿下垂，足内翻踝背伸，阻力加于足背内缘向下、外方推 3 级：体位同上，可抗重力做踝背伸动作 2、1 级：侧卧可作踝内翻背伸或扪及胫前肌收缩
	内翻 跖屈	胫后肌	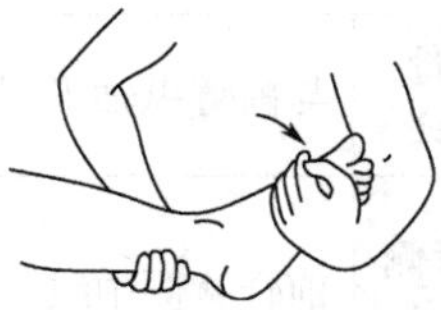	5、4 级：向同侧侧卧，足内翻跖屈，阻力加于足内缘向外上方推 3 级：体位同上，可抗重力做足内翻跖屈动作 2、1 级：仰卧可作踝内翻跖屈或扪及内踝后腱活动
	外翻 跖屈	腓骨长、短肌	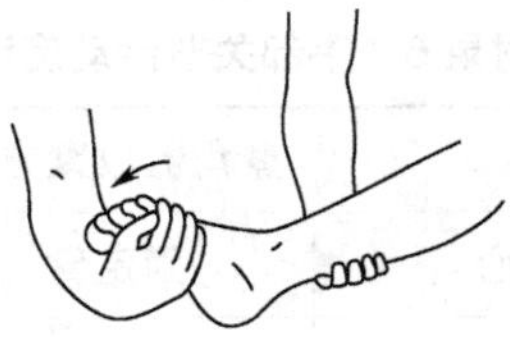	5、4 级：向对侧卧，足跖屈外翻、阻力在足外缘向内上方推 3 级：体位同上，可抗重力做足外翻跖屈动作 2、1 级：仰卧可作踝外翻跖屈，或扪及外踝后腱活动
跖趾	屈	蚓状肌 屈踇短肌	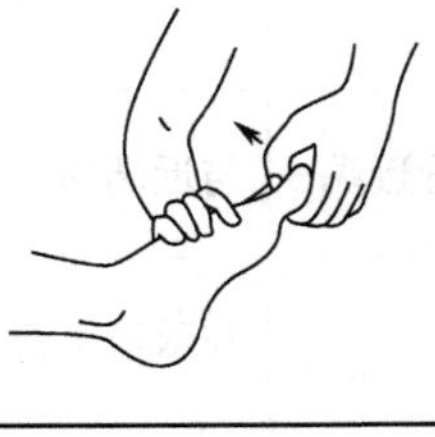	5、4 级：屈或伸趾，阻力加于趾近节跖侧或背侧 3 级：能做全范围屈或伸趾动作 2、1 级：有主动屈、伸趾活动或扪及腱活动

附录 4 上肢主要关节活动度测量

关节	运动	受检体位	量角器放置方法			正常值
			轴心	固定臂	移动臂	
肩	屈、伸	坐或立位，臂置于体侧，肘伸直	肩峰	与腋中线平行	与肱骨纵轴平行	屈 0°~（170°~180°） 伸 0°60°
	外展	坐或立位，臂置于体侧，肘伸直	肩峰	与身体中线平行	与肱骨纵轴平行	0°~（170°~180°）
	水平外展	坐或立位，肩关节屈曲90°，内旋	肩峰	与肱骨纵轴平行并与躯干垂直	与肱骨纵轴平行	0°~90°
	水平内收	坐或立位，肩关节外展90°，内旋	肩峰	与肱骨纵轴平行并与躯干垂直	与肱骨纵轴平行	0°~135°
	内、外旋	仰卧，肩外展90°，肘屈 90°	鹰嘴	与腋中线平行	与前臂纵轴平行	各 0°~90°
肘	屈、伸	仰卧或坐或立位，肘伸展，前臂解剖中立位	肱骨外上髁	与肱骨纵轴平行	与桡骨纵轴平行	0°~150°
桡尺	旋前、旋后	坐位，上臂置于体侧，肘屈90°，前臂中立位	尺骨茎突	与地面垂直	腕关节背面（测旋前）或掌面（测旋后）	各 0°~80°
腕	屈、伸	坐或站位，前臂完全旋前	尺骨茎突	与前臂纵轴平行	与第二掌骨纵轴平行	屈 0°~80° 伸 0°~70°
	尺桡侧偏移（尺桡侧外展）	坐位，屈肘，前臂旋前，腕中立位	腕背侧中点	前臂背侧中线	第三掌骨纵轴	桡偏 0°~20° 尺偏 0°~30°

附录 5 手部关节活动度测量

关节	运动	受检体位	量角器放置方法			正常值
			轴心	固定臂	移动臂	
掌指	屈伸	坐位，腕中立位	近短指骨近端	与掌骨平行	与近端指骨平行	屈 0°~90° 伸 0°~20° （蹰趾 0°~30°）
指间	屈伸	坐位，腕中立位	远端侧指骨近端	与近端指骨平行	与远端指骨平行	近指间 0°~110° 远指间 0°~80°
蹰趾腕掌	内收外展	坐位，腕中立位	腕掌关节	与示指平行	与蹰趾平行	0°~50°

附录 6 下肢主要关节活动度测量

关节	运动	受检体位	量角器放置方法			正常值
			轴心	固定臂	移动臂	
髋	屈	仰卧或侧卧，对侧下肢伸直	股骨大转子	与身体纵轴平行	与股骨纵轴平行	0°~120°
	伸	侧卧，被测下肢在上	股骨大转子	与身体纵轴平行	与股骨纵轴平行	0°~30°
	内收、外展	仰卧	髂前上棘	左右髂前上棘连线的垂直线	髂前上棘至髌骨中心的连线	各 0°~45°
	内旋、外旋	仰卧，两小腿于床沿外下垂	髌骨下端	与地面垂直	与胫骨纵轴平行	各 0°~45°
膝	屈、伸	俯卧或侧卧，髋膝伸展	股骨外髁	与股骨纵轴平行	与胫骨纵轴平行	屈 0°~135° 伸 0°
踝	背屈、跖屈	仰卧，踝处于中立位	腓骨纵轴线与足外缘交叉处	与腓骨纵轴平行	与第 5 跖骨纵轴平行	背屈 0°~20° 跖屈 0°~（45°~50°）
	内翻、外翻	俯卧，足位于床沿外	踝后方两踝中点	小腿后纵轴	轴心与足跟中点连线	内翻 0°~35° 外翻 0°~20°

附录 7 下肢主要关节活动度测量

关节	运动	受检体位	量角器放置方法			正常值
			轴心	固定臂	移动臂	
颈部	前屈	坐或立位，在侧方测量	肩峰	平行前额面中心线	头顶与耳孔连线	0°~45°
	后伸	同上	同上	同上	同上	0°~45°
	左、右旋	坐或仰卧，于头顶测量	头顶后方	头顶中心矢状面	鼻梁与枕骨结节的连线	各 0°~60°
	左、右侧屈	坐或立位，于后方测量	第 7 颈椎棘突	第 7 颈椎与第 5 颈椎棘突的连线	头顶中心与第 7 颈椎棘突的连线	各 0°~45°
胸腰部	前屈	坐位或立位	第 5 腰椎棘突	通过第 5 腰椎棘突的垂线	第 7 颈椎与第 5 腰椎棘突连线	0°~80°
	后伸	同上	同上	同上	同上	0°~30°

续表

关节	运动	受检体位	量角器放置方法			正常值
			轴心	固定臂	移动臂	
胸腰部	左、右旋	坐位，臀部固定	两肩胛部连线与正坐位后背平面的交点	活动前的后背平面	两肩胛骨切线	0°~45°
	左、右侧屈	坐或立位	第5腰椎棘突	两侧髂嵴连线中点的垂线	第7颈椎与第5腰椎棘突连线	0°~45°

附录8 正常步态中主要下肢肌群活动

步行周期	关节运动角度	肌群活动		
		作用于髋关节的肌群	作用于膝关节的肌群	作用于踝关节的肌群
足跟着地 ↓ 足放平	髋关节：30°屈曲 膝关节：0°~15°屈曲 踝关节：0°~15°屈曲	骶棘肌、臀大肌、腘绳肌收缩	股四头肌先行向心性收缩以保持膝关节伸展位，然后进行离心性收缩	胫前肌离心性收缩，防止足放平时前脚掌拍击地面
足放平 ↓ 站立中期	髋关节：30°~5°屈曲 膝关节：15°~5°屈曲 踝关节：5°跖屈~10°背屈	臀大肌收缩活动逐渐停止	股四头肌收缩活动逐渐停止	腓肠肌和比目鱼肌离心性收缩控制小腿前倾
站立中期 ↓ 足跟离地 （站立末期）	膝关节：5°屈曲 踝关节：10°~15°背屈			腓肠肌和比目鱼肌离心性收缩对抗踝关节背屈，控制小腿前倾
足跟离地 ↓ 足趾离地 （摆动前期）	髋关节：10°伸展~中立位 膝关节：5°~35°屈曲 踝关节：15°背屈~20°跖屈	髂腰肌、内收大肌、内收长肌收缩	股四头肌离心性收缩控制膝关节过度屈曲	腓肠肌、比目鱼肌、腓骨短肌、拇长屈肌收缩产生踝关节跖屈
加速期 （摆动初期） ↓ 摆动中期	髋关节：20°~30°屈曲 膝关节：40°~60°屈曲 踝关节：背屈~中立位	髋关节屈肌、髂腰肌、股直肌、股薄肌、缝匠肌、阔筋膜张肌收缩，启动摆动期	股二头肌（短头）、股薄肌、缝匠肌向心性收缩引起膝关节屈曲	背屈肌收缩使踝关节呈中立位，防止足趾拖地
摆动中期 ↓ 减速期 （摆动末期）	髋关节：30°~20°屈曲 膝关节：（60°~30°）~0° 踝关节：中立位	腘绳肌收缩	股四头肌向心性收缩以稳定膝关节于伸展位，为足跟着地做准备	胫前肌收缩使踝关节保持中立位

附录 9 简化的 McGill 疼痛问卷

A. 疼痛分级指数				
Ⅰ. 分数：				
疼痛描述词	无痛	轻度疼痛	中度疼痛	极度疼痛
1. 跳痛	0分	1分	2分	3分
2. 放射痛	0分	1分	2分	3分
3. 刺痛	0分	1分	2分	3分
4. 锐痛	0分	1分	2分	3分
5. 夹痛	0分	1分	2分	3分
6. 咬痛	0分	1分	2分	3分
7. 烧灼痛	0分	1分	2分	3分
8. 创伤痛	0分	1分	2分	3分
9. 剧烈痛	0分	1分	2分	3分
10. 触痛	0分	1分	2分	3分
11. 割裂痛	0分	1分	2分	3分
以上 11 项相加，得出疼痛感觉方面总分（S） 分				
12. 疲劳耗竭感	0分	1分	2分	3分
13. 不适感	0分	1分	2分	3分
14. 恐惧感	0分	1分	2分	3分
15. 受折磨感	0分	1分	2分	3分
以上 4 项相加，得出疼痛情感方面总分（A） 分				
以上两项总分相加（S+A）= 疼痛总分（T） 分				
Ⅱ. 选词数：				
B. 目测类比评分（VAS）：				
C. 现时疼痛强度（PPI）：				
0分	无痛	3分	痛苦	
1分	轻痛	4分	可怕	
2分	不适	5分	极痛	
总结： S= ； A= ； T= ； VAS= ； PPI=				

附录 10　Barthel 指数评定等级

项目	评分标准
1. 进食	0=较大和完全依赖 5=需部分帮助(如切割食物,搅拌食物) 10=全面自理,能使用任何必要的装置,在适当的时间内独立进食
2. 洗澡	0=依赖 5=自理
3. 梳妆洗漱	0=依赖 5=独立地洗脸、梳头、刷牙、剃须(如需要使用电动剃须刀者则应会用插头)
4. 穿衣	0=依赖 5=需要帮助,但在适当的时间内至少做完一半的工作 10=自理,能系开衫纽扣,开、关拉链和系鞋带等
5. 控制大便	0=昏迷或失禁 5=偶尔失禁或需要器具帮助(每周 <1 次) 10=能控制,如果需要,能自己使用灌肠剂或栓剂
6. 控制小便	0=失禁或昏迷或需由他人导尿 5=偶尔失禁或需要器具帮助(<1 次/24 小时,<1 次/周) 10=能控制,如果需要,能自己使用集尿器
7. 上厕所	0=依赖 5=在穿脱衣裤或使用卫生纸时需要帮助 10=自理,独立用厕所或便盆,穿脱衣裤,擦净、冲洗或清洗便盆
8. 床椅转移	0=完全依赖 5=需要大量帮助(2 人),能坐 10=需要少量帮助(1 人)或监督 15=自理,能独立地从轮椅到床,再从床回到轮椅,包括从床上坐起,刹住轮椅,抬起脚踏板
9. 行走	0=不能走 5=如果不能行走,能使用轮椅行走 45 米 10=在 1 人帮助(体力活语言督导)下能行走 45 米 15=能在水平路面独立行走 45 米,可以使用辅助装置,但不包括带轮的助行器
10. 上下楼梯	0=不能 5=需要帮助和监督 10=独立,可使用辅助装置

附录 11 功能独立评定(FIM)量表

<table>
<tr><th colspan="4" rowspan="2">项目</th><th colspan="3">评估日期</th></tr>
<tr><th></th><th></th><th></th></tr>
<tr><td rowspan="8">运动功能</td><td rowspan="6">自理能力</td><td>1</td><td>进食</td><td></td><td></td><td></td></tr>
<tr><td>2</td><td>梳洗修饰</td><td></td><td></td><td></td></tr>
<tr><td>3</td><td>洗澡</td><td></td><td></td><td></td></tr>
<tr><td>4</td><td>穿裤子</td><td></td><td></td><td></td></tr>
<tr><td>5</td><td>穿上衣</td><td></td><td></td><td></td></tr>
<tr><td>6</td><td>上厕所</td><td></td><td></td><td></td></tr>
<tr><td rowspan="2">括约肌控制</td><td>7</td><td>膀胱管理</td><td></td><td></td><td></td></tr>
<tr><td>8</td><td>直肠管理</td><td></td><td></td><td></td></tr>
<tr><td rowspan="6">运动功能</td><td rowspan="3">转移</td><td>9</td><td>床、椅、轮椅间</td><td></td><td></td><td></td></tr>
<tr><td>10</td><td>如厕</td><td></td><td></td><td></td></tr>
<tr><td>11</td><td>盆浴或淋浴</td><td></td><td></td><td></td></tr>
<tr><td>行走</td><td>12</td><td>步行/轮椅</td><td></td><td></td><td></td></tr>
<tr><td></td><td>13</td><td>上下楼梯</td><td></td><td></td><td></td></tr>
<tr><td colspan="3">运动功能评分</td><td></td><td></td><td></td></tr>
<tr><td rowspan="6">认知功能</td><td rowspan="2">交流</td><td>14</td><td>理解</td><td></td><td></td><td></td></tr>
<tr><td>15</td><td>表达</td><td></td><td></td><td></td></tr>
<tr><td rowspan="3">社会认知</td><td>16</td><td>社会交往</td><td></td><td></td><td></td></tr>
<tr><td>17</td><td>解决问题</td><td></td><td></td><td></td></tr>
<tr><td>18</td><td>记忆</td><td></td><td></td><td></td></tr>
<tr><td colspan="3">认知功能评分</td><td></td><td></td><td></td></tr>
<tr><td colspan="4">FIM 总分</td><td></td><td></td><td></td></tr>
<tr><td colspan="4">评估人</td><td></td><td></td><td></td></tr>
</table>

附录 12 SF-36 的 8 个领域及各项问题

项目名称	问题的内容
躯体功能(10)	• 进行激烈的活动 • 进行适度的活动 • 拿起少量重物,搬运 • 上几级楼梯 • 上一级楼梯 • 弯腰、屈膝 • 走 1 000 米以上 • 走几百米 • 走 100 米 • 自己洗澡、穿衣
心理健康(5)	• 有相当程度的神经质 • 什么都不想干、情绪低落 • 虽有情绪低落,但比较稳定 • 情绪低落处于抑郁状态 • 心情好
角色-躯体功能(4)	• 工作:减少了一般工作的时间 • 工作:不能进行一般工作 • 工作:有工作内容减少的现象 • 工作:对于一般的工作感到困难
角色-情绪功能(3)	• 工作:一般的工作时间减少了 • 工作:不想减少工作时间 • 工作:不能集中时间工作
躯体疼痛(2)	• 身体疼痛的程度 • 疼痛总是妨碍工作
总体健康观念(5)	• 对现在健康状态的评定 • 与一年前相比现在的健康状态 • 易生病 • 与别人一样健康 • 对自己的健康状况感到忧虑
活力(4)	• 很有精神 • 充满活力 • 确实很累 • 感觉很累
社会活动功能(2)	• 身体或心理的原因妨碍与亲友和朋友的交往 • 身体或心理的原因妨碍与亲友和朋友的交往的时间

附录 13 神经根检查

关节运动	神经根水平	反射	压迫征
颈部旋转	C_1		
肩关节上抬（斜方肌）	C_2，C_3，C_4		
肘关节屈曲（二头肌）	C_5	肱二头肌反射	
肩关节外展（冈上肌、三角肌）			
肘关节屈曲（二头肌）	C_6	肱二头肌反射	
腕关节伸展（桡侧腕伸肌）		肱桡肌反射	
肘关节伸展（三头肌）	C_7	肱三头肌反射	
腕关节屈曲（桡侧腕屈肌）			
跗趾内收（跗趾内收肌）	C_8		
腕关节尺偏（尺侧腕屈肌、尺侧腕伸肌）			
手指内收（骨间肌）	T_1		
髋关节屈曲（髂腰肌）	L_2		
髋关节屈曲（髂腰肌）	L_3	膝反射	俯卧屈膝
膝关节伸展（股四头肌）			
踝关节背屈（胫前肌）	L_4	膝反射	直腿抬高
大趾伸展（跗长伸肌）			
大趾伸展（腓骨肌）	L_5		直腿抬高
踝关节外翻（腓骨肌）			
髋关节外展（臀中肌）			
踝关节外翻（腓骨肌）	S_1	踝反射	直腿抬高
踝关节跖屈（腓肠肌）			
膝关节屈曲			
髋关节伸展（臀大肌）	S_2	踝反射	直腿抬高
膝关节屈曲（腘绳肌）			

附录 14 腰痛评定量表

项目		标准	得分
1. 主观症状（9分）	下腰背痛	无任何疼痛 3分 偶尔轻微疼痛 2分 频发的轻微疼痛或偶发严重疼痛 1分 频发或持续的严重疼痛 0分	
	腿痛兼/或麻刺痛	无任何疼痛 3分 偶尔的轻微疼痛 2分 偶尔的轻微疼痛或偶发严重疼痛 1分 频发或持续的严重疼痛 0分	
	步态	正常 3分 即使感肌肉无力，也可步行超过500米 2分 步行小于500米，即出现腿痛，刺痛，无力 1分 步行小于100米，即出现腿痛，刺痛，无力 0分	
2. 临床体征（6分）	直腿抬高试验（包括加强实验）	正常 2分 30°~70° 1分 <30° 0分	
	感觉障碍	无 2分 轻度障碍 1分 明显障碍 0分	
	运动障碍	正常（肌力5级） 2分 轻度无力（肌力4级） 1分 明显无力（肌力0~3级） 0分	
3. 日常活动受限度（ADL）（14分）	平卧翻身	正常2分，轻度受限1分，明显受限0分	
	站立	正常2分，轻度受限1分，明显受限0分	
	洗漱	正常2分，轻度受限1分，明显受限0分	
	前屈	正常2分，轻度受限1分，明显受限0分	
	坐位（大约1小时）	正常2分，轻度受限1分，明显受限0分	
	举重物	正常2分，轻度受限1分，明显受限0分	
	行走	正常2分，轻度受限1分，明显受限0分	
4. 膀胱功能（－6分）	正常 0分 轻度受限 －3分 明显受限（尿潴留，尿失禁） －6分		
		总分：	

JOA总评分最高为29分，最低0分。分数越低表明功能障碍越明显。改善指数＝治疗后评分－治疗前评分，治疗后评分改善率＝[（治疗后评分－治疗前评分）/（治疗后评分－治疗前评分）]×100%。通过改善指数可反映患者治疗前后腰椎功能的改善情况，通过改善率可了解临床治疗效果。改善率还可对应于通常采用的疗效判定标准：改善率为100%时为治愈，改善率大于60%为显效，25%~60%为有效，小于25%为无效。

附录 15 脊髓损伤神经学分类国际标准

ASIA 脊髓损伤神经学分类国际标准 ISCOS

患者姓名 ______ 检查日期/时间 ______

检查者姓名 ______ 签名 ______

右侧

运动 关键肌

感觉 关键感觉点 轻触觉 针刺觉

C_2 C_3 C_4

右侧上肢 UER

屈肘肌 C_5
伸腕肌 C_6
伸肘肌 C_7
指屈肌（中指指深屈肌）C_8
指展肌（小指外展）T_1

评价《非关键肌？NT的原因？疼痛？》：

T_2 T_3 T_4 T_5 T_6 T_7 T_8 T_9 T_{10} T_{11} T_{12} L_1

右侧下肢 LER

屈髋肌 L_2
伸膝肌 L_3
踝背伸肌 L_4
踇长伸肌 L_5
踝跖屈肌 S_1

S_2 S_3 S_{4-5}

（VAC）肛门自主收缩（是/否）

右侧总分（最大值） （50） （56） （56）

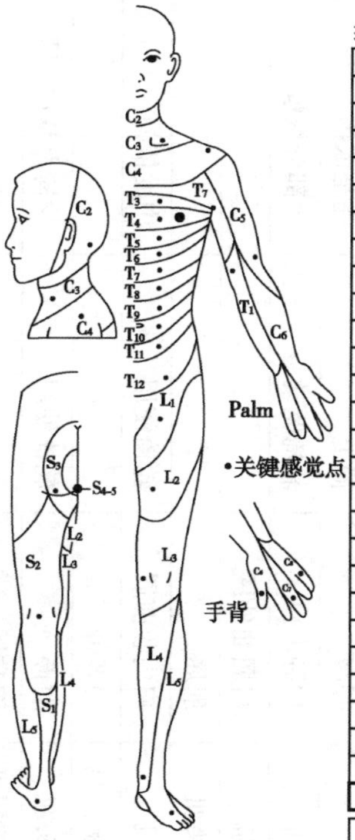

左侧

感觉 关键感觉点 轻触觉 针刺觉

C_2 C_3 C_4

左侧上肢 UEL

C_5 屈肘肌
C_6 伸腕肌
C_7 伸肘肌
C_8 指屈肌（中指指深屈肌）
T_1 指展肌（小指外展）

T_2 T_3 T_4 T_5 T_6 T_7 T_8 T_9 T_{10} T_{11} T_{12} L_1

左侧下肢 LEL

L_2 屈髋肌
L_3 伸膝肌
L_4 踝背伸肌
L_5 踇长伸肌
S_1 踝跖屈肌

S_2 S_3 S_{4-5}

（DAP）肛周深压觉（是/否）

（56） （56） （50） 左侧总分（最大值）

运动评分

右上肢 +左上肢 =上肢总分 右下肢 +左下肢 =下肢总分
最大值（25） （25） （56） 最大值（25） （25） （56）

感觉评分

右轻触觉 +左轻触觉 =总轻触觉 右针触觉 +左针触觉 =总针触觉
最大值（56） （56） （112） 最大值（56） （56） （112）

神经平面 分类5步骤见反面

	R	L
1. 感觉		
2. 运动		

3. 神经损伤平面（neurological level of injury, NLI）

4. 完全性或不完全性？不完全=S_{4-5}有感觉或运动保留

5. ASIA残损分级（AIS）

部分保留带（适用于完全损伤）有神经支配的最低节段

	R	L
感觉		
运动		

此表可以复制，但未经ASIA委员会许可，不得自行修改

REV 02/13

附录 16　ASIA 残损分级

级别	指标
A= 完全损伤	鞍区 S_4~S_5 无任何感觉或运动功能保留
B= 不完全感觉损伤	神经平面以下包括鞍区 S_4~S_5 无运动但有感觉功能保留，且身体任何一侧运动平面以下无 3 个节段以上的运动功能保留
C= 不完全运动损伤	神经平面以下存在运动功能保留，且单个神经损伤平面以下超过一半的关键肌肌力小于 3 级（0~2 级）
D= 不完全运动损伤	神经平面以下存在运动功能保留，且神经损伤平面以下至少有一半或更多的关键肌肌力大于或等于 3 级
E= 正常	所有节段的感觉或运动功能均正常，但患者既往有神经功能障得，则分级为 E。既往无 SCI 者不能评为 E 级

附录 17　脊髓不同节段的运动、感觉平面及损伤时的功能预后

损伤水平	代表肌肉	运动功能	移动功能	生活自理功能	感觉平面
C_1~C_3	胸锁乳突肌	颈屈曲、旋转	电动轮椅	若干呼吸器，完全依赖	颈部
C_4	膈肌	呼吸	同上	完全依赖	肩锁关节
	斜方肌	肩胛上提	轮椅驱动	大部分依赖	肘前外侧
	三角肌	肩屈曲外展			
	肱二头肌	肘屈			
C_6	胸大肌	肩内收前屈	轮椅使用	中度依赖	踇趾
	桡侧腕伸肌	腕背伸			
C_7	肱三头肌	肘伸	轮椅使用	轮椅上基本自理	中指
	桡侧腕屈肌	腕掌屈			
C_8~T_1	屈指肌	手指屈	轮椅使用	轮椅上基本自理	小指
	手内在肌	手指灵活活动	驾驶汽车		
T_6	上部肋间肌	上体稳定	轮椅使用	基本自理	第 6 肋间
	上部背肌		戴支具扶拐步行		
T_{12}	腹肌	操纵骨盆	轮椅使用	基本自理	腹股沟上缘
	胸部背肌		戴支具扶拐步行上下阶梯		
L_2	髂腰肌	屈髋	轮椅使用	自理	
			戴支具扶拐步行上下阶梯		股前中部
L_3	股四头肌	伸膝	戴短腿支架步行	自理	膝上内侧
L_4	胫前肌	踝背伸	戴短腿支架步行	自理	内踝
L_5	长伸肌	伸趾	戴短腿支架步行	自理	足背
S_1	腓肠肌	踝屈	正常步行	自理	足跟外侧
	比目鱼肌				

附录 18 髋关节 Harris 评分

关于主诉疼痛（44分）	无痛或可以忽略				44
	时有隐痛，不影响活动				40
	轻度疼痛，日常生活不受影响，过量活动可有中度疼痛可服 NSAID 类止痛药				30
	中度疼痛，可忍受，但常因此放弃一些活动，日常活动稍受限，但能正常工作，常服 NSAID 止痛药				20
	剧痛，活动严重受限				10
	病废，卧床仍剧痛，因疼痛被迫长期卧床				0

功能（47分）	步态（33分）	步态跛行	无	11	轻度	8
			中度	5	重度	0
		行走距离	无限制	11	600 米	8
			200~300 米	5	限于室内	2
			卧床和坐椅	0		
		助行装置	无	11	长距离行走需单手杖	7
			需单拐	3	大多时间需单手杖	5
			需双手杖	2	需双拐或无法行走	0
	日常生活（14分）	上下楼梯	一步一阶不需扶手	4	上下楼需人辅助	1
			一步一阶需扶栏杆	2	无法上下楼	0
		穿鞋袜	轻松	4	不能穿鞋袜	0
			困难	2		
		坐	能舒适地坐任何椅子 1 小时			5
			能舒适地坐高椅子半小时			3
			在任何椅子上坐都不舒服			0
		乘车	能	1	不能	0

体征表现	固定屈曲挛缩小于 30°	1
	固定内收畸形小于 10°	1
	伸直位固定内旋畸形小于 10°	1
	两侧肢体长度相差 3.2cm 以内	1

查体结果	A. 屈曲	0°~45°	______×1.0=______（A）	得分结果=A、B、C、D 之和除以 20
		45°~90°	______×0.6=______（A）	
		90°~110°	______×0.3=______（A）	
	B. 外展	0°~15°	______×0.8=______（B）	
		15°~20°	______×0.3=______（B）	
	C. 外旋	0°~15°	______×0.4=______（C）	
	D. 内收	0°~15°	______×0.2=______（D）	

特征表现	Trendelenburg 试验	阳性（　　）	阴性（　　）
			□左□右 Harris 评分（　　）

附录 19 HSS 膝关节评分(满分 100 分)

随访内容	分数	随访内容	分数
Ⅰ. 疼痛(30 分)		Ⅱ. 功能(22 分)	
任何时候均无疼痛	30	行走,站立无限制	12
行走时无疼痛	15	行走 5~10 街区(2 500~5 000 米)	10
行走时轻微疼痛	10	行走 1~5 街区(500~2 500 米)	8
行走时中度疼痛	5	行走少于 1 街区(500 米)	4
行走时严重疼痛	0	不能行走	0
休息时无疼痛	15	能上楼梯	5
休息时轻微疼痛	10	能上楼梯,但需支具	2
休息时中度疼痛	5	屋内行走,无需支具	5
休息时严重疼痛	0	屋内行走,需要支具	2
Ⅲ. 活动度(18 分)		Ⅳ. 肌力(10 分)	
每活动 8°得 1 分,最高 18 分		肌力优:完全能对抗阻力	10
		肌力良:部分对抗阻力	8
		肌力中:能带动关节活动	4
		肌力差:能带动关节活动	0
Ⅴ. 屈膝畸形(10 分)		Ⅵ. 稳定性(10 分)	
无畸形	10	正常	10
畸形小于 5°	8	轻微不稳 0°~5°	8
畸形 5°~10°	5	中度不稳 5°~15°	5
畸形大于 10°	0	严重不稳 >15°	0

Ⅶ. 减分项目

单手杖	−1	伸直滞却 5°	−2	每 5°外翻扣一分	−1
单拐杖	−2	伸直滞却 10°	−3	每 5°内翻扣一分	−1
双拐杖	−3	伸直滞却 15°	−5		

本次评分总分：　　分(优≥ 85 分,良 70~84 分,中 60~69 分,差 <59 分)